J. Sengebusch, U. Bastian

Crashkurs Heilpraktikerprüfung

Jürgen Sengebusch Ulrike Bastian

Crashkurs Heilpraktikerprüfung

Übungen • Checklisten • Prüfungstipps

4. Auflage

ELSEVIER

Zuschriften an:
Elsevier GmbH, Urban & Fischer Verlag, Hackerbrücke 6, 80335 München

Wichtiger Hinweis für den Benutzer
Die Erkenntnisse in der Medizin unterliegen laufendem Wandel durch Forschung und klinische Erfahrungen. Herausgeber und Autoren dieses Werkes haben große Sorgfalt darauf verwendet, dass die in diesem Werk gemachten therapeutischen Angaben (insbesondere hinsichtlich Indikation, Dosierung und unerwünschter Wirkungen) dem derzeitigen Wissensstand entsprechen. Das entbindet den Nutzer dieses Werkes aber nicht von der Verpflichtung, anhand weiterer schriftlicher Informationsquellen zu überprüfen, ob die dort gemachten Angaben von denen in diesem Werk abweichen und seine Verordnung in eigener Verantwortung zu treffen.
Geschützte Warennamen (Warenzeichen) werden in der Regel besonders kenntlich gemacht (®).
Aus dem Fehlen eines solchen Hinweises kann jedoch nicht automatisch geschlossen werden, dass es sich um einen freien Warennamen handelt.

Bibliografische Information der Deutschen Nationalbibliothek
Die Deutsche Nationalbibliothek verzeichnet diese Publikation in der Deutschen Nationalbibliografie; detaillierte bibliografische Daten sind im Internet über http://www.d-nb.de/ abrufbar.

4. Auflage 2015

Der Urban & Fischer Verlag ist ein Imprint der Elsevier GmbH.

25 26 27 28 7 6 5 4

Dieses Buch enthält auch Links auf externe Webseiten Dritter. Auf die Inhalte dieser Webseiten haben wir keinen Einfluss, da es sich nicht um unsere eigenen Inhalte handelt. Für die Richtigkeit der über die Links erreichbaren Inhalte ist der jeweilige Anbieter verantwortlich. Wir übernehmen daher keine Garantie für deren Richtigkeit, Vollständigkeit und Aktualität. Eine Überprüfung der Inhalte der von uns verlinkten externen Seiten ohne tatsächliche und konkrete Anhaltspunkte für einen Rechtsverstoß leisten wir nicht. Falls uns aber entsprechende Hinweise bekannt werden, werden wir unverzüglich eine Überprüfung, soweit möglich, einleiten und die dabei erzielten Ergebnisse bei Neuauflagen berücksichtigen.

Um den Textfluss nicht zu stören, wurde bei Patienten und Berufsbezeichnungen die grammatikalisch maskuline Form gewählt. Selbstverständlich sind in diesen Fällen immer Frauen und Männer gemeint.

Planung: Ingrid Puchner
Projektmanagement: Andreas Dubitzky, Marion Kraus
Redaktion: Dr. Stefanie Gräfin v. Pfeil, Kirchheim/Teck
Satz: abavo GmbH, Buchloe/Deutschland; TNQ, Chennai/Indien
Druck und Bindung: Rodona Industria Gráfica, S.L., Pamplona/Spanien
Zeichnungen/Schemata: Jürgen Sengebusch, Münster; Ulrike Bastian, Münster; Heike Hübner, Berlin
Umschlaggestaltung: SpieszDesign, Neu-Ulm
Titelfotografie: fotolia©

ISBN Print 978-3-437-57173-2
ISBN e-Book 978-3-437-16983-0

Aktuelle Informationen finden Sie im Internet unter **www.elsevier.de** und **www.elsevier.com**.

Vorwort zur 4. Auflage

Liebe Leserinnen und Leser,
wenn wir den Crashkurs mit einem Garten vergleichen wollen, so können wir sagen: Wir haben umgepflanzt, gezielt beschnitten und auch etwas unter- und umgegraben; und wir sind sehr zuversichtlich, dass das Resultat den HPA beim Anblick und bei der Ernte hilfreich sein wird.

Die 4. Auflage des Buches spiegelt v.a. drei Entwicklungen wider, die wir seit der letzten Veröffentlichung durchlaufen haben:

1. Viele Aspekte haben wir nochmals **gestrafft und komprimiert,** also „eingedampft", wie man so sagt. Ein „Crashkurs" darf und muss sogar auf Exoten, Nischenwissen und Nebenschauplätze verzichten. Auch auf die Gefahr hin, dass Kritiker Details und Specials vermissen und einfordern werden, sind wir zu der Einsicht gelangt, dass diese dem HPA nicht helfen, das Riesenlernpensum zu erfassen und strukturiert anzugehen.
2. Die **Rückmeldungen** unserer Leserinnen und Leser – zwar glücklicherweise grundlegend bestätigend und positiv, aber auch kritisch bis sogar irritiert – haben wir ernst genommen und die Aspekte, auf die sie uns hingewiesen haben, nun hoffentlich stringenter und klarer dargestellt.
3. **Neue Erkenntnisse** in fachlicher und strategischer Hinsicht haben wir berücksichtigt. Wie alle haben auch wir dazugelernt und verfolgt, was die Wissenschaft an Neuem hervorbringt, und auch, wie sich das Prüfungsgeschehen für HPA verändert.

Dem folgend zeigt die vorliegende Auflage gegenüber den früheren v.a. diese Veränderungen:

- An einigen Stellen haben wir zusammengefügt, was unseres Erachtens zusammen gehört, und getrennt, was einen eigenen Platz verdient – manchmal auch entgegen der gängigen Darstellung in der einschlägigen Literatur. So sind z.B. die Infektionskrankheiten eingearbeitet in den Kapiteln zu den jeweiligen Organsystemen, an denen sie primär ihr Unwesen präsentieren. Sie fügen sich „organischer" in den Prüfungsstoff ein und sind somit auch leichter und besser zu lernen.
- Anderseits sind z.B. Leber und Pankreas kapitelmäßig getrennt, ebenso wie Auge und Ohr.
- Im Einzelnen haben wir – wie oben angesprochen – einige unserer Meinung nach weniger relevante Details gestrichen.
- Eine große Anzahl an Übersichten sind klarer, schlüssiger und praxisorientierter umgestaltet worden.
- Und es gibt auch Neues, was bislang nur teilweise anderorts zu finden war: Ein neues Kapitel „Das kranke Kind".

Und dennoch gehen wir davon aus, dass sich immer etwas verbessern lässt. Wenn Sie Ideen dazu haben, so melden Sie sich gerne bei uns. Denn unsere Zuversicht schließt auch eine kommende Auflage mit ein.

Weiterhin wünschen wir Ihnen viel Freude beim Lernen und viel Erfolg!

Münster, im März 2015
Ulrike Bastian und Jürgen Sengebusch

Ulrike Bastian, verheiratet und Mutter von drei Söhnen, ist seit 2001 als Heilpraktikerin in eigener Praxis und als selbstständige Dozentin tätig. Neben Prüfungsvorbereitung und Heilpraktikerausbildung liegt ihr Praxisschwerpunkt in der therapeutischen Arbeit mit Gesang und Klang. In Münster bietet Frau Bastian dazu Workshops an. 2011 und 2013 veröffentlichte sie ihre beiden CDs *Lieder der Seele* und *Willkommen im Leben.*
www.meinlebenslied.de

Jürgen Sengebusch, Vater von drei Kindern, ist Heilpraktiker, Diplom-Pädagoge und Sexualpädagoge. Seit knapp 20 Jahren ist er selbstständiger Trainer, Berater und Konzeptentwickler mit den Schwerpunkten Prävention und Gesundheitsförderung, Organisations-, Team- und Persönlichkeitsentwicklung. Seit über 15 Jahren ist er als Dozent an der Hufeland-Schule/Naturheilzentrum Senden mit dem Schwerpunkt Prüfungsvorbereitung tätig. Er ist Mitentwickler und -betreiber der Online-Lernplattform „Heilpraktikerlernzentrum", die zur Unterrichtsbegleitung und Prüfungsvorbereitung ein breites mediales Angebot macht, sowie Mitautor weiterer Fachbücher für die Praxis und Prüfung von Heilpraktikern und -anwärtern.
www.artuweise.de, www.hufelandschule.de,
www.heilpraktikerlernzentrum.de

Auf unserer gemeinsamen Website können Sie sich über unsere Workshops und Einzel-Coachings informieren:
www.mitleichtigkeit.de

Unser herzlicher Dank gilt der Unterstützung und dem Verständnis durch unsere Familien und Freunde sowie den Impulsen von unseren Schülern über all die Jahre unseres Tuns. Jürgen Sengebusch dankt insbesondere seinem langjährigen Freund und Kollegen Michael Herzog für die Inspirationen aus der Zusammenarbeit.

Abkürzungsverzeichnis

A

A./Aa.	Arteria/Arteriae
ACh	Acetylcholin
AG	Antigen
AIDS	Acquired-Immuno-Deficiency-Syndrome
AK	Antikörper
ALL	akute lymphatische Leukämie
ANF	atrionatriuretischer Faktor = ANP
ANP	atrionatriuretisches Peptid = ANF
ARF	akutes rheumatisches Fieber
ASS	Acetylsalicylsäure
AVK	arterielle Verschlusskrankheit
AZ	Allgemeinzustand

B

BB	Blutbild
Bili	Bilirubin
BMI	Body-Mass-Index
BSG	Blutkörperchensenkungsgeschwindigkeit
BWK	Brustwirbelkörper
BWS	Brustwirbelsäule
BZ	Blutzucker
bzw.	beziehungsweise

C

ca.	zirka/ungefähr
CCT	kraniales Computertomogramm
CLL	chronisch lymphatische Leukämie
cm	Zentimeter
CML	chronisch myeloische Leukämie
CMV	Zytomegalie-Virus
CNI	chronische Niereninsuffizienz
COLD	chronic obstructive lung disease
COPD	chronic obstructive pulmonary disease
CRP	C-reaktives Protein
CT	Computertomogramm
CVI	chronisch venöse Insuffizienz

D

d.F.	der Fälle
d.h.	das heißt
DD	Differenzialdiagnose
Diff.-BB	Differenzialblutbild

E

E. coli	Escherichia coli
EEG	Elektroenzephalogramm
EHEC	enterohämorrhagische E. coli
EIEC	enteroinvasive E. coli
EKG	Elektrokardiogramm
EMG	Elektromyographie
Eosinos	eosinophile Granulozyten
E'phorese	Elektrophorese
ERCP	endoskopische retrograde Cholangiopankreatikografie
Erys	Erythrozyten(konzentration)
evtl.	eventuell

F

F+S	Fieber und Schüttelfrost
FSH	Follikel stimulierendes Hormon
FSME	Frühsommermeningoenzephalitis
fT3	freies T3
fT4	freies T4

G

g	Gramm
GFR	glomeruläre Filtrationsrate
ggf.	gegebenenfalls
GH	Growth-Hormone
GHRH	Growth-Hormone-Releasing-Hormone
GI	glykämischer Index
GIT	Gastrointestinaltrakt
GLDH	Glutamatdehydrogenase
GN	Glomerulonephritis
GnRH	Gonadotropin-Releasing-Hormone
GOT	Glutamat-Oxalazetat-Transaminase
GPT	Glutamat-Pyruvat-Transaminase
Gy	Gray (Einheit der Strahlentherapie)
γ-GT	γ-Glutamyl-Transferase

H

Hb	Hämoglobin
HbA_{1c}	glykolisiertes Hämoglobin
HHL	Hypophysenhinterlappen
HIV	humanes Immundefizienzvirus
Hkt	Hämatokrit
HMV	Herzminutenvolumen
HSV	Herpes-simplex-Virus
HUS	hämolytisch-urämisches Syndrom
HVL	Hypophysenvorderlappen
HWI	Harnwegsinfekt
HWK	Halswirbelkörper
HWS	Halswirbelsäule
HZV	Herzzeitvolumen

I

i.c.	intrakutan
ICR	Interkostalraum
i.d.R.	in der Regel
IfSG	Infektionsschutzgesetz
Ig	Immunglobulin
IKZ	Inkubationszeit
i.m.	intramuskulär
inkl.	inklusive
ISG	Iliosakralgelenk
i.v.	intravenös

J

J	Jahre

K

/kg KG	pro Kilogramm Körpergewicht
KHK	koronare Herzkrankheit
Krea	Kreatinin

L

l	Liter
LDL	Low-Density-Lipoproteine
Leukos	Leukozyten
LH	luteinisierends Hormon
LHI	Linksherzinsuffizienz
Lig.	Ligamentum
Lj.	Lebensjahr
LK	Lymphknoten
LWK	Lendenwirbelkörper
LWS	Lendenwirbelsäule
Lymphos	Lymphozyten
LZ-EKG	Langzeit-EKG

M

m	Meter
M./Mm.	Musculus, Musculi
max.	maximal
mg	Milligramm
Min.	Minute
mmHg	Millimeter Quecksilbersäule
Mo.	Monate
MRT	Magnetresonanztomografie, Kernspintomografie
MS	Multiple Sklerose

N

N., Nn.	Nervus, Nervi
NBZ	Nüchternblutzucker
NH_3	Ammoniak
NMR	Kernspintomografie
NNM	Nebennierenmark
NNR	Nebennierenrinde
NO	Nitric Oxide (Stickstoffmonoxid)
NSAID	Nonsteroidal-Antiinflammatory-Drugs
NSAR	nichtsteroidale Antirheumatika/Antiphlogistika
NYHA	New York Heart Association

O

o.B.	ohne Befund
oGTT	oraler Glucosetoleranztest
OP	Operation

P

p.a.	posterior-anterior
P.m.	punctum maximum
p.o.	per os
pAVK	periphere arterielle Verschlusskrankheit
PCP (cPA)	primär chronische Polyarthritis
PET	Positronenemissionstomografie
PGE	Prostaglandin
PN	Pyelonephritis
PNP	Polyneuropathie
PRIND	prolonged reversible ischaemic neurological deficit
PTH	Parathormon
PTS	postthrombotisches Syndrom

R

RA	rheumatoide Arthritis
RAAS	Renin-Angiotensin-Aldosteron-System
Retikulos	Retikulozyten
RF	rheumatischer Formenkreis, Rheumafaktor
RG	Rasselgeräusch
RHI	Rechtsherzinsuffizienz
Rö	Röntgen
RR	Blutdruck nach Riva-Rocci

S

S	Schüttelfrost
SHT	Schädel-Hirn-Trauma
sog.	so genannt
Sono	Sonografie
Std.	Stunde(n)
STD	sexually transmitted diseases
Szinti	Szintigrafie

T

T3, T4	Trijodthyronin, Thyroxin
Tbc	Tuberkulose
TIA	transiente ischämische Attacke
tgl.	täglich
TRH	Thyreotropin-Releasing-Hormone
TSH	Thyroidea-Stimulating-Hormone

U

Ü + E	Übelkeit und Erbrechen
u.a.	unter anderem
u.U.	unter Umständen
US	Untersuchung

V/W

V./Vv.	Vena/Venae
V.a.	Verdacht auf
v.a.	vor allem
vgl.	vergleiche
VSD	Ventrikelseptumdefekt
WHO	World Health Organization
Wo.	Woche

Z

z.B.	zum Beispiel
Z.n.	Zustand nach
z.T.	zum Teil
ZNS	zentrales Nervensystem

Symbole

>	größer als
<	kleiner als
↑	zunehmend, erhöht, verstärkt
↓	abnehmend, vermindert
←	bedingt
→	daraus folgt, Folge, Konsequenz
ø	ohne Befund, durchschnittlich, unauffällig

Benutzungshinweise

Ein System aus farbigen Kästen erleichtert Ihnen das Lernen.

MERKE

Unverzichtbare Regeln und Merksätze, die Sie wissen müssen.

TIPP

Lern- und Prüfungstipps aus der Praxis und jahrzehntelanger Unterrichtserfahrung helfen Ihnen, die Inhalte richtig zu gewichten.

HINWEIS

Zusätzliche Informationen, die ebenfalls hilfreich sein können.

CAVE

Informationen zu Notfällen, auszuschließenden Differenzialdiagnosen oder zu anderen klinisch wichtigen Zusammenhängen sind in diesem Umfeld zu finden.

Brainstorming

In den Kapiteln 4–22 stehen hier zu Beginn des Unterkapitels *Anatomie und Physiologie* stichpunktartig die zu bearbeitenden Aufgaben; die Lösung wird im nachfolgenden Text präsentiert.

Übersicht

In den Kapiteln 4–22 gibt diese Übersicht zu Beginn des Unterkapitels *Pathologie* Auskunft über die Einteilung und Klassifikation sowie über die Prüfungsrelevanz der einzelnen Krankheitsbilder.

Spickzettel

In den Spickzetteln sind – je Organsystem – die wichtigsten Befunde auf einen Blick zusammengefasst. Sie können Ihnen helfen, bei einer Fallanalyse in Ihrer mündlichen Prüfung zielführende Fragen und Untersuchungen einzubringen.

Inhaltsverzeichnis

I Lernstrategien zur effektiven Prüfungsvorbereitung

KAPITEL

1 Ausgangslage

Die Heilpraktikerausbildung ist eine spannende Angelegenheit. Und zwar nicht allein aus fachlicher Sicht, sondern auch vor dem Hintergrund, dass Sie ganz individuell in Ihrer Persönlichkeit gefordert sind. Auf diesen Aspekt legen wir im ersten Kapitel unser Augenmerk, um uns dann anschließend dem Lernen und seinen Inhalten zuzuwenden.

1.1 Motivationen und Anforderungen

Wer die Heilpraktikerprüfung ablegen – und bestehen – möchte, muss ein immenses **Leistungspensum** bewältigen. Der Traum vom schnellen „Kauf des HP-Scheins", den man „eben mal so nebenbei macht", ist inzwischen ausgeträumt. Nicht zuletzt auch deshalb, weil immer mehr Menschen im Krankheitsfall auf Heilpraktiker zurückgreifen.

Die Bemühungen und Anforderungen sind sehr vielfältiger Art: Die Ausbildung erfordert Zeit, Energie und Durchhaltevermögen, einen guten Beistand im Freundes- oder Familienkreis und zudem finanziellen Einsatz.

1.1.1 Grundlegendes zur Motivation

Grundlegend für das Meistern aller Anforderungen ist die **Motivation,** die Sie dazu bringt, diese Entscheidung zu treffen.

Innen- oder außengeleitete Motivation

Überlegen Sie sich, was Sie dazu bewogen hat, die Ausbildung zu absolvieren und letztendlich die HP-Überprüfung zu bewältigen. Plakativ möchten wir zwei sehr unterschiedliche Beweggründe vorstellen: Einerseits gibt es den HPA, der nur den „Schein haben" möchte, um endlich seine vorhandenen Fähig- oder Fertigkeiten als „Heiler" anwenden zu können, ohne dass die Schulmedizin ihn wirklich interessiert. Andererseits gibt den HPA, der – unabhängig vom formalen Ziel einer Prüfung – die Ausbildungsinhalte äußerst spannend findet und z.B. seinen zukünftigen Shiatsu-Patienten bei Bedarf schulmedizinische Inhalte kompetent vermitteln möchte.

Die Motivationslage ist hier völlig unterschiedlich, ebenso die möglichen Auswirkungen auf den Ausbildungsverlauf. Während der Erstgenannte eventuell unerquickliche Erinnerungen aus der früheren Schulzeit aktualisiert und durch die so genannte extrinsische Motivation weniger gefeit ist gegen die Unwägbarkeiten der Prüfungsphase, wird der zweite Kandidat hingegen mit wesentlich mehr und zugleich stabilerer Lernfreude auf die Prüfung zugehen. Das zeigen alle unsere Erfahrungen in Ausbildung und Coaching.

Wichtig ist also, **Motivation und Anforderungen** miteinander **in Einklang** zu bringen und aufeinander abzustimmen oder anders ausgedrückt: Eine Kohärenz zwischen beidem herzustellen.

Kohärenz zwischen Motivation und Anforderungen

Wir haben vielfach gesehen, dass das Lernen und die Prüfung wesentlich leichter fallen, wenn es gelingt, die eigene Motivation wirklich zu ergründen und die Anforderungen auf diese inneren Beweggründe wahrhaftig abzustimmen. Dies kann jedoch nur gelingen, wenn die spannenden Einzelaspekte und ebenso interessanten Themenvernetzungen, welche die Ausbildung zum HPA bietet, in verschiedenen Szenarien visualisiert werden:

- Sobald Sie an Ihrer Praxis das Schild „Heilpraktiker" anbringen, besteht die Möglichkeit, dass ein Notfallpatient zu Ihnen gebracht wird. Haben Sie in dieser Situation ein erweitertes (auch schulmedizinisches) Wissen, werden Sie diese Situation in jedem Fall besser managen können.
- „Heilpraktiker-Patienten" haben häufig eine ausgedehnte Krankengeschichte, die mit einer oft langjährigen „Arztpraxis-Tournee" einhergeht. Befunde und Patientenbriefe können Sie nur dann sicher interpretieren, wenn Sie gelernt haben, wie sich der jeweilige Sachverhalt aus der Sicht der Schulmedizin darstellt.
- Patienten können Befunde präsentieren, die wenig oder nichts mit der geplanten Behandlung in Ihrer Praxis zu tun haben. Mit einem erweiterten Wissensschatz können Sie diese neuen Erkenntnisse einordnen und den Patienten ggf. gezielt zu weiteren Untersuchungen oder Kollegen (Heilpraktiker wie Ärzte) weiter verweisen. Diese Kompetenz ist vertrauensbildend und sichert Ihnen

möglicherweise einen Patientenstamm, der Sie als Ansprechpartner in vielen Fragen der Gesundheits- und Lebensberatung schätzt.
- Bereits während der Ausbildung werden Sie wahrscheinlich öfter von Freunden, Kollegen oder Familienmitgliedern angesprochen: *„Du bist doch bald Heilpraktiker, … ich habe hier einen Beipackzettel, den ich nicht verstehe. Kapierst du diese ganzen Fachbegriffe?" „… mein Schwager hat jetzt einen Befund für eine Polyglobulie. Kannst du mir mal erklären, was das ist?" „… meine Freundin war mit ihrem Blutdruck von 140/95 beim Arzt und der hat sofort gesagt, dass da möglicherweise was mit der Niere nicht in Ordnung sein könnte. Ohne Untersuchung? Das war doch wohl ein Schnellschuss … oder was meinst du?"*

Und, was meinen Sie? Außerdem können auch Sie einmal Patient werden – mit fundierter Ausbildung sicherlich ein emanzipierter! Allein diese Tatsache ist schon für manche HPAs ein großer Ansporn und Motor, der auch in den Talsohlen des Ausbildungsverlaufs noch Dampf macht. **Kurzum:** Wägen Sie bitte Ihre persönliche Motivation und die Anforderungen der Ausbildung und Prüfung miteinander ab und passen Sie Ihre Ausbildungsgestaltung dementsprechend an. In ➤ Kapitel 3.2 stellen wir Ihnen verschiedene Lerntypen und entsprechende Strategien vor. Vielleicht finden Sie sich bzw. Ihre Motivationssituation dort wieder.

1.1.2 Planung und Realität – Widersprüche abbauen

Bevor Sie die Ausbildung beginnen oder sich zur Prüfung anmelden, sollten Sie in Ihrem eigenen Interesse vorab mögliche **Probleme und deren Bewältigung** abschätzen. Denn das, was Sie zu Beginn bereits im Blick haben, kann Sie später weniger überraschen.

Zeitrahmen

- Bedenken Sie, dass die Anstrengungen der Prüfungsvorbereitung auch gesundheitliche Auswirkungen haben können und Ihr umfangreiches medizinisches Wissen (leider) kein Bollwerk gegen das eigene Krankwerden darstellt.
- Rechnen Sie mit allem: Stellen Sie sich vor, dass Sie in einen Verkehrsunfall verwickelt werden (vielleicht, weil Sie mit Ihren Gedanken irgendwo anders waren), dass Sie einer guten Freundin helfen müssen, die Liebeskummer hat, dass Sie sich selbst (aufs Neue) verlieben oder eine Baustelle neben ihrer Wohnung nervtötenden Lärm bereitet. Das Leben ist spannend und vielseitig und nimmt nicht unbedingt Rücksicht darauf, dass Sie Zeit, Muße und Ruhe für das Lernen am Schreibtisch haben möchten.

MERKE

Kalkulieren Sie einige Tage ein, in denen Sie aus gesundheitlichen Gründen nicht lernen können.
Geben Sie Ihrer Zeitplanung einen Puffer für das Unvorhersehbare.

Lernenergie

- Überlegen Sie, wie prüfungs- und lernroutiniert Sie sind. Die meisten HPA durchlaufen die Phase bis zur Prüfung in einem Wechselbad an Gefühlen. An einem Tag läuft alles wie mit Hilfe des Nürnberger Trichters, aber schon kurz darauf erscheint das eigene Gehirn wie ein Sieb, in dem gar nichts mehr hängen bleibt. Das, was in der einen Woche noch plausibel und einfach darzustellen schien, bleibt einige Tage später im Verborgenen der eigenen Erinnerungsfähigkeit. Aber auch umgekehrt.
- Haben Sie Partner, Freunde oder Familie, die Sie unterstützen? Oder ist es genau umgekehrt? Ist Ihr Zuhause eher eine potenzielle Belastung, die ein ungestörtes und planbares Lernen einschränkt? Kinder, zu pflegende Familienangehörige oder auch Partner, die Ihre Pläne nicht in vollem Maße mittragen, können es Ihnen nochmals schwerer machen, als es ohnehin ist.

MERKE

Wenn Sie planen, wie viele Themengebiete Sie in einem bestimmten Zeitraum bearbeiten können, versuchen Sie realistisch eine durchschnittliche Größe zu ermitteln.

Rückschlag

- Bedenken Sie, dass die Durchfallquote der HP-Prüfung relativ hoch ist. Selbst bei guter Vorbereitung kann es auch Ihnen passieren, dass Sie einen zweiten Anlauf nehmen müssen.
- Im schlimmsten Fall haben Sie alles ganz knapp kalkuliert und müssen einen zeitweise aufgegebenen Job wieder aufnehmen, um Lebensunterhalt und Kosten für eine verlängerte Vorbereitung zu finanzieren.

MERKE

Denken Sie an zeitliche und finanzielle Puffer für einen eventuell notwendigen zweiten Anlauf zur Prüfung.

1.2 Formalia für die Prüfung

Wer Heilpraktiker werden will, kommt nicht umhin, sich auch mit Formalitäten zu befassen. Das betrifft die Vertragsmodalitäten des Ausbildungsanbieters (➤ 3.1) oder die formalen Aspekte der HP-Prüfung. Manch HPA kümmert sich um Letzteres erst dann, wenn das Ausbildungsende bereits abzusehen ist. *„Plötzlich habe ich gemerkt, dass nur noch ein oder zwei Themen auf dem Programm stehen und die Prüfung nicht mehr weit ist. Da habe ich erst mal kalte Füße gekriegt. Bislang hatte ich erfolgreich verdrängt, dass ich nochmals einen Lebenslauf schreiben muss."* Eine zusätzliche Belastung zum bereits großen Arbeitspensum? Durchaus – aber eine überschaubare Größe, wenn Sie gezielt vorgehen und ein paar wichtige Aspekte bedenken.

HINWEIS

Mit der folgenden **Checkliste** können Sie Ihre **„Prüfungsreife"** ermitteln.

- Erfüllen Sie die gesetzlichen Voraussetzungen zur Zulassung als Heilpraktiker (➤ 1.2.1)?
- Ermöglichen Ihre persönlich-energetischen, privaten, beruflichen und auch finanziellen Perspektiven die intensive Vorbereitung auf die Prüfung (➤ 1.1.1)?
- Sind Sie sich sicher, dass Sie in allen Themenbereichen über ausreichend Wissen verfügen (Anatomie, Physiologie und Pathologie für alle Organsysteme)?
- Haben Sie über das reine Faktenwissen hinaus Sicherheit bei der Befunderhebung durch Anamnese und praktische Untersuchung (➤ 26.2, ➤ 26.3)?
- Haben Sie Möglichkeiten zum intensiven Austausch über Ihren Wissenstand durch Lerngruppen, Repetitorien, Privatcoaching (➤ 3.3)?

1.2.1 Gesetzliche Vorgaben zur Prüfungszulassung

Grundlage für die Regelung der HP-Prüfung sind das **Heilpraktikergesetz** (HPG) und die dazugehörige **Durchführungsverordnung** (DV) der Bundesländer. Das ursprünglich aus der Zeit des Nationalsozialismus stammende HPG rückt dem damaligen Sprachduktus zufolge die „Gefahr für die Volksgesundheit" in den Mittelpunkt. Um den Beruf des Heilpraktikers ausüben zu können, muss von Gesetzes wegen vor einem Amtsarzt einer Gesundheitsbehörde (i. d. R. das Gesundheitsamt) eine Prüfung abgelegt werden. Im Allgemeinen wird hier vom „Prüfungsamt" gesprochen. Einen Antrag auf Prüfungszulassung kann nicht jeder stellen. Es müssen bestimmte Voraussetzungen gegeben sein:

Ein Antragsteller wird zur **Prüfung zugelassen, wenn**

- das 25. Lebensjahr vollendet ist (die Ausbildung können Sie natürlich schon vorab beginnen),
- mindestens eine abgeschlossene Hauptschulausbildung vorliegt,
- ein einwandfreies polizeiliches Führungszeugnis („sittliche Zuverlässigkeit") vorliegt (nicht älter als drei Monate),
- ärztlich attestiert ist, dass der Prüfungsanwärter frei von geistigen und körperlichen Krankheiten oder Sucht ist, die ihn an der Berufsausübung hindern würden (nicht älter als drei Monate).

Diese Bedingungen werden übrigens gelegentlich in der schriftlichen Prüfung abgefragt. Ein **Antragsteller darf praktizieren,** wenn sich bei der behördlichen Überprüfung (Prüfung vor dem Gesundheitsamt) ergibt, dass die Ausübung der Heilkunde durch den Betreffenden keine „Gefahr für die Volksgesundheit" bedeuten würde.

TIPP

Ein **polizeiliches Führungszeugnis** wird beim Einwohnermeldeamt beantragt; die Erstellung kann lange dauern und das Zeugnis wird normalerweise unmittelbar an das Gesundheitsamt gesandt. Sollte die Zeit zwischen Beantragung (Meldebehörde) und Prüfungsanmeldung knapp werden, so reicht beim Gesundheitsamt in aller Regel die Vorlage des Quittungsbelegs, der die Beantragung des Zeugnisses dokumentiert.

1.2.2 Ämter und Anmeldeformalitäten

Am Anfang steht die Frage: Wo muss ich mich für die Prüfung bzw. den Prüfungstermin **anmelden?** Da die verwaltungstechnische Abwicklung der Prüfung bundesweit nicht einheitlich geregelt ist, können je nach Bundesland oder Regierungsbezirk unterschiedliche Ämter zuständig sein, um Ihren Antrag entgegen zu nehmen. Meist sind dies

- die örtlichen Ordnungsämter,
- die Gesundheitsämter des Regierungsbezirks oder der Landkreise,
- das Landratsamt,
- die Kreisverwaltung
- oder direkt die prüfenden Gesundheitsämter vor Ort.

Informieren Sie sich beim anvisierten Gesundheitsamt über den formalen Weg der Prüfungsanmeldung. In den meisten Fällen steht ein Antrags- oder Merkblatt zur Verfügung.

Ort der Überprüfung

Welches Prüfungsamt ist zuständig? Gesetzlich ist vorgeschrieben, dass die Prüfung dort abgelegt werden muss, wo der HPA eine Niederlassung plant. Dieser Umstand ist immer wieder Grund zur Verunsicherung, denn die Zuständigkeiten werden durchaus sehr variantenreich beurteilt. Einige Prüfungsämter begreifen sich als zuständig, wenn der Prüfling (laut Einwohnermeldeamt) in ihrem Einzugsbereich wohnt. Andere möchten eine Niederlassungsabsicht belegt sehen (z. B. schlüssige Begründung oder Mietverträge für Praxisräume), wiederum anderen ist das entsprechende Kreuzchen auf dem Antragsformular ausreichend. Seit 1992 wurden die Prüfungen nach so genannten „Leitlinien" der Bundesregierung inhaltlich vereinheitlicht.

Für welches Amt entscheide ich mich? Ganz genau genommen haben Sie wenig Entscheidungsspielraum, für welches

Prüfungsamt Sie sich entscheiden. Schließlich ist dies gesetzlich geregelt. Gleichwohl kann aber kein Mensch von Ihnen erwarten, dass Sie sich unbedingt dort niederlassen wollen, wo Sie jetzt wohnen oder bereits eine Praxis anmieten, wenn die Prüfungen (und evtl. weitere Ausbildungsschritte) erst noch bevorstehen. Sie entscheiden sich also weitgehend selbst.

Nun sind die verschiedenen Gesundheitsämter immer wieder mit einem unterschiedlichen Image belegt. Da wird dem einen Gesundheitsamt nachgesagt, es würde „mit unglaublich unfreundlichen Prüfern arbeiten", dem anderen attestiert, dass „man es dort locker schaffen könne". Obwohl jedes (Vor-)Urteil einen Boden hat, auf dem es gewachsen ist, raten wir jeglichen Berichten mit einer gesunden Skepsis zu begegnen, denn sie sind nach unseren Erfahrungen in hohem Maße durch sehr persönliche Erfahrungen und Erwartungen geprägt. Kurzum: Hören Sie sich durchaus um, wie sich Prüfungsämter Ihrer möglichen Wahl darstellen, aber relativieren Sie diese Berichte, bevor Sie am „Prüfungstourismus" teilhaben. Es ist wie beim Urlaubstourismus – nicht jede Inselempfehlung trifft auf ungeteilte Sympathie.

HINWEIS

Wenn Sie tatsächlich ein **Prüfungsamt (aus)suchen** möchten, ist Folgendes zu beachten:

- Erfragen Sie, worauf in mündlichen Prüfungen Wert gelegt wird. Manche Ämter setzen auf Darstellung von Gelerntem und Faktenwissen, andere bevorzugen den Austausch im Fachgespräch und ausführliche Anamnesen. Überlegen Sie deshalb: Sind Sie eher der Lern- oder der Gesprächstyp?
- Brauchen Sie zwischen schriftlicher und mündlicher Überprüfung Zeit, z. B. zum Umstellen, Weiterlernen, Erholen? Einige Prüfungsämter lassen zwischen den beiden Prüfungsteilen nur wenig Zeit (z. B. nur einen Tag) verstreichen. Das sollten Sie ggf. erfragen.
- Fühlen Sie sich in einer Prüfungsgruppe sicherer? Die meisten Ämter prüfen die HPA einzeln. Selten gibt es „Gruppenprüfungen", die allerdings nicht als Gruppengespräch, sondern in einer Reihum-Abfrage abgewickelt werden.

Kann ich mich bei mehreren Ämtern gleichzeitig anmelden? Die Vorgabe, dass die Niederlassungsabsicht das Amt zur Prüfung bestimmt, kann man so deuten, dass eine alternative Anmeldung bei mehreren Gesundheitsämtern gleichzeitig nicht möglich ist. In den Antragsunterlagen einiger Prüfungsämter wird eine entsprechende Erklärung ausdrücklich verlangt. Eine Gegenprüfung erfolgt unseres Wissens nicht. Wir haben bereits Kandidaten erlebt, die plötzlich zwei Einladungen zur mündlichen Prüfung im Postkasten hatten.

Zeitliche Modalitäten

Wie oft wird geprüft und wann muss ich mich anmelden? Die meisten Prüfungsämter bieten zweimal jährlich Prüfungstermine an, häufig im Frühjahr sowie im Herbst. Wenige Ämter prüfen häufiger im Jahr. In der Regel gilt eine Anmeldefrist von drei Monaten. Allerdings kann sich aufgrund unterschiedlicher „Nachfrage" diese Vorgabe drastisch ändern. So haben einige Gesundheitsämter Vorlaufzeiten von bis zu einem Jahr. Deshalb sollte frühzeitig nachgefragt werden, ab wann eine Anmeldung angezeigt ist. Lassen Sie sich lange vor dem Prüfungstermin die Antragsunterlagen zusenden, damit Sie später nicht in Zeitverzug kommen. Auch bei langen Wartelisten kann es vorkommen, dass Sie unversehens nach oben rücken und in drei Wochen einen freigewordenen Termin wahrnehmen können. Dieses Angebot müssen Sie nicht annehmen. Manch einer sieht darin aber auch einen Wink des Schicksals und legt entgegen aller Planung den Endspurt ein.

Welche Unterlagen muss ich wann vorlegen? Zeugnisse und Atteste müssen meist nicht sofort mit eingereicht werden, zumal z. B. das **polizeiliche Führungszeugnis** nicht älter als drei Monate sein darf. Gerade im Hinblick auf diesen Beleg können „Notlösungen" erforderlich sein: Aber keine Angst, die zuständigen Bearbeiter beim Prüfungsamt kennen dieses Prozedere und geben sich mit Ihrer mündlichen Aussage oder auch dem Quittungsbeleg über die Gebühr für das Führungszeugnis zufrieden. Viele Prüfungsanwärter wissen nicht, wie das **ärztliche Attest** aussehen und welchen Umfang die zugrunde liegende Untersuchung einnehmen muss. Auch hier gibt es keine klare Regelung. Je nach Arzt reicht das Spektrum von einer groben Untersuchung und einem kurzen Nachfragen, ob man sich „gesund fühle", bis hin zu eingehenden Befragungen und umfangreichen Blutanalysen (die teilweise von Ihnen vergütet werden müssen). Die Gesundheitsämter akzeptieren nach unseren Erfahrungen beide Varianten. Auch in diesem Fall hilft: Erkundigen Sie sich beim zuständigen Prüfungsamt.

Was tun, wenn ich eine Absage bekomme oder (einen Teil der Prüfung) wiederholen muss? Kommen eine späte Anmeldung und ein großer Andrang zusammen, kann eine Absage die Folge sein. Manche Prüfungsämter setzen Sie in so einem Fall direkt auf eine Warteliste für die nächste Runde. Darauf können Sie sich allerdings nicht verlassen. Klären Sie das weitere Vorgehen unbedingt mit den zuständigen Sachbearbeitern. Dies gilt auch, wenn Sie wegen einer nicht bestandenen Prüfung einen neuen Termin anvisieren. Im Übrigen werden Prüfungsergebnisse stets schriftlich zugestellt. So kommt die „Erlaubnis zur Ausübung der Heilkunde" wie auch ein abschlägiges Ergebnis per Brief. Ein HPA kann die Prüfung so oft wiederholen, wie es ihm Mut, Zeit, Energie und finanzielle Möglichkeiten erlauben.

Ist es sinnvoll, einem Heilpraktikerverband beizutreten, bevor man in die Prüfung geht? Für die Prüfung ist es unerheblich, ob Sie Mitglied in einem der Verbände sind. Früher wurde verstärkt nachgefragt, ob etwa Beisitzer und Prüfling durch denselben Berufsverband Kontakte miteinander haben könnten. Dieser Aspekt hat an Bedeutung verloren.

HINWEIS

Wenn Sie Ihre Fragen beim zuständigen **Prüfungsamt telefonisch klären** möchten, gilt: Rufen Sie möglichst nicht zu den Zeiten an, in denen Prüfungen kurz bevorstehen und die Belastung der dort Arbeitenden relativ hoch ist, d. h. also nicht unbedingt in den kritischen Wochen im Frühjahr und Herbst. Regeln Sie alles frühzeitig, – auch um sich selbst zu entlasten, wenn es mit großen Schritten auf die Prüfung zugeht.

1.2.3 Modalitäten der schriftlichen und mündlichen Prüfung

Reihenfolge der Überprüfung

Wie viel Zeit verstreicht zwischen schriftlicher Prüfung, Mitteilung über das Ergebnis und mündlicher Überprüfung? Der positive Bescheid zur schriftlichen Klausur ist nicht immer mit einem Termin für den mündlichen Teil versehen. Diese Termine werden ggf. nachgereicht oder telefonisch vereinbart. Nach der schriftlichen Prüfung benötigen die meisten Ämter eine Bearbeitungszeit von zwei bis drei Wochen bis zur Bekanntgabe der Ergebnisse. Oft beginnen rund eine Woche danach die mündlichen Prüfungen und erstrecken sich, je nach Anzahl der zu prüfenden HPAs, meist über zwei bis vier Wochen.

TIPP

Bezüglich der **Prüfungsergebnisse** gilt:

- Erfragen Sie telefonisch das Ergebnis nur, wenn das Amt ausdrücklich dieses Angebot gemacht hat.
- Die zentrale Klausur, an der sich zahlreiche Prüfungsämter beteiligen, können Sie oft schon am Abend im Internet auf den einschlägigen Seiten einsehen – z. B. den Websites einiger Schulen. Wir raten Ihnen aber, die dabei angebotenen Lösungsschlüssel genau zu prüfen. Sind diese vom Inhaber der Website selbst vorgeschlagen, müssen Sie bei aller Sorgfalt nicht den Auffassungen des Prüfungsamtes entsprechen.
- Einige Gesundheitsämter geben den Lösungsschlüssel gleich mit oder veröffentlichen Klausur und Ergebnisse wenige Tage nach dem Klausurtermin. Damit soll den früher häufigen Einzelnachfragen begegnet werden.

Werden Fehler der schriftlichen Klausur in der mündlichen Überprüfung zum Thema gemacht? Auch Prüfer machen sich nicht mehr Arbeit als notwendig. Deswegen ist die Klausur meist nicht Thema. Aber wenn Sie bei einem „kleinen Prüfungsamt“ einer von wenigen Kandidaten sind und/oder – etwa im Rahmen eines Widerspruchs – Fragen strittig diskutiert worden sind, sollten Sie sich darauf einstellen. Im Bescheid zur Klausur sind in aller Regel die Fehler benannt.

Habe ich Einfluss auf die Reihenfolge der Prüfungen? Häufig werden die Prüfungen in der alphabetischen Reihenfolge durchgeführt. Falls der für Sie anberaumte Termin Ihrer Lernstrategie völlig zuwider läuft und damit Ihr Bestehen gefährdet ist, sollten Sie versuchen, ihn zu verschieben. Wichtige Anliegen („gebuchte Reise“ oder besser noch „familiäre Planungen und Aufgaben“ oder eine „begrenzte Freistellung vom Job“) sind durchaus Argumente, mit denen Sie den Good-Will der Mitarbeiter Ihres Amtes bewegen können.

Muss ich die Klausur auch wiederholen, wenn ich die mündliche Prüfung nicht bestanden habe? Wenn man die schriftliche Prüfung besteht, wird man zur mündlichen Überprüfung eingeladen. Diese umfasst gelegentlich auch einen praktischen Teil. Bei Nicht-Bestehen der mündlichen Prüfung muss man in aller Regel beide Teile (mündlich und schriftlich) erneut absolvieren.

Manche Prüfungsämter sind bereit, ein erfolgreiches Ergebnis der schriftlichen Überprüfung bestehen zu lassen, auch wenn der mündlich-praktische Teil nicht mit Erfolg abgeschlossen wird. Anspruch auf dieses Entgegenkommen hat ein HPA aber leider nicht. Besonders traurig ist es, wenn nach einem zweiten oder dritten vergeblichen Anlauf auf den mündlichen Prüfungsteil auch das Bestehen der schriftlichen Prüfung wieder aberkannt wird. Auch das gibt es leider, ohne dass ein durchgängiges systematisches Vorgehen der Prüfungsämter erkennbar ist.

Mögliches Vorgehen nach nicht bestandener Prüfung

Offizielle Zahlen über die Bestehens- bzw. Durchfallquote bei der Heilpraktikerprüfung gibt es nicht. Das eröffnet Raum für Spekulationen. Aussagen über bis zu 90-prozentige Durchfallquoten betreffen unseres Erachtens wohl nur einzelne Teilnehmergruppen innerhalb einer speziellen Prüfung und führen eher zur Verunsicherung. Wir gehen davon aus, dass ca. 50–60 % der HPA die Prüfung nicht (im ersten Anlauf) bestehen. Die Bestehensquote beim zweiten Anlauf ist nach unseren Erfahrungen stets enorm erhöht. Es dürfte eher ein Gerücht sein, dass die meisten Prüfungsämter festgelegte „Versagerquoten“ haben. Der Erfolg hängt in erster Linie von fundiertem Wissen ab, darüber hinaus von den Möglichkeiten, dieses gut darstellen zu können – und auch vom notwendigen Glück.

Wie, wann und wo lege ich Widerspruch ein, wenn ich die Prüfung nicht bestanden habe? In aller Regel ist dem negativen Ergebnisbescheid eine Rechtsmittelbelehrung beigefügt. Hiernach haben Sie gemäß Verwaltungsgerichtsordnung einen Monat Zeit, einen Widerspruch einzulegen. Fehlt diese Belehrung, ist die Einspruchsfrist auf ein Jahr verlängert. Der Widerspruch wird direkt bei der Behörde eingelegt, die für die Prüfungsformalitäten zuständig ist. Da sich das

Widerspruchsverfahren über viele Monate hinziehen kann, können Sie in dieser Zeit (zumindest beim entsprechenden Prüfungsamt) keine neue Überprüfung anstreben, ohne den Widerspruch zurückzuziehen. Klären Sie das Prozedere deshalb unbedingt vorher ab.

Welche Chancen hat ein Widerspruch? Auch hierzu liegen lediglich Erfahrungsberichte vor. Wenn Sie an einer Schule lernen, sollten Sie die Chancen für einen Widerspruchserfolg mit Ihren Dozenten abklären. Nicht selten kommt es vor, dass enttäuschte Prüflinge ihre Fehler unterschätzen oder zwar sprachlich abenteuerliche, aber inhaltlich wenig haltbare Interpretationen der Prüfung vorbringen. Ein objektiver Blick von außen kann hilfreich sein, um die eigene Position einzuschätzen.

Die mündlichen Prüfungen werden häufig per Tonband festgehalten. Dieses können Sie sich nach einer nicht gelungenen Überprüfung anhören. Auch hier ist ein weiteres Ohr sinnvoll, um objektiv zu bewerten wie „unfair der Prüfungsstil“ denn tatsächlich war. *„Nach der mündlichen Prüfung war ich stocksauer auf die drei Prüfer – sie hatten mich in unmöglicher Weise in die Ecke gedrängt. Dachte ich. Als ich mir später mit meinem Dozenten zusammen das Tonband angehört habe, hätte ich am liebsten nur die Stopp-Taste gedrückt. Ich war froh, dass der Widerspruch noch nicht in der Post war.“* Ein Widerspruch lohnt sich dann, wenn Sie angesichts fundierter Literatur belegen können, dass der Lösungsschlüssel einer Klausur oder Darstellungen der Prüfer im mündlichen Teil faktisch falsch oder zumindest unterschiedlich interpretierbar sind.

Ziehen Sie einen Widerspruch gegen das Ergebnis einer **schriftlichen** Prüfung in Erwägung, sollten Sie in jedem Fall mindestens so viel Lösungen bzw. Fragen fundiert anzweifeln können, wie Ihnen Punkte zum Erfolg fehlen. Sobald Fragen strittig sind, muss man bereits am Erfolg des Widerspruchs zweifeln – denn das Prüfungsamt muss nicht dem Grundsatz „im Zweifel für den Angeklagten“ folgen.

Beim Widerspruch gegen das Ergebnis der **mündlichen** Prüfung ist nicht eine zu erreichende Punktzahl entscheidend, sondern auch der Gesamteindruck, den Sie hinterlassen (z. B. persönliche Sicherheit, Klarheit im Umgang mit der Materie). Auch wird keiner an einem abschlägigen Bescheid rütteln können, wenn er zwar alle Fragen und Fälle gemeistert und „nur einen Fehler“ gemacht hat, dieser Fehler allerdings im Übersehen eines Notfalls lag.

Ist es später in der mündlichen Prüfung von Nachteil, wenn ich das Bestehen der vorangehenden Klausur durch einen Widerspruch erstritten habe? Wir gehen davon aus, dass die mündlichen Prüfungen anschließend fair verlaufen. Zudem ist es – besonders bei größeren Gesundheitsämtern – keineswegs sicher, dass der Amtsarzt, der dem Widerspruch stattgibt bzw. ihn fachlich befürwortet, auch Ihre mündliche Prüfung abnimmt. Richten Sie sich allerdings dennoch darauf ein, dass die strittigen Fragen nochmals mündlich diskutiert werden.

Welche Personen prüfen mich?

Die **schriftliche** Prüfung wird vom Gesundheitsamt selbst erstellt oder, bei zentralisierten Klausuren, von einer überregionalen Kommission. Die **mündliche** Prüfung wird meist von einem Gremium abgenommen, dem ein Amtsarzt vorsitzt und zwei (selten ein) Beisitzer angehören. Ergänzt wird dieses Team in fast allen Fällen von einer protokollierenden Person. Die Beisitzer sind in der Regel praktizierende Heilpraktiker, die vom Amtsarzt als gutachtlich wirkende Beisitzer berufen werden. Ergänzend zum Prüfungsteam nehmen immer wieder Hospitanten anderer Gesundheitsämter teil; diese Personen sind häufig die „Patienten“, an denen Sie evtl. Untersuchungen demonstrieren.

Kosten der Prüfung

Neben den sehr variablen Kosten für die Ausbildung selbst müssen Sie mit folgenden Kostenpositionen für die Überprüfung rechnen:

- Gebühren für Zeugnisse und Atteste
- Anmeldegebühren für die schriftliche Prüfung
- Gegebenenfalls Gebühren für einen abschlägigen Bescheid nach einem nicht bestandenen schriftlichen Teil
- Gegebenenfalls Gebühren für die mündlich-praktische Überprüfung nach bestandener Klausur
- Häufig Spesenanteile für den/die Beisitzer
- Gebühr für die Zulassung als Heilpraktiker nach bestandener Prüfung
- Gegebenenfalls Gebühren für den abschlägigen Bescheid nach einem nicht bestandenen mündlichen Teil
- Zurücktreten vom zugesagten Termin

Zusammengenommen müssen Sie bei Bestehen im ersten Anlauf mit rund 350–600 € (bundesdurchschnittlicher Kostenaufwand: ca. 480 €) rechnen.

Ob Sie Voraussetzungen für eine Förderung, z. B. durch die Agentur für Arbeit, erfüllen oder die Kosten steuerlich absetzen können, sollten Sie unmittelbar klären, weil hierzu keine allgemeinen Aussagen zu machen sind. Die Einstufung der Aufwendungen als Werbungskosten, Aus- oder Fortbildungskosten bzw. Sonderausgaben variiert je nach beruflicher Ausgangssituation und Ansicht des zuständigen Finanzamts. Wenn Sie Aufwendungen steuerlich geltend machen können, fallen hierunter nicht nur die Kursgebühren, sondern auch Lernmaterial wie Bücher und CDs, Fachzeitschriften, Fotokopierkosten, Fahrtkosten zur Ausbildungsstätte oder zur Lerngruppe sowie die Prüfungsgebühren. In besonderen Fällen können sogar Übernachtungskosten bei einem Fachseminar oder Aufwendungen für den Babysitter zum Steuerabzug beitragen.

1.2.4 Prüfungsaufbau

Grundsätzlich gibt es stets eine **schriftliche und** eine **mündliche Überprüfung.** Die schriftliche Überprüfung ist meistens als **Multiple Choice-Abfrage** (Antwort-Wahl-Verfahren) angelegt. Dabei müssen Sie sich jedoch auf ganz unterschiedliche Formen einstellen (Einfach-, Mehrfachkombinationsnennungen). Eingebaut werden aber auch **offene Fragen,** bei denen die Antwort frei zu formulieren ist. Selten findet man Aufgaben, bei denen grobe anatomische Abbildungen von Ihnen beschriftet werden müssen. Tipps für den sicheren Umgang mit den Klausurinhalten und dem Zeitbudget zur Bearbeitung finden Sie in ➤ Kapitel 2.1.

Inhalte der Prüfung

Obwohl nach bestandener Prüfung nahezu alle Prüflinge die Ausübung naturheilkundlicher Diagnostik- und Therapieverfahren anstreben, liegt der Schwerpunkt der amtsärztlichen Überprüfung auf **schulmedizinischen Grundkenntnissen.** Die Themenkomplexe liegen in folgenden Bereichen:

- Anatomie, Physiologie und Pathophysiologie
- Allgemeine Krankheitslehre mit Schwerpunkt Innere Medizin (einschließlich Infektionskrankheiten und Psychiatrie)
- Klinische Untersuchung (einschließlich Injektions- und Punktionstechniken)
- Deutung grundlegender Laborwerte
- Notfallmedizin und -management
- Hygiene, Desinfektion und Sterilisation
- Gesetzeskunde

In der mündlichen Prüfung stehen naturgemäß das Fachgespräch und der praktische Umgang mit dem Patienten im Vordergrund.

Gelegentlich werden sowohl in der mündlichen als auch in schriftlichen Prüfung **naturheilkundliche Fragen** gestellt. Diese beziehen sich meist auf die klassischen Naturheilverfahren (z. B. Balneotherapie, Phytotherapie) und die Grenzen ihrer Anwendung.

Manche Prüflinge reagieren auf den Widerspruch zwischen Berufsziel und Prüfungsinhalten mit Unverständnis. Fraglos ist das keine gute Ausgangsbasis. Stellen Sie sich auf das Prüfungsgremium ein und bemühen Sie sich um ein interessantes und harmonisches Fachgespräch. Sie machen es sich leichter, wenn Sie die positiven Effekte der Prüfungsinhalte in den Mittelpunkt rücken (➤ 1.1).

Dauer und Umfang der schriftlichen Prüfung

Die meisten Ämter wählen zwei verschiedene Modelle:

- entweder eine Klausur mit 60 Fragen, die in einem Zeitumfang von 120 Minuten beantwortet werden müssen,
- oder eine Klausur mit 28 Fragen, die innerhalb von 60 Minuten bearbeitet werden müssen.

Selten sind Prüfungen mit 50 und auch 100 Fragen. Auch hier stehen durchschnittlich meist zwei Minuten je Frage zur Verfügung. Bei fast allen Gesundheitsämtern müssen 75 % der Fragen richtig beantwortet werden. Selten wird die Hürde bei 70 bzw. 80 % angesetzt.

Teilweise tragen Sie Ihre Antworten direkt auf dem Aufgabenblatt ein, andere Prüfungsämter geben einen Lösungsbogen dazu, auf den Sie Ihre Lösungen übertragen. Manche Prüfungsämter, die viele HPA auf einmal prüfen und/oder sich an der zentralen Überprüfung beteiligen, legen zwei Versionen vor, bei denen die Fragen jeweils unterschiedlich gemischt sind. Dies ist eine effektive Methode, um gegenseitiges Abschreiben zu verhindern.

Sie müssen die Bögen mit einem dokumentensicheren Stift (z. B. Kugelschreiber) ausfüllen; je nach Amt stehen auch Zusatzblätter für Notizen zur Verfügung, die Sie jedoch mit abgeben müssen.

Dauer und Umfang der mündlichen Prüfung

Die mündliche Prüfung findet selten unmittelbar am Tag oder in den Tagen nach der Klausur statt. Meist vergehen bis zu zwei Wochen, bevor Sie einen Bescheid bekommen. Weitere zwei bis vier Wochen später findet die mündliche Überprüfung statt.

Die mündliche Prüfung wird bei vielen Ämtern als Einzelprüfung abgelegt, selten werden rund vier HPA nacheinander oder reihum befragt. Je HPA werden in aller Regel 30–45 Minuten veranschlagt. Es gibt jedoch immer wieder Berichte, nach denen der HPA bereits nach 20 oder erst nach 60 Minuten „entlassen" wurde. Eine lange oder verkürzte Zeit sagt hierbei nichts über Gelingen oder Misserfolg aus.

Je nach Prüferteam stellt sich die mündliche Überprüfung unterschiedlich dar; möglich sind

- Abfrage von Fakten,
- Fachgespräch bzw. Herleiten von Zusammenhängen,
- Vorstellung von Patientenfällen inkl. Anamnese,
- Beschreibung von Untersuchungen,
- Zeigen von Untersuchungen (inkl. Injektionstechniken),
- Blickdiagnose (Befundung anhand eines Fotos).

Gelegentlich werden HPAs auch nach ihrer Motivation oder ihren Zukunftsplänen gefragt. Sie sollten hier eine Antwort parat haben.

Das Ergebnis erhalten Sie in aller Regel unmittelbar nach der mündlichen Prüfung. Sie werden hinaus gebeten, das Prüferteam berät sich kurz und teilt Ihnen dann mit, ob Sie es geschafft haben. Wenn es nicht geklappt hat, gibt das Prüfungsteam meist Hinweise, was für verbesserungswürdig erachtet wird.

Tipps für das sichere Auftreten und den Umgang mit unterschiedlichen Prüfungssituationen finden Sie in Kapitel ➤ 2.2.

KAPITEL

2 Ihre Prüfung

Einleitend sei angemerkt, dass wir in diesem Kapitel vornehmlich von der Überprüfung und nicht von der Heilpraktikerprüfung schreiben. Das mag irritieren, der Grund aber ist einfach: Gemäß offiziellem Sprachmodus wird überprüft, ob Sie eine „Gefahr für die Volksgesundheit" darstellen, wenn Sie die Heilkunde ausüben. Diese Überprüfung zu Erteilung der Erlaubnis der Heilkunde gliedert sich in zwei Teile:

- eine schriftlichen Überprüfung (in Form einer Multiple-Choice-Klausur; ➤ 2.1) und
- einen mündlichen Teil (mit gelegentlich praktischen Anteilen), der sich an eine erfolgreiche Klausur anschließt (➤ 2.2).

In beiden Teilen können folgende Bereiche relevant sein: Anatomie, Physiologie, Pathophysiologie, Pathologie aller Organe und Organsysteme, klinische und Labordiagnostik dazu, Berufs- und Gesetzeskunde, Hygienerichtlinien, Injektionstechniken und Notfallmanagement sowie therapeutische Grundlagen.

Hier zeigt sich, dass das Wissensspektrum, das Sie sich aneignen müssen, äußerst umfangreich ist. Eine sorgfältige und aufwändige Vorbereitung ist deshalb unabdingbar. Ohne eine orientierende professionelle Begleitung ist die Vorbereitung auf die Überprüfung deshalb kaum leistbar.

2.1 Die schriftliche Überprüfung

Seit ca. 10 Jahren ist die schriftliche Überprüfung in Deutschland nahezu zentralisiert und vereinheitlicht. An jedem zweiten oder dritten Mittwoch im März und im Oktober jeden Jahres wird sie an einer Vielzahl von Gesundheitsämtern in ganz Deutschland durchgeführt. Die Klausur selbst wird von einer zentralen Kommission aus einem großen Fragenpool zusammengefügt und dann den beteiligten Ämtern zur Verfügung gestellt. Nur noch sehr wenige Ämter in Deutschland beteiligen sich nicht an diesem zentralen Verfahren, sondern bieten eine eigene Klausur zu meist anderen Terminen an.

Aufgrund der hohen Beteiligung an der zentralen Klausur trägt die Kommission, die diese zusammenstellt, eine große Verantwortung. Vor diesem Hintergrund kann man davon ausgehen, dass dies stets mit großer Sorgfalt geschieht. Fragestellungen, Antwortkombinationen und Lösungsschlüssel sind erfahrungsgemäß durchweg fair und fundiert.

Fraglos gibt es immer wieder Fragestellungen, die nicht für jeden lösbar sind, weil es kaum jemandem gelingen kann, das mögliche Themenspektrum zu 100 % zu erfassen. Vor diesem Hintergrund erscheinen stets ca. 5–10 % Fragen für den einzelnen Prüfling nicht lösbar. Dies liegt aber in der Natur der Sache und ist kaum ein Hinweis auf oft zitierte „extra fiese eingestreute Fragen, welche die Durchfallquote erhöhen sollen".

2.1.1 Aufbau

Die zentrale Klausur ist stets nach einem **bestimmten Muster** aufgebaut. Die wenigen Prüfungsämter, die eine eigene schriftliche Überprüfung zusammenstellen, sind gehalten, diese Rahmenbedingungen einzuhalten; in der Regel ist der formale Aufbau dort deshalb auch ähnlich.

- Die zentrale Klausur ist eine **Multiple-Choice-Prüfung** mit einem Umfang von **60 Fragen** mit mehreren Antwortmöglichkeiten, von denen meistens ein oder zwei als richtig auszuwählen sind (die Anzahl der zu wählenden Antworten ist angegeben).
- **Fachtermini** werden i. d. R. ins **Deutsche** übersetzt, d. h. dass ihre Beherrschung meist nicht zwingend notwendig ist.
- Die Antworten sind meist auf einem Lösungs- bzw. Übertragungsbogen zu benennen, der am Ende abgegeben werden muss.
- Die Klausur dauert 2 Stunden.
- 75 % der Fragen müssen komplett richtig beantwortet werden. Teilpunkte werden nicht vergeben.
- Hilfsmittel (Lexika o. ä.) sind nicht erlaubt.
- Der Fragebogen selbst liegt in zwei Versionen (A und B) vor, die sich lediglich in der Mischung der Fragen unterscheiden. Die Versionen sind durch unterschiedlich farbiges Papier erkennbar und werden vermischt verteilt, sodass ein Abgucken nicht möglich bzw. kaum effektiv ist.
- Da auf jeder Seite meist nur zwei Fragen und ihre Antwortmöglichkeiten zu finden sind, umfasst die Klausur einen recht dicken Packen Papier.

2

2.1.2 Prozedere

Nach der bestätigten Anmeldung werden Sie schriftlich zur Prüfung eingeladen. Je nach Einzugsbereich des Amtes werden ca. 15–80 Personen gemeinsam in einem Raum geprüft. Die Plätze sind meist vorgegeben. Die nebeneinander sitzenden Kandidaten erhalten normalerweise unterschiedliche Klausurversionen (➤ 2.1.1). Nach kurzen Erläuterungen (Zeit, Ausfüllmodalitäten, Toilettengang, Betrugsversuch durch Mogeln etc.) geht es los. Erst ab diesem Zeitpunkt läuft die vorgegebene Zeit von i. d. R. 120 Minuten.

Die meisten Prüfungsämter belassen die Klausur beim Prüfling; Sie müssen nur einen Übertragungsbogen abgeben. Einige Ämter halten es so, dass man nach der Klausurbearbeitung, den Raum verlassen darf. Andere entlassen die HPAs erst nach Ablauf der angesetzten Zeit, um niemanden zu stören, der noch über den Fragen brütet. Zwischenfragen, Essen und Trinken sind im Sinne der Ruhe für alle i. d. R. ausdrücklich unerwünscht.

Es handelt sich zu fast 100 % um Multiple-Choice-Klausuren. Dabei werden Ihnen zu einer Frage verschiedene Antworten angeboten, aus denen Sie die richtige auswählen können. Dieses standardisierte Verfahren erleichtert dem Prüfungsamt die Auswertung, hat aber auch für Sie Vorteile: Durch die bereits vorgegebenen Stichworte kann im Zweifelsfall (oder im Falle des Nichtwissens) die richtige Antwort oft über ein logisches Ausschlussverfahren ermittelt werden. Zudem liegen die Ergebnisse schnell nach der Prüfung vor.

2.1.3 Fragetypen

Multiple-Choice-Fragen werden nicht nur nach dem Prinzip der „direkten Einfachantwort“ gestellt. Vielmehr gibt es innerhalb des Verfahrens verschiedene Fragetypen. In den letzten Jahren dominierten v. a. drei Fragetypen, die nachfolgend vorgestellt werden. Da es jedoch keine Gewähr dafür gibt, dass dies so bleibt, werden anhand von Beispielen verschiedene Varianten von Multiple-Choice-Fragen erläutert.

Einfachauswahl

Beispiel

Wie nennt man die beim AV-Block auftretende kurzfristige Bewusstlosigkeit?

A) Petit-Mal-Anfall
B) Jackson-Anfall
C) Angina-pectoris-Anfall
D) Adam-Stokes-Anfall
E) Grand-Mal-Anfall

Tipps

- Dieses ist die einfachste Form des Multiple-Choice-Prinzips. Wenn Sie die Antwort sofort wissen, kreuzen Sie diese an und gehen Sie zur nächsten Frage über.
- Was aber tun, wenn Sie die Antwort nicht auf Anhieb wissen? Wir empfehlen ganz klar, sich am Anfang der laufenden Klausurzeit auf keinen Fall zu lange mit einer Frage aufzuhalten. Wenn Sie eine Frage nicht spontan beantworten könne, dann überschlagen Sie diese zunächst und beantworten in einem ersten Durchgang zunächst nur die Fragen, bei denen Sie sich mit der Antwort sicher sind. Die ausgelassenen Fragen können Sie mit einer Büroklammer, einem selbstklebenden Zettelchen oder per Textmarker kennzeichnen oder auf einem gesonderten Blatt die Fragenummer notieren.
  Keine Angst, wenn beim ersten Durchlauf an ⅔ der Fragen Büroklammern sitzen. Das ist normal.
- In mehreren Durchgängen arbeiten Sie dann die Fragen nach und nach in diesem Sinne ab. Dies verhindert, dass Sie am Ende in Zeitnot geraten. Im besten Fall haben Sie sich nach zwei Durchgängen bereits die erforderliche Punktzahl gesichert.

Mehrfachauswahl

Beispiel

Die Komplikationen eines Magenulkus sind

A) chronische Gastritis
B) maligne Entartung
C) Blutung
D) Perforation
E) Ileus

Tipps

- Die entscheidende Formulierung liegt hier in der Mehrzahl „Komplikationen“. Es werden also mehrere Antworten erwartet. In aller Regel wird die erwünschte Anzahl der Antworten benannt (z. B. „Wählen Sie zwei Antworten.“).
- Problematisch ist manchmal, dass z. B. zwei Antworten gefragt sind, Sie aber drei Möglichkeiten in Erwägung ziehen. Meist wird eine Antwort klar favorisiert und dann hadert man mit der zweiten. Hier gilt: Die sichere Antwort ankreuzen, Frage markieren und später die weitere hinzuwählen. Oder intuitiv (die hoffentlich richtige zweite) wählen.
- Im hier gezeigten Beispiel führt die Unterscheidung zwischen „Komplikation“ und „Symptom“ zum Ziel. Als Komplikationen gelten sicher Antwort B und D, während die Blutung (C) zwar auch schwerwiegende (und sogar akute) Komplikationen mit sich bringen kann, jedoch häufig begleitend als regelrechtes Symptom auftritt.

Aussagenkombination

Beispiel

Welche der folgenden Aussagen trifft (treffen) zu?

Flimmerepithel findet man

1) im Dünndarm
2) im Bronchialbaum
3) in den Gallengängen
4) in den Eileitern
5) in den Harnleitern

A) nur 1, 2 und 3 sind richtig
B) nur 2 ist richtig
C) nur 4 ist richtig
D) nur 2 und 4 sind richtig
E) alle Antworten sind richtig

Tipps

- Wer Bescheid weiß, kreuzt souverän die Antwort an.
- Wer nervös ist, sollte aufpassen, dass die vielen Buchstaben nicht noch mehr Irritation schaffen. Den Umgang damit kann und muss man trainieren.
- Kreuzen Sie nicht sofort die Antwortkombination an, die Ihnen spontan zusagt. „Umkringeln" Sie zunächst die Ihnen richtig erscheinenden Einzelantworten im oberen Block oder notieren Sie sich Ihre bevorzugte Option auf einem Zusatzblatt oder der Rückseite des vorangegangenen Klausurblattes. Wenn Sie dann die richtige Antwortkombination finden, entscheiden Sie sich final für diese (wahrscheinlich) richtige Lösung.
- Sind Sie sich letztlich immer noch nicht sicher, weil keine Kombination richtig passt, wählen Sie die wahrscheinlichste Lösung aus oder markieren die Frage und schauen Sie sich diese später nochmals an.

Diagnose-Frage

Beispiel

Sie haben einen 48-jährigen männlichen Patienten, der seit einer Woche über Übelkeit und Abgeschlagenheit klagt. Bei der körperlichen Untersuchung stellen Sie u. a. einen Ikterus (Gelbfärbung) der Skleren (Augenhornhaut) und der Haut fest. Die Laborparameter zeigen einen Anstieg von γ-GT, GOT und GPT. Der Urin ist braun gefärbt. Wie lautet Ihre Diagnose?

A) akute Hepatitis
B) akuter Gallenwegsverschluss
C) Gallenblasenstein
D) Pankreaskopfkarzinom
E) hämolytische Anämie

Tipps

- Hier wird Ihnen ein „kleiner Fall" präsentiert. Unterstreichen Sie die wichtigen Aspekte dieser Textaufgabe oder notieren Sie diese kurz auf einem gesonderten Blatt (z. B.: „1. Ikterus, 2. Entzündungsparameter der Leber"). Alle anderen Aspekte sind für die richtige Lösung recht unerheblich, weil sie keine Differenzierung zwischen den Antwortmöglichkeiten erlauben. Das verschafft Überblick.
- Danach überlegen Sie, ob die herauskristallisierten Symptome zusammenpassen und stellen darauf basierend die Verdachtsdiagnose.
- Bei diesem Beispiel gehen wir die Aspekte einmal durch:
  - Der Patiententyp (Geschlecht, Alter) kann zwar oft Anhaltspunkte für eine Diagnose geben, wir würden diese Sozialdaten als „weiche Fakten" aber zunächst zugunsten „harter medizinischer Fakten" unberücksichtigt lassen.
  - Übelkeit und Abgeschlagenheit sind sehr allgemeine Symptome, also kaum wichtig, zumal hier alle Antwortmöglichkeiten denkbar wären. Weil diese nicht zielführend sind, vernachlässigen wir sie.
  - Wenn ein Ikterus der Haut vorhanden ist, dann auch eine Gelbfärbung der Skleren; also dampfen wir das auf „Ikterus" ein.
  - Eine γ-GT-Erhöhung können alle Möglichkeiten zeigen und außerdem schließen die GOT- sowie GPT-Erhöhung den γ-GT-Anstieg gleich mit ein; also gibt dieses auch keinen Aufschluss.
  - Bleiben die GOT- und GPT-Erhöhung als zweiter entscheidender Faktor neben dem Ikterus. Somit ist die Antwort klar.

Negative Aussage (Ausschluss-Zuordnung)

Beispiel

Welche Aussage trifft **nicht** zu?

Eine akute Atemnot kann auftreten als Folge von

A) Lungenembolie
B) bekannter Linksherzinsuffizienz
C) metabolischer Alkalose
D) Pneumothorax
E) Atemwegsobstruktion

Tipps

- Entscheidend ist hier die negative Formulierung der Frage. Gefragt ist also eine Ausschluss-Diagnose.
- Der entscheidende Begriff für den Ausschluss ist das Wort „akut". Unter den Antworten muss sich also ein Prozess finden, der eher chronisch ist.
- Sind Sie sich hier unsicher, unterstreichen Sie zunächst einmal die Begriffe „nicht" und „akut".

- Beachten Sie zudem, dass hier nur eine Antwort („Aussage“, nicht „Aussagen“) gefragt ist.

Datenmischung

Beispiel

Ordnen Sie die aufgeführten Begriffe der beiden Listen einander zu und kreuzen Sie die richtige Kombinationsaussage an!

1) Primärharn
2) Sekundärharn
3) Nierendurchblutung

a) 1.500–1.700 ml/Tag
b) 170–180 l/Tag
c) 1.500–1.700 l/Tag

Tipps

- Die eigentlich nicht schwierige Frage entspricht im Aufbau einer Zuordnungsfrage.
- Die Anforderung liegt in der Nutzung unterschiedlicher Maßeinheiten bei den Lösungsvorschlägen („ml“ bzw. „l“).
- Hier wird zusätzlich zu Ihrem Fachwissen Ihre notwendige Sicherheit in Stresssituationen abgefragt.

2.1.4 Fallen

Begriffskombination und Beschreibungsalternativen

Beispiel

Eine hypochrome Anämie ist gekennzeichnet durch (1 Antwort):

A) verminderte Erythrozytenzahl und normaler Hb-Gehalt des Blutes
B) erniedrigte bis normale Erythrozytenzahl und verminderter Hb-Gehalt
C) verminderte Erythrozytenzahl und erhöhter Hb-Gehalt des einzelnen Erythrozyten
D) verminderte Erythrozytenzahl und entsprechend verminderter Hb-Gehalt

Tipps

- Hier werden zwei Begriffe benannt: „Anämie“ und „hypochrom“.
- Beim raschen ersten Überfliegen der Antworten sollte bereits klar werden, dass alle Möglichkeiten eine Anämie beschreiben (verminderte bis normale Erythrozytenzahl). Also geht es letztlich um die Definition des Begriffes „hypochrom“.
- Hier ist die Antwort bestimmt durch die Definition (relativ) „ verminderter Hb-Gehalt“ (Antwort B).

Kritische Wörter

Beispiel

Das spezifische Gewicht des Urins

1) wird mit einem Urometer ermittelt
2) ist immer gleich hoch
3) ist allein abhängig von der Flüssigkeitszufuhr
4) ist bei jeder Nierenerkrankung erhöht
5) wird grundsätzlich jeden Tag bei allen Patienten gemessen
6) macht nur Aussagen über das Verdünnungs- und Konzentrationsvermögen der Niere
7) wird in keinem Fall durch die Raumtemperatur beeinträchtigt

A) nur 1, 3 und 6 sind richtig
B) nur 2, 3 und 4 sind richtig
C) nur 2, 3 und 7 sind richtig
D) nur 1 und 6 sind richtig
E) nur 1 und 7 sind richtig

Tipps

- Die Antwortmöglichkeiten beinhalten viele Reizwörter, die Sie aufhorchen lassen müssen. Worte wie „immer“, „allein“, „jede“, „grundsätzlich“, „stets“, „nie“, „in keinem Fall“, „nur“ und ähnliche ausschließende Begriffe sind potenzielle Fallen – Anforderungen an Ihr Konzentrationsvermögen. Beim Lesen sollten Sie darüber stolpern, bei der Wahl der Antwort aber die möglicherweise dahinter liegende Fallgrube umgehen. Oft – aber nicht immer – sind diese Lösungsvorschläge falsch.
- Hier hilft ebenfalls das Ausschlussverfahren.

Überprüfung der Sorgfaltspflicht

Beispiel

Ein 46-jähriger Patient berichtet, dass er seit einiger Zeit Luftabgang mit dem Urin bemerkt habe. Seit mehreren Monaten wurde er wegen eines Harnweginfektes behandelt. Es handelt sich am ehesten um eine(n)

A) Simulanten
B) Zystitis durch gasbildende Bakterien
C) harmlose chronische Appendizitis
D) Sigma-Blasen-Fistel
E) psychosomatische Reaktion

Tipps

Immer wieder werden in Antwortmöglichkeiten folgende Worte verwendet: „Simulant" oder Beschwerden seien „psychosomatisch und deswegen harmlos" oder „chronisch und deshalb akut ohne Bedeutung" bzw. „mit einfachen pflanzenheilkundlichen Maßnahmen zu behandeln". Horchen Sie bei derartigen Formulierungen auf – gerade hier wird die Sorgfaltspflicht („Gefahr für die Volksgesundheit") angesprochen.

2.1.5 Vorbereitung

Viele HPA fragen uns, ob sie sich für die mündliche und die schriftliche Überprüfung getrennt vorbereiten sollen. Eindeutig lässt sich sagen: Sie müssen für *beide* Prüfungen über einen soliden Wissensfundus verfügen. Allerdings stellt die schriftliche Klausur andere Anforderungen als die mündliche Prüfung. Es lassen sich folgende Schwerpunkte unterscheiden:

- **Schriftliche Prüfung:**
  - Physiologische und anatomische Daten (z. B. Blutzusammensetzung, Laborwerte, Produktionsstätten von Hormonen)
  - Leitsymptome und Komplikationen von wichtigen Erkrankungen
  - Differenzialdiagnostik der Leitsymptome wichtiger Infektionskrankheiten
  - Pathophysiologische Zusammenhänge
  - Gesetzeskunde
- **Mündliche Prüfung:**
  - Differenzialdiagnostik
  - Anamnese inkl. Notfallmanagement
  - Untersuchung

Für die parallele Vorbereitung spricht der Aspekt der Abwechslung, dagegen stehen zeitökonomische Motive: Für den schriftlichen Teil müssen mehr Kapazitäten für reines Lernen (z. B. Labordaten, Gesetzeskunde) freigehalten werden, die für den mündlichen Teil eher nachrangig sind. Sie müssen also einerseits mit Ihren Kräften haushalten, sich aber gleichzeitig motivieren – es bleibt eine individuelle Entscheidung.

Wissen und Form

Auf die schriftliche Überprüfung können Sie sich in verschiedener Art und Weise vorbereiten. Wir empfehlen Ihnen, nicht ausschließlich Wissen zu pauken, sondern auch die Form der Prüfung zu berücksichtigen:

- Machen Sie sich mit den **unterschiedlichen MC-Fragentypen** vertraut (➤ 2.1.3, ➤ 2.1.4) und finden Sie heraus, ob bestimmte Formulierungen oder Fragentypen Sie verunsichern. Verinnerlichen Sie v. a. die Funktionsweise solcher Fragen.
- Trainieren Sie unterschiedliche **Fragenkataloge.** Nutzen Sie zahlreiche Bücher, CD-Roms und Websites mit Fragenkatalogen oder authentischen Prüfungen unter Beachtung folgender Aspekte:
  - Arbeiten Sie neben organbezogenen Klausuren auch themenübergreifende durch.
  - Nutzen Sie nicht ausschließlich eine Quelle (z B. ein umfangreiches Prüfungsfragenbuch), sondern mehrere, um die mögliche Bandbreite von Inhalten und Fragestrukturen zu erfassen.
  - Nutzen Sie Klausuren mit möglichst zuverlässigem Lösungsschlüssel.
  - Greifen Sie ggf. auf verschiedene Medien (Buch und Computer) zurück, um Ihr Lernen abwechslungsreicher zu gestalten.
- Wer mit dem **Computer** arbeitet, kann mit ausgefeilten Prüfungsprogrammen sehr gut Wissenslücken aufdecken oder Teilaspekte durch eine automatische Wiederholung vertiefen.
- Versuchen Sie, **ältere Prüfungsprotokolle** Ihres Gesundheitsamtes einzusehen. Teilweise werden diese ins Internet gestellt oder von früheren Prüflingen protokolliert und über (gute) Schulen weitergereicht. Insbesondere bei Ämtern, die nicht an der bundesweit zentralisierten Klausur teilnehmen, wiederholen sich einige Fragen über Jahre immer wieder. Vor diesem Hintergrund lohnt es sich sogar, alte Protokolle zu studieren.

HINWEIS

Nicht alle **Lösungsschlüssel** von Übungsklausuren oder Gedächtnisprotokollen sind zuverlässig. Selbst in Büchern und CD-ROMs werden Sie voraussichtlich Fehler finden. Zudem gibt es durchaus Lösungen, die diskutabel sind, weil einzelne Sachverhalte fachlich nicht eindeutig geklärt sind.

- Lassen Sie sich bei Unklarheiten in Lösungsschlüsseln nicht in Ihrer Selbstsicherheit erschüttern. Recherchieren Sie vielmehr, auf welcher Basis **Sie** zu Ihrer Lösung gekommen sind (z. B. Skript Ihrer Schule, die von Ihnen genutzte Literatur) und versuchen Sie zunächst, Ihre Position zu überprüfen.
- Können Sie weiterhin zu Ihrer Lösung stehen, haben Sie zwei Möglichkeiten: Sie lassen den Widerspruch im Raum stehen – für die auf Sie zukommende Prüfungsklausur können Sie gegen Meinungsunterschiede nicht anlernen – oder Sie recherchieren weiter, auf welcher Basis der Lösungsschlüssel entstanden sein könnte (z. B. weitere Literatur). Dann gewinnen Sie mehr inhaltliche Klarheit. In aller Regel kostet das allerdings sehr viel Zeit.
- Stellen Sie sich darauf ein, dass auch in Ihrer Klausur einige widersprüchliche Fragen auftauchen und vertrauen Sie darauf, dass Sie diese – aufgrund Ihrer sorgfältigen Vorbereitung – beantworten können.

Ernstfall: Klausuren durcharbeiten

Üben Sie bereits beim Durcharbeiten einer Klausur den „Ernstfall".

Vorbereitung

- Nehmen Sie sich ein realistisches Fragepensum vor (ca. 60–80 Fragen).
- Prüfen Sie, ob Sie diese in einer realistischen Zeitvorgabe bearbeiten können (ca. 120 Minuten); dieser Wert gilt für eine themengemischte Klausur. Für schriftliche Tests, die lediglich ein Organsystem betreffen, sollte ca. 30 % weniger Zeit notwendig sein.
- Haben Sie keine durchgängigen Lernphasen zur Verfügung, sind kleinere Lernpakete empfehlenswert, z. B. 15 Fragen in 30 Minuten. Letztendlich sollten Sie Ihr Durchhaltevermögen für eine zweistündige Klausur jedoch eingehend getestet haben.
- Sie sollten bei Übungsklausuren in relativ entspannter häuslicher Atmosphäre gute Ergebnisse erzielen. Holen Sie zunehmend und sicher 80 und mehr Punkte, sind Sie wohl fit für die Prüfung. Aber: Auch zuhause hat man mal einen schlechten Tag und „versemmelt" eine Übungsklausur – das ist kein Grund zur Panik.

Durcharbeiten der Klausur

Zwei Probleme treten bei einer Klausur immer wieder auf: Man arbeitet zu lange an einer schwierigen Frage und kommt nachher in **Zeitdruck.** Oder man bleibt gedanklich an einer kniffligen Frage hängen und **verliert die Konzentration** für die nachfolgenden Aufgaben. Gegen beide Probleme hilft ein systematisches Bearbeiten der Klausur nach folgendem Muster:

- Blättern Sie die Klausur nicht durch, sondern starten Sie direkt mit der ersten Frage.
- Sind Sie sich bei einer Lösung unsicher oder sogar sicher, dass Sie die Antwort nicht wissen, überschlagen Sie diese rasch. Machen Sie sich eine Notiz direkt auf dem Fragebogen, auf einem Extrablatt oder heften Sie eine Büroklammer oder Klebeblättchen an diese Aufgabe (diese Utensilien dürfen Sie mitbringen). So finden Sie die überschlagene Frage später rasch wieder. Gehen Sie so die gesamte Klausur durch.
- Lassen Sie sich nicht entmutigen, wenn Sie anfangs mehr Büroklammern als Antworten anbringen. Das mag zunächst frustrierend wirken *(„Am Anfang dachte ich: Wenn das schon so losgeht … dann gute Nacht!")*, gehorcht jedoch auch einer inneren Logik: Manchmal braucht man eine Anwärmphase, um sich in das Geschehen zu begeben. In einem zweiten Durchgang lösen Sie diese Fragen vielleicht mit Leichtigkeit.
- Wenn Sie am Ende angelangt sind, gehen Sie wieder zum Anfang zurück und bearbeiten die markierten Fragen. Jetzt überschlagen Sie in jedem Fall die Fragen, die Ihnen weiterhin eher kryptisch vorkommen, bei denen Ihnen jegliche Idee oder Sicherheit fehlt.
- Schließlich wiederholen Sie das Prozedere nochmals und durchforsten die übrig gebliebenen Fragen nach einer inneren Logik. Manchmal steckt bereits in der Fragestellung die Antwort – auch wenn Ihnen das Thema unbekannt ist. Manchmal weist ein lateinischer Fachbegriff bereits deutlich auf die Erkrankung hin – auch wenn Sie diese nicht kennen. Oder – die letzte Chance: raten Sie einfach.

TIPP

- Beantworten Sie in jedem Fall jede Frage, selbst wenn Sie eine Antwort nicht wissen. Ein erratener Punkt ist besser als keiner.
- Wenn Sie in Ihrer Klausur Antworten ausformulieren müssen, dann tun Sie das im ersten Durchgang in groben Stichworten und verfeinern Sie diese erst in einem der nachfolgenden Arbeitsgänge.

Dieses Vorgehen hat sich absolut bewährt. Es hilft zudem gegen den sich mit der Zeit einstellenden Konzentrationsabfall: Zunächst holen Sie die sicheren Punkte und sparen sich Ihre Aufmerksamkeit für die kniffligeren Angelegenheiten der Klausur.

Anmerkungen und Verbesserungen

Wenn Sie versehentlich falsch angekreuzt haben oder sich doch noch für eine andere Lösung entscheiden, sollten Sie Ihre Verbesserungen klar und nachvollziehbar vornehmen. Übermalen Sie das falsche Kreuzchen eindeutig, und kreuzen Sie deutlich die neue Lösung an. Ggf. schreiben Sie daneben, was Sie meinen, z. B. Antwort C ist richtig.

Bedenken Sie: Oft ist der erste Gedanke der richtige. Vermeiden Sie es, ins Falsche nachzubessern. Vielmehr sollten Sie bei einem Zeitpuffer am Schluss alle Fragen nochmals nach „Alarmbegriffen" (z. B. negative Fragestellung, absolut setzende Wörter wie „stets", „nie") durchsehen und prüfen, ob Sie etwas übersehen haben.

Möglicherweise möchten Sie unklare Fragen oder nicht eindeutige Lösungsangebote kommentieren. Schreiben Sie Ihre fachlichen Anmerkungen in freundlichem Ton (Beispiel: Laut Herold sind die Leitsymptome anders gewichtet.). Bedenken Sie aber, dass Anmerkungen wertvolle Zeit kosten können, und formulieren Sie diese deshalb zum Schluss.

Auch wenn ein mit der Auswertung der Klausur betrauter Sachbearbeiter Ihre Anmerkungen zunächst nicht berücksichtigt, können Sie im Falle eines Widerspruchs hilfreich sein. Man kann Ihnen später nicht vorwerfen, dass Sie sich die Anfechtung der Prüfung „im Nachhinein aus den Fingern gesogen" haben.

Nutzen Sie die gegebene Zeit

Und noch etwas: Lassen Sie sich nicht beirren, wenn andere bereits nach einer Stunde abgeben, obwohl die Prüfung auf zwei Stunden angesetzt ist. Geben Sie sich die Zeit, die Ihnen zur Verfügung steht – für eine Atempause oder eine letzte Kontrolle.

Bei manchen Klausuren machen Sie die Kreuzchen direkt auf den Fragebögen, bei anderen übertragen Sie die Lösungen auf einen Lösungsbogen. Kalkulieren Sie hier bitte am Ende gut fünf Minuten Zeit ein, um diese Übertragungen zu überprüfen und ärgerliche Übertragungsfehler zu vermeiden.

TIPP

Führen Sie sich vor Augen, dass Sie bei den meisten Klausuren jede vierte Frage falsch beantworten können und dennoch Ihr Ziel erreichen.

Mit etwas Beistand von Fortuna bringen selbst die Fragen, bei denen Sie völlig ahnungslos dastehen, über Ausschlussverfahren oder Rateglück noch den einen oder anderen Punkt. Haben Sie sich eingehend vorbereitet, so sollte eine Melange aus Können und notwendigem Glück das Tor zur mündlichen Überprüfung öffnen.

2.2 Die mündliche Überprüfung

Die mündliche Heilpraktikerüberprüfung ist für viele HPA ein Meilenstein. Nicht nur aus dem Grund, weil das Ergebnis über Schein oder Nicht-Schein bestimmt, sondern weil häufig – mehr noch als bei der Klausur – alte Prüfungsängste zutage treten. Die folgende Darstellung soll ein genaueres Bild vom Ablauf einer Prüfung vermitteln, von den Fallen und Tücken und auch von den Möglichkeiten, sich selbst in der Prüfung darzustellen.

2.2.1 Vorbereitung

Grundeinstellung

Sehr entscheidend für Ihren Erfolg ist Ihre Grundeinstellung zur mündlichen Überprüfung. Es geht nicht darum, dass Sie sich gegen die Prüfer behaupten. Hilfreich und sachgemäß ist eine andere Sichtweise: Die Prüfung ist Ihre Gelegenheit zu zeigen, was Sie können. Sie haben sich einen enormen Fundus an Wissen und Fertigkeiten angeeignet und können dies unter Beweis stellen. Sie stehen im Mittelpunkt, nicht der Prüfer.

Wir haben Kandidaten erlebt, die mit „der Faust in der Tasche" in die Prüfung gegangen und mit hängendem Kopf herausgekommen sind. Und wir erfahren immer wieder, dass die Lust, die HP-Ausbildung durch die bestandene Prüfung zu krönen, ein überzeugender Motor für den Erfolg ist. Das alte Sprichwort „Wie man in den Wald hineinruft, so schallt es hinaus" kommt hier immer wieder zum Tragen: Wer Prüfer als Gegner sieht, verursacht fast immer Gegenwehr bei der Prüfungskommission. Wer offen und menschlich in die Situation geht, erfährt viel eher Hilfe und Wohlwollen.

Prüfer sind nicht nur Prüfer, sondern (in der Tat!) auch Menschen. Auch sie können unsicher sein, wie sie in der Prüfsituation wirken oder wie gut sie selbst fachlich gesattelt sind. Sie haben ebenso ihre privaten Sorgen und schlaflosen Nächte, die einem Prüfungstermin vorangehen können. Sie sind weder Un- noch Übermenschen. Wenn Sie sich das vergegenwärtigen, ist ein gutes Stück Basis für eine gelungene Prüfung erschlossen.

Es gibt immer wieder Berichte von „unfairen, unverschämten oder unangemessenen" Prüfungen. Unseres Erachtens muss der größte Teil dieser Berichte relativiert werden. Die meisten Prüfungen verlaufen freundlich und fair – zumindest seitens der Prüfer. Sie können Ihren Teil dazutun.

Im Vorfeld Sicherheit schaffen

Einiges können Sie bereits vorab tun, um möglichst ruhig und mit einem möglichst sicheren Gefühl in die Prüfung zu gehen.

Mit den Räumlichkeiten vertraut machen

Es kann hilfreich sein, die Räumlichkeiten in Augenschein zu nehmen. Vielleicht können Sie nicht direkt den Prüfungsraum inspizieren, aber es beugt vielen Unsicherheitsmomenten vor, wenn man die Strecke zum Prüfungsamt schon einmal gefahren ist, die Parkmöglichkeiten erkundet hat (an Kleingeld für den Parkautomaten denken) und sich im Prüfungsgebäude orientieren kann.

Die eigene schriftliche Prüfung einsehen

Darüber hinaus besteht die Möglichkeit, die schriftliche Prüfung einzusehen. Es kommt vor, dass Prüfer auf die Fehler der schriftlichen Prüfung eingehen; daher ist es gut, sich für diesen Fall zu wappnen.

Frühere Prüfungsprotokolle einsehen

Kompetente Schulen stellen zudem Protokolle früherer Prüfungen zur Verfügung oder richten Ihre Vorbereitungskurse daran aus. Dadurch lernen Sie den Ablauf von Ihrem Prüfungsamt und eventuelle Themenfaibles der Prüfer kennen. Sie werden vielleicht auch feststellen, dass „negative" Protokolle häufiger von erfolglosen Kandidaten stammen, die in eher aggressiver Wortwahl berichten. In diesem Zusammenhang lohnt sich auch ein Blick ins Internet, wo Gedächtnisprotokolle von mündlichen Prüfungen aus verschiedenen Bundesländern zu finden sind.

2.2.2 Prüfungssituation

Selbstdarstellung in der Prüfung

Oft tauchen kurz vor der Prüfung Überlegungen auf wie: Was ziehe ich eigentlich an? Was antworte ich, wenn ich gefragt werde, aus welcher Motivation heraus ich Heilpraktiker werden möchte? Sollte ich meine Unsicherheit verbergen? Diese Fragen sind ernst zu nehmen, denn sie beeinflussen oft in hohem Maße Ihre (Un-)Sicherheit. Zumal in der mündlichen Prüfung nicht nur Fachwissen geprüft wird, sondern ihre ganze Persönlichkeit auf dem Prüfstand steht.

Authentisch kleiden

Ziehen Sie die Kleidungsstücke an, in denen Sie sich sicher und wohl fühlen. Sie brauchen sich weder ganz besonders schick zu machen, noch betont lässig zu erscheinen. Je authentischer Sie sich kleiden, umso sicherer und glaubwürdiger werden Sie auch auf das Prüfungsteam wirken.

Zur Frage der Angemessenheit Ihrer Kleidung sei folgende Episode erwähnt: Eine Prüfungskandidatin, die sich oft auffällig anzog und stark schminkte, wurde von einem Prüfungsbeisitzer etwas grob gefragt, wie sie denn mit so langen Fingernägeln einen Patienten untersuchen wolle. Abgesehen davon, dass den Prüfer die „outfitmäßigen" Vorlieben nicht unbedingt zu interessieren haben, kann man ihm seine Frage nicht verübeln: In der Praxis müssen wir darauf achten, dass Kleidung oder Schmuck der Behandlung nicht im Wege stehen.

Begrüßung und Blickkontakt

Auch in der mündlichen Prüfung kann der erste Eindruck sehr wichtig sein. Begrüßen Sie deshalb das Prüfungsteam möglichst mit Handschlag, denn dies schafft eine persönliche Atmosphäre, die für die Prüfung durchaus hilfreich sein kann. Halten Sie zudem mit allen Prüfern Blickkontakt und drücken Sie hiermit Ihre positive Grundeinstellung zum Prüfer aus. Denken Sie daran, dass die Prüfung immer von den Prüfern und von Ihnen gestaltet wird. Durch ein dem Prüfer positiv zugewandtes Verhalten erlangen Sie mehr Gelassenheit und können die Prüfungssituation so angenehm wie möglich gestalten.

Der Blickkontakt ermöglicht Ihnen außerdem, wichtige Signale wahrzunehmen: *„Als der Beisitzer die Augenbrauen hochzog, war mir klar, dass ich das eben Gesagte nochmals hinterfragen musste." „Der Amtsarzt schielte – etwas schelmisch grinsend – auf den imposanten Bauch des Beisitzers. Da wusste ich, worauf der hinauswollte: Adipositas!"*

Mimik und Gestik – Körperhaltung

Spielen Sie möglichst kein Theater, indem Sie stets gekünstelt lächeln oder notorisch nicken. Sie dürfen – wenn es Ihre Art ist – denkend aus dem Fenster schauen oder einer Unsicherheit durch Ihre gefaltete Stirn Ausdruck verleihen. Versuchen Sie jedoch so oft wie möglich, mimische und gestische Offenheit zu präsentieren. Vermeiden Sie, mit den Augen auf Ihrem Notizblatt zu kleben oder durch verschränkte Arme Distanz zu zeigen. Aufrechtes Sitzen hingegen fördert die Atmung und Selbstwahrnehmung und unterstreicht Ihre Wirkung und Überzeugungskraft.

Eigene Motivation darlegen

Regelmäßig fragen Prüfer nach der Motivation, Heilpraktiker zu werden. Da es auch heute noch viele Vorurteile gegenüber Heilpraktikern gibt, von denen auch mancher Amtsarzt vielleicht nicht frei ist, sollten Sie sich Ihre eigene Motivation vor der Prüfung noch einmal bewusst machen und in Worte fassen. Je klarer Sie Ihre Motivation formulieren können, umso souveräner und authentischer wirken Sie in der Prüfung. Sie können auch Ihren persönlichen Werdegang, Ihre Heilpraktiker-Schullaufbahn und Ihre weitere Perspektive (z. B. geplante Hospitationen, Fortbildungen) darlegen. Dies gibt dem Prüfer Orientierung und trägt zudem zu einer persönlicheren Prüfungsatmosphäre bei.

Sprachliche Präsentation

Fachsprache oder Umgangston

HPA (während der mündlichen Prüfung zu einem Amtsarzt, der als Patient agiert): „Wie ist denn Ihr Miktionsverhalten?" Amtsarzt (der sich eher ländlich präsentiert): „Miktions- was? Kenn ich nicht!" HPA: „Also dann – wie geht es denn mit dem Pinkeln?" Amtsarzt: „Ach so, ja zum Fliegen von der Wand holen reicht es nicht mehr."

Dieser lockere Umgangston herrscht sicher nicht in jeder Prüfung, wenngleich er in diesem Fall zur allgemeinen Erheiterung beigetragen hat und der Kandidat die Prüfung gut bestanden hat. Grundsätzlich ist es sinnvoll, die gängigen Fachausdrücke zu kennen und auch anzuwenden, vorausgesetzt Sie fühlen sich in der Fachsprache auch sicher und wohl und können damit umgehen, ohne gestelzt zu wirken. Falls Sie sich Bezeichnungen lateinischen oder griechischen Ursprungs schlecht merken können, benutzen Sie die deutschen Bezeichnungen und bleiben Sie Ihrer Ausdrucksweise treu. Gegebenenfalls können Sie auch Ihre Schwäche kurz ansprechen, ohne jedoch viel Aufhebens davon zu machen. Eine Prüfung wird jedenfalls nicht allein an einem fehlenden Fachausdruck scheitern.

Flüssiges Sprechen

Um in der Prüfung möglichst flüssig sprechen zu können, sollten Sie lautes Sprechen üben, sei es in einer Arbeitsgruppe oder besser noch, indem Sie einem Laien einen medizinischen Sachverhalt erklären. Seine Reaktion lässt erkennen, ob Sie sich verständlich ausdrücken.

Sind weder Arbeitsgruppe noch Laie verfügbar, bieten sich auch der Hund, die Katze oder zur Not der Teddybär an, um die oft große Hemmschwelle zu überwinden. Die „Teddybärübung" hat sich bereits bei vielen Kandidaten bewährt. Einsetzbar sind auch ein Kassettenrecorder oder Diktiergerät – allerdings ist es für viele zunächst sehr gewöhnungsbedürftig, die eigene Stimme vom Tonband zu hören.

Um die Aufregung in der Prüfungssituation zu minimieren, ist es vorbereitend hilfreich, sich kurze einleitende Sätze zu den verschiedenen Organen und Krankheitsbildern einzuprägen (Beispiel: Die Lunge liegt im Brustkorb und besteht aus dem rechten und dem linken Lungenflügel ...; Diabetes ist eine Stoffwechselerkrankung, bei der es zur Erhöhung des Blutzuckerspiegels kommt ...). Auch zur Anamnese sollten Sie ein Spektrum an Fragen parat haben, deren Formulierung Sie vorab üben.

Den Prüfer an den Gedanken teilhaben lassen

Wenn Sie selbst einmal – z. B. in einer Arbeitsgruppe – in die Rolle des Prüfers schlüpfen, merken Sie schnell, wie verwirrend es sein kann, wenn Ihr Gegenüber Sie nicht an seinen Gedankengängen teilhaben lässt. Dies kann in der Prüfung v. a. bei der Anamneseerhebung zu Missverständnissen führen. Dazu ein Beispiel: *Der Amtsarzt stellt einen Fall vor, bei dem ein unausgeschlafener Patient mit Rückenschmerzen in die Praxis kommt. Er hat dabei das Krankheitsbild „Morbus Bechterew" im Kopf. Vielleicht entspricht es auch seiner Vorgehensweise, bei Rückenschmerzen zunächst an die Wirbelsäule zu denken und diese zu untersuchen. Der HPA, dessen Schwester letzte Woche morgens mit Rückenschmerzen aufwachte und bei der eine Pyelonephritis diagnostiziert wurde, denkt als erstes an die Nieren und sagt, dass er gerne den Urin stixen würde. Eine durchaus plausible Vorgehensweise, bei Rückenschmerzen zunächst die Nieren zu untersuchen.*

Der Prüfer könnte Ihr Vorgehen als Inkompetenz deuten, wenn ihm der von Ihnen eingeschlagene Weg nicht klar ist.

TIPP

Orientieren Sie den Prüfer. Unterrichten Sie ihn darüber, welchen Weg Sie einschlagen, welchen Verdacht Sie haben, an welches Organsystem Sie denken.

Der Prüfer kann sich dann von Ihrer Kompetenz und von der Folgerichtigkeit Ihrer Vorgehensweise überzeugen. Er kann auch – und das kommt häufig vor – helfend eingreifen, wenn er den Eindruck hat, dass der Prüfling einen falschen Weg einschlägt.

Sprechen vor dem Mikrofon

In den meisten Gesundheitsämtern wird die Prüfung per Mikrofon aufgenommen, um die Protokollierung zu erleichtern. Manchmal steht dazu direkt vor Ihnen ein Tischmikrofon. Gut gerüstete Ämter bespicken Sie mit einem winzigen Ansteckgerät, wie man es von manchen TV-Moderatoren kennt, bei anderen ist das Aufnahmegerät dezent „versteckt". In jedem Fall sollten Sie vom Amtsarzt auf die Aufnahmen hingewiesen werden (verpflichtend ist dies jedoch nicht). Manchen Menschen bereiten dieser technische Einsatz und die Tatsache, dass ihre Stimme aufgenommen wird, Unbehagen. Sie können dem vorbeugen, indem Sie die Situation zuhause, z. B. in der Lerngruppe, durchspielen. Dazu kann bereits eine Banane als symbolisches Mikrofon gute Dienste tun.

Sehen Sie es positiv: Eine Aufnahme kann bei strittigen Fragen im Nachhinein hilfreich für Sie sein.

Der Prüfer als Patient

Manche Prüfer legen Wert darauf, bei einem Fallbeispiel (Anamnese-Aufgabe) auch wirklich als Patient, also in der persönlichen Anrede angesprochen zu werden *(„Seit wann haben Sie diese Beschwerden?")*, in anderen Prüfungen ist es auch in Ordnung, die Anamnese in der unpersönlichen Form zu führen *(„Hat der Patient noch weitere Beschwerden?")*. Wenn der Prüfer den Patienten „spielt", kann es durchaus sein, dass er diesen sehr lebensecht präsentiert. Denken Sie dann bitte daran, dass Patienten ...

- i. d. R. nicht über einen medizinischen Fachjargon verfügen – wählen Sie dann eher den umgangssprachlichen Jargon,
- möglicherweise ungenau antworten („Meine Miktion ist ganz normal" – **cave:** Was ist für den Patienten „normal"?),
- kritische Themen tendenziell umgehen wollen (Sucht, Sexualität, mangelnde Hygiene, mangelnde Sorgfalt bei Vorsorgeuntersuchungen oder Einnahme von Medikamenten etc. – **cave:** Lassen Sie sich nicht aus Pietät abblocken und fragen Sie gezielt nach, bis Sie greifbare Ergebnisse bekommen),
- die Symptome subjektiv gewichten („Ach, diese blauen Flecken stören mich nicht so sehr, ich bin ja wegen des Schnupfens zu Ihnen gekommen" – **cave:** lassen Sie sich nicht aus Ihrem Anamnese-Vorgehen drängen, bleiben Sie freundlich, aber „dran").

Wenn Sie diesbezüglich unsicher sind, sprechen Sie es in der Prüfung an, um Klarheit zu schaffen. Wenn Sie sich nicht sicher sind, ob eine Antwort (z. B. „der Harnbefund ist o. k.") aus Patienten- oder Prüfersicht erfolgte, dann fragen Sie unbedingt nach *(„Sagen Sie das nun als Patient oder als Prüfer?")*. Umgekehrt können Sie auch laut denken, indem Sie betonen: *„Ich sage das nun mal zu Ihnen als Prüfungsteam und nicht zum Patienten"* – und damit die „Rollenspielebene" verlassen.

Fachliche Präsentation

Situationsregie führen

In der Regel liegt es in der Hand des HPA, die Prüfungssituation mitzugestalten. Dies geschieht z. B. durch die Art, wie Sie auf Fragen eingehen. Wichtig ist, dass Sie im **Gespräch**

2

mit dem Prüfer bleiben. So können Sie z. B. auf eine Frage zunächst einmal grobe Zusammenhänge schildern und dann weitere **Erklärungen anbieten.** Oft ergibt sich im Prüfungsgespräch die Möglichkeit, z. B. größere Zusammenhänge eines Sachverhaltes zu erörtern. Ergreifen Sie eine solche Gelegenheit ruhig, um Ihr Wissen vor dem Prüfer auszubreiten. Ein gutes Grundwissen zu präsentieren und Kompetenz zu zeigen, verringert auch das Risiko, wegen etwaiger Lücken im Detailwissen in die Mangel genommen zu werden.

Auf sicherem Terrain bleiben

Ihr Wissen zu zeigen und dem Prüfer entsprechende Angebote zu machen, erweist sich meist als günstig. Jedoch sollten Sie vermeiden, Stichworte zu liefern, die Sie im Falle einer Nachfrage nicht beantworten können. So mancher Prüfling hat sich auf diese Weise auf Glatteis begeben.

Notizen und Skizzen machen

Sie dürfen sich bei der mündlichen Prüfung Notizen machen. Dazu liegen in der Regel Papier und Stift bereits auf Ihrem Tisch. Wir raten Ihnen dringend dazu, diese Möglichkeit zu nutzen. Ihre Aufzeichnungen können Ihnen helfen, nichts Wichtiges zu übersehen. Gegebenenfalls können Sie auch anhand Ihrer Aufzeichnungen erhobene Befunde zusammenfassen und Zwischenbilanz ziehen. Diese Vorgehensweise zeigt zum einen eine strukturierte Vorgehensweise auf, zum anderen schaffen Sie sich dadurch Raum und sichtbare Anhaltspunkte zum Überlegen.

TIPP

- Nehmen Sie sicherheitshalber Papier mit.
- Schreiben Sie so viel wie nötig, aber so wenig wie möglich (→ Übersicht behalten).
- Benutzen Sie **Kürzel** (z. B. F+S für Fieber und Schüttelfrost, RR für Blutdruck, MD oder GIT für Magen-Darm- bzw. Gastrointestinaltrakt).
- Teilen Sie sich aus Gründen der Übersichtlichkeit Ihr leeres Blatt in verschiedene **Abschnitte** ein, z. B. zwei Spalten für pathologische und physiologische Befunde oder drei Abschnitte für Ausgangssymptomatik, vegetative Basisanamnese und weitere Befunde.
- Markieren Sie **auffällige Erkenntnisse** und **pathologische Befunde,** indem Sie diese Stichworte umkreisen oder markieren. Bringen Sie dazu ruhig Ihren eigenen Textmarker mit.
- Notieren Sie unauffällige Befunde entweder gar nicht (→ Überblick behalten) oder nur mit einem kurzen „o. B."; Ihr Prüfer wundert sich sonst, was Sie denn da alles mitschreiben.
- Notieren Sie **offen stehende Fragen** und auf später verschobene Untersuchungen am Rande oder am Ende Ihres Bogens (gegen das Vergessen und als Sicherheit im Fall eines Black-Out).
- Notieren Sie **notwendige Untersuchungen,** die Sie nicht selber machen können (z. B. Röntgen, Labor), ebenso am Ende Ihres Bogens. Sie können einen Fall am Ende abrunden, wenn Sie darauf Bezug nehmen und darstellen, zu welchem Facharzt der Patient nun überwiesen werden muss, um die Diagnose abzusichern. Auch wenn Sie selber zu keinem Ergebnis kommen (weil Sie auf der Leitung stehen), helfen diese Notizen – manchmal bringen erst diese externen Befunde weiteren Aufschluss über das Geschehen.
- Kleben Sie mit den Augen nicht an Ihren Unterlagen und halten Sie so oft wie möglich **Blickkontakt** mit Ihrem Prüfungsteam.
- Verlassen Sie Ihr Komplett-Schema, wenn sich ein bestimmter Verdacht klar aufdrängt und weitere Fragen vom effektiven Befund wegführen.

Bieten Sie dem Prüfer durchaus an, ihre Erklärungen anhand von Skizzen zu verdeutlichen. Auch hier können Sie Kompetenz beweisen und gleichzeitig das Prüfungsgeschehen ein wenig auflockern. Skizzen zur Erklärung müssen keine Kunstwerke sein – Strichmännchen und einfache Schemata sind oft eindrucksvoller als Detailzeichnungen.

Manchmal sind Ihre Aufzeichnungen auch eine Hilfe für den Prüfer selbst, z. B. wenn er vergessen hat, welche Laborwerte, welchen Blutdruck oder welche Körpermaße des Patienten er Ihnen eingangs genannt hat und später nochmals Bezug darauf genommen wird.

Ihre Notizen dürfen Sie in aller Regel nicht mitnehmen, sie verbleiben im Prüfungsamt. Schreiben Sie deshalb lieber keine unfreundlichen Bemerkungen über die Prüfung auf Ihr Papier.

Umgang mit Unsicherheit

Persönliche Unsicherheit

Das Thema Unsicherheit ist für viele Prüflinge von größter Bedeutung. Hier geht es zunächst um die allgemeine Unsicherheit in der Prüfungssituation (auf fachliches Wanken in der Prüfung gehen wir nachfolgend ein). Nach unseren Erfahrungen ist es immer hilfreich, diese Unsicherheit in der Prüfung selbst kurz anzusprechen (z. B. *„Ich bin so aufgeregt, ich muss mal eben meine Gedanken sortieren."*). In den meisten Fällen reagieren die Prüfer positiv, indem sie beispielsweise etwas Aufmunterndes sagen oder bestätigen, dass ja bis jetzt alles gut gelaufen ist oder vielleicht zumindest verständnisvoll nicken. In jedem Fall helfen Sie sich dadurch selbst, eine Sprachblockade zu durchbrechen und danach wieder freier sprechen zu können.

An dieser Stelle möchten wir noch eine frisch gebackene Heilpraktikerin zitieren, die folgendes von ihrer Prüfung erzählt: *„Ich habe total auf dem Schlauch gestanden, habe Typhus mit Cholera verwechselt, erbsenbreiartigen Stuhl mit Reiswasser und habe mich dann auch noch gefragt, warum die Amtsärztin denn eine ‚radikale Bradykardie' gar nicht kennt. Ich habe immer wieder betont, dass ich eigentlich weiß, was die Prüfer von mir wollen, dass ich aber total auf der Leitung sitze. Die Prüfer haben mir nach der Prüfung bestätigt, dass sie* *gemerkt haben, dass ich über gutes Fachwissen verfüge und dass die vielen Versprecher von meiner Unsicherheit herrühren. Ich kann nur weiterempfehlen, die eigene Unsicherheit offen anzusprechen."*

TIPP

Wenn Sie durch eigene Unsicherheit festhaken, können Sie sich mit einigen Tricks selber wieder loseisen:

- Wiederholen Sie die Frage des Prüfers mit Ihren eigenen Worten. So können Sie überprüfen, ob Sie diese richtig verstanden haben, können etwas Zeit gewinnen und überwinden die Sprachbarriere.
- Fassen Sie bereits Gesagtes noch einmal zusammen. Das kann Ihnen selbst mehr Klarheit verschaffen und hilft Ihnen, sich wieder neu zu sammeln.
- Vergewissern Sie sich von Zeit zu Zeit, ob der Prüfer mit Ihren Darlegungen einverstanden ist. Gerade in Situationen, in denen der Prüfer wenig Feedback gibt, sollten Sie sich trauen, diese zu Ihrer eigenen Rückversicherung freundlich einzufordern bzw. danach zu fragen.
- Legen Sie Denkpausen ein, entweder indem Sie offen ansprechen, dass Sie einen Moment über einen Sachverhalt nachdenken müssen, oder indem Sie Ihre Notizen durchgehen.

Inhaltliche Unsicherheit

Sie können natürlich in die Situation kommen, etwas schlichtweg nicht zu wissen. Das mögliche Themenspektrum ist so groß, dass Sie kaum alles wissen können. Versuchen Sie hier besser nicht, sich mit fragwürdigen Erläuterungen herauszureden. Zumindest ein routinierter Prüfer merkt das. Wenn Sie im medizinischen Bereich arbeiten möchten, ist es wichtig, die eigenen Grenzen (an)zuerkennen. Stehen Sie besser zu einer Wissenslücke und lassen Sie sich ggf. auch vom Prüfer belehren.

Praktische Aufgaben in der mündlichen Prüfung

Körperliche Untersuchung

Regelmäßig werden Prüflinge gebeten, am Prüfer Untersuchungen durchzuführen. Nicht immer arbeiten alle Prüfer hierbei gut mit: Beispielsweise soll eine Auskultation des Thorax durch Ober- und Unterhemd durchgeführt werden, was natürlich medizinisch gesehen keinen großen Sinn macht. Wenn der Prüfer Ihrer Bitte, den Oberkörper komplett freizumachen, nicht folgen möchte, weisen Sie freundlich darauf hin, dass Sie bei einem „echten" Patienten natürlich darauf bestehen würden, in der Prüfung sich aber auf diese Improvisation einlassen. Sagen Sie z. B. – ruhig mit einem Schmunzeln: *„Für das Protokoll nehmen wir also an, Sie hätten sich entkleidet."* Die eingeschränkte Compliance des Prüfers ist dabei gar nicht mal böse gemeint. Vielmehr hat man Protokollen zufolge den Eindruck, dass hier in erster Linie überprüft werden soll, ob die Untersuchungstechniken sorgfältig durchgeführt werden und ob der Prüfling mit den notwendigen Gerätschaften vertraut ist.

Einige Untersuchungen werden in verschiedenen Lehrbüchern unterschiedlich beschrieben und auch in der Praxis oft individuell variiert. So gibt es beispielsweise unterschiedliche Reihenfolgen bei der Auskultation der Herzklappen oder Unterschiede bei der Position des Untersuchers zum Patienten bei der Leberpalpation. Wenn Ihre gewohnte Technik nicht mit der des Prüfers übereinstimmt, können Sie freundlich darauf verweisen. Wenn Sie begründen können, warum Sie eine bestimmte Folge oder Position favorisieren, aber offen sind für Tipps und Hinweise, dann sind Sie auf der sicheren Seite.

Prüfungsstrategisch ist es gut, wenn Sie – besonders beim Erläutern von Untersuchungs- oder Punktionstechniken – alle Prüfer einbeziehen: Erläutern Sie, während Sie „am Patienten" arbeiten, allen Anwesenden, was Sie tun und was es zu bedenken gibt. Dieser Teil der Prüfung ähnelt einer kleinen Vorführungsveranstaltung, bei der Sie die zentrale Entertainer-Rolle übernehmen. Das können Sie vorab in Lerngruppen oder Repetitorien üben.

Einfache Untersuchungen, bei denen der Prüfer keinen großen Aufwand seinerseits hat (z. B. die Schilddrüsenpalpation oder das Blutdruckmessen), werden besonders häufig praktisch abgefragt. Bestimmte andere (wie die rektale Austastung bei Prostataleiden) sollen selbstredend lediglich theoretisch erklärt werden.

Beispiele und Übungen, wie Sie eine Anamnese führen können, finden Sie in ➤ Kapitel 26.

Medizinische Geräte

Sie können grundsätzlich ihre eigenen Geräte zur Prüfung mitbringen. Dies kann hilfreich sein, da Sie sich zusätzlich zur belastenden Prüfungssituation nicht noch auf fremdes Material einstellen müssen. Außerdem zeugt es von Professionalität, wenn Sie bereits eine Grundausstattung an medizinischen Instrumenten besitzen. Fühlen Sie sich sicher, können Sie natürlich auf eigene Geräte verzichten. Wichtig ist, dass der Prüfer Ihre Sicherheit im Umgang mit den Geräten erkennen kann.

Achten Sie bei allen Geräten, Injektionsmaterialien etc. auf Eich- und Verfallsdaten.

2.2.3 Prüfungsgerechtes Verhalten

Knifflige Prüfungssituationen

Immer wieder werden uns in den Vorbereitungskursen Fragen zur Prüfungssituation und zum Umgang mit möglichen „Komplikationen" gestellt. Wir haben die häufigsten Fragen gesammelt und möchten Ihnen im Folgenden aufzeigen, wel-

2

ches Verhalten sich in verschiedenen Situationen bewährt oder auch als ungünstig erwiesen hat. Die geschilderten Situationen sind so oder sehr ähnlich vorgekommen.

Was tun, wenn ich mich vom Prüfer in die Enge getrieben fühle?

Anette K. berichtete von ihrer Prüfung, der beisitzende Heilpraktiker, nennen wir ihn Herrn Fuchs, hätte ihr folgenden Fall gestellt: „Stellen Sie sich vor, Sie gehen im Wald spazieren und ich komme Ihnen entgegen und erzähle, dass ich gerade von einem zahmen Reh gebissen wurde." Frau K. antwortete, dass hier der Verdacht auf eine Tollwutinfektion besteht, dass sie den Patienten umgehend zum Arzt schickt und ihrerseits den Fall dem Gesundheitsamt meldet. Der Prüfer gab sich aber damit nicht zufrieden, sondern sagte, dass er zufällig ein Impfserum gegen Tollwut in der Tasche hat (hat man ja auch meistens beim Spazierengehen) und ob sie ihm dies nicht spritzen könne. Daraufhin antwortete Frau K. geduldig und wahrheitsgemäß, dass das Impfserum ein verschreibungspflichtiges Medikament sei, welches sie als Heilpraktikerin weder verordnen noch verabreichen dürfe. Herr Fuchs ließ aber noch immer nicht locker; er sagte, dass er in Panik sei und den Weg zum Arzt ganz sicher nicht mehr schaffe. So ging es noch eine Weile hin und her, bis sich Frau K. schließlich erweichen ließ und versicherte: „Also gut, Herr Fuchs, normalerweise dürfte ich es nicht und würde es auch bei keinem Patienten machen, aber wenn Sie mich so nett fragen, dann würde ich wohl extra für Sie mal eine Ausnahme machen." Nun war Herr Fuchs endlich ruhig.

Bewährt hat sich in diesem Beispiel wahrscheinlich der Witz und Charme der Prüfungskandidatin. Durch ihren **spielerischen Umgang** mit der **Prüfungssituation** bei gleichzeitigem Anwenden ihres Fachwissens konnte sie sich hier geschickt aus der Affäre ziehen. Ein anderer Prüfer wäre vielleicht mit der Antwort dieser Kandidatin nicht einverstanden gewesen, hätte aber wahrscheinlich auch nicht so überspitzt gefragt.

TIPP

Man kann hieran gut erkennen, dass in einer Prüfung nicht nur Fachwissen, sondern immer auch die Persönlichkeit mit geprüft wird. Ebenso zeigt sich immer wieder, dass man auch die Persönlichkeit des Prüfers einbeziehen muss.

Karl B. wurde in seiner Prüfung zu einer Herzinfarktpatientin gerufen. Er stellte auch die richtige Diagnose und sagte, dass er den Notarzt rufen werde. Darauf erwiderte der Prüfer, dass die Patientin für ihre herzkranke Mutter immer Nitrospray mit sich führen würde und ob er dies der Patientin nicht verabreichen könne, um ihre Beschwerden zu lindern. Herr B. antwortete korrekt, dass er dies aufgrund des Arzneimittelgesetzes nicht dürfe und das Eintreffen des Notarztes abwarten müsse.

Der Notarzt, so beharrte der Prüfer, stünde aber nun im Stau und komme erst in zwei Stunden (komisch: In Prüfungen steht der Notarzt ständig im Stau!). Der Patientin ginge es nun lebensbedrohlich schlecht und Herr B. solle ihr doch, um das Leben zu retten, das Nitrospray verabreichen. Nun reagiert der Prüfungskandidat etwas gereizt und bemerkt, dass die Situation ihm doch reichlich konstruiert vorkomme. Der Prüfer gibt aber nicht nach und beharrt weiter auf seiner Frage „Nitro oder nicht Nitro?". Schließlich antwortet der Kandidat, dass er in diesem Notfall nicht als Heilpraktiker, sondern als Privatperson reagiert und somit das Nitrospray als lebensrettende Maßnahme verabreicht. Leider ist dieser Kandidat durchgefallen.

Dieser Prüfling hat leider nicht so viel Glück gehabt. Vielleicht hat den Prüfer die etwas gereizte Antwort gestört, sicher aber wollte er überprüfen, ob der Kandidat in **Stresssituationen** die **Ruhe bewahrt** oder sich verunsichern lässt.

Die beiden Beispiele zeigen, dass man in der Prüfung auch mit der persönlichen Einschätzung und dem individuellen Auftreten des Prüfers konfrontiert ist. Lassen Sie sich dadurch aber nicht entmutigen – wagen Sie den freundlichen Diskurs, lassen Sie sich offenherzig belehren und stellen Sie in Aussicht, dass Sie sich mit Konfliktthemen gerne erneut auseinander setzen werden. Solche Situationen lassen sich in der Arbeitsgruppe oder auch mit dem bewährten Teddy üben. Denken Sie sich spielerisch „Prüfungsfallen" aus und üben Sie Ihren Umgang damit.

Wir müssen hier unsere Empfehlung, sich selbst treu zu bleiben, ein wenig relativieren: Auch wenn Sie große und vielleicht auch berechtigte Lust haben, den Prüfer zurechtzuweisen – der Prüfer kann erfahrungsgemäß mit einer freundlichen und gelassenen Reaktion besser umgehen und befindet sich einfach in der besseren Position. Letztlich wollen Sie ja die Prüfung bestehen und nicht den Prüfer erziehen.

Was tun, wenn der Prüfer mich ständig unterbricht?

Reinhild B. wurde von ihrem Prüfer aufgefordert: „Stellen Sie sich vor, ich wäre Ihr Patient und käme zu Ihnen, um mich einmal durchchecken zu lassen. Wie würden Sie vorgehen?" Frau B. begann mit ihren Ausführungen, wurde aber ständig vom Prüfer unterbrochen („Das ist jetzt nicht so wichtig" oder „Das lassen Sie jetzt mal"). Frau B. wies den Prüfer freundlich, aber bestimmt daraufhin, dass sie doch gerne erst mit ihren Untersuchungen fortfahren möchte. Der Prüfer nickte wohlwollend, hörte aber mit seinen Unterbrechungen nicht auf. Frau B. ließ sich dadurch nicht einschüchtern und bat den Prüfer nochmals höflich und noch bestimmter, sie zunächst ausreden zu lassen, mit dem Hinweis, dass sie anschließend gerne auf seine Einwände und Fragen eingehen würde. Nun fügte sich der Prüfer und ließ die Kandidatin in Ruhe zu Ende reden.

Bewährt hat sich hier offensichtlich die **Gelassenheit** und freundliche **Bestimmtheit** der Prüfungskandidatin. An ihrem Verhalten konnte der Prüfer erkennen, dass die Kandidatin ein bestimmtes Vorgehen im Kopf hat und sich nicht so leicht aus dem Konzept bringen lässt. Gleichzeitig hat er das Signal erhalten, dass seine Einwände gehört und (später) berücksichtigt werden.

Erneut zeigt sich hier, dass das Fachwissen allein nicht die Prüfung ausmacht. Die Prüfungskandidatin erzählt später: *„Ich hatte den Eindruck, dieser Prüfer wollte in erster Linie testen, ob ich mich verunsichern lasse."*

Oft wird ein solches Verhalten von den Prüfungskandidaten als Schikane empfunden. Dies trifft nur teilweise zu, denn in der späteren Praxis können wir durchaus auch mit schwierigen Patienten konfrontiert werden und müssen dabei einen klaren Kopf bewahren.

TIPP

Der „schwierige Prüfer" stellt eine lebensnahe Aufgabe für Sie dar.

Was tun, wenn ich etwas nicht weiß?

Irene S. wurde in ihrer Prüfung nach den Stellen für eine i. m.-Injektion gefragt und beschrieb die ventroglutäale Injektion und die Injektion in den Oberschenkel. Nach einer weiteren Möglichkeit gefragt, gestand die Kandidatin: „Tut mir leid, ich kenne nur diese beiden Möglichkeiten, aber vielleicht kann ich ja hier noch etwas dazulernen." Der Prüfer bestätigte Frau S., dass Sie ja bisher alles richtig gemacht habe und erklärte ihr bereitwillig die Oberarm-Injektion.

Bewährt hat sich in diesem Fall die **Offenheit** der Prüfungskandidatin. Es blieb ihr wohl auch nichts anderes übrig, als ihre Wissenslücke einzugestehen. Dieses Vorgehen ist meistens besser als der durchsichtige Versuch, sich herauszureden oder plump zu raten, was möglich sein könnte. Ihre Bemerkung *„vielleicht kann ich ja hier noch etwas dazulernen"* hat dem Prüfer offensichtlich gefallen. Ähnliche Erfahrungen werden immer wieder in Protokollen dokumentiert.

TIPP

Zum einen kann man hier sehen, dass Prüfer auch bereit sind, dem Kandidaten Brücken zu bauen, sofern dafür eine Offenheit signalisiert wird. Zum anderen wird deutlich, dass kleine Wissenslücken nicht automatisch zum Scheitern der Prüfung führen. Entscheidend ist immer der Gesamteindruck Ihres Wissens und Ihrer Persönlichkeit.

Gibt es für Sie in einzelnen Situationen keine klare Lösung, können Sie ruhig sagen, dass Sie das **Gesundheitsamt anrufen** werden, um Klärung zu erzielen. Das zeigt Ihre Kooperationsbereitschaft, schmeichelt eventuell sogar dem Prüfungsteam und erlöst Sie möglicherweise aus der Zwickmühle.

TIPP

Bei schwierigen Fragen rund um die Meldepflicht, die Einweisung bei psychiatrischen Fällen o. Ä. hat es sich bewährt, das Gesundheitsamt selbst als Hilfe anzusprechen.

Anja K. sollte die Wirkung von Paracetamol erklären, worauf sie den Prüfer belehrte, dass sie das ja wohl nicht wissen müsse, da sie schließlich nicht Pharmazie studieren wolle. Die Belehrung seitens der Kandidatin kam beim Prüfer nicht so gut an. Auch wenn sie natürlich mit Recht das Gefühl hatte, dass diese Frage ein wenig zu weit ging.

Selten ist es einem Prüfling gut bekommen, den Prüfer ins Unrecht zu setzen oder zu belehren. Auch wenn es bisweilen so scheint, verbirgt sich nicht hinter jeder schwierigen Frage eine böse Absicht des Prüfers. Vielleicht ist „Paracetamol" ihm gerade in den Sinn gekommen oder vielleicht ist es sein Lieblingsthema und er kann sich nicht vorstellen, dass jemand nicht über dessen Wirkungsweise Bescheid weiß.

Eine solche Situation erfordert Fingerspitzengefühl: Einerseits muss man eingestehen, dass man die Antwort auf eine gestellte Frage nicht weiß, andererseits will man dem Prüfer aber auch zu verstehen geben, dass diese Wissenslücke einem bei der Ausübung des Heilpraktikerberufs wohl nicht im Wege stehen sollte. Auch hier raten wir zu Freundlichkeit und Gelassenheit, denn wie oben schon angemerkt, wollen Sie ja die Prüfung bestehen und nicht den Prüfer erziehen. Nochmals soll hier betont werden, dass eine Prüfung nicht allein an einer oder auch einigen kleinen Wissenslücken scheitert, sondern dass es immer auf den Gesamteindruck ankommt.

Was tun, wenn ich es besser weiß als der Prüfer?

Klaus F. bekam in seiner Prüfung einen Asthma-Fall gestellt. Als er dem Prüfer erläuterte, dass er bei diesem Patienten einen ex- oder inspiratorischen Stridor erwarte, korrigierte der Prüfer ihn dahingehend, dass bei Asthma immer ein exspiratorischer Stridor zu erwarten sei. Herr F. erklärte freundlich, dass er dies auch mit Verwunderung aus den Lehrbüchern entnommen habe, er aber in seinem Beruf als Physiotherapeut mit vielen Asthmatikern zu tun habe, die durchaus auch einen inspiratorischen Stridor hätten. Beide einigten sich darauf, dass sich diese Diskrepanz vielleicht am besten mit der bekannten Ausnahme, die die Regel bestätigt, erklären lasse, und ließen die unterschiedlichen Auffassungen nebeneinander stehen.

Ähnliche Situationen kommen ab und zu vor, denn es gibt auch in der Medizin strittige Punkte und offene Fragen. Es empfiehlt sich unserer Meinung nach durchaus, seinen eigenen Standpunkt darzulegen und zu begründen. Versuchen Sie aber nicht, partout den Prüfer zu überzeugen oder Ihre Überlegenheit zu zeigen. Letztlich ist es für Sie in diesem Moment wichtig, die Prüfung zu bestehen, und da ist diplomatisches Geschick hilfreicher als Rechthaberei.

Prüfungsverhalten und seine Wirkung

In ➤ Tab. 2.1 finden Sie die wichtigsten Punkte zur Selbstdarstellung in der mündlichen Prüfung in einer Tabelle zusammengefasst.

2

Tab. 2.1 Checkliste zu möglichen Verhaltensstrategien in der mündlichen Prüfung

Angestrebtes Verhalten bzw. Strategie	Erwünschter Effekt
Vorab mit Räumlichkeiten vertraut machen	Sicherheit gewinnen
Schriftliche Prüfung einsehen	Auf Fehlernachfrage vorbereiten
Authentisch kleiden	• Glaubwürdigkeit erzielen • Selbstsicherheit stützen
Begrüßung namentlich und mit Handschlag	Persönliche Beziehung herstellen
Werdegang (inkl. biografischem Bezug und HP-Schullaufbahn) erklären (können)	Orientierung geben
Persönliche Perspektive zum HP-Beruf (geplante Hospitationen u. Ä.) erklären (können)	• Orientierung geben • Verbindlichkeit herstellen • „Hintertüren" öffnen
Blickkontakt (zu allen Prüfern) halten	• Persönliche Beziehung herstellen • Positive Grundeinstellung/Good-Will anbahnen
Überblick über die Vorgehensweise geben	Prüfer orientieren
Strategien und Gedankengänge offen legen	• Interventionsmöglichkeiten eröffnen • Positive Rückmeldung bekommen
Zwischenbilanzen stellen bzw. erfragen	Zwischenstand absichern
Gegebenenfalls Zeichnungen/Skizzen machen/anbieten	• Erklärungslücken schließen • Situationsregie führen
Angebote (z. B. weitere Erklärungen) machen	• Kompetenz präsentieren • Situationsregie führen
Verständnis und Zustimmung erfragen	Sicherheiten für das weitere Vorgehen schaffen
Zwischenfragen ggf. zurückstellen	Situationsregie führen
Denkpausen einräumen	Situationsregie führen (entschleunigen)
Strittige Fragen/Positionen begründen und ggf. beibehalten	Profil und Standhaftigkeit zeigen
Tipps und Hinweise der Prüfer aufnehmen	Sympathie erzielen
Gegebenenfalls Nervosität bzw. Black-Out offen legen	Verständnis und Unterstützung erzielen
Notizen machen	Vollständigkeit absichern und Nervosität überbrücken
Darauf hinweisen, dass man sich Notizen macht	Prüfer orientieren

KAPITEL

3 Organisation des Lernens

Auf dem Weg bis zur HP-Prüfung gibt es viel zu klären und zu organisieren – vor allem das Lernen selbst. Diejenigen unter Ihnen, die noch am Anfang des Heilpraktikerwegs stehen, finden in ➤ Kapitel 3.1 Entscheidungshilfen zu grundlegenden Aspekten der Ausbildung. Sind Sie bereits auf der Zielgeraden angekommen, erhalten Sie in ➤ Kapitel 3.2 und ➤ Kapitel 3.3 konkrete Anregungen zur Bewältigung des Lernpensums.

3.1 Ausbildungskonzepte und zugehörige Entscheidungshilfen

Da es zurzeit keinen festgeschriebenen Ausbildungsplan gibt, sind die Vorbereitungsmöglichkeiten vielfältig. Die grundlegende Entscheidung, die Sie treffen müssen, ist diejenige zwischen einer Ausbildung an einer Schule und einem autodidaktischen Studium. Und selbst wenn Sie diese Frage geklärt haben, stehen Sie eventuell vor der Qual der Wahl: Fernunterricht oder das komplette Do-it-yourself-Programm, Blockunterricht oder berufsbegleitende Ausbildung, Schule A oder Schule B?

Für nahezu alle HPA wird die Ausbildung mit dem Ziel der HP-Prüfung als Zweitausbildung, d. h. neben einem bestehenden Beruf oder einer anderen ausgeübten Tätigkeit (z. B. Familie), absolviert. Alle dabei entstehenden Kosten müssen also selber getragen und meist die aktuelle Tätigkeit weitergeführt werden. Zudem liegt die letzte Phase des gezielten Lernens (einschließlich der Prüfung) oft weit zurück. All diese Umstände erfordern eine genaue Planung. Sie sind gefragt, sich eine persönliche Strategie zur Qualifizierung und Prüfungsvorbereitung zurechtzulegen.

3.1.1 Schulische Ausbildung

Schulen haben feste Ausbildungszeiten. Sie finden Abendschulen, Tagesschulen mit ein oder zwei Unterrichtseinheiten je Woche, Wochenendkurse, Blockunterricht, Vollzeitschulen und etliche Kombinationsmodelle. Viele Schulen bieten verschiedene Modelle gleichzeitig an. Haben Sie jedoch die Wahl, raten wir unbedingt zu einer schulischen Ausbildung oder einem Mischmodell, bei dem bestimmte Anteile (v. a. die unmittelbare Prüfungsvorbereitung) an einer Schule oder mit einem versierten Coach absolviert werden.

Vorteile einer guten schulischen Ausbildung

- Sie müssen aus dem Lernstoff die prüfungsrelevanten Schwerpunkte nicht selbst herausfiltern, sondern können auf die Erfahrung der Schule setzen.
- Sie können bei schwer erfassbaren Inhalten Rückfragen stellen und Ihr Wissen z. B. in Erörterungen oder Klausurbesprechungen festigen.
- Sie erhalten eine Rückmeldung über Ihren Wissens- und Lernstand sowie Ihre Lern- oder Präsentationsprobleme im Rahmen von Abfragen, Diskussionen und Besprechungen von Übungsklausuren.
- Die häufig angeschlossenen Praxen ermöglichen den hilfreichen (und oft gefragten) Brückenschlag zwischen Theorie und Praxis. So können z. B. Untersuchungstechniken praktisch eingeübt und ihre Ausführung vom Dozenten überprüft werden.
- Sie können trainieren, über die Prüfungsinhalte vor und mit anderen zu sprechen.
- Sie können sich mit anderen über Probleme außerhalb der Fachinhalte verständigen und austauschen (z. B. Organisation des Lernens, Prüfungsängste, Literaturtipps).
- Sie finden leichter sympathische Mitschüler, mit denen Sie eine Lerngruppe bilden können.
- Sie können sich zu formalen Fragen rund um die Prüfung beraten lassen.
- Sie erhalten Tipps und Anregungen für parallele Förderungs- und Fortbildungsangebote sowie sinnvolle Literatur.
- Sie haben regelmäßige Termine, die Ihre Lerndisziplin fördern.

Gute Schule – schlechte Schule?

Wenn Sie sich für eine schulische HP-Ausbildung entscheiden, stehen Sie möglicherweise vor der Überlegung, für welchen Anbieter Sie sich entscheiden. Überprüfen Sie die jeweiligen Angebote systematisch auf verschiedene Qualitätsmerkmale.

Leistungen und Kosten

Lassen Sie sich nicht von Eckdaten blenden. Überprüfen Sie bei der Kosten- bzw. Leistungsbeschreibung folgende Sachverhalte:

- Wie viele Unterrichtsstunden (nicht identisch mit Zeitstunden!) umfasst das Ausbildungspensum? Es sollten mindestens 600 Unterrichtsstunden für den Basisstoff kalkuliert werden.
- Sind die Leistungen der Schule, die Dozenten (inkl. Berufsprofil) klar beschrieben?
- Sind Skripten, Fotokopien, Untersuchungskurse u. a. im kalkulierten Preis inbegriffen?
- Werden Einschreibungsgebühren erhoben?
- Welche Konditionen für eine Kündigung (z. B. Fristen), Kurswechsel, Pausieren und evtl. damit verbundene Aufwendungen sind vertraglich festgehalten?

Merkmale der Schule

Überprüfen Sie ferner folgende Faktoren:

- **Größe der Schule:** Zunehmend bieten auch einzelne Heilpraktiker Prüfungskurse an. Der Vorteil kann in einer persönlichen Atmosphäre liegen, der Nachteil möglicherweise darin, dass Sie bei Veränderungen Ihrer persönlichen Rahmenbedingungen nicht einfach den Kurs wechseln können – denn den Parallelkurs gibt es in diesen Fällen meist nicht.
- **Größe der Kurse:** Sehr große Kurse (über 25 Teilnehmer) vermindern z. B. Frage- und Diskussionszeiten und sind eher Fluktuationen unterworfen. Sehr kleine Kurse (unter 7 Teilnehmer) können bei ungünstiger Konstellation anstrengend sein und zerfallen bei einer Fluktuation leicht – nicht zuletzt aus wirtschaftlichen Gründen.
- **Unterrichtsformen:** Läuft der Unterricht als Frontalunterricht bzw. Vorlesung oder als interkommunikativer Kurs ab? Wie viele Dozenten unterrichten nach welchem Schema einen Kurs?
- **Prüfungsvorbereitung bzw. Repetitorium:** Ist dies Bestandteil der Ausbildung oder müssen Sie dafür den Anbieter wechseln?
- **Kleingedrucktes:** Beachten Sie z. B. Preiserhöhungen, Kündigungen seitens der Schule bei Unwirtschaftlichkeit von Kursen, Zahlungsmodalitäten, Optionen für organisatorische oder inhaltliche Änderungen seitens der Schule.

Erfolgsversprechen („In vier Monaten zum Heilpraktiker!“) sind unseriös; derartige Angebote sollten Sie nicht weiter in Erwägung ziehen, denn jegliche Werbung sollte informativ und sachlich sein. Zahlreiche Schulen sind einem Heilpraktikerverband angeschlossen. Dies ist keine Qualitätsgarantie, jedoch ein Indikator für die Seriosität und die Qualität der Angebote.

HINWEIS

Eine **gute Schule** …

- … gibt Ihnen die Möglichkeit zu kostenfreier Hospitation in einem laufenden Kurs.
- … arbeitet prüfungsorientiert. Die Dozenten kennen die Anforderungen der in Frage kommenden Ämter möglichst gut.
- … arbeitet praxisorientiert. Es ist eine Praxis angeschlossen, die auch tatsächlich mit der Schule kooperiert (z. B. für Praxiseinheiten, Untersuchungsseminare).
- … bietet zusätzlich zur Basis-Ausbildung Untersuchungsseminare, Prüfungsvorbereitung sowie individuelle Beratung an – alles aus einem Guss.
- … stellt Ihnen umfangreiche Skripten, Kopiermöglichkeiten und Literaturhinweise zur Verfügung.
- … gibt Ihnen Rückmeldung über Ihren Wissensstand (z. B. durch das Angebot zu Zwischenprüfungen, Semestergesprächen).
- … bietet sowohl inhaltliche als auch mentale Unterstützung.
- … betreut Sie auch im Falle eines erfolglosen Prüfungsanlaufs.
- … kann Ihnen Kontakte zu Assistenzen, Hospitationen und Praktika sowie zu Einzelcoachings und flankierende Angebote vermitteln.
- … verfügt über ein Sekretariat mit festen Bürozeiten, in denen Sie die Schule erreichen können.
- … bietet Ihnen auf einer Internetseite aktuelle Informationen an und stellt dort grundlegende Infos (z. B. Gesetzeskunde, wichtige Adresse) als Download zur Verfügung.
- … ermöglicht grundsätzlich Arbeitsgruppen Zusammenkünfte und Möglichkeiten zu inhaltlichen Rückfragen im Rahmen der Schule (Räume).
- … berät bei der Auswahl von Lernmedien, Literatur und der Beschaffung von Gerätschaften (z. B. Diagnostik- und Behandlungsmaterial).
- … kann klare Aussagen über Erfolgsquoten der Prüflinge geben, die an dieser Schule gelernt haben.

3.1.2 Autodidaktisches Studium (Selbststudium)

Nicht jeder kann die Teilnahme zu festen Zeiten aufgrund familiärer oder beruflicher Belastungen sicherstellen, sondern muss auf ein weitgehend autodidaktisches Studium zurückgreifen. Möglicherweise spielen auch finanzielle Gründe eine Rolle oder die Möglichkeit, sich Abfolge der Themen und Lernzeiten selbst einteilen zu können.

Allerdings muss die Annahme, dass ein Selbststudium viel kostengünstiger ist, sicherlich relativiert werden. Oft geben Autodidakten wesentlich mehr Geld aus für Fachliteratur und Fernkurs-Unterlagen (auch Video- oder Audiokursunterlagen), insbesondere im Vergleich zu einer Schule, die ausführliche Skripte zur Verfügung stellt. Zudem ist die Durchfallquote bei Autodidakten höher. Prüfungsgebühren und andere Kosten fallen dadurch mehrfach an.

Ein Selbststudium bietet sich eventuell für sehr disziplinierte Menschen mit medizinischer Vorbildung an. Aber auch in diesem Fall müssen wir auf eine besondere Problematik hinweisen: So hat beispielsweise eine Krankenschwester einen guten Wissensfundus, die Anforderungen der HP-Prüfung gehen jedoch teilweise weit darüber hinaus. Zudem erfordert die andere Schwerpunktsetzung bei der praktischen Tätigkeit ein Umlernen.

Fernstudiengänge sollten in jedem Fall mit einer Zulassungsnummer der Staatlichen Zentralstelle für Fernunterricht der Länder (ZFU, Köln) versehen sein. Auch diese Lehrgänge sollten Ihnen möglichst viele der genannten Qualitätsmerkmale zusichern können.

E-Learning

Mit zunehmender Medialisierung werden Fernlehrgänge im Rahmen eines so genannten E-Learnings immer größere Bedeutung erlangen. Lassen Sie sich hier nicht durch Begrifflichkeiten beirren. E-Learning ist kein herkömmlicher Fernlehrgang mit einigen Serviceelementen, die über das Internet abgewickelt werden. Vielmehr handelt es sich um eine komplette Lernplattform, die in einem Verbund, z. B. Skripten, Bilder, Audio- und Videobeiträge sowie Prüfungen, Selbsttests, Rückfragesysteme komplett über das Internet konzeptionell-planvoll arrangiert. Erfahrungen mit diesem Lernkonzept aus anderen Bereichen zeigen, dass hohe Erfolgsquoten erzielbar sind, eine Kopplung an Präsenzunterricht aber hierzu unabdingbar ist. Der Kontakt zu Mitschülern muss gewährleistet sein, um z. B. Motivationstiefs abzufangen. Teilweise kann dieses durch einen „White-Board-Unterricht" oder ein engmaschiges Tutorenangebot abgefangen werden. Besser aber ist in jedem Fall zumindest die Option für einen teilweise unmittelbaren Austausch mit den Mitschülern. Entscheiden Sie sich also für ein solches Angebot, sollte eine Schule mit Präsenzangeboten (z. B. für Untersuchungseinheiten oder Muster-Prüfungen) dahinter stehen. Auch diese Lehrgänge sollten unbedingt die Anforderungen der ZFU erfüllen.

Prüfungsberatung

Erwähnen möchten wir auch noch ein weiteres Medium – das gute alte Telefon. Hin und wieder bieten Coachs eine telefonische Prüfungsberatung an. Diese funktioniert sogar recht gut, wenn Ihr Coach darin geübt ist. Sie selbst sollten zur Telefonberatung den Zeitrahmen, in dem Sie konzentriert z. B. Fälle besprechen können, ohne gestört zu werden, klar umreißen. Bedenken Sie bitte vor der Terminvereinbarung, wie lange Sie dieser Form der Kommunikation Ihre ungeteilte Aufmerksamkeit widmen können. Da Ihnen das Telefon-Coaching ggf. lange Anfahrten erspart, ist es sicherlich eine zeitökonomische und ökologische Alternative.

3.1.3 Spezifische Angebote und Lernmedien

Prüfungsvorbereitung und Repetitorien

Zahlreiche Ausbildungsstätten bieten keine ausdrückliche Prüfungsvorbereitung an – insbesondere Fernunterrichtsstätten und einzelne Heilpraktiker, die „nebenher" unterrichten.

TIPP
Wie empfehlen, die Teilnahme an einem Repetitorium einzuplanen.

Ein **Repetitoriumsangebot** sollte Folgendes anbieten:

- Prüfungsberichte (Klausuren und mündliche Prüfungen) zumindest der naheliegenden Ämter
- Inhaltliche sowie mentale und prüfungsstrategische Hilfen
- Themenabfragen
- Anamnesetraining
- Differenzialdiagnostik
- Blickdiagnostik
- Untersuchungspräsentationen

Um Ihre **eigenes Konzept zur Prüfungsvorbereitung** maßzuschneidern, sollten Sie auf verschiedene **Bausteine** setzen:

- Das sollten Sie in Eigenregie leisten:
  - Sorge tragen für das eigene Wohl (z. B. Ruhe, Entspannung, Ernährung, Bewegung)
  - Lern- und Trainingsgruppen besuchen
  - Stoff mit Büchern und anderen Medien nachbearbeiten
  - Übungsklausuren durcharbeiten
- Diese Angebote sollten Sie wahrnehmen:
  - Unterrichtsbesuch
  - Repetitoriumskurse
- Diese Angebote können Sie flankierend wahrnehmen:
  - Praktische Untersuchungs-Seminare
  - Refresher-Kurse
  - Intensivwiederholungskurse
  - Einzel- oder Kleingruppen-Coaching
- Das sollten Sie nur machen, wenn Sie genug Zeit und Energie haben:
  - Fachfortbildungen
  - Naturheil- und Diagnoseverfahren

Auswahl der Lernmedien

Zusätzlich zum Skript, das Sie bestenfalls von Ihrer Schule bekommen, werden Sie auf andere Lernhilfen zurückgreifen. Berücksichtigen Sie bei der Auswahl folgende Gesichtspunkte:

- Lernen Sie nicht ausschließlich aus Skripten und Büchern; versuchen Sie ab und zu das Medium zu wechseln, indem Sie z. B. eine Klausuren-CD-ROM am PC durchar-

beiten, Hörkassetten mit Lehrgängen oder Auskultationen anhören, Videofilme oder DVDs anschauen.
- Lernen Sie nicht nur aus einem Buch oder einem Skript. Die Gefahr ist, dass Sie sich auf einen einzigen Denk- und Sprachstil einengen. Zudem können Sie eventuelle Fehler (die in jedem Buch zu finden sind), falsche Schwerpunkte oder fehlende Themen nicht relativieren.
- Besorgen Sie sich mindestens ein Referenzbuch zu Anatomie und Pathophysiologie, auf das Sie sich ggf. in der Prüfung berufen können. Populärwissenschaftliche Veröffentlichungen haben in der Prüfungsdiskussion kein Gewicht, können jedoch beim Lernen flankierend wertvoll sein, denn oft verfügen gerade diese über sehr aussagekräftige Abbildungen.
- Kaufen Sie nicht unbesehen teure CDs oder Literatur. Prüfen Sie sorgfältig: Sind alle wichtigen Themen vorhanden, ist die Aufbereitung schnell erfassbar, sind die Abbildungen neu erstellt oder anderen bekannten Veröffentlichungen entnommen?
- Nutzen Sie die Tatsache, dass Sie nicht der einzige Prüfungsanwärter sind. Machen Sie gemeinsame Anschaffungen oder erwerben Sie die nicht mehr benötigten Lernhilfen derer, die es bereits geschafft haben (gute Schulen vermitteln derartige Weiterverkäufe gerne).

Lernunterlagen – selbst gemacht

Sehr viele Lernende erfassen den Stoff am besten durch Schreiben, sei es durch das Erstellen eigener Schriftreihen oder durch Zusammenfassungen auf Karteikarten. Jeder hat hier sein eigenes System. Aus zeitökonomischen und lernstrategischen Erwägungen ist einer Komprimierung der Inhalte der Vorzug zu geben, v. a. wenn es auf die Prüfung zugeht. Komprimierung heißt: kategorisieren, strukturieren und die Kernaussagen herausarbeiten.

3.2 Lern- und Zeitmanagement

Die Heilpraktiker-Ausbildung ist eine anspruchsvolle Berufsqualifikation. Es ist ein Irrglaube zu denken, man könne den Kurs „mal eben nebenher laufen lassen". Wer die Prüfung geschafft hat, weiß in der Regel nicht nur vieles über Medizin und Naturheilkunde, sondern hat auch in den allermeisten Fällen eine beachtliche persönliche Leistung erbracht: Er hat im Erwachsenenalter erneut Lernen gelernt, Mehrfachbelastungen arrangiert, alte Prüfungsängste abgelegt und Familien oder ganze Freundeskreise dazu gebracht, dass sie „mitspielen".

Wir stellen Ihnen einige Strategien zur Entwicklung eines tragfähigen Lern- und Zeitmanagements vor und weisen auf wichtige Grundzüge des Lernens als Erwachsener hin. Dabei stützen wir uns auf zahlreiche authentische Fälle aus unserer Coaching-Tätigkeit.

3.2.1 Welcher Lerntyp sind Sie?

„Meine Kinder waren noch recht klein, als ich mich auf die Prüfung vorbereitet habe. Deshalb habe ich mir ein ganzes Jahr Zeit dafür genommen. So konnte ich das Lernen relativ gelassen angehen und habe mir sogar oft Karteikarten oder ein handliches Buch mit auf den Spielplatz genommen, um z. B. etwas auswendig zu lernen oder nachzuschlagen." HP-Anwärterin Ulrike H.

„Ich hatte einen Vollzeitjob und wollte nur möglichst schnell fertig werden. Deshalb habe ich mir einen ziemlich komprimierten Zeitplan gemacht und jeden Abend noch drei Stunden gebüffelt. Soziale Kontakte und Freizeit fielen dabei natürlich total unter den Tisch, aber für ein paar Wochen konnte ich das ganz gut aushalten." HP-Anwärterin Claudia F.

„Mein Schokoladenkonsum ist in der Zeit der Prüfungsvorbereitung drastisch gestiegen, aber irgendwie musste das wohl sein!" Einhellige Meinung von ca. 70 % aller befragten HP-Anwärter

Jeder Mensch hat seine eigene Art zu lernen. Vielleicht sind Sie eher jemand, der am besten auf den letzten Drücker lernt oder ein Wochenplandenker? Jemand, der Kassetten hört oder der visuell am besten erfasst? Eine Büfflerin im stillen Kämmerlein oder ein Mensch, der im Austausch mit anderen effektiv das vertieft, was sicher sitzen muss? Die Art, wie jemand optimal lernt, ist eine Mischung aus Erfahrung, Gewohnheit, persönlichem Wesen und gegebenen Rahmenbedingungen.

Aus diesem Grunde ist kein Konzept universell gut oder schlecht. Das folgende Material bietet sozusagen den Stoff, aus dem Sie sich selbst einen Rock schneidern, in dem Sie sich wohl fühlen und der (zu) Ihnen passt. Stellen Sie sich die Frage, welcher Lerntyp Sie sind, bereits frühzeitig, um Ihre persönliche Lernstrategie früh genug entwickeln zu können. Die folgenden Fragen geben ein paar Denkanstöße zur **Lerntyp-Frage:**
- Zu welcher **Tageszeit** kann ich am besten lernen?
- Wie viel Zeit erlaubt mir meine **berufliche und familiäre Situation** für die Prüfungsvorbereitung?
- Wie viel Freizeit und **Ausgleich** brauche ich nebenher, um meinen Energiepegel zu regenerieren?
- Kann ich besser unter **Zeit- oder Erfolgsdruck** lernen oder brauche ich eher eine große Zeitspanne?
- Brauche ich einen genau **strukturierten Zeitplan** oder entscheide ich spontan, was ich am jeweiligen Tag lernen möchte? Oder brauche ich eine Mischung aus beidem?
- Habe ich die **Disziplin,** einen Arbeits- oder Zeitplan in Eigenregie umzusetzen oder brauche ich die Mitarbeit oder Kontrolle anderer zur Umsetzung?
- Bin ich jemand, der am liebsten allein lernt oder benötige ich die **Zusammenarbeit mit anderen,** um mich aufzuraffen? Oder ist eine Mischung aus beidem optimal?

- Lasse ich mich durch das Lernen mit anderen eher motivieren, eher ablenken oder sogar unter Druck setzen?
- Wie anfällig bin ich dafür, bis in kleine Details zu lernen, mich in **Recherche zu verstricken** und dabei die gesetzten Ziele aus dem Auge zu verlieren?
- Brauche ich einen **bestimmten Arbeitsplatz,** den ich mir für diese Zeit einrichte, oder lerne ich dort wo ich gerade bin?
- Brauche ich **Ortswechsel zur Regenerierung** meiner geistigen Fähigkeiten?
- Bin ich **leicht ablenkbar** durch Telefonate, Musik, Naturgeräusche?
- Bedeuten **Genussmittel** wie Kaffee, Zigaretten oder Schokolade für mich eine Unterstützung oder belasten sie meinen Körper und mein Denken eher?
- Wie gehe ich mit **unangenehmen Themen** um – stelle ich sie lieber hinten an, um mich nicht damit zu belasten, oder stelle ich sie an den Anfang, um damit fertig zu sein?
- ... und bestimmt fallen Ihnen noch mehr Punkte ein.

TIPP

Nach unseren Erfahrungen bewährt es sich,
- regelmäßig nicht nur den bloßen Wissensstand zu reflektieren, sondern auch die eigene Lernmotivation und die Rahmenbedingungen des Lernens zu hinterfragen, um sie ggf. zu verändern,
- regelmäßig neue Lernarten auszuprobieren bzw. Abwechslung in der Lernsituation zu schaffen (hinsichtlich der Lerngruppenkonstellationen, Arbeitsplätze, Medien, Informationsquellen),
- Unzufriedenheit und Unsicherheiten im Lernen durch Gespräch mit anderen zu erörtern, um Bestätigung oder Mut für Veränderungen zu bekommen.

Nach und nach werden Sie sicherlich ein Lernkonzept entwickeln, das Ihrem individuellen Lerntypus entspricht. Im Folgenden finden Sie verschiedene Anregungen zur Gestaltung Ihres Lern- und Zeitplans, bei denen unterschiedliche Lerntypen berücksichtigt werden.

3.2.2 Lernen mit Arbeitsplänen

Versuchen Sie zunächst anhand einer Frageliste zu ermitteln, wie viel Zeit Sie für die Prüfungsvorbereitung einplanen wollen, müssen und können.

TIPP

Planen Sie immer genug Zeit für Pannen mit ein. Krankheiten, unerwartete Ereignisse oder Motivationstiefs können jeden erwischen. Es ist hilfreich, wenn Sie einen **Zeitpuffer** eingeplant haben und eine Auszeit gelassen hinnehmen können.

Für viele Lerntypen eignet sich eine Art Mischmodell aus folgenden Arbeitsplänen zum effektiven Lernen. Diese Arbeitspläne sind allerdings nur bei langfristiger Planung umzusetzen. Stehen Sie bereits etwas unter Zeitdruck, steht im Lernkonzept Einfachheit durch Klarheit an oberster Stelle.

Wochenpläne (Step-after-Step-Plan)

Überlegen Sie, wie viele Wochen es bis zur Prüfung sind, teilen Sie den Lernstoff in entsprechende Päckchen ein und arbeiten Sie den Plan der Reihe nach ab. Sie können z. B. die Gliederung eines Lehrbuches zur Hilfe nehmen und Daten einsetzen.

4	Zelle	1. Woche	14.3.–20.3.
5	Stoffwechsel	2. Woche	21.3.–27.3.
6	Blut und lymphatisches System	3. Woche	28.3.–3.4.
7	Endokrinum	4. Woche	4.4.–10.4.
8	...	...	...

Bauen Sie hier je nach Ihrem Lerntyp eine oder mehrere Wochen für Wiederholungen und sowie Pausen und Pannen ein.

Lernen nach dem Baukastenprinzip (Step-by-Step)

Vielleicht benötigen Sie auch mehr Spielraum und schätzen nur ab, wie viel Zeit Sie ungefähr pro Kapitel benötigen, ohne ein genaues Datum einzutragen. Diese Herangehensweise empfiehlt sich, wenn Sie sich gerne spontan für einen Themenbereich entscheiden. Markieren Sie die bearbeiteten Themen farblich, um einen Überblick zu behalten – es macht auch Freude zu sehen, wie der Arbeitsplan immer mehr Farbe annimmt.

4	Zelle	3–4 Tage	
5	Stoffwechsel	2 Tage	Schon erledigt
6	Blut und lymphatisches System	2 Wochen	
7	Endokrinum	1 Woche	Kann ich schon
8	Nervensystem	2 Wochen	
9	...	3 Tage	
10	...	1 Woche	Geschafft
11	...	1 Woche	

Basiswissen sichern (Straight-Stair-Plan)

Wenn Sie richtig unter Zeitdruck geraten, werden Sie möglicherweise gar nicht mehr auf Langzeitpläne zurückgreifen können. Nehmen wir an, Sie hatten ein absolutes Konzentrationstief, mussten unerwartet umziehen oder haben überraschenderweise einen Prüfungstermin bereits in zwei Monaten bekommen. In dieser Situation müssen Sie weder einen Rückzieher machen noch ins Lernchaos abtauchen. Vielmehr heißt es in so einer Situation: Erst mal nur lernen, was unabdingbar ist.

3

TIPP

Versuchen Sie in solch einer Ausgangslage, die Minimalanforderungen zu erfassen, indem Sie sich z. B. in Ihrem Zeitplan nur einen Tag pro Thema einräumen. Ein gutes Basiswissen in allen Themen hilft Ihnen mehr als Detailwissen in nur wenigen Teilgebieten.

Mini-Themen als Lernintermezzo (Steps between the Steps)

Es gibt immer einige Themen, die man gut als Zwischenhäppchen z. B. während einer Zugfahrt, im Wartezimmer oder selbst beim Zähneputzen lernen kann. Fertigen Sie sich eine Liste solcher Themen an, damit Sie bei entsprechender Gelegenheit einen Blick darauf werfen können und wissen, welches Buch oder welche Karteikarte Sie in die Tasche stecken können. Verstehen Sie uns bitte nicht falsch: Es geht keinesfalls darum, jede freie Minute zum Lernen zu nutzen und nicht mal mehr beim Zähneputzen abzuschalten. Wenn Sie gut abschalten können – umso besser für Sie! Die Erfahrung zeigt jedoch, dass die oben beschriebenen Situationen in der Prüfungszeit eine gewisse Nervosität verursachen können, die in produktive Bahnen gelenkt werden kann.

Beispiele für Minithemen:

- Gesetzeskunde: Einschränkungen für den HP
- Gesetzeskunde: § 6 IfSG
- Gesetzeskunde: Wer darf HP werden?
- Anatomie eines bestimmten Organs
- Anatomie: Hirnnerven, Hormone, wichtige Teile des Skeletts
- Pathologie: eine bestimmte Erkrankung
- Pathologie: Leitsymptome eines Organs
- Pathologie: ein Symptom in der Differenzialdiagnostik
- Wichtige Laborwerte (zunächst nur Durchschnittswerte)
- Hygienedaten
- Arbeitsschritte beim Anlegen einer Infusion, bei einer Blutentnahme

Umgang mit unangenehmen Themen

Es gibt immer Themen, die einem besonders gut liegen, und solche, die man gerne verschieben möchte. Organisieren Sie sich Ihren Zeitplan abwechslungsreich, damit Sie die für Sie unangenehmen Themen nicht geballt am Schluss als Last empfinden.

- **Pflicht- und Kürlisten:** Erstellen Sie zwei unterschiedliche Listen und bearbeiten Sie jeden Tag Themen von beiden Listen. Vielleicht können Sie sich selber etwas austricksen, wenn Sie die Pflichtliste optisch etwas netter gestalten (z. B. mit einer ansprechenden Farbe).
- **Mit der Eieruhr arbeiten:** Diese Methode ist einfach, aber durchaus wirkungsvoll. Wählen Sie ein unbeliebtes Thema, setzen Sie eine Zeit fest, wie lange Sie an diesem Thema arbeiten möchten und stellen Sie dann die Eieruhr für diese Zeit ein. Das macht die Zeit für unangenehme Themen überschaubar und erhöht zudem die Konzentration.
- **Küchenschrank- und Toilettenlisten:** Unangenehme Themen sind häufig Fakten, die es auswendig zu lernen gilt (z. B. Gesetzeskunde, Sterilisationszeiten, Laborwerte). Hilfreich kann hier die beiläufige Konfrontation mit diesen Inhalten sein: Bringen Sie Listen mit diesen Stichworten an Plätzen an, die Sie regelmäßig, aber eher unbewusst einsehen (z. B. die Wand gegenüber des Toilettensitzes). Die Häufigkeit und Beiläufigkeit der Betrachtung können helfen, unliebsame Daten zu verinnerlichen. Tauschen Sie die Zettel regelmäßig untereinander aus.
- **Belohnung:** Belohnen Sie sich v. a. bei den ungeliebten Themen, sei es mit einer guten Tasse Kaffee, einem Eisdielenbesuch oder einem „Sternchen" von jemandem aus Ihrer Arbeitsgruppe.

Und: Versuchen Sie, auch den für Sie unangenehmen Themen etwas Positives abzugewinnen. Die Gesetzeskunde mag ein eher trockenes Lernthema sein; wer sich aber mit den historischen Hintergründen dazu befasst, entdeckt auch hier eine spannende Seite. Und für viele sind die Infektionskrankheiten ein schier unfassbares Feld; wenn Sie aber einmal damit beginnen, diesen Bereich in einzelne Parzellen zu teilen (beispielsweise nach betroffenen Organsystemen, ähnlichen Leitsymptomen), gewinnt man plötzlich den erlösenden Überblick.

Gewichtung der Themen – Prioritäten setzen

Nicht jedes Detail kann gelernt, geschweige denn behalten werden. Deshalb ist es wichtig, die wesentlichen Dinge zu filtern. Ermitteln Sie zunächst, wie viel Mut zur Lücke Sie sich selbst zugestehen möchten, bzw. wie viel Wissen Sie benötigen, um sich sicher zu fühlen. Nach unseren Erfahrungen hat sich folgende Vorgehensweise bewährt: Das **Grundwissen hat absoluten Vorrang** – Details können nachrangig behandelt werden.

Diese Vorgehensweise – die Sicherung des Grundwissens – wird aus verschiedenen Gründen von uns empfohlen:

- Wenn Sie ein gutes Basiswissen haben, d. h. wenn Sie zur Anatomie jedes Organs zwei Sätze parat haben, zu jeder Erkrankung die wichtigsten Leitsymptome kennen oder zu einem Symptom die wichtigsten Differenzialdiagnosen nennen können, fallen Ihnen auf Nachfrage auch weitere Details ein.
- Detailwissen wird oft nur im Kurzzeitgedächtnis abgespeichert; es ist also sinnvoll, dieses auch erst am Schluss, wenn alles Wesentliche sitzt, mit in den Wissensschatz aufzunehmen.
- Leider werden in der schriftlichen Prüfung manchmal spezifische Details abgefragt, z. B. *„Welche Muskeln sind am Nystagmus beteiligt?"* Gegen solche Fragen kann man nicht anlernen. Stellen Sie sich darauf ein, dass einige Fragen dieser Art kommen können und lassen Sie sich dadurch nicht verunsichern. Sie müssen keine 100-prozentige Trefferquote erzielen.

- In der mündlichen Prüfung wird in der Regel selten bis ins letzte Detail nachgefragt. Zahlreiche Protokolle erlauben die Schlussfolgerung, dass die Prüfer einschätzen wollen, ob jemand über ein fundiertes Grundwissen verfügt.

Wenn Sie sich mit dieser Vorgehensweise anfreunden können, können Sie an jedes Thema mit der Frage herangehen: „Was muss ich über dieses Organ, diese Krankheit wissen, um mit einem sicheren Gefühl in die Prüfung zu gehen?“ Idealerweise deckt sich diese Frage mit der Überlegung: „Was muss ich wissen, um als Heilpraktiker praktizieren zu können?“

TIPP

Die Arbeitsblätter und Lernanregungen, die Sie in diesem Buch erhalten, sind darauf angelegt, das Grundwissen zu sichern. Darauf aufbauend können Sie ggf. in die Tiefe gehen.

3.2.3 Spielend lernen

Kennen Sie das? Sie sitzen in der Arbeitsgruppe zusammen und würden eigentlich lieber eine Rotweinflasche leeren oder spazieren gehen als sich auf den Prüfungsstoff zu konzentrieren. Oder Sie sitzen alleine am Schreibtisch und plötzlich haben Sie das dringende – sonst so seltene – Bedürfnis, Staub zu wischen oder gar den Mülleimer auszuleeren. Kurzum: Sie haben ein Motivationstief.

Es gibt wohl kaum einen Prüfling, der dies nicht kennt. Manchmal ist dies schlicht ein guter Grund, Pause zu machen. Oder Sie brauchen gute bzw. spielerische Möglichkeiten, die Motivation und Konzentration wieder in Gang zu bringen. Hier einige Ideen dazu.

Stadt, Land, Fluss

Das Spiel: Tauschen Sie die Begriffe „Stadt, Land, Fluss“ aus gegen „Krankheit, Ursache, Leitsymptome, ...“. Ob Sie mit „A - - - Stopp“ arbeiten oder reihum Krankheiten nennen, bleibt Ihrer Fantasie überlassen.

Der gewünschte Lerneffekt:

- Schnelligkeitstraining
- Konzentration auf die wesentlichen Leitsymptome → komprimiertes Erfassen einer Krankheit
- Vertiefung des Wissens durch Austausch mit den Mitspielern

Krankheit	Ursache	Leit-symptome	Kompli-kationen	Therapie

Abwandlung für Infektionskrankheiten:

Krankheit	Erreger	Leit-symptome	Kompli-kationen	IfSG §

Teekesselchenraten

Das Spiel: Zwei Spieler denken sich je einen Patienten aus, die zwei verschiedene Krankheiten haben, aber ein gemeinsames Symptom. Zum Beispiel hat ein Patient eine Ösophagitis, der andere hat Scharlach. Das gemeinsame Symptom ist „Schluckbeschwerden“. Die Teilnehmer nennen nun jeweils weitere Symptome der Erkrankung, sodass die anderen Mitspieler die Erkrankung und das gemeinsame Symptom erraten können.

Der gewünschte Lerneffekt:

- Differenzialdiagnostik üben
- Sich in Krankheitsbilder hinein versetzen und dadurch die Merkfähigkeit erhöhen

Montagsmaler

Das Spiel: Ein Mitspieler malt eine Krankheit an die Tafel oder auf ein großes Blatt Papier. Die anderen erraten die Krankheit. Auch wenn Sie alleine lernen, können Sie das Malen gut mit einbeziehen. Unser Gehirn freut sich über Abwechslung und kann sich Dinge, die mit Bildern verknüpft sind, besser merken.

Der gewünschte Lerneffekt:

- Vertiefung des Krankheitsverständnisses
- Gewichtung der äußeren Zeichen einer Erkrankung
- Besseres Behalten der Krankheit durch Einbeziehen von Bildern

Ich wollt ich wär' ...

... ein Ery auf dem Weg von der linken Herzkammer bis zur rechten

... ein Sauerstoffmolekül auf dem Weg von der Mundhöhle bis zur Zielzelle

... Bilirubin auf dem Weg von der Milz bis ins „Töpfchen“

... ein Schnitzel auf dem Weg vom Mund bis zum Ausgang

Das Spiel: Versetzen Sie sich in eines der Objekte und beschreiben Sie genau den Weg, den Sie zurücklegen.

Der gewünschte Lerneffekt:

- Vertiefung der Anatomie- und Physiologiekenntnisse
- Schulung der sprachlichen Darstellung

Pantomime

Das Spiel: Stellen Sie eine Krankheit pantomimisch dar.

Der gewünschte Lerneffekt:

- Vertieftes Krankheitsverständnis
- Gedächtnishilfe beim Lernen von Krankheitsbildern

Der heiße Stuhl

Das Spiel: Ein HPA sitzt auf einem exponierten Platz. 2–3 Mitspieler mimen die „Prüfer“ und überlegen sich vorher einige Fragen oder auch Fälle, die sie dem HPA stellen. Die Sitzordnung ist deshalb wichtig, weil hier die Prüfungssituation simuliert werden soll.
Der gewünschte Lerneffekt:

- Für den „Prüfling“ Stresstraining
- für den „Prüfer“ genaues Hineindenken in einen „Fall“ → vertieftes Erfassen von Krankheiten

Doktorspiele

Das Spiel: Schreiben Sie verschiedene Untersuchungstechniken auf kleine Zettel und verlosen Sie diese untereinander. Ein Mitspieler führt nun diese Untersuchung an einem anderen vor und erklärt dabei genau, was er tut.
Der gewünschte Lerneffekt: Sicherheit beim Untersuchen gewinnen

Blinder Dialog

Das Spiel (zu Dritt): Setzen Sie sich mit dem Rücken zu zwei anderen Teilnehmern Ihrer Lerngruppe. Beschreiben Sie diesen nun „blind“ z. B. eine Untersuchungsmethode, eine Infusion oder die stabile Seitenlage. Eine zweite Spielerin folgt nun Ihren Anweisungen peinlich genau und führt sie am dritten Mitspieler, dem „Patienten“, aus.
Der gewünschte Lerneffekt:

- Exakt erklären lernen, ohne gleichzeitig gewohnte Handhabungen auszuführen
- Überprüfen der fehlerfreien Handhabung

3.2.4 Lerntipps

Wissen visualisieren und strukturieren

- Wenn Sie ein visuell lernender Mensch sind – über Bilder, Grafiken und dergleichen Inhalte am besten erfassen, dann **fertigen Sie eigene Abbildungen an.** Sie müssen kein Künstler und kein Anatomiezeichner sein. Das mit Details versehene Strichmännchen kann aussagekräftiger sein als das professionelle überdetaillierte Bild aus dem Atlas. Hängen Sie sich Ihre Werke dorthin, wo Sie sich häufig aufhalten oder vorbeigehen (z. B. Flur, Toilette, Küche) und vertiefen Sie die Sachverhalte im Nachhinein quasi nebenbei. Aber passen Sie auf, Sie brauchen auch stets einen „HP-freien Raum“, eine Rückzugsmöglichkeit zum Abschalten. Im Handel erhältliche Malatlanten können ebenfalls geeignet sein.
- **Erstellen Sie Mind-Maps** (Erinnerungslandkarten). Lerntheorie und Gehirnforschung favorisieren diese Möglichkeit, mit der Sie Inhalte und Gedankengänge graphisch umsetzen und strukturieren. Der Grad der Einprägung und Erinnerung ist dabei sehr hoch. Beim Mind-Map setzen Sie den zentralen Gedanken (Überschrift, z. B. Leitsymptom oder Organ) in die Mitte ihres Blattes – etwa in einen Kreis – und gruppieren die dazugehörigen Stichworte (z. B. mögliche Verdachtsdiagnosen, Makro-, Mikroanatomie) rund um dieses Zentrum. Nach einiger Übung werden Sie ein klares System zur schnellsten Erfassung der Inhalte entwickeln. Wir haben Beispiele dafür im Kapitel zur Differenzialdiagnostik aufgenommen (Abbildungen in ➤ 25.3, ➤ 27.3.5, ➤ 27.3.6). Im Internet finden Sie auch Blanko-Vorlagen zu Mind-Maps. Wir empfehlen eigene zu erstellen, um dem Sachverhalt gerechter zu werden.
- **Erstellen Sie Überblicklisten für Daten,** die Sie lernen müssen (Paragrafen, Laborwerte etc.). Arbeiten sie auch hier vom Groben zum Feinen. Beispiel: Schreiben Sie zunächst nur die Durchschnittswerte auf, um eine Orientierung zu erhalten: MCH normal ca. 30 pg, MCH stark erhöht ab ca. 37 pg. Haben Sie diese Werte parat, gehen Sie weiter ins Detail und lernen dann das gesamte Wertespektrum und differenzieren letztlich noch zwischen Mann und Frau. Der MCH-Wert liegt für Frauen zwischen 28 und 35 pg, für Männer zwischen 27 und 32 pg und ist als stark erhöht einzuschätzen bei > 39 bzw. > 36 pg. Bei den meisten relevanten Labordaten können Sie so vorgehen.

Maßnahmen gegen den Lernfrust

- **Lernen Sie nicht nur am Schreibtisch:** Lernen in Bewegung tut gut und die Inhalte setzen sich nicht selten viel effektiver. Während eines Spaziergangs können Sie sich eine kleine Aufgabe stellen oder mit einem Mitschülerin einfach plaudern – über ein Leitsymptom, die Anatomie eines Organs oder die Pathophysiologie einer Erkrankung. Das erweist sich oft als sehr wirkungsvoll – zur Entspannung der Lernsituation und des Redens über die Fachinhalte.
- **Bauen Sie Lernblockaden ab,** anstatt sich ihnen hinzugeben. Wenn Sie merken, dass Ihnen das Lernen und Behalten immer schwerer fällt, sollten Sie dieses zwar als Tatsache realisieren, aber nicht einfach hinnehmen. Manchmal hilft es, auf einem Blatt lernförderliche und -behindernde Aspekte gegenüberzustellen. Das können Situationen sein, aber auch Gedanken und Gefühle. Besprechen Sie solche Probleme mit Mitschülern und Dozenten, um die Erfahrung zu machen, dass es nicht nur Ihnen so geht. Überlegen Sie, worin die Blockaden begründet sein könnten und gestalten Sie ggf. Ihr Lernen um – vom Auswendiglernen zum Vernetzen des Bestands, vom Sitzen am Schreibtisch zum Lernen in Bewegung, vom Durchpauken zu bewussten Pausen, vom Alleine Lernen zur Lern-

gruppe (oder umgekehrt), vom Buch zum PC (oder umgekehrt). Manchmal hilft bereits ein Ortswechsel, eine bessere Orientierung am Tagesrhythmus oder eine Lernpause von ein bis zwei Tagen. Wenn Sie in Ihren Analysen und Bemühungen nicht weiterkommen, hilft nicht selten eine Beratung im Einzelcoaching. Meist ist nur eine Sitzung notwendig, um Wissenslücken, Strategiefehler oder Lernblockaden aufzudecken und dann gemeinsam eine neue Lernstrategie zu konzipieren.

Im Einklang mit Körper und Seele

- Achten Sie unbedingt auf Ihr **körperliches und seelisches Gleichgewicht:** Machen Sie regelmäßig Pausen, bewegen Sie sich, aktivieren Sie andere Elemente Ihrer Persönlichkeit, Ihres Gehirns und Ihrer Muskulatur. Variieren Sie Arbeitsplätze und Lichtverhältnisse, Ausblicke und Hintergrundgeräusche. Essen Sie zwischendurch frisches Obst und Salat. Der Griff zur schnell verfügbaren Schokolade erfüllt zwar den Ruf des Gehirns nach Kohlenhydraten und Sie sollten diesem Ruf zum Teil folgen, wenn Sie Lust dazu haben, anstatt sich zu quälen. Besser ist natürlich, sich vorab und in den Lernpausen kleine Brote und dergleichen vorzubereiten, die denselben Zweck besser erfüllen können. Und: Trinken Sie ausreichend verwertbare Flüssigkeit (Mineralwasser oder Tees, die Ihre Diurese nicht fördern). Kopfschmerzen und Konzentrationsprobleme fußen nicht selten auf einem Flüssigkeitsdefizit (aber das wissen Sie ja selbst …).
- Neigen Sie zu Nervosität oder gar weiteren körperlichen Auswirkungen einer Prüfungsangst, so setzen Sie auf die Fachkompetenz von Kollegen und Dozenten und vertrauen z. B. den Möglichkeiten der **Homöopathie oder Bachblüten-Therapie,** die hier gute Ansätze bieten. Aber lassen Sie sich nicht verrückt machen, wenn Mitschüler Ihnen raten: *„Du musst unbedingt dieses oder jenes nehmen, sonst dreht sich gerade dir kurz vorher bestimmt der Magen um …"*. Entspannungstechniken oder – wenn Sie es mögen – auch schlichtweg ein Besuch in der Sauna können dasselbe bewirken, sind aber aufwändiger. Wenn Sie **Entspannung, Auftanken und bewusst gesetzte Pausen** miteinander verbinden können, ist das hervorragend.

3.2.5 Lerngruppen

Wozu Lerngruppen?

Es gibt viele Gründe, die für das Lernen in Gruppen sprechen:

- **Freude am Lernen:** Unserer Meinung nach ist dieser Faktor nicht zu unterschätzen, denn was mit Freude gelernt wird, prägt sich erwiesenermaßen besser ein. Außerdem lässt sich in einer Gruppe ein Motivationstief besser abfangen.
- **Wissensfestigung und Förderung des sprachlichen Ausdrucks:** Kennen Sie dieses Phänomen? Sie lesen ein Kapitel in einem Lehrbuch und haben das Gefühl, alles verstanden zu haben. Kaum fragt Sie aber jemand, was denn dort beschrieben wurde, fangen Sie an zu stottern. In einer Lerngruppe sind Sie automatisch immer wieder veranlasst, Gelerntes verbal auszudrücken. Außerdem verringern Sie das Risiko, sich selbst über Wissenslücken hinwegzutäuschen.
- **Wichtiges und Unwichtiges unterscheiden:** Natürlich eignet sich nicht der gesamte Lernstoff zum Aufteilen, doch bei manchen Themen lässt sich Zeit und Energie einsparen, indem man sie sich gegenseitig referiert oder erklärt. Die Gewichtung dessen, was für die Prüfung tatsächlich relevant und was nebensächlich ist, bereitet vielen große Schwierigkeiten. Hier kann es hilfreich sein, andere Meinungen anzuhören.
- **Förderung der Disziplin:** Gruppenzwang kann fördernd sein. Für manche Prüflinge ist es schwierig, genügend Disziplin aufzubringen, um Zeit- und Lernpläne einzuhalten. Die Vorstellung, sich beim nächsten Treffen ggf. zu blamieren oder gar die Gruppe zu behindern, kann durchaus ungeahnte Energien freisetzen. Es ist natürlich wichtig, dass in der Lerngruppe ein ähnliches Lerntempo und -niveau besteht, damit sich dieser Gruppenzwang nicht negativ als Lernblockade oder totale Frustration manifestiert.
- **Bewältigung von Prüfungsängsten:** Allerdings kann sich dieser Aspekt natürlich auch genau ins Gegenteil kehren, wenn sich die Teilnehmer einer Lerngruppe gegenseitig mit ihrer Nervosität aufstacheln. Deshalb ist es wichtig, dass jeder in der Gruppe gut auf sich achtet.

Zielsetzung und Zusammensetzung von Lerngruppen

Für die **Zielsetzung** von Lerngruppen möchten wir nur einige Stichpunkte markieren:

- Erarbeiten eines Zeit- und Lernplans
- Gemeinsames Wiederholen des Lernstoffs
- Gewichtung des Lernstoffs
- Gegenseitiges Abfragen von Fakten
- Anamnesetraining (gegenseitiges Stellen von Fällen)
- Gegenseitiges Untersuchen
- Prüfungssimulation, Stresstraining

Eine Lerngruppe ist nur förderlich, wenn Sie auch gut funktioniert und alle Teilnehmer in Ihrem Ziel, die Prüfung zu bestehen, möglichst gut unterstützt werden. Bei der **Zusammensetzung** von Lerngruppen sollten Sie deshalb beachten, dass ein ähnliches Lerntempo und -niveau bestehen. Für die Langsamen ist es frustrierend, wenn sie den Schnelleren im-

3

mer hinterher hängen und für die Schnellen ist es nervtötend, sich immer dem langsamen Tempo anzupassen. In Pausengesprächen während der Prüfungsvorbereitungskurse hören wir manchmal von Arbeitsgruppen, die schlecht laufen, weil beispielsweise einer nie vorbereitet ist oder jemand ständig zu spät kommt. Vielleicht liegt es u. a. an unserem Beruf, dass es vielen schwer fällt, diese Probleme anzusprechen. In diesem Punkt möchten wir Sie durchaus zu einem gesunden Egoismus ermuntern. Achten Sie darauf, mit wem Sie gut zusammenarbeiten können und mit wem nicht. In der Prüfungszeit benötigen Sie alle Ihre Energie; deshalb ist es wichtig, dass Sie Probleme in der Arbeitsgruppe ansprechen und ggf. auch die Konstellation ändern oder die Gruppe wechseln.

Die Gruppengröße ergibt sich meistens von selbst, indem sich zwei oder mehr Personen finden, die zusammenarbeiten möchten. Eine Zweiergruppe ermöglicht bereits einen guten Austausch und ein intensives Zusammenarbeiten. In einer Dreier- oder Vierergruppe ist die Intensität vielleicht nicht ganz so dicht, dafür sind aber mehr Meinungen und Austauschmöglichkeiten vorhanden, was wieder Vor- und Nachteile haben kann. Hier sind allerdings die Treffen abgesicherter – Zweiergruppen sagen vereinbarte Termine häufiger ab als größere. Zu einer noch größeren Gruppe möchten wir jedoch nicht raten, da es die Konzentration und Lernintensität vermindern kann, wenn man sich auf zu viele unterschiedliche Charaktere und Meinungen einstellen muss. Am besten vertrauen Sie Ihrem Gefühl bei der Größe und Zusammensetzung der Lerngruppe.

Tipps zum Arbeiten in einer Lerngruppe

- Seien Sie untereinander verbindlich: Aufgaben, Vereinbarungen etc. müssen möglichst eingehalten werden.
- Teilen Sie sich Aufgaben auf, z. B. die Recherche zu einer offenen Frage: Delegieren Sie, wer wo nachschaut und tragen Sie Ihre Ergebnisse beim nächsten Treffen zusammen.
- Sitzen Sie nicht wie eine argwöhnische Glucke auf den persönlichen Unterlagen, sondern tauschen Sie aus, was an Wissen und Lernhilfen vorhanden ist – das Rad mehrfach zu erfinden, verbraucht unnötig kostbare Energie.
- Nutzen Sie unterschiedliche Faibles und Wissensniveaus für eine gezielte Rollenverteilung innerhalb der Lerngruppe (z. B. Kurzreferate, Erklären von Sachverhalten, Prüfer-Prüfling-Rolle).
- Greifen Sie auf die in diesem Kapitel vorgestellten Spielideen (➤ 3.2.3) zurück und machen Sie kreative Lerngruppentreffs.
- Überlegen Sie gemeinsame Lernpläne, z. B. nach den in diesem Kapitel gemachten Vorschlägen (➤ 3.2.2).
- Fragen Sie sich gezielt und sorgfältig ab, üben Sie gegenseitig das Präsentieren von Inhalten und Untersuchungsmethoden und beobachten Sie dabei kritisch Ihre Mitstreiter. Je kritischer ein Feedback ist, desto mehr kann jemand davon profitieren.
- Lassen Sie gelegentlich die Seele baumeln. Gehen Sie gemeinsam spazieren, essen oder in die Sauna.

II

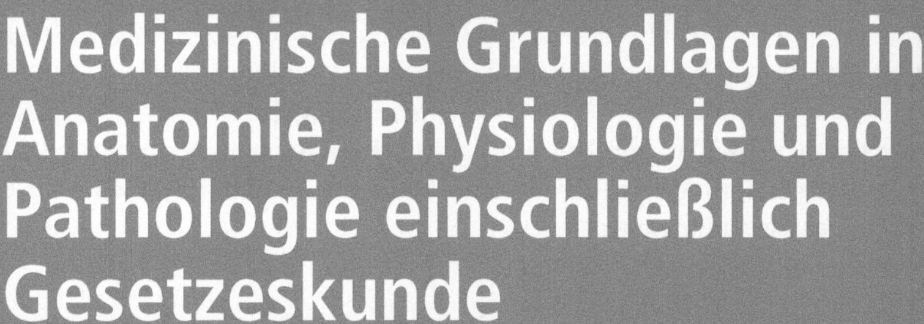

Medizinische Grundlagen in Anatomie, Physiologie und Pathologie einschließlich Gesetzeskunde

Die folgenden Kapitel von Teil II (➤ Kapitel 4–22) dienen der Wiederholung der Anatomie, Physiologie und Pathologie aller Organsysteme.

In den Abschnitten zur Anatomie ermuntern wir Sie jeweils zu einem Brainstorming. Unsere Erfahrung zeigt, dass viele HPA sich wenig zutrauen. Immer wieder hören wir Aussagen wie: „Hilfe, über das Endokrinum wüsste ich gar nichts zu erzählen!" Bei näherem Überlegen fällt aber allen doch eine ganze Menge ein. Mit den Brainstormings möchten wir Sie ermutigen, eben diese Erfahrung zu machen und zu merken: „Eigentlich weiß ich ja doch noch viel über diese Organ."

Wie Sie die folgenden Kapitel nutzen können

In den Abschnitten zur Pathologie greifen wir neben den Crashkurs-Tabellen einige Krankheiten gesondert heraus. Hier haben wir unser Augenmerk auf diejenigen Krankheiten gerichtet, die besonders häufig geprüft werden. Es werden wesentliche Symptome dargestellt, Krankheiten, die oft „in einem Atemzug" geprüft werden, übersichtlich nebeneinander gestellt und Hinweise für die Prüfung gegeben.

TIPP

Um Sprachblockaden in der Prüfung vorzubeugen, überlegen Sie sich zu jedem Organ bzw. Organsystem ein bis zwei einleitende Sätze (Kurzcharakteristik) und ergänzen dann Ihr Wissen zu den aufgeführten Stichpunkten.

Nutzen Sie zur Wiederholung der Organe bzw. Organsysteme auch die Kopiervorlage im Anhang (➤ 27.3.1). Modifizieren Sie diese nach Bedarf.

Prägen Sie sich zu jeder Krankheit einige Schlagworte ein. Nutzen Sie auch hierfür die Kopieranlagen im Anhang (➤ 27.3.2).

KAPITEL

4 Zelle und Gewebearten

4.1 Anatomie und Physiologie

Brainstorming

Bevor Sie mit diesem Kapitel starten, empfehlen wir Ihnen, einmal zu kontrollieren, wieviel Sie ohne Blick in Ihre Bücher zu diesem Thema erläutern können. Machen Sie – am besten mit einem Lernpartner – ein kurzes Brainstorming zu folgenden Themen:

- **Kurzcharakteristik** der Zelle
- **Aufbau** und **Aufgaben** folgender **Zellbestandteile:** Zellmembran, Zellkörper, Zellkern
- **Aufgaben** folgender **Zellorganellen:** Mitochondrien, endoplasmatisches Retikulum, Ribosomen, Lysosomen, Golgi-Apparat, Zentriole, Mikrotubuli
- Phasen der **Zellteilung**
- **Transportprozesse:**
  - Passiver Transport, aktiver Transport
  - Phagozytose, Pinozytose
  - Exozystose
- **Gewebearten:** Epithelgewebe, Drüsengewebe, Bindegewebe, Muskelgewebe, Nervengewebe

Kurzcharakteristik

Die Zelle ist die kleinste Einheit im menschlichen Körper und sorgt dafür, dass alle Stoffwechselprozesse ablaufen können.

Aufbau und Aufgaben

Zellbestandteile

- **Zellmembran:**
  - Doppellipidschicht mit der Fähigkeit, Stoffe in die Zelle aufzunehmen und aus der Zelle herauszuschleusen
  - Aufgelagerte Eiweiße und Glykoproteine (Rezeptor- und Signalfunktion)
- **Zellkörper:** Arbeits- und Speichergebiet der Zelle mit verschiedenen Zellorganellen
- **Zellkern:**
  - Kernsaft **(Karolymphe),** in dem Chromosomen und Kernkörperchen liegen
  - Kernkörperchen **(Nukleolus)** besteht aus DNS, RNS und Proteinen
  - Chromosomen liegen als **diploider Chromosomensatz** mit 23 Chromosomenpaaren im Zellkern vor; auf ihnen liegen die **Gene,** die Träger der Erbinformation

Zellorganellen

- **Mitochondrien:** Energiegewinnung
- **Endoplasmatisches Retikulum:** Stofftransport und Proteinsynthese
- **Ribosomen:** Proteinsynthese
- **Lysosomen:** Auflösung von überflüssigem Material (z. B. Bakterienteile, Viren)
- **Golgi-Apparat:** Sekretbildung, Speicherung und Transport von Proteinen
- **Zentriol:** Beteiligung an der Zellteilung
- **Mikrotubuli:** Zellskelett, Bildung der Zellform

Zellteilung

- **Mitose** (ungeschlechtliche Teilung):
  - **Interphase:** Chromosomen liegen als Chromatin vor, DNS wird kopiert
  - **Prophase:** Ausbildung des Spindelapparates, Chromosomenfäden werden sichtbar und verkürzen sich durch Spiralisierung, Zellmembran löst sich auf
  - **Metaphase:** Spindelapparat ist ausgebildet, Chromosomen haften sich mit ihrem Zentromer (Einschnürung) an
  - **Anaphase:** Chromosomen spalten sich auf, je eine Hälfte wandert zu den entgegengesetzten Spindelpolen

- **Telophase:** Spindelapparat löst sich auf, Kernmembran erneuert sich
- **Meiose** (geschlechtliche Teilung):
  - **Erste Reifeteilung:** findet statt, damit sich bei der Vereinigung von Eizelle und Spermium das Erbgut nicht verdoppelt; der diploide Chromosomensatz (2 × 23) wird auf einen haploiden Chromosomensatz (1 × 23) reduziert
  - **Zweite Reifeteilung:** anschließend erfolgt eine miotische Teilung mit haploidem Chromosomensatz

Transportprozesse

- **Passiver Transport** (ohne Energieaufwand): Osmose, Diffusion, Filtration
- **Aktiver Transport** (mit Energie, die durch Spaltung von ATP-Molekülen gewonnen wird): **Natrium-Kalium-Pumpe**
- **Phagozytose** (Zellfressen): Abwehrzellen, Fremdkörper etc. werden umschlossen und verdaut
- **Pinozytose** (Zelltrinken): Aufnahme von gelösten Stoffen
- **Exozytose:** Ausschleusung von Stoffen

Gewebearten

- **Epithelgewebe:** kleidet äußere und innere Oberflächen aus
  - **Plattenepithel:** Blut- und Lymphgefäße (Endothel), Brust- und Bauchfell, Herzinnenhaut, Lungenalveolen
  - **Kubisches Epithel:** Drüsenausführungsgänge, Nierenkanälchen
  - **Zylinderepithel:** Resorption und Sekretion (v. a. Magen, Gallenblase, Darmzotten)
  - **Übergangsepithel:** Nierenbecken, Harnleiter, Harnblase
- **Drüsengewebe:** spezialisiertes Epithelgewebe, Abgabe von Sekreten
- **Bindegewebe:** verbindendes, stützendes Element des Körpers; besteht aus Zellen, Grundsubstanz und Fasern (Blut, Fettgewebe, Knorpel, Knochen)
- **Muskelgewebe:** Fähigkeit zur Kontraktion, Reiz- und Leitfähigkeit
  - **Glatte Muskulatur:** unwillkürlich, langsam, rhythmisch, autonom, durch vegetatives Nervensystem erregt
  - **Quergestreifte Muskulatur:** willkürlich, schnell, kein Rhythmus, durch Hirn- und Spinalnerven erregt
  - **Herzmuskulatur:** Sonderform mit Eigenschaften beider Muskulaturarten
- **Nervengewebe** (➤ 8.1)

4.2 Allgemeine Pathologie: Krankheit und Krankheitsursachen

TIPP

Um in der Prüfung die wichtigsten Krankheiten diagnostizieren oder etwas darüber berichten zu können, ist es hilfreich, wenn Sie sich dazu jeweils einige Schlagworte einprägen.
- Erstellen Sie sich eigene Übersichten, um sich die Krankheiten strukturiert zu erarbeiten.
- Nutzen Sie hierzu die Kopiervorlagen im Anhang (➤ 27.3.2).

Diese Kopiervorlage können Sie auch als Abfragehilfe für die Arbeitsgruppe oder das Lernen zu zweit zu verwenden.

Als Heilpraktiker betrachten wir einen kranken Menschen ganzheitlich. Entscheidend hierfür ist ein gutes Basiswissen über die Entstehung und die Hintergründe von Krankheiten. Grundsätzliche Zusammenhänge und wichtige Begriffe haben wir hier zusammengefasst. Auch in der Prüfung wird häufig auf dieses Basiswissen Bezug genommen. Das Augenmerk richtet sich deshalb in diesem Kapitel insbesondere auf prüfungsrelevante Aspekte. „Prüfungsklassiker“ wie die Kardinalsymptome einer Entzündung oder Ähnliches sollten Sie ohne zu überlegen aufzählen können.

4.2.1 Krankheitsursachen

Schon der Volksmund benutzt die Redensart „Etwas hat ihn aus dem Gleichgewicht gebracht.“, um die Entstehung einer Krankheit zu erklären. Tatsächlich spiegelt sich genau dies im menschlichen Körper wider: Ein Mensch wird krank, wenn sein inneres Gleichgewicht, das innere Milieu bzw. – medizinisch ausgedrückt – die Homöostase gestört ist. Innere und äußere Faktoren können eine solche Störung auslösen.

- **Innere Krankheitsursachen:**
  - Erbliche Disposition
  - Genetische Defekte
  - Natürlicher Alterungsprozess
  - Störung des Zellwachstums und der Zellregeneration
- **Äußere Krankheitsursachen:**
  - Verletzungen, Fehlbelastungen
  - Physikalische Einwirkungen (Strahlen, Strom)
  - Kälte, Hitze
  - Chemische Noxen
  - Medikamente
  - Umwelteinflüsse
  - Infektion mit Krankheitserregern (Bakterien, Viren, Pilze u. a.)
  - Psychische Belastung
  - Soziale Faktoren

4.2.2 Anpassungsreaktionen

Der Körper reagiert auf länger einwirkende schädliche Reize sowie veränderte mechanische oder metabolische Belastungen mit Anpassungsreaktionen wie z. B. Entzündung (➢ Abb. 4.1), Fieber und einem veränderten Struktur- und Funktionsstoffwechsel der Zellen, was sich in Gestalt einer **Atrophie, Hypertrophie** oder **Hyperplasie** ausdrückt (➢ Tab. 4.1). Ein irreversibler Zelluntergang **(Nekrose)** tritt dann auf, wenn die Reize die Kompensationsfähigkeit der Zelle überschreiten.

Entzündung

MERKE

Kardinalsymptome der Entzündung sind:
- Dolor (Schmerz)
- Rubor (Rötung)
- Tumor (Schwellung)
- Calor (Überwärmung)
- Functio laesa (Funktionsbeeinträchtigung)

Neben der Einteilung in die **akute** und **chronische** Entzündung lassen sich verschiedene **Entzündungsformen** unterscheiden:

- **Exsudative Entzündung:** durch austretende Flüssigkeit **(Exsudat)** am Entzündungsort gekennzeichnet; je nach Exsudatzusammensetzung unterteilt man in:
  - **Seröse Entzündung:** eiweißhaltiges Exsudat (Zusammensetzung entspricht in etwa dem Blutplasma); z. B. Quaddelbildung, schleimig seröse Entzündung bei beginnendem Schnupfen, Pleuraerguss
  - **Eitrige Entzündung:** entsteht bei massiver Leukozyteneinwanderung; Zelltrümmer, Gewebsreste sowie die „ausgedienten" Leukozyten werden als Eiter abgestoßen; insbesondere Infektionen mit eiterbildenden (pyogenen) Bakterien wie Streptokokken oder Staphylokokken z. B. bei Tonsillitis, Sinusitis
  - **Abszess:** Eiteransammlung in einem abgekapselten, nicht vorgebildeten Hohlraum, „Eiterbeule"; z. B. Analabszess, Spritzenabszess
  - **Empyem:** Eiteransammlung in einem vorgebildeten Hohlraum; z. B. Gallenblasenempyem, Pleuraempyem
  - **Phlegmone:** flächenhafte, diffus eitrige Entzündung ohne Abkapselung; z. B. Orbitalphlegmone
- **Ulzerative Entzündung:** Geschwürbildung mit tiefreichenden Haut- und Schleimhautläsionen; z. B. Colitis ulcerosa
- **Proliferative Entzündung:** Entzündung mit bindegewebiger Wucherung (Proliferation); z. B. Sarkoidose
- **Granulomatöse Entzündung:** knötchenförmige Ansammlung von Entzündungszellen und Bindegewebe (Granulom); z. B. Tuberkulose

Fieber

MERKE

Als Fieber bezeichnet man die Erhöhung der Körpertemperatur aufgrund einer Sollwerterhöhung des Temperaturzentrums im Gehirn.

Fieber entsteht, wenn **Pyrogene** (fiebererzeugende Stoffe von Bakterien) oder **Prostaglandine** (Entzündungsmediatoren) in die Blutbahn gelangen. Die erhöhte Temperatur beschleunigt den Heilungsprozess. Man differenziert (rektal gemessen) bei Erwachsenen:

- **Normaltemperatur:** bis 37,4 °C
- **Subfebrile Temperatur:** bis 38 °C
- **Mäßiges Fieber:** um 38,5 °C
- **Hohes Fieber:** über 39 °C
- **Sehr hohes Fieber:** über 40 °C

Auslöser (schädigender Faktor)

↓

Freisetzung von Mediatoren im geschädigten Gebiet
Zytokine → Aktivierung von Zellen
Histamin → Gefäßerweiterung
Prostaglandine → Gefäßerweiterung, Erhöhung der Membrandurchlässigkeit, Schmerzentstehung u.a.
Kinine → vgl. Prostaglandine
Faktoren des Komplementsystems → unspezifische Abwehr
CRP → akute Infektabwehr

↓

Eintritt von Plasma („Blutwasser") und Leukozyten ins geschädigte Gebiet

↓

Anschwellung des Gewebes (Ödem)

↓

Vernichtung der schädigenden Faktoren durch die Leukozyten
(Eiterbildung durch die Enzyme der Leukozyten)

Abb. 4.1 Schematische Darstellung einer Entzündungsreaktion

4

Die unterschiedlichen **Fiebertypen** sind in ➤ Kapitel 25.3.6 dargestellt.

Schüttelfrost begleitet häufig den Fieberanstieg. Das Muskelzittern hilft dem Körper, die Temperatur möglichst schnell dem neuen Sollwert anzupassen.

Das Fiebermaximum ist erreicht, sobald der Schüttelfrost aufhört, die Extremitäten erwärmt sind – häufig sind diese beim Fieberanstieg noch kalt, weil der Körper sich zunächst zentral erwärmt – und der Patient zu schwitzen beginnt (dies ist allerdings nicht immer der Fall).

HINWEIS

Wadenwickel dürfen Sie erst anlegen, wenn das Fieber sein Maximum erreicht hat, also nicht, wenn die Extremitäten noch kalt sind.

Gewebsveränderungen

Die meisten Erkrankungen sind durch charakteristische Zell- oder Gewebeschädigung der betroffenen Organe oder Gewebe gekennzeichnet (➤ Tab. 4.1).

Tumoren

MERKE

Der Begriff „Tumor" wird sowohl für eine Schwellung im Rahmen einer Entzündung als auch für eine gutartige (benigne) oder bösartige (maligne) Geschwulst verwendet. Im engeren Sinne entsteht (u. a. im Gegensatz zum Ödem) eine Geschwulst durch überschießendes, ungehemmtes Wachstum des Gewebes.

Charakteristika benigner und maligner Tumoren sind:

- **Benigner Tumor:**
  - Meist langsames Wachstum
  - Verschieblich
  - Meist scharf abgrenzbar
  - Kein Einbruch in Gefäße
  - Keine Metastasierung
- **Maligner Tumor:**
  - Meist schnelles Wachstum
  - Mit umgebendem Gewebe verbacken
  - Unscharfe Grenzen
  - Einbruch in Gefäße und umgebendes Gewebe
  - Metastasierung

Als **Risikofaktoren** für maligne Tumorerkrankungen gelten:

- Familiäre Häufung
- Chronische Entzündungen wie Colitis ulcerosa u. a.
- Röntgen- und radioaktive Strahlen
- Chemische Karzinogene (krebserregende Stoffe) wie Asbestfasern, Schwermetalle
- Nikotinabusus
- Alkoholabusus

Tab. 4.1 Formen der Zell- und Gewebeschädigung

Art der Gewebsveränderung	Definition	Ursachen (Beispiele)
Atrophie	• **Einfache Atrophie:** Verkleinerung des Zellvolumens • **Nummerische Atrophie:** Verminderung der Zellzahl	Verminderte Leistungsanforderung
Hypertrophie	Vergrößerung des Zellvolumens bei gleichbleibender Zellzahl	Erhöhte Leistungsanforderung (z. B. Linksherzhypertrophie bei Hypertonie)
Hyperplasie	Zunahme der Zellzahl bei gleichbleibender Zellgröße	Hormonelle Stimulation (z. B. Schilddrüsenhyperplasie)
Hypoplasie	Unterentwicklung eines Organs	Vor allem anlagebedingt oder angeboren
Proliferation	Gewebewucherung	Vor allem bei Entzündung
Nekrose	Absterben von Zellen, da der schädigende Einfluss den Anpassungsmechanismus übersteigt	• Sauerstoffmangel (Minderdurchblutung) • Thermische, physikalische Schäden
Gangrän	• **Trockene Gangrän:** Nekrose mit Selbstauflösung des Gewebes (schwärzlicher Verfärbung des Gewebes „wie verbrannt") • **Feuchte Gangrän:** mit Fäulniserregern besiedelt und dadurch teilweise verflüssigt	Minderdurchblutung

KAPITEL

5 Stoffwechsel

5.1 Anatomie und Physiologie

Brainstorming

Bevor Sie mit diesem Kapitel starten, empfehlen wir Ihnen, einmal zu kontrollieren, wieviel Sie ohne Blick in Ihre Bücher zu diesem Thema erläutern können. Machen Sie – am besten mit einem Lernpartner – ein kurzes Brainstorming zu folgenden Themen.

- **Kurzcharakteristik** des Stoffwechsels
- **Begriffserklärungen:**
  - Anabolismus, Katabolismus
  - Energiebedarf: Von welchen Faktoren hängt der Energiebedarf eines Menschen ab?
  - Grundumsatz
  - Energielieferanten
- **Kohlenhydrate:**
  - Definition, Unterteilung
  - Rolle des Insulins im Kohlenhydratstoffwechsel
  - Ablauf Kohlenhydratstoffwechsel (schematisch)
- **Eiweiße:**
  - Aufbau und Aufgaben der Eiweiße
  - Beispiele für körpereigene Eiweiße
  - Eiweißverdauung (schematisch)
- **Fette:**
  - Aufbau und Aufgaben folgender Fette: gesättigte Fettsäuren, einfach- und mehrfach ungesättigte Fettsäuren, essentielle Fettsäuren
  - Bedeutung des Cholesterins
  - Ablauf Fettverdauung (schematisch)
- Bedeutung und Regulation des **Wasserhaushalts**
- **Mineralstoffe und Spurenelemente:** Kurzportraits von Natrium, Kalzium, Magnesium, Kalium, Phosphor, Eisen, Jod, Selen, Chrom, Mangan, Kupfer, Kobalt, Zink
- Kurzporträts der **Vitamine A, B, C, D und K**

Kurzcharakteristik und Begriffserklärungen

- **Stoffwechsel (Metabolismus):** Gesamtheit aller lebensnotwendigen chemischen Reaktionen im Organismus
- **Anabolismus:** Aufbaustoffwechsel, welcher der Erhaltung bestehender und der Synthese neuer Strukturen dient; oft auch **Assimilation** genannt
- **Katabolismus:** Abbaustoffwechsel, bei dem Energie frei wird und der deshalb auch Energie- oder Betriebsstoffwechsel bzw. **Dissimilation** genannt wird
- **Energiebedarfs eines Menschen:** abhängig von körperlicher und geistiger Tätigkeit, Temperatur, Alter, Geschlecht, Körpergröße, Gewicht
- **Grundumsatz:** Energie, die der menschliche Organismus nüchtern, in Ruhe und bei indifferenter Temperatur benötigt (Temperatur wird ohne Eingreifen des hypothalamischen Regulationskreises bei ca. 37 °C gehalten), um seine Grundfunktionen wie Atmung und Herztätigkeit aufrecht zu erhalten
- **Energielieferanten:** Kohlenhydrate, Fette, Eiweiße

Kohlenhydrate

- Bestehen aus kleinen Molekülen, in denen Kohlenstoff mit Wasserstoff verbunden ist.
- Werden fast ausschließlich zur Energiegewinnung genutzt.
- Unterteilung in:
  - **Monosaccharide** (Einfachzucker): Glukose, Fruktose, Galaktose.
  - **Disaccharide** (Zweifachzucker): Maltose, Saccharose, Laktose.
  - **Polysaccharide** (Mehrfachzucker): Glykogen, Stärke. Polysacharide sind die Speicherform der Glukose. Beim Menschen wird Glukose in Form von Glykogen, bei der Pflanze in Form von Stärke gespeichert.
- Das Hormon **Insulin** spielt im Kohlenhydratstoffwechsel eine bedeutende Rolle, da es dafür sorgt, dass die Glukose aus dem Blutplasma in das Zellinnere gelangen kann und für die Energieerzeugung verwertbar ist. Ein Mangel an Insulin führt zur Erhöhung des Blutzuckerspiegels und der häufigsten Stoffwechselstörung, dem Diabetes mellitus (➤ 5.2.2).
- **Kohlenhydratstoffwechsel** ➤ Abb. 5.1

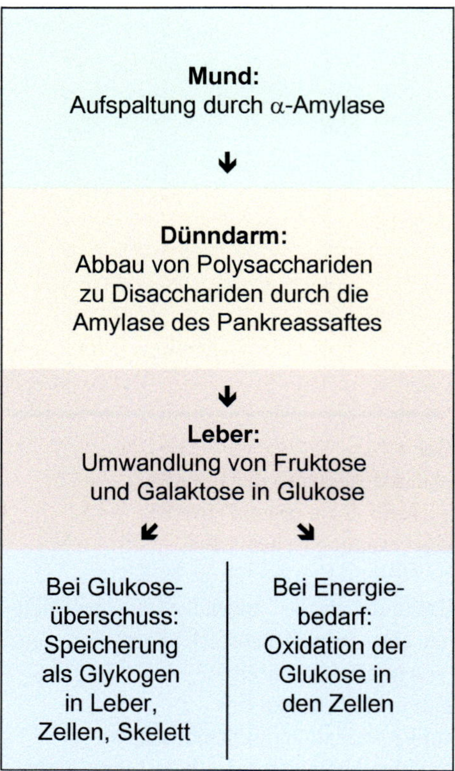

Abb. 5.1 Ablauf des Kohlenhydratstoffwechsels (schematisch)

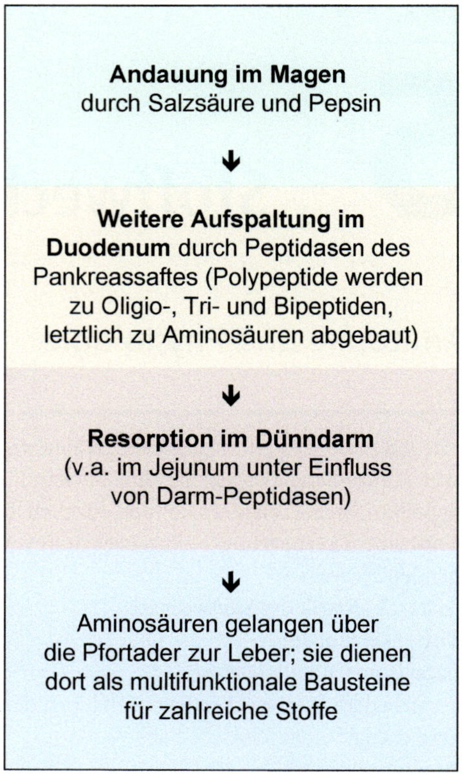

Andauung im Magen durch Salzsäure und Pepsin

↓

Weitere Aufspaltung im Duodenum durch Peptidasen des Pankreassaftes (Polypeptide werden zu Oligio-, Tri- und Bipeptiden, letztlich zu Aminosäuren abgebaut)

↓

Resorption im Dünndarm (v.a. im Jejunum unter Einfluss von Darm-Peptidasen)

↓

Aminosäuren gelangen über die Pfortader zur Leber; sie dienen dort als multifunktionale Bausteine für zahlreiche Stoffe

Abb. 5.2 Ablauf der Eiweißverdauung (schematisch)

Eiweiße (Proteine)

- Sie dienen v. a. als Aufbaustoffe.
- Sie setzen sich zusammen aus verschiedenen **Aminosäuren,** von denen es 20 unterschiedliche gibt. Acht dieser Aminosäuren sind **essentiell,** d. h. sie sind lebensnotwendig und können vom Körper nicht selbst aufgebaut werden, sondern müssen mit der Nahrung aufgenommen werden.
- Das aufgenommene Eiweiß wird im Verdauungstrakt in Aminosäuren aufgespalten. Diese gelangen über das Blut in die jeweiligen Zellen, wo sie für den Aufbau körpereigener Strukturen verwendet werden. Die Proteinbaupläne sind in der DNS verschlüsselt.
- Beispiele für **körpereigene Eiweiße:** Enzyme, Hormone, Kollagen, Antikörper, Gerinnungsfaktoren, Transportproteine.
- **Eiweißverdauung** > Abb. 5.2

Fette (Lipide)

- Sie sind wichtige Aufbaustoffe, Reservestoffe und Energielieferanten.
- Sie bestehen größtenteils aus drei Fettsäuren und einem Glycerinanteil **(Triglyzeride)** und sind wasserunlöslich. Fettsäuren sind lange Kohlenwasserstoffketten.
- Bis auf die essentiellen Fettsäuren kann der Körper sie selbst herstellen.
- Man unterteilt sie in drei Gruppen:
  - **Gesättigte Fettsäuren:** Stammen aus tierischen Fetten und können einen Anstieg des Blutfettspiegels bewirken.
  - **Einfach- und mehrfach ungesättigte Fettsäuren:** Sind in Pflanzenölen enthalten. Sie können eine Senkung des Blutfettspiegels bewirken. Flüssiges Pflanzenfett, das zu fester Konsistenz verarbeitet wird, verliert den größten Teil an ungesättigten Fettsäuren und hat keinen Einfluss auf den Blutfettspiegel.
  - **Essentielle Fettsäuren:** Sind mehrfach ungesättigt. Sie müssen mit der Nahrung zugeführt werden, da sie vom Körper nicht synthetisiert werden können. Sie sind für den Menschen lebenswichtig, da sie zur Erhaltung der Zellmembranen, zur Regulation des Cholesterinstoffwechsels und zur Herstellung hormonähnlicher Substanzen benötigt werden.
- **Cholesterin** ist ein wichtiger Bestandteil der Zellmembran. Außerdem ist es am Aufbau der Gallensäuren und der Steroidhormone beteiligt. Cholesterin wird mit der Nahrung aufgenommen und auch vom Körper selbst gebildet. Eine zu hohe Cholesterinkonzentration im Blut begünstigt die Entstehung von Arteriosklerose. Wegen der schlechten Wasserlöslichkeit wird Cholesterin zum Transport an Lipoproteine gebunden. Man unterscheidet dafür:

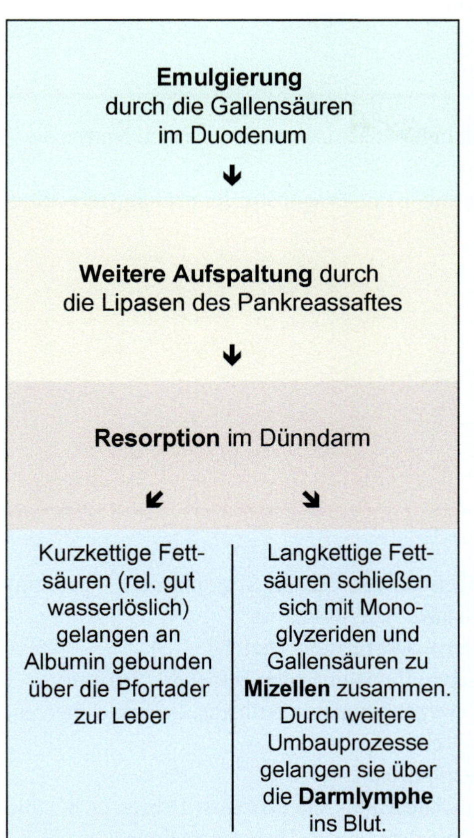

Abb. 5.3 Ablauf der Fettverdauung (schematisch)

- **LDL** (**l**ow **d**ensity **l**ipoprotein): Erhöhung der Blutfette → gesteigertes Arterioskleroserisiko
- **HDL** (**h**igh **d**ensity **l**ipoprotein): Schutzeffekt vor Arteriosklerose

- **Fettverdauung** ➤ Abb. 5.3

Bedeutung und Regulation des Wasserhaushalts

- Damit alle Stoffwechselprozesse geregelt ablaufen können, ist der Organismus auf eine ausgeglichene Wasserbilanz angewiesen. Vor allem körperliche Belastung, Außentemperatur und Ernährung beeinflussen den Wasserhaushalt.
- Der Wasserhaushalt wird v. a. in den Nieren durch das Hormon Adiuretin (ADH = antidiuretisches Hormon) und durch das Renin-Angiotensin-Aldosteron-System geregelt (➤ 18.1).

Mineralstoffe und Spurenelemente

- **Natrium:** Flüssigkeitsgleichgewicht, Muskel- und Nervenerregbarkeit
- **Kalzium:** Aufbau von Knochen und Zähnen, Muskel- und Nervenerregbarkeit, Muskelkontraktion, Blutgerinnung
- **Magnesium:** Kalziumantagonist, Enzymreaktionen
- **Kalium:** Steuerung der elektrischen Vorgänge an Muskeln und Nerven, Aufrechterhaltung des osmotischen Drucks in der Zelle, Mitwirkung beim Eiweißaufbau und bei der Kohlenhydratverwertung
- **Phosphor:** Aufbau von Knochen und Zähnen, Energiestoffwechsel der Zelle, Säure-Basen-Haushalt
- **Eisen:** Bestandteil des Hämoglobins, Sauerstofftransport im Blut
- **Jod:** Aufbau der Schilddrüsenhormone
- **Selen:** Bestandteil von Enzymen, verschiedene Schutzfunktionen
- **Chrom, Mangan, Kupfer, Kobalt, Zink:** Bestandteile von Enzymen, unterstützen deren Tätigkeit

Vitamine

- **Vitamin A (Retinol):** Haut, Auge (v. a. Nachtsehen)
- **Vitamin-B-Komplex:** Bestandteile von Stoffwechselenzymen, Funktionsfähigkeit des Nervensystems, Erythrozytenbildung (Vitamin B_{12})
- **Vitamin C (Ascorbinsäure):** Infektabwehr, Förderung der Eisenaufnahme, Zellatmung
- **Vitamin D:** Knochenstoffwechsel, Aufrechterhaltung des Blutkalziumspiegels, Verbesserung der Kalziumaufnahme in den Darm, Steigerung der Kalziumrückresorption in den Nieren
- **Vitamin K:** Blutgerinnung

5.2 Pathologie

Übersicht

Erstellen Sie sich eigene Übersichten, um sich die Stoffwechselerkrankungen strukturiert zu erarbeiten. Nutzen Sie dazu die Kopiervorlagen im Anhang (➤ 27.3.2).
Die Crashkurs-Tabelle (➤ 5.3) listet Symptome, Ursachen, Komplikationen und Diagnostik der prüfungsrelevanten Krankheiten auf.

Prüfungsrelevanz

- Notfälle (diabetisches Koma, hypoglykämischer Schock)
- Diabetes mellitus
- Gicht
- Störungen des Kaliumhaushalts
- Hyperlipidämie, Porphyrie

5.2.1 Diagnostik

Leitsymptome

- Polyurie, Polydipsie
- Gewichtsveränderungen
- Veränderungen des Hautturgors (vom Flüssigkeitshaushalt abhängiger Spannungszustand), trophische Störungen der Haut und der Hautanhangsgebilde
- Steinleiden (Gallen-, Nieren-, Speichelsteine)
- Allgemeinsymptome: Müdigkeit, Leistungsminderung, Infektanfälligkeit, Übelkeit, Krämpfe im GIT, Wachstumsstörungen, Ödeme, Anämie

Beeinflussende Faktoren

- Familiäre Disposition
- Fehlernährung, Bewegungsmangel
- Alkoholabusus
- Hypercholesterinämie, Hyperlipoproteinämie
- Medikamente: Diuretika, Östrogene, Zytostatika (Zelluntergang → Harnsäureanfall)
- Vorerkrankungen: Diabetes mellitus, Gicht, Hypothyreose, Leberzirrhose, Nierenfunktionsstörungen

Relevante Untersuchungen und Befunde

- **Hautbefunde:** Pruritus, Mykosen, Furunkel, Candidosen, Hornhautveränderungen, Anämiezeichen an der Haut (z. B. Glossitis, Rhagaden, Blässe), Xanthelasmen, Gichttophi, Pigmentierungen, Entzündungszeichen in Gelenknähe
- **Körperliche Untersuchung:**
  - Augen: Sehstörungen, Nachtblindheit
  - Herz: Herzrhythmusstörungen
  - Kreislauf und Gefäße: Arterioklerose, Hypertonien
  - Gefäße: Arteriosklerose
  - Darm: Obstipation, Diarrhö
  - Leber: Hepatomegalie (Fettleber), Zirrhose
  - Bewegungsapparat: Arthritis, Gelenkschmerzen, Muskelschwäche
  - Schilddrüse
  - Ausfälle endo- und exokriner Drüsen (z. B. Libido ↓, Hypogonadismus, Diabetes mellitus)
  - Chvostek-Zeichen, Trousseau-Zeichen (➤ 27.2.1)
- **Neurologische Befunde:** Bewusstseinsstörungen, Reflexabschwächung, Hyperreflexie, Sensibilitätsstörungen, Hyperkinesen, Reizleitungs-, Tonusstörungen, Neuritis, Demenz, Psychosen, Krampfneigung
- **Labor:**
  - Blutzucker, OGTT (oraler Glukosetoleranztest)
  - Hormonstatus
  - Serumkalzium, Harnsäure
  - Cholesterin, Triglyzeride
  - Urin (Ausscheidung von Elektrolyten u. a.)

5.2.2 Ausgewählte Krankheiten, Hinweise und Tipps

Azidose (➤ Tab. 5.1)

- Überschuss an Säuren im Blut
- pH-Wert < 7,36

CAVE

- **Respiratorische Azidose:** Der akute Sauerstoffmangel und die Herzrhythmusstörungen müssen sofort behandelt werden. Maßnahme: Steigerung der Atemfrequenz.
- **Metabolische Azidose:** Gelingt es dem Körper nicht, die Übersäuerung durch die Atmung abzubauen, muss der Patient intensivmedizinisch behandelt werden (ansonsten Gefahr eines Blutdruckabfalls, evtl. Schocks).

Tab. 5.1 Pathomechanismus, Ursachen und Symptome einer Azidose und Alkalose

	Respiratorische Azidose (pCO_2 ↑)	Metabolische Azidose (Bikarbonat ↓)	Respiratorische Alkalose (pCO_2 ↓)	Metabolische Alkalose (Bikarbonat ↑)
Pathomechanismus	Mangelnde Abatmung → Kohlendioxid reichert sich im Blut an → pH-Wert ↓	Entgleisung des Stoffwechsels → Überschuss an sauren H^+-Ionen im Blut	Hyperventilation → vermehrte Abgabe von Kohlendioxid → pH-Wert ↑	• Verlust von Magensäure • Vermehrte Zufuhr von basischen Stoffen
Ursachen	• Chronische Lungenerkrankungen • Akute Atemlähmung (z. B. durch Vergiftung) • Störungen der Atemtätigkeit bei neuromuskulären Erkrankungen	• Vermehrte Zufuhr oder Bildung von Säuren (häufigste Form: Ketoazidose bei diabetischem Koma) • Verminderte Ausscheidung von suren Äquivalenten bei Niereninsuffizienz • Verlust von Bicarbonat (Säurepuffer), z. B. bei Pankreaserkrankungen oder Durchfall • Verteilungsazidose durch hohe Zufuhr an neutralen Lösungen oder Überschuss an Kalium, das die Wasserstoffionen verdrängt (wird i. d. R. schnell durch die Atmung ausgeglichen)	• Anregung des Atemzentrums v. a. bei Angst, Schmerz, Schreck, Prüfungsstress, Anämie • Zentrale Störung (z. B. Fieber)	• Erbrechen (durch den Verlust von Magensäure) • Vermehrte Einnahme von basischen Stoffen (z. B. Bikarbonat)
Symptome	• Zyanose • Dyspnoe, flache Atmung • Tachykardie	• Kussmaul-Atmung (vertiefte und beschleunigte Atmung) → vermehrte Ausscheidung von Kohlendioxid • Übelkeit, Erbrechen • Hypotonie • Desorientierung • Acetongeruch	• Kopfschmerzen • Tetanische Krämpfe („Hyperventilationstetanie")	• Verminderte, flache Atmung • Herzrhythmusstörungen • Hypokaliämie, Hypokalzämie

Alkalose (> Tab. 5.1)

- Überschuss an Basen im Blut
- pH-Wert > 7,44

CAVE

- **Respiratorische Alkalose:** Patienten kurzfristig in eine Plastiktüte atmen lassen, wodurch der Kohlendioxidgehalt steigt und der Säuregehalt des Blutes wieder zunimmt.
- **Metabolische Alkalose:** Eine akute metabolische Alkalose ist lebensbedrohlich und muss stationär behandelt werden.

Elektrolytverschiebungen – die wichtigsten Symptome

- **Hypokaliämie:** Muskelschwäche, Herzrhythmusstörungen, Verstopfung
- **Hyperkaliämie:** Muskelschwäche, Parästhesien, Lähmungen, u. U. lebensbedrohliche Herzrhythmusstörungen
- **Hypokalzämie:** Krämpfe, Inkontinenz, Verdauungsstörungen, längerfristig z. B. gestörter Knochenstoffwechsel, brüchige Nägel
- **Hyperkalzämie:** Herzrhythmusstörungen, Muskelschwäche, längerfristig z. B. Nierenschäden, Arteriosklerose, Gelenkbeschwerden, Verkalkung von Weichteilgeweben

Diabetes mellitus

TIPP

Diabetes mellitus („Zuckerkrankheit") gehört zu den „Top Ten" der Prüfungsthemen. Keine Erkrankung taucht im Kanon der wichtigsten Differenzialdiagnosen so häufig auf. Sie sollten die Pathophysiologie und die Symptome ebenso kennen wie die Empfehlungen für den Patienten (ernährungs- und ordnungstherapeutische Anweisungen, Hinweise auf Vorsorge bzgl. der Komplikationen).

Pathogenese

Bei der häufigsten Stoffwechselstörung kommt es durch einen absoluten oder relativen **Mangel an Insulin** zur Erhöhung des Blutzuckerspiegels.

Einteilung

- **Primärer Diabetes mellitus:**
  - **Typ-1-Diabetes:** Beginn im Kindes- und Jugendalter. Absoluter Mangel an Insulin. Häufig spielen Autoimmunprozesse eine Rolle, bei der Autoantikörper die insulinproduzierenden Zellen des Pankreas zerstören, oft bleibt die Ursache aber auch unklar.
  - **Typ-2-Diabetes:** Früher auch Altersdiabetes genannt, heute sind jedoch zunehmend auch übergewichtige junge Menschen, sogar Kinder betroffen. Typ-2-Diabetes entsteht zum einen durch Erschöpfung der Insulinproduzierenden Zellen aufgrund jahrelanger Überproduktion, zum anderen durch verminderte Empfindlichkeit der Zellen für Insulin.
- **Sekundärer Diabetes mellitus:** Folge von Erkrankungen des Pankreas, endokrinen Erkrankungen mit vermehrter Produktion von Kortisol, Wachstumshormon oder Schilddrüsenhormonen, langjähriger Einnahme von Cortison oder Diuretika.
- **Seltene Formen des Diabetes mellitus:** Schwangerschaftsdiabetes, LADA-Diabetes (**l**atent **a**utoimmune **d**iabetes of **a**dults) = Form bei jungen Erwachsenen mit schleichendem Beginn und Symptomen des Typ-1-Diabetes.

Symptome

- Symptome der Hyperglykämie: Polydipsie, Polyurie
- Leistungsminderung, Müdigkeit
- Symptome der Hypoglykämie: Zitterhunger, Unruhe, evtl. Aggressivität
- Hautsymptome: z. B. schlechte Wundheilung, Furunkel, Pilzerkrankungen

Spätfolgen

- **Mikroangiopathie:** Sklerose der kleinsten Gefäße, v. a. an Augen (Retinopathie), Nerven (Polyneuropathie; typisch: burning feet und handschuh- bzw. strumpfförmige Parästhesien) und Nieren (Nephropathie), diabetischer Fuß
- **Makroangiopathie:** Hypertonie, Arteriosklerose mit pAVK und erhöhtem Risiko für Herzinfarkt und Schlaganfall

CAVE

Der Schmerz beim Herzinfarkt oder pAVK fehlt häufig wegen gleichzeitig bestehender Neuropathie.

Diagnostik

- Nüchternblutzucker
- OGTT: nur bei unklaren Fällen
- Urinstix
- Bestimmung von HbA_{1c}

MERKE

- Der Nüchternblutzucker ist der entscheidende Test bei V. a. Diabetes mellitus. Das Ergebnis sollte durch eine Wiederholung gesichert werden. Normal sind Werte zwischen 70 und 110 mg/dl.
- Ist der Nüchternblutzucker an zwei verschiedenen Tagen > 126 mg/dl, ist die Diagnose Diabetes mellitus sicher. Das Gleiche gilt bei einem Gelegenheitsblutzucker von > 200 mg/dl.

Empfehlungen für den Patienten

- Besuch einer Diabetikerschulung und Diabetiker-Selbsthilfegruppe
- Regelmäßige Arztbesuche zur Vorsorge und richtigen Einstellung der Medikation
- Regelmäßige medizinische Fußpflege, Vermeidung von kleinsten Verletzungen
- Regelmäßige Kontrollen durch den Augenarzt
- Ernährungsberatung, Gewichtskontrolle
- Bewegung

Diabetisches Koma (hyperglykämisches Koma)

Unterschieden werden zwei Formen des diabetischen Komas:

- **Ketoazidotisches Koma** (BZ > 300 mg/dl): absoluter Insulinmangel bedingt die Verbrennung von Fettsäuren. Die dabei frei werdenden Ketonkörper führen zur Übersäuerung des Bluts. Diese metabolische Azidose versucht der Körper durch eine vertiefte Atmung abzuatmen.
  Symptome:
  - Kussmaulatmung, Azetongeruch
  - Exsikkose, Hypovolämie
  - Verminderte Reflexe
  - Somnolenz
- **Hyperosmolares Koma** (BZ > 600 mg/dl): bei relativem Insulinmangel (Diabetes mellitus Typ 2).
  Symptome:
  - Polyurie
  - Polydipsie
  - Exsikkose, Hypovolämie

CAVE

DD zum diabetischen Koma ist das Alkoholdelir (➤ Tab. 22.4).

Hypoglykämischer Schock

Durch Überdosierung von Insulin oder durch mangelnde Nahrungsaufnahme bedingte Unterzuckerung **(BZ < 45 mg/dl).**
Symptome:
- Heißhunger, Zittern („Zitterhunger")
- Unruhe, Schwitzen
- Verwirrtheit, Aggression
- Krampfanfall (Zungenbiss, Einnässen, Tetanie)
- Bewusstlosigkeit

MERKE

Wenn Sie in einer Notfallsituation bei bekanntem Diabetes mellitus das diabetische Koma und die Hyperglykämie nicht klar differenzieren können, ist eine Zuckergabe in jedem Fall angezeigt: Bei Hypoglykämie kann sie Leben retten, bei Hyperglykämie keinen erheblichen Schaden bewirken. Informieren Sie sich bitte über die aktuelle Rechtslage zur i. v.-Gabe von Glukose.

Gicht

- Gicht äußert sich meistens erstmalig durch einen akuten Gichtanfall, der klassischerweise nach einer **üppigen Mahlzeit** und auch nach **Alkoholgenuss** (z. B. nach einer Feier) auftritt. Bei V. a. einen Gichtanfall sollten Sie bei der Anamnese danach fragen oder auf entsprechende Hinweise achten.
- **Leitsymptome:** Beginn meist nachts oder frühmorgens, heftige Gelenkschmerzen, meistens im Großzehengrundgelenk (Podagra), seltener im Daumengrund-, Sprung-, Knie-, Finger- oder Handgelenk oder anderen Gelenken, Rötung, Schwellung, starker Berührungsschmerz des betroffenen Gelenks, Überwärmung, evtl. Fieber
- **Diätempfehlungen:** Verzicht auf Alkohol, wenig Fleisch (v. a. Innereien), dafür Fisch, Hülsenfrüchte, Spinat und Pilze

TIPP

Gicht wird relativ häufig in der Prüfung abgefragt. Sie sollten insbesondere die Leitsymptome und Diätempfehlungen des akuten Gichtanfalls kennen.

Spickzettel

Wenn Sie in der mündlichen Prüfung einen Fall lösen müssen und bereits einen Organverdacht haben, können Sie mit wenigen Fragen und Untersuchungen dieses Organ „checken". Sie sollten auch wissen, welche Laborparameter zu dem Organ gehören und welcher Facharzt ggf. zuständig ist.

- **Anamnese, Leitsymptome:** Allgemeinsymptome (z. B. Müdigkeit, Infektanfälligkeit), Polyurie, Polydipsie, Gewichtsveränderungen, Steinleiden, neurologische Störungen, Arteriosklerose, rheumatische Beschwerden
- **Inspektion:** Hautveränderungen (z. B. Xanthelome, Pigmentierungen, Gichttophi), Einlagerungen in den Skleren
- **Untersuchung:** neurologische Untersuchung, Untersuchung der betroffenen Organe
- **Labor:** z. B. Hormonstatus, Blutzucker, Urin, Serumkalzium, Cholesterin (HDL, LDL), Harnsäure (Laborwerte ➤ Tab. A1 auf der hinteren Umschlaginnenseite)
- **Weiterführende Untersuchungen:** durch den **Internisten** je nach Ausprägung

5

5.3 Crashkurs: Erkrankungen des Stoffwechsels (➤ Tab. 5.2)

Tab. 5.2 Symptome, Ursachen, Komplikationen, Hinweise und Diagnostik von Stoffwechselerkrankungen (Abkürzungen ➤ S. VII)

Erkrankung	Symptome	Ursachen, Komplikationen, Hinweise	Diagnostik
Gicht (Arthritis urica)	• **Akute Gicht** (meist nur ein Gelenk): – Anfallsartig, v. a. nachts oder frühmorgens: Podagra (Zehen), Chiragra (Hand), Gonagra (Knie) – Starke (Druck-)Dolenz, Entzündungszeichen • **Chronische Gicht:** Gichttophi	• **Ursachen:** Purinstoffwechselstörung, Harnsäurespiegel ↑ (→ Hyperurikämie) → Urat (= Harnsäurekristall)-Ablagerungen, Gichtanfälle • **Komplikationen:** Ablagerung in der Niere mit Nephritis, Lithiasis, Arteriosklerose • **Erhöhtes Risiko:** bei Diabetes mellitus, Adipositas, starkem Alkoholkonsum, Hyperlipidämie, Männern, hohem Zelluntergang (Trauma, maligne Erkrankungen, bestimmte Therapien)	• Anamnese (Auslöser) • Rö (nicht im Anfall) • Labor: Hyperurikämie, Leukos ↑
Diabetes mellitus	• Polydipsie, Polyurie • Energiestoffwechsel: Leistung ↓, Müdigkeit, „Zitterhunger", evtl. Gewicht ↓, Fettleber • Mikroangiopathie (Zuckereinlagerung): diabetischer Fuß, Polyneuropathie, Retinopathie, Katarakt, Glomerulosklerose • Makroangiopathie: Sklerosierung der großen Gefäße, Hypertonie, KHK, pAVK, Schlaganfall • Haut: Wundheilung ↓, Effloreszenzen, Furunkel, Mykosen • Infekte ↑	• **Primärer Diabetes mellitus** – **Typ 1** (juveniler, insulinabhängiger Diabetes mellitus): genetische und exogene Faktoren (Auslöser oft Stress), absoluter Insulinmangel, meist autoimmun bedingter B-Zellen-Defekt im Pankreas – **Typ 2** (Altersdiabetes, insulin*un*abhängiger Diabetes mellitus): Überernährung, Adipositas, genetische Faktoren, Insulinmangel (Erschöpfung) oder Insulinresistenz der Rezeptoren • **Sekundärer Diabetes mellitus** – Folge von Pankreatitis, Morbus Cushing, Akromegalie, Hyperthyreose, Niereninsuffizienz, Medikamenten – Sonderform: Schwangerschaftsdiabetes	• Anamnese • Urinstix → erster Nüchtern-BZ → zweiter Nüchtern-BZ (Kontrolle) → ggf. OGTT • HbA_{1c}
	MERKE Ein negativer Befund im Urinstix macht noch keine Aussage über den genauen BZ-Spiegel (Nierenschwelle).		
Diabetisches Koma (Coma diabeticum)	• **Typ 1:** ketoazidotisch – Kussmaul-Atmung – Azetongeruch – Hyporeflexie – Somnolenz • **Typ 2:** hyperosmolar – Polyurie, Polydipsie – Exsikkose (→ Ü+E) – RR ↓	• Diätfehler • Insulinbedarf ↑ (Stress, Infekte etc.) • Unterdosierung von Insulin oder Antidiabetika	• Anamnese • Klinik • Labor: – Typ I: BZ 300–600 mg/dl – Typ II: BZ > 600 mg/dl
	HINWEISE Ein Coma diabeticum kann u. U. mit einem Alkoholrausch verwechselt werden. Achten Sie zur Differenzierung auf den Mundgeruch, scheuen Sie sich nicht, in Kleidung oder Taschen des Patienten nach Anzeichen auf einen Diabetes zu suchen (z. B. Medikamente, Diabetikerausweis). Wenn Sie einen Notfall vor sich haben und nicht sicher diagnostizieren können, ob eine Hypo- oder Hyperglykämie vorliegt, sollten Sie in jedem Fall Zucker zuführen. Bei Hypoglykämie kann er lebensrettend sein, bei Hyperglykämie verschlechtert er den Zustand nicht. Geben Sie einem komatösen Patienten jedoch niemals Traubenzucker oral; es drohen eine Verlegung der Atemwege oder Aspiration.		

Tab. 5.2 Symptome, Ursachen, Komplikationen, Hinweise und Diagnostik von Stoffwechselerkrankungen (Abkürzungen ➤ S. VII) (Forts.)

Erkrankung	Symptome	Ursachen, Komplikationen, Hinweise	Diagnostik
Hypoglykämie, hypoglykämischer Schock	• Heißhunger („Zitterhunger") • Vegetative Symptome: Unruhe, Schwitzen (Adrenalin und Sympathikotonus ↑) • Visusstörungen • Hirnödem → Krampfanfall (Zungenbiss, Einnässen, Tetanie), Hyperreflexie, Unruhe, Aggression, Verwirrtheit • Bewusstlosigkeit	• **Ursachen Diabetiker:** – Überdosierung von Insulin – Kohlenhydratzufuhr ↓ oder -bedarf ↑ • **Ursachen Nichtdiabetiker:** – Leberschäden, NNR-Insuffizienz, Insulinom, Urämie, Anorexia nervosa – Alkohol, Medikamente	• Anamnese • Klinik • Labor: BZ < 45 mg/dl
Porphyrie	• **Akute Porphyrie:** – Kolikartige Bauchschmerzen, Obstipation, Ü+E – Psychosen, Krampfanfälle, Polyneuropathie, Paresen (erst Streckmuskeln der Hände und Arme) • **Chronische Porphyrie:** – Hyperpigmentierung der Haut, Blasen-, Narbenbildung (cave: Lichtexposition) – Evtl. Symptome der chronischen Leberinsuffizienz – Oft Diabetes mellitus, Morbus Dupuytren, peptisches Ulkus	• **Ursachen:** – Primär (genetisch) oder sekundär Häm-Biosynthese gestört – Hepatisch, toxisch, Gravidität, Östrogene, Diabetes mellitus, Alkohol, Malignome, psychischer Stress • **Komplikationen:** Tetraparese, Atemlähmung	• **Akute Porphyrie:** – Labor: rot nachdunkelnder Urin – Spezialtests • **Chronische Porphyrie:** – Dunkler Urin – Leberbiopsie
Hyperlipidämie	• Sehnen- und plantare Xanthome (Achilles-, Fingerstreckseiten) • Xanthelasmen, diverse Xanthome, z. T. eruptiv • Auge: Arcus lipoides corneae • Fettleber	• **Ursachen:** Cholesterin und/oder Triglyzeride im Serum ↑ • **Komplikationen:** Arteriosklerose, Pankreatitis	• Serum-Cholesterin > 240 mg/dl • Serum-Triglyzeride > 200 mg/dl
Hypokaliämie	• Neuromuskuläre Symptome: z. B. Apathie, Adynamie, Parese, Bewusstseinsstörungen bis Koma (Coma hypocaliaemicum) • Gastrointstinale Symptome: Appetit ↓, Obstipation bis paralytischer Ileus • Renale Symptome: hypokaliämische Nephropathie • Kardiovaskuläre Symptome: Tachykardie, Extrasystolen, EKG-Veränderungen, Ödeme	• Meist kombiniert mit Alkalose (als Ursache oder Folge) • Zufuhr ↓: z. B. Anorexie, Infusionstherapie • Gastrointestinale Verluste: z. B. bei Laxanzienabusus (sehr häufig), Erbrechen, Durchfall, Ileus, Fisteln • Renale Ausscheidung ↑: z. B. bei Diuretika- (häufig) oder Steroidtherapie, chronischer Niereninsuffizienz • Verteilungsstörungen: z. B. bei Alkalose, Insulintherapie bei Coma diabeticum	Serum-Kalium < 3,5 mmol/l
	MERKE Bei einer gesteigerten Empfindlichkeit gegenüber Digitalis besteht die Gefahr der Digitalisintoxikation bei normaler Dosis.		
Hyperkaliämie	• Allgemeine Symptome: Unlust, Schwäche, Verwirrtheit • Neuromuskuläre Symptome: Parästhesien, metallischer Mundgeschmack, schlaffe Myoplegie • Kardiovaskuläre Symptome: Bradykardie, Herzrhythmusstörungen, evtl. Herzstillstand in Diastole, z. T. massive EKG-Veränderungen	• Zufuhr ↑: z. B. Infusion, Bluttransfusion • Freisetzung von Kalium: z. B. bei Hämolyse, Thrombozytose, Azidose, katabolen Zuständen (Trauma, Verbrennung, schwere Infektion) • Renale Kaliumausscheidung ↓: bei Niereninsuffizienz, Morbus Addison, Diuretikatherapie	Serum-Kalium > 5,5 mmol/l

KAPITEL

6 Blut und lymphatisches System

6.1 Anatomie und Physiologie

Brainstorming

Bevor Sie mit diesem Kapitel starten, empfehlen wir Ihnen, einmal zu kontrollieren, wieviel Sie ohne Blick in Ihre Bücher zu diesem Thema erläutern können. Machen Sie – am besten mit einem Lernpartner – ein kurzes Brainstorming zu folgenden Themen.

Blut

- **Kurzcharakteristik** des Blutes
- **Aufgaben** des Blutes
- **Blutbestandteile:**
  - **Blutplasma**
  - **Blutzellen:** Erythrozyten, Leukozyten, Thrombozyten
- **Blutgerinnung** (grob strukturiert)
- **Normwerte** für Erythrozyten, Leukozyten, Thrombozyten, Hämatokrit, Hämoglobin
- **Begriffserklärungen:**
  - Blutmauserung
  - Hämatokrit
  - Leukozytose mit Linksverschiebung
  - AB0-Blutgruppensystem

Lymphatisches System

- **Kurzcharakteristik** des lymphatischen Systems
- **Aufgaben** des lymphatischen Systems
- **Bestandteile** des lymphatischen Systems
- **Lymphgefäßsystem**
- **Lymphfluss**
- Zusammensetzung der **Lymphe**
- Kurzbeschreibung der wichtigen **lymphatischen Organe und Gewebe:**
  - Lymphknoten
  - Milz
  - Thymus
  - Lymphatischer Rachenring
  - Peyer-Plaques

Kurzcharakteristik des Blutes

Das Blut ist ein vorwiegend flüssiges Organ, das wie ein Transportmedium alle anderen Organe miteinander verbindet. Formal gehört es zum Bindegewebe.

Aufgaben des Blutes

- Transport von Sauerstoff und Kohlendioxid, Transport von Nährstoffen, Hormonen, Abtransport von Abbauprodukten
- Träger des zellulären und Unterstützung des humoralen Immunsystems
- Blutstillung, Blutgerinnung

Blutbestandteile

Blutplasma (flüssige Bestandteile)

- 90 % Wasser
- In gelöster Form:
  - Nährstoffe
  - Bluteiweiße (z. B. Albumin, Globuline, Fibrinogen)
  - Botenstoffe (z. B. Hormone)
  - Elektrolyte
  - Spurenelemente
  - Abbaustoffe

Blutzellen (feste zelluläre Bestandteile)

- **Erythrozyten:**
  - Runde, kernlose Scheiben mit zentraler Eindellung
  - Lebensdauer ca. 120 Tage
  - Träger der Blutgruppenmerkmale

  - Hauptaufgabe: Sauerstofftransport (gebunden an das eisenhaltige Hämoglobin) und Kohlendioxid-Entsorgung
- **Leukozyten:**
  - **Granulozyten** (Mikrophagen): Neutrophile, Eosinophile, Basophile
  - **Monozyten** (Makrophagen)
  - **Lymphozyten:** Antikörperbildung, Immunabwehr
  - Unterschiedliche Lebensdauer
  - Hauptaufgabe: Infektabwehr (Phagozytose, Antikörperbildung); können sich stark verformen und durch Gefäßwandzellen ins Gewebe austreten (Diapedese), um dort wirkungsvoll Krankheitserreger zu bekämpfen
- **Thrombozyten** (Blutplättchen):
  - Lebensdauer ca. 10 Tage
  - Hauptaufgabe: Blutstillung

Blutgerinnung (grob strukturiert)

- **Blutstillung:** Verletzung → Gefäßreaktion → Thrombozytenaggregation (Thrombozytenpfropf)
- **Blutgerinnung:** Aktivierung der Gerinnungskaskade → Aktivierung des Faktors X (wirkt zusammen mit Kalzium und Faktor V und unter Einfluss von Vitamin K) → Aktivierung von Prothrombin → Thrombin → Aktivierung von Fibrinogen → Fibrin → Verfestigung des Fibrinnetzes

Normwerte des Blutes

Normwerte (zum besseren Lernen gerundet):
- Erythrozyten 4,5–6,5 Mio./mm^3
- Leukozyten 4.000–9.000/mm^3
- Thrombozyten 150.000–400.000/mm^3
- Hämoglobin ♂ 14–18 mg/dl, ♀ 12–14 mg/dl
- Hämatokrit ♂ 40–55 Vol.%, ♀ 37–47 Vol.%

Begriffserklärungen zum Thema Blut

- **Blutmauserung:** ständiger Wechsel zwischen Abbau und Neubildung der Erythrozyten
- **Hämatokrit:** Volumenanteil der festen Bestandteile des Bluts im Vergleich zum flüssigen Teil
- **Leukozytose mit Linksverschiebung:** vermehrtes Auftreten von nicht ausgereiften Leukozyten (v. a. stabkernige Neutrophile) im Blut bei Infektionen, Entzündungen, Eiterungen
- **AB0-Blutgruppensystem:** Je nachdem, ob die Erythrozyten ein bestimmtes Antigen (A oder B) tragen oder nicht, wird das Blut in die Gruppen A, B, AB und 0 eingeteilt. Da sich im Blut Antikörper gegen das jeweils andere Antigen befinden, kann man das Blut zweier Menschen nicht ungeprüft mischen, sondern muss zwingend diese Blutgruppenunverträglichkeiten beachten.

Kurzcharakteristik des lymphatischen Systems

Das lymphatische System umfasst die Gesamtheit des lymphatischen Gewebes und der lymphatischen Organe. Es erfüllt wichtige Aufgaben im Immunsystem und dient neben dem Blutkreislauf als eigenes Transportsystem. Man kann das Lymphsystem als eigenständig betrachten; wir haben es jedoch vor dem Hintergrund zahlreicher faktischer Überschneidungen an den Themenkomplex „Blut" gekoppelt.

Aufgaben des lymphatischen Systems

- Aufnahme und Transport von großmolekularen Stoffen aus Darm und Interstitium, die aufgrund ihrer Größe durch die Blutgefäßwände nicht aufgenommen werden können
- Prägung von B- und T-Lymphozyten
- Phagozytose
- Immunsystem

Bestandteile des lymphatischen Systems

- **Lymphgefäßsystem:** Lymphbahnen, Lymphknoten
- **Lymphatische Organe:** Thymus, Milz, lymphatisches Gewebe der Schleimhäute (Tonsillen, Appendix, Peyer-Plaques)

Lymphgefäßsystem

- **Lymphbahnen (Lymphgefäße):** beginnen als freie, feine Kapillaren im Interstitium und vereinigen sich zu größeren Lymphgefäßen; diese bilden die großen Haupt-Lymphstämme:
  - **Ductus thoracicus:** entspringt aus der **Cisterna chyli** (Zusammenfluss der Becken- und Eingeweidelymphgefäße) und nimmt die Lymphe des gesamten Körpers auf und transportiert sie zum linken Venenwinkel und in die obere Hohlvene mit Ausnahme der Lymphe des rechten oberen Körperquadranten, die über den
  - **Ductus lymphaticus dexter** zum rechten Venenwinkel geführt wird
- Einige Lymphgefäße münden in venöse Gefäße des großen Kreislaufs

Lymphfluss

- Das Lymphsystem besitzt keine eigene Pumpe.
- Die Bewegung der Lymphe wird durch verschiedene Faktoren beeinflusst, die zusammen wie eine Pumpe wirken:
  - Flüssigkeitsdruck im Interstitium
  - Kontraktion der umgebenden Muskeln (Muskelpumpe)
  - Bewegung und Druckveränderung der anliegenden Organe (z. B. Darmperistaltik, Arterienpulsation, Unterdruck im Thorax)
  - Eigene Kontraktionsfähigkeit der Lymphgefäße (durch Filamente)

Zusammensetzung der Lymphe

- Weitgehend wie das Blut, jedoch nur vereinzelt Erythrozyten, reichlich Lymphozyten, schwankender Eiweißgehalt
- 2–3 l/Tag produziert
- Gelbe Farbe, im Abflussbereich des Darms milchig-trüb

Lymphatische Organe und Gewebe

Lymphknoten

- **Charakteristika:**
  - Linsengroß
  - In die Lymphstrombahn eingeschaltet
  - Oberflächliche Lymphknoten an Kopf, Hals, Achselhöhle und Leiste können bei Schwellung gut getastet werden
  - Regionäre Lymphknoten: Lymphknoten, die eine bestimmte Körperregion drainieren
- **Aufgaben:**
  - Unterstützung des Immunsystems (Phagozytose)
  - Prägung von Lymphozyten
  - Lymphpumpe

Milz

- **Charakteristika:**
  - Lage: im hinteren linken Oberbauch unter der linken Zwerchfellkuppel
  - Circa 7 cm breit und 12 cm lang
  - Umgeben von derber Bindegewebskapsel, von der aus Trabekel nach innen ziehen
  - Anatomische Zweiteilung: weiße Pulpa (lymphatisches Gewebe) und rote Pulpa (Milzsinusoide und feine Blutgefäße)
- **Aufgaben:**
  - Abbau von überalterten Blutzellen (Blutmauserung)
  - Abbau von Gerinnungsprodukten (kleine Blutgerinnsel)
  - Blutbildung vor der Geburt
  - Produktion von Lymphozyten und Antikörpern
  - Phagozytose von Antigenen, pathologischen Mikroorganismen u. a.

Thymus

- **Charakteristika:**
  - Lage: im Mediastinum über dem Herzbeutel
  - Bei Kindern voll ausgebildet (groß), ab dem Jugendalter Zurückbildung und Verfettung, sodass nur noch narbige Reste zurückbleiben
- **Aufgaben:**
  - Prägung der T-Lymphozyten
  - Bildung von Thymushormonen (Thymusfaktoren), welche die Reifung der Immunzellen in den Lymphknoten beeinflussen

Lymphatischer Rachenring (Waldeyer-Rachenring)

- **Charakteristika:**
  - Rachen-, Gaumen-, Zungenmandel, lymphatische Seitenstränge
  - Lymphfollikel im Bereich der Tuben, der Rachenhinterwand und am weichen Gaumen
- **Aufgaben:**
  - Immunabwehr am Eingang des Atem- und Speiseweges
  - Phagozytose von Fremdkörpern
  - Bildung von Antikörpern

Peyer-Plaques

- **Charakteristika:** Ansammlungen von Lymphfollikeln im Dünndarm, v. a. Ileum
- **Aufgaben:**
  - Infektionsabwehr im Darm
  - Weiterverbreitung von immunologischen Informationen

6.2 Pathologie

Übersicht

Erstellen Sie sich eigene Übersichten, um sich die Erkrankungen des Blutes und der lymphatischen Organe strukturiert zu erarbeiten. Nutzen Sie dazu die Kopiervorlagen im Anhang (➤ 27.3.2).
Die Crashkurs-Tabelle (➤ 6.3) listet Symptome, Ursachen, Komplikationen und Diagnostik der prüfungsrelevanten Krankheiten auf.

Prüfungsrelevanz

- Anämien (unterschiedlicher Genese)
- Leukämien (unterschiedliche Formen)
- Polyglobulie, Polycythaemia vera, Plasmozytom, Morbus Hodgkin

Einteilung

Erkrankungen der Erythrozyten	• Anämien • Polyglobulie • Polycythaemia vera
Erkrankungen der Leukozyten	• Leukämien (ALL, AML, CLL, CML) • Morbus Hodgkin, Non-Hodgkin-Lymphome • Plasmozytom
Erkrankungen des Blutgerinnungssystems	Hämophilie
Unspezifische Erkrankungen	• Entzündungen • Infektionen
Erkrankungen des Lymphsystems	• Morbus Hodgkin, Non-Hodgkin-Lymphome • Lymphangitis, Lymphadenitis • Milzerkrankungen (Hypersplenismus)
Notfälle	Akute Blutungsanämie
Infektionskrankheiten mit Beteiligung des Blutes	• HIV-Infektion (AIDS) • Malaria • Mononukleose (Pfeiffer-Drüsenfieber, Kissing-Desease) • Virusbedingte hämorrhagische Fieber (Ebola-, Lassa-, Marburg-, Hanta-Fieber u. a.) • Lymphogranuloma inguinale (Lymphogranuloma venereum)

6.2.1 Diagnostik

Leitsymptome

- **Symptome bei Erkrankungen der Erythrozyten** (allgemeine Anämiesymptome): Blässe, Frieren, trockene und kalte Haut, Schwindel, Konzentrationsstörungen, Müdigkeit, Belastungsdyspnoe, Tachykardie, evtl. Splenomegalie (bei Hämolyse), spezifische Symptome der jeweiligen Anämieform (➤ 6.3)
- **Symptome bei Erkrankungen der Leukozyten:** Infektanfälligkeit, evtl. Hautinfiltrate; zusätzlich bei lymphatischen Leukämien Lymphknotenschwellungen und Splenomegalie, bei myeloischen Leukämien Anämie, hämorrhagische Diathese, Knochenschmerzen, Splenomegalie, Pruritus
- **Symptome bei Thrombozytenstörung:** Blutungsneigung
- **Symptome bei Erkrankungen der Lymphbahnen und -knoten:** lokale (und generalisierte) Entzündungszeichen

Beeinflussende Faktoren

- Lungenerkrankungen (mangelnde Sauerstoffsättigung)
- Nierenerkrankungen (Bildung von Erythropoetin ↑ oder ↑)
- Genetische Faktoren (z. B. angeborene Anämie)
- Nahrungsgewohnheiten (→ Vitamin B_{12}-Mangel)
- Aufenthalt im Hochgebirge (→ Polyglobulie)

Relevante Untersuchungen und Befunde

- **Bei Anämie:**
  - Klinischer Befund
  - Eventuell Milzpalpation
  - Eventuell Nachweis einer Blutungsquelle (TOBS, Urinstix)
  - Blutbild: Erythrozyten-Konstanten, Retikulozyten, Eisenlabor, evtl. Erythropoetin (bei V. a. renale Anämie)
  - Histologischer Befund (bei V. a. Anomalien)
  - Urinstix: Urobilinogen (bei Hämolyse), Erythrozyten (bei Blutungen)
- **Bei Leukämie:**
  - Klinischer Befund
  - Milzpalpation
  - Differenzialblutbild
  - Histologischer Leukozytenbefund
  - Knochenmarkpunktion
  - Lymphknotenpunktat
- **Bei Thrombopenien und -zytopathien:**
  - Klinischer Befund
  - Rumple-Leede-Test
  - Blutlabor: Quick (TPZ), PTT
- **Bei Erkrankungen des Lymphgefäßsystems:**
  - Lymphknotenpalpation
  - Stemmer-Zeichen
  - Lymphangiografie

Die **BSG** ist eine unspezifische Untersuchung v. a. bei V. a. entzündliche Prozesse im Körper. Konkrete Krankheitshinweise erhalten Sie bei stark erhöhter BSG (Sturzsenkung) und bei erniedrigter BSG, da hier differenzialdiagnostisch nur eine geringe Auswahl an Erkrankungen in Frage kommt.

MERKE

- Das **kleine Blutbild** umfasst Erythrozyten-, Retikulozytenzahl, Hämoglobin (Hb), den Hämatokrit-Wert (Hkt), den Färbekoeffizienten, Leukozyten-, Thrombozytenzahl.
- Im **Differenzialblutbild** werden zusätzlich die einzelnen Fraktionen der Leukozyten (neutrophile, eosinophile und basophile Granulozyten, Lymphozyten und Monozyten) differenziert.
- **BSG:**
  - **Referenzbereich** des 1 Std.-Werts: ♂ bis 15 mm, ♀ bis 20 mm (bei älteren Menschen etwas höher)
  - ↑: Entzündungen, Anämie, Leukämie, Nekrosen, Schwangerschaft, Tumoren
  - ↑↑ (Sturzsenkung): Plasmozytom, Neoplasmen (meist mit Metastasen), Autoimmunerkrankungen (z. B. viele rheumatische Erkrankungen)
  - ↓: Polyglobulie, Polycythaemia vera, Sichelzellanämie

6.2.2 Ausgewählte Krankheiten, Hinweise und Tipps

Leukämien und Lymphome

MERKE

Bei der Symptomentrias **Anämie, Infektanfälligkeit** und **Blutungsneigung** müssen Sie immer an eine Leukämie denken.

Da es zahlreiche verschiedene Formen der Leukämien (➤ Tab. 6.1) und Lymphome gibt, die nur histologisch differenzierbar sind, wird kein Prüfer eine exakte Bestimmung verlangen. Sie müssen lediglich in der Lage sein, Hinweise auf diese Erkrankungen klar zu erkennen.

Die Diagnose erfolgt neben dem klinischen Befund über das Lymphknotenpunktat und die mikroskopisch-histologische Untersuchung des Blutes.

Symptome des Morbus Hodgkin (bösartige Erkrankungen des lymphatischen Gewebes):

- Schmerzlose Schwellung einzelner Lymphknotenregionen (v. a. am Hals)
- Schubweise Ausbreitung auf andere Lymphknotenregionen (Stadieneinteilung nach Befall, einseitig oder beidseitig des Zwerchfells)
- Wellenförmiges Fieber, Nachtschweiß
- Immunschwäche
- Typisch, jedoch selten: Schmerz in den Lymphknoten nach Alkoholgenuss

Symptome von Non-Hodgkin-Lymphomen (bösartige Erkrankungen des lymphatischen Gewebes):

- Ähnlicher Verlauf wie Morbus Hodgkin, jedoch frühere Generalisierung des Lymphknotenbefalls
- Hohe Malignität

Tab. 6.1 Merkmale verschiedener Leukämieformen

Akute Leukämien	Chronische Leukämien
ALL (akute lymphatische Leukämie) • Vor allem Kinder betroffen • Beginn wie schwere Infektionskrankheit mit Schüttelfrost und Fieber • Ulzerationen im Mundbereich • Blutungsneigung	**CLL (chronische lymphatische Leukämie)** • Vor allem ältere Männer betroffen • Symmetrische Schwellung der Lymphknoten • Leber- und Milzschwellung • Leukozyten bis 50.000/µl
AML (akute myeloische Leukämie) • Vor allem Erwachsene betroffen • Symptome wie die ALL	**CML (chronische myeloische Leukämie)** • Meist 20.–40. Lj. • Schleichender Beginn • Starke Milzschwellung • Leukozyten bis zu 300.000/µl

6

Anämie

Die Anämie ist selten eine selbständige Erkrankung, sondern entsteht meist konsekutiv aus anderen Defekten, Mängeln u. ä. Die Hintergründe sind vielfältig; deshalb ist die Anämie häufig.

TIPP

Die Anämieformen sind absolut prüfungsrelevant. Sie sollten in der Lage sein, sowohl aus dem klinischen Bild als auch aus dem Laborbefund eine Anämie zu diagnostizieren und sie dann auch genauer zu bezeichnen.

Einteilungskriterien

Sie können Anämien nach verschiedenen Kriterien voneinander differenzieren. Dabei überschneiden sich die daraus entstehenden Kategorien durchaus: So ist z. B. eine Eigenmangelanämie i. d. R. eine mikrozytäre und gleichzeitig hypochrome Anämie.

Ursache

Blutungsanämie	• Innere Blutung (z. B. durch Geschwüre und Tumoren im Urogenital- oder Verdauungstrakt) • Äußere Blutung (z. B. nach Verletzungen)
Mangelanämie	• Eisenmangelanämie (mit vermindertem Hämoglobingehalt) • Vitamin-B_{12}-Mangelanämie (mit gestörter Erythrozytenreifung) • Folsäuremangelanämie (mit gestörter Erythrozytenreifung)
Hämolytische Anämie	• Erythrozyten-Anomalie (Kugelzell-, Sichelzellanämie, Thalassämie) mit erhöhtem Abbau der Erythrozyten in der Milz • Vitamin-B_{12}-, Folsäure-Mangelanämie mit erhöhtem Abbau der zu großen und unreifen Erythrozyten in der Milz • Infektionskrankheiten (v. a. Malaria, Gelbfieber) • Chemisch-toxische Zerstörung der Erythrozyten (z. B. durch Medikamente, Noxen, bei Urämie) • Physikalische Zerstörung der Erythrozyten (z. B. durch künstliche Herzklappe)
Aplastische Anämie (selten)	Gestörte Blutbildung im Knochenmark
Renale Anämie	Gestörte Erythropoese durch Mangel an Erythropoetin (bei Nierenschäden wie Tumoren oder Schrumpfniere)

Größe der Erythrozyten

Mikrozytäre Anämie	Abnorm kleine Erythrozyten (v. a. bei Eisenmangelanämie)
Makrozytäre Anämie	Abnorm große Erythrozyten (meist bei Vitamin-B_{12}- oder Folsäure-Mangelanämie)
Normozytäre Anämie	Normal große, aber zu wenig Erythrozyten (v. a. bei frischer Blutungsanämie)

Hämoglobingehalt der Erythrozyten

Hypochrome Anämie	Mangel an Hämoglobin im einzelnen Erythrozyten (v. a. bei Eisenmangelanämie)
Hyperchrome Anämie	Stärkere Hämoglobin-Beladung der einzelnen Erythrozyten (z. B. bei Vitamin B_{12}-Mangel, wobei die großen Zellen eher abgebaut werden)
Normochrome Anämie	Normal mit Hämoglobin beladene Erythrozyten, die in ihrer Zahl vermindert sind (v. a. bei Blutungsanämie)

Polycythaemia vera und Polyglobulie (➤ Tab. 6.2)

Tab. 6.2 Differenzialdiagnostik von Polycythaemia vera und Polyglobulie

Polycythaemia vera	Polyglobulie
Bösartige Erkrankung des Knochenmarks mit Vermehrung aller Blutzellreihen, v. a. aber der Erythrozyten	Gutartige Vermehrung der Erythrozyten infolge Kompensation einer Sauerstoffunterversorgung (z. B. bei chronischen Lungenerkrankungen, Höhengebirgsaufenthalt) oder bei Überschuss an Erythropoetin
Wie Polyglobulie und zusätzlich: • Subikterus oder Ikterus (Hämolyse ↑) • Häufig trügerisches „rosiges" Aussehen • Pruritus • Blutungsneigung • B-Symptomatik	• Diffuse Hautrötung • Hypertonie • Symptome durch erhöhte Blutviskosität: Dyspnoe (durch erschwerte alveoläre Kapillarperfusion), TIA, Thrombosen • Symptomfreier Verlauf möglich

Lymphangitis

Die Entzündung der Lymphbahnen (Lymphangitis) wird landläufig als „Blutvergiftung“ bezeichnet und ist sehr mit Mythen behaftet („Wenn der rote Strich am Herzen ankommt, stirbt man.“). Tatsächlich ist meist eine flächigere Rötung und Schwellung zu beobachten. Die regionären Lymphknoten können betroffen sein (Lymphadenitis). Als Ursache ist meist eine akute Gewebsentzündung (z. B. Erysipel, Wundinfektion) auszumachen.

Spickzettel

Wenn Sie in der mündlichen Prüfung einen Fall lösen müssen und bereits einen Organverdacht haben, können Sie mit wenigen Fragen und Untersuchungen dieses Organ „checken“. Sie sollten auch wissen, welche Laborparameter zu dem Organ gehören und welcher Facharzt ggf. zuständig ist.

Blut

- **Anamnese, Leitsymptome:** Anämiezeichen, Infektanfälligkeit, Blutungsneigung, evtl. Knochenschmerzen, ggf. B-Symptome
- **Inspektion:** Blässe (auch der Mundschleimhäute und Konjunktiven), Petechien, Hämatome, auch auffallend „rosiges“ Aussehen (Polyglobulie, Polyzythämie), Lymphknotenschwellungen, ggf. Ikterus (hämolytische Anämie)
- **Untersuchung:** Milzpalpation, Lymphknotenpalpation
- **Labor:** Blutbild (kleines und Differenzialblutbild), BSG, Blutgerinnungstests (Laborwerte ➤ Tab. A2 auf der hinteren Umschlaginnenseite)
- **Weiterführende Untersuchungen:** durch den **Hämatologen** (Röntgen, Knochenmarkpunktion, Lymphknotenpunktion)

Lymphatisches System

- **Anamnese, Leitsymptome:** Infekte, Trauma, Operation, Karzinom
- **Inspektion:** Lymphknotenschwellung, Gefäßzeichnungen (Entzündung), Lymphödem
- **Untersuchung:** Lymphknotenpalpation (Schwellung, Verschieblichkeit oder Verbackenheit, schmerzhaft oder schmerzlos), Stemmer-Zeichen
- **Labor:** Lymphknotenpunktion
- **Weiterführende Untersuchungen:** durch den **Internisten, Hämatologen** oder ggf. **Phlebologen** (Röntgen, Lymphangiografie)

6.3 Crashkurs: Erkrankungen des Bluts und lymphatischen Systems (➤ Tab. 6.3)

Tab. 6.3 Symptome, Ursachen, Komplikationen, Hinweise und Diagnostik von hämatologischen und lymphatischen Erkrankungen (Abkürzungen ➤ S. VII)

Erkrankung	Symptome	Ursachen, Komplikationen, Hinweise	Diagnostik
Erkrankungen der Erythrozyten			
Anämie: Charakteristika aller Anämien	• **Symptome der Unterversorgung der Haut:** – Blässe – Frieren – Kalte, rissige, trockene Haut • **Symptome der Unterversorgung v. a. des Gehirns:** – Leistung ↓, Müdigkeit, Konzentration ↓ – Schwindel • **Symptome der Unterversorgung weiterer Organe:** – (Belastungs-)Dyspnoe – Schwäche, rasche Ermüdbarkeit, „Muskelkater" – Zunehmende (schleichende) Insuffizienz verschiedener Organsysteme • **Symptome der Kompensation:** – Tachykardie – Funktionelle Herzgeräusche	➤ Anämie-Differenzierungen	• Anamnese: Befund zu einer ggf. vorliegenden Grunderkrankung • Labor: – Erys – Hb – Hkt – Eisen, Ferritin – Retikulos – Bili
	TIPP In der Prüfung müssen Sie die Anämie als Symptomen-Komplex erkennen. Die weitere Differenzierung nach Art der Anämie folgt im zweiten Schritt. In dieser Übersicht sind nur die häufigen bzw. prüfungsrelevanten Formen aufgenommen.		
Eisenmangelanämie	• Allgemeine Symptome der Anämie • Haarausfall • Mundwinkelrhagaden • Löffelnägel, spröde, brüchige Fingernägel	• 80 % aller Anämien • Eisen-Bedarf ↑ (Schwangerschaft, Stillzeit, Wachstum, Tumoren, Infekte) • Eisenverlust (chronische Blutungen, Hypermenorrhö, Tumoren) • Eisenzufuhr ↓ (Mangelernährung) • Eisenresorption ↓ (Sprue, Morbus Crohn, Anazidität des Magens) • Eisentransportstörung (Transferrin ↓, Dysproteinämie)	• **Hypochrome, mikrozytäre Anämie** • Labor: – Hb ↓ – MCH ↓ – MCV und MCHC ↓ – Serumeisen ↓ – Ferritin ↓ – Transferrin ↑
	MERKE Denken Sie bei normochromer, normozytärer Anämie an folgende Ursachen: • (Innere) Blutungen, Infektionen und Tumoren, die bluten können und ggf. Eisen verbrauchen, was früher oder später zur Eisenmangelanämie führt. • Eine akute, starke Blutung ruft keine Anämie hervor, sondern verursacht einen Schock.		

Tab. 6.3 Symptome, Ursachen, Komplikationen, Hinweise und Diagnostik von hämatologischen und lymphatischen Erkrankungen (Abkürzungen > S. VII) (Forts.)

Erkrankung	Symptome	Ursachen, Komplikationen, Hinweise	Diagnostik
Erkrankungen der Erythrozyten			
Megaloblastäre Anämie	• **Vitamin B_{12}-Mangel-Anämie** (perniziöse Anämie): – Allgemeine Symptome der Anämie – Parästhesien, Polyneuropathie, Ataxie – Hunter-Glossitis, Lackzunge, Lacklippen – Café-au-lait-Haut (Blässe + Subikterus) – Evtl. Splenomegalie – Symptome der Ursache, z. B. chronische Gastritis, Morbus Crohn, Leberschaden • **Folsäuremangel-Anämie:** – Allgemeine Symptome der Anämie – Wie beim Vitamin B_{12}-Mangel, aber ohne Beteiligung des Nervensystems – Arteriosklerose	• Mangelnde Zufuhr (Ernährung) • Verminderte Resorption (Magen, Darm) • Mangelnde Speicherung (Leber, Medikamente oder Noxen als Antagonisten) • Erhöhter Verbrauch (Wachstum, Schwangerschaft)	• **Hyperchrome, makrozytäre Anämie** • Labor: – Erys ↓ – Hb ↓ – MCV ↑ – MCH ↑ – Direktes Bili (↑) – Serumspiegel der Vitamine ↓ – Freies Serumeisen ↑
Hämolytische Anämie	• Allgemeine Symptome der Anämie • (Sub-)Ikterus • (Hepato-)Splenomegalie • Stuhl und Urin dunkler • Café-au-lait-Hautkolorit • Evtl. Pruritus • Evtl. Symptome der Grunderkrankung	• **Ursachen:** – Toxisch (v. a. Medikamente) – Autoimmun (Karzinom, Infekt, Toxine) – Infektionskrankheit (Malaria, Toxoplasmose) – Transfusionskomplikation – Mechanisch (künstliche Herzklappe) – Angeboren (Kugel-, Sichelzellanämie, Thalassämie, Störung der Hämoglobin-Synthese) • **Komplikationen:** – Hämolytische Krise – Folgen der Bilirubinämie (Gallen-, Nierensteine, gastrointestinale Symptome)	Labor: • Hb ↓ • Erys ↓ • Hkt ↓ • Bili, Urobilinogen ↑ • Retikulos ↑ • Ggf. Nachweis von Sichel-, Kugelzellen • Ggf. Coombs-Test • Urin: Urobilinogen (!), Bilirubin
Polyglobulie (Erythrozytose)	• Hautrötung • Zyanose bei Belastung • Hypertonie • Kopfschmerzen, Schwindel • Thrombenbildung • Nasenbluten	• Physiologische Polyglobulie: Kompensation einer Hypoxie (z. B. Aufenthalt im Hochgebirge) durch gesteigerte Erythropoetin-Bildung • Pathologische Polyglobulie: Kompensation einer Hypoxie – Kardiopulmonale Erkrankung – Seltener: Toxine, Medikamente, andere Erkrankungen	• Anamnese • Labor: – Erys > 8 Mio – Hkt ↑ – Hb ↑ – Leukos ↑ (relativ Lymphos ↓) – Erythropoetin ↑ – Evtl. Harnsäure ↑ • Knochenmarkpunktion

Tab. 6.3 Symptome, Ursachen, Komplikationen, Hinweise und Diagnostik von hämatologischen und lymphatischen Erkrankungen (Abkürzungen ➤ S. VII) (Forts.)

Erkrankung	Symptome	Ursachen, Komplikationen, Hinweise	Diagnostik
Erkrankungen der Erythrozyten			
Polyzythämie (Polycythaemia vera/ rubra)	• Diffuse Hautrötung (Gesicht, Extremitäten) • Zyanose • B-Symptomatik • (Hepato-)Splenomegalie • Hypertonie • Anämie • Pruritus • Parästhesien • Thromboseneigung (durch Hkt ↑) • Blutungsneigung (durch Thrombopathie)	• Vermehrung aller Blutzellen mit Überwiegen der Erythropoese • Hyperplastisches Knochenmark mit annähernd normaler relativer Zusammensetzung • **Ursachen:** unbekannt • **Komplikationen:** – Thromboembolien – Leukämie	• Knochenmarkausstrich • Knochenmarkpunktion • Labor: – Erys > 8 Mio – Leukos ↑ (relativ Lymphos ↓) – Thrombos ↑ – Harnsäure ↑, Bili ↑ (Hämolysefolge)
Erkrankungen der Leukozyten			
Leukämien und Lymphome allgemein	• Infektanfälligkeit • Anämie • Hämorrhagische Diathese • B-Symptomatik • Symptome des hohen Zellabbaus: Splenomegalie, Pruritus • LK-Vergrößerung bei lymphatischen Formen • Knochenschmerzen bei myeloproliferativen Formen • Evtl. leukämische Hautinfiltrate • Fieber • Opportunistische Infektionen, orale Schleimhautläsionen (als Ausdruck der Immunschwäche)	• Störung der Blutzellbildung im Knochenmark (myeloproliferante Formen) und/oder in lymphatischen Geweben → Ausbildung inkompetenter Blutzellen • Klassischerweise betreffen einige Leukämieformen primär bestimmte Altersgruppen und zeigen eine unterschiedlich hohe Letalität	• Labor: – Differenzialblutbild – Elektrophorese • Knochenmarkpunktion • LK-Biopsie • Bildgebung: Sono, Rö, CT, MRT
Akute lymphatische Leukämie (ALL)	• Allgemeine Symptome der Leukämie • Meist geringe hämorrhagische Diathese	• Häufig betroffen: Kinder • Stark divergierende Prognose • Risikofaktoren und Auslöser: evtl. genetische Disposition, Strahlen, onkogene Viren, Zytostatika	Labor: • Leukos ↑, ↓ oder normal • Lymphoblasten ↓ • Thrombos ↓
Chronische lymphatische Leukämie (CLL)	• Allgemeine Symptome der Leukämie • Keine hämorrhagische Diathese • Geringe Splenomegalie	• Häufig betroffen: ältere Menschen, v. a. Männer • Oft gute Prognose	Labor: kleine Lymphozyten
Akute myeloische Leukämie (AML)	• Allgemeine Symptome der Leukämie • Im Schub oft stark ausgeprägte Symptomatik (v. a. Knochenschmerzen, Fieber, B-Symptomatik, hämorrhagische Diathese)	Betroffen sind Personen jeden Alters	Labor: • Leukos ↑, ↓ oder normal • Myeloblasten ↑ • Anämie
Chronische Myeloische Leukämie (CML)	• Allgemeine Symptome der Leukämie • Oft ausgeprägte Splenomegalie • Pruritus • Gichtanfälle (Harnsäure ↑)	• Betroffen sind meist Personen mittleren Alters • Prognose unterschiedlich, im Blastenschub letal	Labor: • Leukos ↑ (gesamte myeloische Reihe) • Thrombos evtl. ↑

Tab. 6.3 Symptome, Ursachen, Komplikationen, Hinweise und Diagnostik von hämatologischen und lymphatischen Erkrankungen (Abkürzungen ➢ S. VII) (Forts.)

Erkrankung	Symptome	Ursachen, Komplikationen, Hinweise	Diagnostik
Erkrankungen der Leukozyten			
Morbus Hodgkin (Lymphogranulomatose, Hodgkin-Lymphom)	• Einteilung in verschiedene Stadien je nach LK-Befall: – **I:** nur eine LK-Region (v. a. zervikal, supraklavikulär) – **II:** 2 oder mehr LK-Regionen einer Zwerchfellseite – **III:** diverse LK-Stationen, Milz, extralymphatische Organe – **IV:** diffuser Befall diverser Organe • Fieber (ggf. undulierend als Pel-Ebstein-Fieber) • Infektneigung • B-Symptomatik • Pruritus • Hepatosplenomegalie • Ggf. LK-Schmerzen nach Alkoholgenuss (20 %)	• Granulombildungen im lymphatischen System (von den LK ausgehend) • **Ursachen:** – Unklare Genese – Evtl. auslösende Viruserkrankungen – Evtl. genetische Faktoren • **Komplikationen:** – Metastasen in Leber; Lunge, Knochenmark – Folgeerkrankungen der Immunschwäche	• LK-Palpation • LK-Exstirpation • Lymphangiografie • Labor: – Evtl. o. B. oder Lymphos ↓, Eosinos ↑ – Erys ↓ – LK-Biopsie: Hodgkin- und Sternberg-Reed-Riesenzellen (nicht bei Non-Hodgkin-Lymphom)
Non-Hodgkin-Lymphom (NHL)	Wie Morbus Hodgkin, jedoch: • Lokale, frühere und generalisierte LK-Schwellung • Folgeerscheinungen des Lymphstaus • Symptome weiterer infiltrierter Organsysteme (z. B. GIT, HNO)	➢ Morbus Hodgkin	➢ Morbus Hodgkin
Plasmozytom (Morbus Kahler, Multiples Myelom, B-Zell-Lymphom)	• Knochenschmerzen, Spontanfrakturen • Kopfschmerzen • B-Symptomatik • Starke Infektneigung • Anämie, Blutungs-, Thromboseneigung • Folgen der Hyperkalzämie (v. a. Nephropathie, Retinopathie) • Niereninsuffizienz	• Entartung der B-Lymphozyten im Knochengewebe • Osteolysen • Produktion der gleichen Immunglobuline bzw. deren Teilen • Ursache nicht abschließend geklärt • Sonderform: Bence-Jones-Plasmozytom	• Perkussion der Knochen, v. a. der Schädelkalotte • Labor: – BSG ↑↑ (außer bei Bence-Jones-Plasmozytom) – E'phorese: γ-Globuline ↑ – Krea ↑ – Hkt ↑ (durch Paraproteine) – (Para-)Proteinurie (**cave:** mit Urinstix nicht nachweisbar) • Bildgebung: CT, MRT, Szinti, Rö (Mottenfraßnekrosen an den Knochen, Schrotschussschädel)
Erkrankungen des Gerinnungssystems			
Hämophilie	• Blutungsneigung, unstillbare Blutungen • Vor allem gedeckte Blutungen in Gelenke, Muskeln, Schleimhäute • Oft postoperativ (z. B. nach Zahnextraktion) • Konsekutiv Gelenkschwellung	• Angeborene Gerinnungsstörung • Männer >> Frauen • Hämophilie A: Fehlen oder Inaktivität des Faktors VIII • Hämophilie B: Fehlen oder Inaktivität des Faktors IX	• Familienanamnese • Labor: – PTT ↑ – Quick o. B. – Gerinnungsfaktoren direkt

Tab. 6.3 Symptome, Ursachen, Komplikationen, Hinweise und Diagnostik von hämatologischen und lymphatischen Erkrankungen (Abkürzungen ➤ S. VII) (Forts.)

Erkrankung	Symptome	Ursachen, Komplikationen, Hinweise	Diagnostik
Erkrankungen der Lymphgefäße			
Lymphangitis	• Schmerzlose Schwellung entlang der Lymphbahn der betroffenen Extremität • Von distal nach proximal fortschreitend • Evtl. Fieber • Regionäre LK ↑ • Ggf. Lymphadenitis	• **Ursachen:** lokale bakterielle Infektion (oft Staphylokokken, Streptokokken der Gruppe A) • **Komplikationen:** Sepsis (durch Einmündung der Lymphe in das Blutsystem)	• Inspektion • Palpation • Anamnese
Lymphödem	• Regionäre Schwellung (blass, teigig, nur z. T. eindrückbar, schmerzfrei) • Von distal nach proximal fortschreitend • Zunächst noch Ödemrückgang über Nacht, später dauerhafte Schwellung durch Haut- und Bindegewebsfibrose • Symptome oft einseitig • Positives Stemmer-Zeichen	• **Primäres Lymphödem:** durch anatomische Veränderung der Lymph-Gefäße • **Sekundäres Lymphödem:** durch Verlegungen aufgrund von Entzündungen, Tumoren, Traumen, nach OP, Bestrahlung, durch Medikamente, Herzinsuffizienz	• Inspektion • Palpation • Anamnese
	TIPP Die DD „Ödeme" ist bei vielen Prüfungsämtern beliebt (➤ 25.3.9).		
Infektionskrankheiten mit Beteiligung des Blutes			
HIV-Infektion (AIDS)	• Evtl. **akute HIV-Krankheit/LAS (Lymphadenopathiesyndrom):** – Unspezifische (oft grippale) Symptome (AZ ↓, Kopf-, Gliederschmerzen, evtl. mononukleoseartige Symptomatik) – Indikatorerkrankungen (Candidose, Herpes, Diarrhö, flüchtige unspezifische Hautdefekte) – Flüchtige generalisierte LK-Schwellungen • Symptomarme **Latenzphase:** Monate bis > 10 Jahre • HIV-assoziierte Erkrankungen/ARC (Aids Related Complex): – B-Symptomatik – Wie LAS-Stadium – Zudem Haarleukoplakie, Aphthen, Mykosen, HPV bedingte Zervix-Dysplasien, Durchfall, Herpes zoster, Mononukleose • **AIDS-definierende Erkrankungen/AIDS:** – Persistierende opportunistische Infekte (z. B. Pneumocystis-Pneumonie, ZNS-Toxoplasmose, Kaposi-Sarkom, Non-Hodgkin-Lymphome, Meningitis, Zytomegalie)	• Erreger: Retrovirus HIV • Übertragung: Blut, Sperma, Vaginalsekret • IKZ: bis zur Bildung von AK 1–3 Monate, bis zum Auftreten der Symptome bis zu 10 Jahre • Impfung: nein	• Anamnese: Risiko • Labor: AG- und AK-Nachweis

Tab. 6.3 Symptome, Ursachen, Komplikationen, Hinweise und Diagnostik von hämatologischen und lymphatischen Erkrankungen (Abkürzungen ➤ S. VII) (Forts.)

Erkrankung	Symptome	Ursachen, Komplikationen, Hinweise	Diagnostik
Infektionskrankheiten mit Beteiligung des Blutes			
Malaria	• Wechselfieber: Schüttelfrost + rascher Fieberanstieg und -abfall (bis 40/41 °C) • Fieberanfälle: M. tertiana alle 3 Tage, M. quartana alle 4 Tage, M. tropica unregelmäßig; **cave:** Kombinationen möglich • Splenomegalie, Anämie, Ikterus, Kachexie, evtl. Hepatomegalie • Neue Serien nach einigen Wo., ggf. Spätrückfälle • Evtl. Hepatomegalie • Herz-Kreislauf-Störung • Bei M. tropica schwerer Verlauf, schwierige DD zu Typhus	• Erreger: Plasmodien • Übertragung: Anophelesmücke • IKZ: 10–40 Tage bis 2 Jahre • Impfung: nein • Befall von Leberzellen und Erythrozyten → Hämolyse	• Anamnese: Risiko • Labor: – Blutausstrich und „dicker Tropfen" – AK-Nachweis
Mononukleose (Pfeiffer-Drüsenfieber, Kissing-Disease)	• Oft subklinischer Verlauf • 38–39 °C • AZ ↓ • Kopfschmerzen • LK generalisiert oder regional ↑ • Tonsillitis, Dysphagie • Infektanfälligkeit • Splenomegalie (50 %), evtl. Hepatomegalie	• Erreger: Epstein-Barr-Virus (Herpes-Virus) • Übertragung: Speichel, Körpersäfte • IKZ: 1–3 Wo. • Impfung: nein • Oft langwierig • **Komplikationen:** – Milzruptur – Entzündungen innerer Organe	• Klinik • Palpation der Milz • Labor: – Pfeiffer-Zellen – AK – GOT und GPT ↑ – Hämolyse-Parameter – Thrombos ↓
Virusbedingte hämorrhagische Fieber (Ebola-, Lassa-, Marburg-, Hanta-Fieber u. a.)	• Prodromalstadium: akuter Beginn mit hohem Fieber, Kopf-, Gliederschmerzen, Ü + E • Organphase: – Blutungsneigung (Organe, Haut, Schleimhaut) – Meist Multiorganversagen nach wenigen Tagen bis 2 Wo.	• Erreger: diverse Viren (Marburg-, Ebola-, Lassa-, Hanta-Virus u. a.) • Übertragung: Körpersäfte, Zoonose • IKZ: 3–20 Tage • Impfung: nein	Labor: • Erregernachweis • AK
Lymphogranuloma inguinale (Lymphogranuloma venereum)	• Primäraffekt (10.–14. Tag): geringe Primärläsionen an der Eintrittspforte • AZ ↓ • Befall der LK (1.–4. Wo.): einseitig, hart, schmerzhafte Schwellung, ggf. aufbrechend	• Erreger: Chlamydia trachomatis • Übertragung: **STD,** Schmierinfektion • IKZ: 1–3 Wo. • Impfung: nein • **Komplikationen:** – Lymphstau → Elephantiasis – Sepsis	Labor: Erregernachweis

KAPITEL

7 Endokrinum

7.1 Anatomie und Physiologie

Brainstorming

Bevor Sie mit diesem Kapitel starten, empfehlen wir Ihnen, einmal zu kontrollieren, wieviel Sie ohne Blick in Ihre Bücher zu diesem Thema erläutern können. Machen Sie – am besten mit einem Lernpartner – ein kurzes Brainstorming zu folgenden Themen.

- **Kurzcharakteristik** des Hormonsystems
- **Aufgaben** des Hormonsystems
- **Begriffserklärungen:**
  - Hormone
  - Endokrine Drüse
  - Exokrine Drüse
- **Hierarchie** des Hormonsystems
- Lage, Aufgabe und Hormone folgender **Hormondrüsen:**
  - Hypothalamus
  - Hypophysenvorder- und -hinterlappen
  - Schilddrüse
  - Nebenschilddrüsen
  - Nebennieren
  - Gonaden

Kurzcharakteristik

Das Hormonsystem besteht aus mehreren endokrinen Drüsen und wird v. a. vom Hypothalamus gesteuert. Es hat Einfluss auf zahlreiche Regelsysteme im menschlichen Körper. Dabei fungieren die Hormone als Botenstoffe.

Aufgaben

- Förderung von Wachstum und Entwicklung
- Steuerung von Fortpflanzungsvorgängen
- Mitbeteiligung an Organstoffwechsel und Energiebalance
- Hilfe bei Infektionen, emotionalem Stress, hohen Temperaturen etc.

Begriffserklärungen

- **Hormone:** Botenstoffe, die vielfältige biologische Abläufe im menschlichen Körper sowie auch die psychische Verfassung des Menschen beeinflussen
- **Endokrine Drüse:** Drüse, die ihr Sekret direkt in das sie umgebende Interstitium abgibt, sodass es auf schnellem Wege in die Blutbahn gelangt
- **Exokrine Drüse:** Drüse, die ihr Sekret an die Oberfläche von Haut und Schleimhaut absondert (also z. B. auch ins Darmlumen)

Hierarchie des Hormonsystems (➤ Abb. 7.1)

Anatomie und Aufgaben der Hormondrüsen (➤ Tab. 7.1)

Neben den in den Hormondrüsen und dem Hypothalamus gebildeten Hormonen werden in verschiedenen Organen noch sog. Gewebshormone gebildet:

- **Magen:** Gastrin (➤ 15.1)
- **Dünndarm:** Sekretin, Cholezystokinin-Pankreozymin (➤ 15.1)
- **Nieren:** Renin, Erythropoetin (➤ 18.1)
- **Bauchspeicheldrüse:** Insulin, Glukagon, Somatostatin (➤ 17.1)
- **Herzvorhöfe:** ANP (atrionatriuretisches Peptid = ANF) (➤ 12.1)

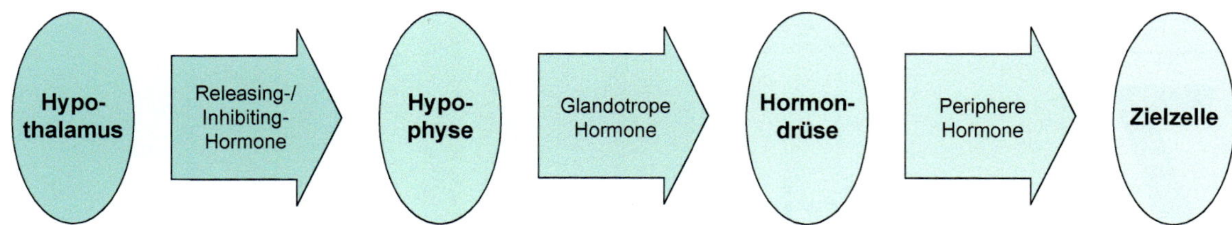

Abb. 7.1 Grundschema des Hormonsystems

Tab. 7.1 Anatomie und Aufgabe der Hormondrüsen

Organ (Anatomie)	Hormone	Aufgaben
Hypothalamus		
Lage: im unteren Abschnitt des Zwischenhirns, an der Hirnbasis um den dritten Ventrikel herum, direkt über dem Hypophysenstiel	• **Releasing-Hormone:** – TRH = Thyreotropin-Releasing-Hormon – CRH = Corticotropin-Releasing-Hormon – Gn-RH = Gonadotropes Releasing-Hormon – PRL-RH = Prolaktin-Releasing-Hormon – GH-RH = Growth-Hormon-Releasing-Hormon (Somatoliberin) • **Inhibiting-Hormone:** – GH-IH = Growth-Hormon-Inhibiting-Hormon (Somatostatin) – PRL-IH = Prolaktin-Inhibiting-Hormon	Stimulierung und Hemmung des Hypophysenvorderlappens durch **Releasing- und Inhibitinghormone** (= Freisetzungs- und Hemmungshormone)
Hypophysenvorderlappen (HVL)		
• Besteht aus Drüsengewebe • „Anhängsel" des Hypothalamus zusammen mit Hypophysenhinterlappen	• TSH = Thyreoidea-stimulierendes Hormon • ACTH = Adrenocorticotropes Hormon • FSH = Follikel-stimulierendes Hormon • LH = Luteinisierendes Hormon	Bildung und Abgabe von **glandotropen Hormonen** (= Hormone, die auf untergeordnete Hormondrüsen einwirken)
	• STH = Somatotropes Hormon (Wachstumshormon = Somatotropin) • Prolaktin • MSH = Melanozyten-stimulierendes Hormon • Bildung zahlreicher Endorphine	Abgabe von peripheren oder **effektorischen Hormonen** (= Hormone, die direkt auf die Zielzellen wirken)
Hypophysenhinterlappen (HHL)		
• Nervengeflecht (Anhängsel des Hypothalamus) • Eingebettet in den Türkensattel (Sella turcica) der Schädelbasis • Speichert die beiden im Hypothalamus gebildeten Hormone	Oxytozin	• Wehenauslösung bei Geburt • Förderung Milcheinschuss beim Stillen
	Adiuretin = Vasopressin = ADH = antidiuretisches Hormon	Verminderung Urinausscheidung → Natrium-Rückresorption ↑
Schilddrüse (Glandula thyreoidea)		
• Lage: vor der Luftröhre, dicht unter dem Schildknorpel • Am Schildknorpel des Kehlkopfs angeheftet und bewegt sich deshalb bei Schluckbewegungen auf und ab • Schmetterlingsförmige Drüse (Gewicht ca. 25 g) • Besteht aus 2 Seitenlappen, die durch den Isthmus verbunden sind • Aufgeteilt in Läppchen, die aus kleinen Bläschen (Follikeln) bestehen • Hormone werden in den Hohlräumen dieser Follikel (im Kolloid) gespeichert	• T_3= Trijodthyronin • T_4= Thyroxin	• Grundumsatz ↑ durch Steigerung der Herztätigkeit • Abbau von Fetten und Glykogen ↑ • Förderung des Längenwachstums • Einfluss auf Reifung des Gehirns • Steigerung des Eiweißaufbaus • Aktivierung des Nervensystems
	Calcitonin	• Hemmung der Freisetzung von Kalzium und Phosphat aus den Knochen → • Serum-Kalziumspiegel ↓

Tab. 7.1 Anatomie und Aufgabe der Hormondrüsen (Forts.)

Organ (Anatomie)	Hormone	Aufgaben
Nebenschilddrüsen (Glandulae parathyreoideae)		
• 4 linsengroße **Epithelkörperchen** • Lage: an der Rückseite der Schilddrüse	Parathormon	• Freisetzung von Kalzium aus den Knochen • An den Nieren Kalzium-Ausschüttung ↓ und Phosphatausscheidung ↑ • Anregung der Kalziumresorption im Darm durch Umwandlung einer Vitamin D-Vorstufe zum Vitamin D-Hormon
Nebennierenrinde		
• Bildet zusammen mit dem Nebennierenmark die Nebenniere, die jeweils zwergenhutförmig der Niere aufsitzt	Zona glomerulosa (direkt unter der Kapsel): Mineralokortikoide (v.a. Aldosteron)	Wirkung auf Wasserausscheidung der Nieren
	Zona fasciculata (liegt in der Mitte): Glukokortikoide (v.a. Cortisol)	• Eiweißabbau, Fettabbau, Glukoneogenese • Entzündungshemmung • Immunsuppression • Hemmung allergischer Reaktionen
• Macht 90 % des Gewichts aus und ist morphologisch in drei Schichten unterteilt, die sich auch funktionell durch die von ihnen produzierten Steroide unterscheiden	Zona reticularis (reicht an Mark heran): Androgene (männliche Sexualhormone; v.a. Testosteron), Progesteron	Förderung des Wachstums von Geschlechtsorganen und Keimdrüsen
Nebennierenmark		
In das Kapillarnetz eingebettetes Nervengewebe	• Adrenalin • Noradrenalin	• „Verlängerter Arm" des vegetativen sympathischen Nervensystems (u.a. Regulation des Gefäßtonus, Beeinflussung des Stoffwechsels) • Neurotransmitter im ZNS (v.a. Noradrenalin)
Gonaden		
Eierstöcke, Hoden	• Östrogene • Gestagene • Progesteron • Testosteron	Steuerung der weiblichen und männlichen Sexualfunktionen

7.2 Pathologie

Übersicht

Erstellen Sie sich eigene Übersichten, um sich die Erkrankungen des Endokrinums strukturiert zu erarbeiten. Nutzen Sie dazu die Kopiervorlagen im Anhang (➤ 27.3.2).
Die Crashkurs-Tabelle (➤ 7.3) listet Symptome, Ursachen, Komplikationen und Diagnostik der prüfungsrelevanten Krankheiten auf.

Prüfungsrelevanz

- Erkrankungen der Schilddrüse
- Cushing Syndrom
- Morbus Addison
- Phäochromozytom
- Hypophysenadenom

Einteilung

Erkrankungen der Hypophyse	• Überfunktion des Hypophysenvorderlappens (Akromegalie, Gigantismus, Morbus Cushing) • Hypophysenvorderlappeninsuffizienz (Hypopituitarismus, hypophysärer Minderwuchs) • Diabetes insipidus
Erkrankungen der Schilddrüse	• Hyperthyreose, Morbus Basedow • Hypothyreose • Euthyreote Struma • Thyreoiditis, Hashimoto-Thyreoiditis • Schilddrüsenkarzinom
Erkrankungen der Nebenschilddrüsen	• Hyperparathyreoidismus • Hypoparathyreodismus
Erkrankungen der Nebennierenrinde	• Cushing-Syndrom • Nebenniereninsuffizienz (Morbus Addison = Bronzehautkrankheit) • Hyperaldosteronismus (Conn-Syndrom)
Erkrankungen des Nebennierenmarks	Phäochromozytom
Notfälle	• Thyreotoxische Krise • Myxödemkoma • Addison-Krise

7.2.1 Diagnostik

Leitsymptome

- **Allgemeine Symptome:**
  - Psychische Veränderungen: Affektstörungen wie Antriebsarmut, Unruhe
  - Vegetative Symptome: Schwitzen, Durchfall, Herzrasen, Gewicht ↑ oder ↓
  - Störungen des Elektrolythaushalts
  - Störungen der Sexualfunktionen: Libidoverlust, Menstruationsstörungen
  - Veränderungen der Haut und Hautanhangsorgane: Trockenheit, Pigmentierungsstörungen, Striae, teigige Ödeme, brüchige Nägel, struppige Haare
  - Wachstumsstörungen: Vergrößerung der Extremitäten, Vergröberung der Gesichtszüge, Kleinwuchs, Riesenwuchs
- **Leitsymptome bei Erkrankungen der Hypophyse:**
  - Störungen der Sexualfunktionen: Libidoverlust, Menstruationsstörungen, Verkleinerung der Geschlechtsorgane (Hoden, Brüste)
  - Wachstumsstörungen: Vergrößerung der Extremitäten, Vergröberung der Gesichtszüge, Minderwuchs
  - Symptome der Schilddrüsen- und Nebennierendysfunktion
  - Polyurie, Polydipsie (bei Diabetes insipidus)
- **Leitsymptome bei Erkrankungen der Schilddrüse:**
  - Struma
  - Antrieb ↑ oder ↓, Schwäche, Nervosität
  - Brüchige Nägel und Haare
  - Gewicht ↑ oder ↓ (teils durch Obstipation oder Durchfall)
  - Hitze- oder Kälteintoleranz
  - Exophthalmus
  - Horner-Trias
- **Leitsymptome bei Erkrankungen der Nebenschilddrüsen:**
  - Symptome der Hyper- bzw. Hypokalzämie
  - Steinbildung, Knochenschmerzen, Magenschmerzen (aufgrund erhöhter Säurebildung)
  - Nervale Übererregbarkeit, Muskelkrämpfe, Parästhesien
- **Leitsymptome bei Erkrankungen der Nebennierenrinde:**
  - Symptome der Erhöhung des Kortisolspiegels (Cushing-Syndrom)
  - Hypertonie, Hypotonie

- Elektrolytverschiebungen, Exsikkose
  - Schwäche, Schwindel, Ohnmacht
- **Leitsymptome bei Erkrankungen des Nebennierenmarks:**
  - Blutdruckkrisen
  - Tachykardie, Tremor
  - Kopfschmerzen

Relevante Untersuchungen und Befunde

Neben der Anamnese und Inspektion, bei der die Leitsymptome erfragt werden, hat die Bestimmung der jeweiligen **Hormonspiegel** erstrangige Bedeutung.

Schilddrüse

- Labor: fT_3 (Triiodthyronin), fT_4 (Thyroxin), TSH (Thyroidea stimulierendes Hormon)
- Schilddrüsenpalpation (Vergrößerung? Knoten?)
- Auskultation (Schwirren über der Schilddrüse bei Hyperthyreose)
- Szintigrafie
- Feinnadelpunktion

7.2.2 Ausgewählte Krankheiten, Hinweise und Tipps

TIPP

Die hormonellen Erkrankungen spielen bei den Prüfungen meist eine untergeordnete Rolle. Ausnahme ist die Schilddrüse, die häufig zum Prüfungsthema gemacht wird. Außerdem sollten Sie einen „hormonellen" Notfall erkennen.

Die Erkrankungen der einzelnen Hormondrüsen leiten sich im Wesentlichen von ihrer **Über- oder Unterfunktion** ab. Oft liegen dem Geschehen Tumoren zugrunde.

Notfallsituationen

Entgleisungen des Hormonsystems (v.a. von Schilddrüse und Nebennierenrinde) können Notfallsituationen provozieren:

- **Thyreotoxische Krise:** hohes Fieber, Hypertonie, extreme Tachykardie, Durchfall und Erbrechen, evtl. Koma
- **Myxödemkoma:** verstärkte Hypothyreose-Symptomatik, Somnolenz, Untertemperatur, Krampfanfälle, Atemstörung
- **Addison-Krise** (typische Erstmanifestation des Morbus Addison): Schock, Unruhe, Heißhunger, Durchfall, Erbrechen, Bewusstseinsstörungen bis zum Koma, Exsikkose

Cushing-Syndrom und Morbus Cushing

Ursachen

- **Cushing-Syndrom:** erhöhte Konzentration von Kortisol im Plasma durch
  - Störung des Hypothalamus-Hypophysen-Systems
  - Adenom der Nebennierenrinde
  - ACTH-bildenden Tumor (paraneoplastisch)
  - Überdosierung von Kortisonpräparaten
- **Morbus Cushing:** erhöhte Konzentration von Kortisol im Plasma durch ACTH-produzierenden Tumor des Hypophysenvorderlappens

Leitsymptome

Bei beiden Erkrankungen entwickeln sich folgende Symptome:

- Zeichen der Fettverteilungsstörung (Vollmondgesicht, Stammfettsucht, Stiernacken)
- Hirsutismus
- Hypertonie (90 %), Ödeme, Plethora
- Hautzeichen (Striae rubrae, Striae cutis atrophica, Petechien, Akne)
- Störungen im Stütz- und Bewegungsapparat: Osteoporose, Hüftkopfnekrose, Wirbelsäulenschmerzen, Muskelschwäche
- Depressive Verstimmung
- Glukosetoleranz ↓ (sekundärer Diabetes mellitus)
- Bei Kindern Wachstumshemmung
- Amenorrhö, Libido und Potenz ↓

Phäochromozytom

- **Ursachen:** Überfunktion des Nebennierenmarks meist durch gutartige, selten durch bösartige Tumoren, die Katecholamine und evtl. Dopamin produzieren
- **Leitsymptome:**
  - Anfallsartige Blutdruckkrisen mit Angstgefühlen, Herzrasen, Schweißausbrüchen, mitunter ausgelöst durch die Bauchpresse (beim Stuhlgang) oder durch Nikotin
  - Massive Urinmenge im Anfall
  - Tachykardie, Kopfschmerzen, Tremor, manche Patienten leiden auch unter Dauerhypertonie
- **Diagnostik:**
  - Katecholamine im Blut und Urin ↑
  - Szintigrafie des Nebennierenmarks

TIPP

Das Phäochromozytom wird – wahrscheinlich wegen der Namensähnlichkeit – oft mit dem Plasmozytom (➤ 6.3) verwechselt.

Erkrankungen der Schilddrüse

Da die Schilddrüsenerkrankungen sowohl für die Prüfung als auch für den späteren Praxisbetrieb sehr wichtig sind, sollen diese noch einmal gesondert im Überblick dargestellt werden. Sie werden eingeteilt in:

- **Entzündungen:**
  - Akute Thyreoiditis
  - Chronische Thyreoiditis (Hashimoto)
  - Subakute Thyreoiditis
- **Erkrankungen mit Struma:**
  - Euthyreote Struma
  - Hyperthyreose
  - Morbus Basedow
  - Hashimoto-Thyreoiditis
  - Hypothyreose
- **Bösartige Erkrankungen:** jeder Knoten muss auf Bösartigkeit abgeklärt werden
- **Autoimmunerkrankungen:**
  - Hashimoto-Thyreoiditis
  - Morbus Basedow
- **Notfälle**
  - Thyreotoxische Krise
  - Myxödemkoma

Relevante Untersuchungen und Befunde

- fT_3 (Triiodthyronin), fT_4 (Thyroxin), TSH (Thyroidea stimulierendes Hormon)
- Schilddrüsenpalpation (Vergrößerung? Knoten?)
- Auskultation (Schwirren über der Schilddrüse bei Hyperthyreose)
- Szintigrafie
- Feinnadelpunktion

Struma

Strumen werden unterschiedliche kategorisiert – nach Größe, Entstehung oder Binnenstruktur. Dabei gibt es verschiedene Definitionen. Die einfachste ist folgende Stadieneinteilung:

- **Stadium I:** nur über bildgebende Verfahren feststellbar
- **Stadium II:** tastbar
- **Stadium III:** sichtbar

Bösartige Schilddrüsentumoren

- **Ursachen:** Entartung des Follikelepithels, selten der Calcitonin-produzierenden C-Zellen
- **Leitsymptome:**
  - Schilddrüsenvergrößerung mit Knotenbildung
  - Schluckbeschwerden
  - Heiserkeit
  - Metastasierung in Nackenlymphknoten, Knochen und Lunge
- **Diagnostik:**
  - Sonografie
  - Szintigrafie
  - Feinnadelpunktion
  - Bei unsicherer Diagnose OP

CAVE

Jeder Knoten der Schilddrüse muss schulmedizinisch abgeklärt werden.

Hyper- und Hypothyreose (➤ Tab. 7.2)

Tab. 7.2 Typische Merkmale der Hyper- und Hypothyerose

Hyperthyreose	Hypothyreose
Nervosität, Schlafstörungen, feinschlägiger Tremor	Antriebsarmut, Müdigkeit, depressive Verstimmung
Tachykardie	Bradykardie
Oft Hypertonie (systolisch betont → große Blutdruckamplitude)	Meist Hypotonie
Wärmeempfindlichkeit	Kälteempfindlichkeit
Feuchte, warme, samtige Haut, Schwitzen	Kühle, blasse, trockene Haut
Struppige Haare (evtl. Haarausfall)	Struppige Haare
Durchfall mit Gewichtsverlust bei gutem Appetit	Obstipation mit Gewichtszunahme
Prätibiales Myxödem (bei Morbus Basedow)	Generalisiertes Myxödem
Exophthalmus (evtl. bei Morbus Basedow)	

Zwei Formen der Thyreoiditis (➤ Tab. 7.3)

Tab. 7.3 Vergleich der typischen Merkmale wichtiger Thyreoiditiden

Morbus Basedow	Hashimoto-Thyreoiditis
Autoimmunkrankheit mit Überproduktion von fT_3 und fT_4	Autoimmunerkrankung mit bindegewebiger Umwandlung des Schilddrüsengewebes
• Merseburger Trias • Prätibiales Myxödem (50 %) • Symptome der Hyperthyreose	• Symptomarm • Evtl. zunehmende Schilddrüsenvergrößerung • Manchmal vorübergehende Hyperthyreose, später Hypothyreose
• Autoantikörpersuche • Körperliche Untersuchung • Keine bleibende Delle bei Druck auf das Myxödem	• BSG ↑, evtl. Lymphozytose • Autoantikörper

Paraneoplastische Syndrome

Hormonelle Störungen können auch im Rahmen einer Tumorerkrankung als sogenannte **paraneoplastische Syndrome** auftreten. Das Tumorgewebe produziert Hormone, die dann zu einer entsprechenden Symptomatik führen. Häufig tritt dies im Zusammenhang mit einem Bronchialkarzinom auf (Produktion von PTH, ADH usw.). Weitere Beispiele sind das Cushing-Syndrom oder das Karzinoid (➤ 15.3). Fragen Sie bei unklaren hormonellen Störungen auch die B-Symptomatik ab, damit Sie ggf. einen Tumor nicht übersehen.

Spickzettel

Wenn Sie in der mündlichen Prüfung einen Fall lösen müssen und bereits einen Organverdacht haben, können Sie mit wenigen Fragen und Untersuchungen dieses Organ „checken". Sie sollten auch wissen, welche Laborparameter zu dem Organ gehören und welcher Facharzt ggf. zuständig ist.

Hormonsystem allgemein

- **Anamnese, Leitsymptome:** Polydipsie, Polyurie, Menstruations-, Libido-, Potenzstörungen, Schlafstörungen
- **Inspektion:** Stammfettsucht, Wachstumsstörungen, Hautauffälligkeiten (z. B. Pigmentierung, Hirsutismus, brüchige Nägel und Haare), Struma
- **Labor:** Hormonspiegel (die genauen Werte müssen Sie i. d. R. nicht kennen)
- **Weiterführende Untersuchungen:** durch den **Endokrinologen** (Ausschluss raumfordernder Prozesse im Gehirn)

Schilddrüse

- **Anamnese, Leitsymptome:** Globusgefühl und/oder Engegefühl im Hals, Heiserkeit, trockene, struppige Haare, Gewichtszunahme oder -abnahme, Hitze- oder Kälteintoleranz, Nervosität, Antriebschwäche, Durchfall, Verstopfung
- **Inspektion:** Struma, obere Einflussstauung, Tremor, Exophthalmus
- **Untersuchung:** Schilddrüsenpalpation, Auskultation (Schwirren)
- **Labor:** fT_3, fT_4, TSH basal, TRH, Autoantikörper
- **Weiterführende Untersuchungen:** durch den **Internisten** oder **Endokrinologen** (Feinnadelpunktion, Szintigrafie)

7.3 Crashkurs: Erkrankungen des Endokrinums (> Tab. 7.4)

Tab. 7.4 Symptome, Ursachen, Komplikationen, Hinweise und Diagnostik von Erkrankungen des Endokrinums (Abkürzungen > S. VII)

Erkrankung	Symptome	Ursachen, Komplikationen, Hinweise	Diagnostik
Erkrankungen der Hypophyse			
Diabetes insipidus	• Polyurie und Asthenurie (fehlende Harnkonzentrierung) • Polydipsie (bis zu 25 l/Tag)	ADH-Mangel aufgrund HHL-Defekt oder Störung der ADH-Rezeption an den Nierentubuli	• Labor: Serumanalyse • ADH-Test, Dursttest
HVL-Insuffizienz (Hypopituitarismus)	• Symptome des Ausfalls von Schilddrüse, Keimdrüsen und Nebennieren, z. B.: – Libido- und Potenz ↓ – Hautatrophie, Pigmente, sekundäre Körperbehaarung ↓ – Grundumsatz ↓ – RR ↓ (→ Leistungsabfall) • Evtl. Chiasma-Syndrom bei Tumoren	• **Ursachen:** – Ausfall der HVL-Hormone – Chronisch durch Ischämie, Tumor, Entzündung, Autoimmunprozesse (z. B. Sarkoidose) – Akut durch Trauma, OP, Infekt • **Komplikationen:** hypophysäres Koma bei zusätzlicher physischer oder psychischer Belastung • **Sonderfall Sheehan-Syndrom:** postpartal bei anämischer Hypoxie oder exzessiver Oxytocingabe	• Klinik • Labor: Hormonspiegel • Gesichtsfeldprüfung • CT, MRT, Rö
Hypophysärer Minderwuchs	• Wohlproportionierter, aber puppenhafter Körperbau • Genitale Entwicklung ↓	• Ab 2. Lj. STH-Ausschüttung ↓ • Geburtstrauma	• Labor: Hormonspiegel • CT, MRT, Rö
Akromegalie, Gigantismus (hyperphysärer Riesenwuchs)	• Akromegalie: – Vergrößerung von Händen und Füßen – Vergröberung von Nase, Unterkiefer, Augenbrauenregion – Makroglossie – Arthropathien – Verdickungen und Hypertrophien sämtlicher Weichteile und Organe möglich (→ z. B. Hypertonie) – Libido, Potenz ↓ • Gigantismus zusätzlich: – Proportionierter Riesenwuchs – Evtl. diabetische, insulinresistente Stoffwechsellage	• STH-Ausschüttung ↑ • Meist HVL-Adenom • Vor dem Epiphysenschluss kommt es zum Gigantismus, danach zur Akromegalie	• Labor: – Wachstumshormone ↑ – Lymphozyten und Eosinophile ↓ • CT, Rö
Morbus Cushing	• Zeichen der Fettverteilungsstörung (Vollmondgesicht, Stammfettsucht, Büffel- oder Stiernacken) • Hypertonie (90 %) • Hautzeichen (Striae rubrae, Petechien, Akne) • Störungen des Stütz- und Bewegungsapparats (z. B. Osteoporose) • Depressive Verstimmung • Glukosetoleranz ↓ (sekundärer Diabetes mellitus) • Bei Kindern Wachstumshemmung • Amenorrhö, Libido und Potenz ↓ • Hirsutismus	• ACTH-Ausschüttung ↑ (evtl. durch Tumor) • **Hinweis:** bei adrenalen und anderen hypophysären Entstehungsgründen spricht man vom **Cushing-Syndrom**	• Labor: – Kortisol ↑ – ACTH ↑ • Spezialtests zur DD zwischen hypophysär-hypothalamischer, adrenaler und paraneoplastischer Ursache • CT, Rö

Tab. 7.4 Symptome, Ursachen, Komplikationen, Hinweise und Diagnostik von Erkrankungen des Endokrinums (Abkürzungen ➤ S. VII) (Forts.)

Erkrankung	Symptome	Ursachen, Komplikationen, Hinweise	Diagnostik
Erkrankungen der Schilddrüse			
Hyperthyreose	• Hypertonie: v. a. systolischer Wert ↑ → RR-Amplitude ↑ • Tachykardie • Feuchte, warme Haut • Wärmeintoleranz • Tonus ↑ (feinschlägiger Tremor, Nervosität, Schlafstörung, Dyspnoe) • Orbitopathie: Lidödeme, Tränenfluss, Entzündung • Dünne Haare, Haarausfall • Durchfall → Gewicht ↓, **cave:** Obstipation schließt Hyperthyreose nicht aus	Autonomes, meist benignes Adenom	• Auskultation: Schwirren über der Schilddrüse • Labor: – fT_3, fT_4, TSH – Anti-TPO-AK – MAK/TAK • Szintigrafie, Sonografie, Rö, CT • Biopsie
Morbus Basedow	• Merseburger Trias: Struma, Tachykardie, Exophthalmus • Ggf. prätibiales Myxödem • Zeichen der Hyperthyreose bei jüngeren Patienten, bei älteren oft atypischer Verlauf	Autoimmunprozess	➤ Hyperthyreose
Thyreotoxische Krise (hyperthyreote Krise)	• **Stadium I:** Forcierung aller Symptome der Hyperthyreose, Muskelschwäche und Adynamie bis zum Delir • **Stadium II:** Bewusstseinsstörung, Somnolenz • **Stadium III:** thyreotoxisches Koma (= Basedow-Koma) mit Kreislaufversagen (durch massive Dehydrierung, z. B. wegen Brechdurchfall); ggf. mit Nebenniereninsuffizienz	• Jodgabe bei unbehandelter Hyperthyreose • Schwere Erkrankungen • OP • Jodhaltige Rö-Kontrastmittel • Radiojodtherapie	➤ Hyperthyreose
	CAVE Bei der thyreotoxischen Krise handelt es sich um einen Notfall.		
Hypothyreose	• RR ↓ • Bradykardie • Kalte, trockene Haut • Dünne Haare • Kälteintoleranz • Tonus ↓ • Evtl. Orbitopathie • Obstipation • Ödeme mit Gewicht ↑ • Anämie • Depression • Myxödem (Einlagerung von Mukopolysacchariden)	TSH-Ausschüttung ↓ (evtl. nach Thyreoiditis)	➤ Hyperthyreose

7

Tab. 7.4 Symptome, Ursachen, Komplikationen, Hinweise und Diagnostik von Erkrankungen des Endokrinums (Abkürzungen ➤ S. VII) (Forts.)

Erkrankung	Symptome	Ursachen, Komplikationen, Hinweise	Diagnostik
Erkrankungen der Schilddrüse			
Myxödemkoma (hypothyreotisches Koma)	• Hypothermie (< 30 °C) • Bradykardie • Hypoventilation • Obstipation • Evtl. Myxödem	Unbehandelte Hypothyreose	➤ Hyperthyreose
	CAVE Beim Myxödemkoma handelt es sich um einen Notfall.		
Thyreoiditis	• Schmerzen (Ohr, Nacken) • Lokale Lymphknoten ↑ • Dysphagie • Entzündungszeichen	• Formen: akut, subakut, chronisch • Auslöser evtl. Viren, autoimmun, Infektionen (Lues, Tbc), Strahlentherapie	• Auskultation: Schwirren über der Schilddrüse • Labor: Entzündungsparameter
Hashimoto-Thyreoiditis	• Oft lange symptomlos • Ggf. Schilddrüsenvergrößerung • Evtl. zunächst Hyperthyreose, später Hypothyreose	• **Ursachen:** chronisches Autoimmungeschehen durch Zerstörung des Schilddrüsengewebes • **Risikofaktoren:** – Frauen – Familiäre Disposition – Gravidität als Auslöser – Häufige Tonsillitiden	Labor: • BSG ↑ • Leukos o. B. • Anti-TPO-AK • MAK, TAK
Malignome der Schilddrüse	• Schluckunverschieblichkeit der Schilddrüse gegen die Luftröhre • Heiserkeit • Dysphagie • Horner-Trias • Derbe Knoten und Struma	• **Ursachen:** – Häufig Entartung des Follikelepithels – Strahlentherapie – Familiäre Disposition • **Komplikationen:** Metastasen (Schädel, Wirbelsäule, Lunge, Skelett)	• Palpation • Sonografie • Szintigrafie • Biopsie
Erkrankungen der Nebenschilddrüsen			
Hypoparathyreoidismus	• Tetanisches Syndrom, Parästhesien • Chvostek- und Trousseau-Zeichen positiv • Psychische Symptome • Störungen an Haut, Nägeln, Haaren	• Hypokalzämie (Parathormon ↓) • Schilddrüsen- oder Kehlkopf-OP	Labor: • Phosphat ↑ • Kalzium ↓ • PTH ↓

7

Tab. 7.4 Symptome, Ursachen, Komplikationen, Hinweise und Diagnostik von Erkrankungen des Endokrinums (Abkürzungen ➤ S. VII) (Forts.)

Erkrankung	Symptome	Ursachen, Komplikationen, Hinweise	Diagnostik
Erkrankungen der Nebenschilddrüsen			
Hyperparathyreoidismus	• Polyurie mit Exsikkose und RR ↓ • Erbrechen • Atonie • Adynamie • Stein-, Bein-, Magenpein (Folgen der Hyperkalzämie): Nierensteine u. a. Organschäden, Osteomalazie, gastrointestinale Symptome	Parathormon im Serum ↑ (Adenom oder sekundär reaktiv)	• Labor: – PTH ↑ – Kalzium ↑ – Vitamin D • Knochendichtemessung
	CAVE Unbehandelt kann ein Hyperparathyreoidismus zur hyperkalzämischen Krise führen mit Oligurie oder Anurie und Bewusstseinseintrübung bis hin zum Koma.		
Erkrankungen der Nebenniere			
Cushing-Syndrom	➤ Morbus Cushing	• Glukokortikoide ↑ ↑ • Iatrogen • NNR-Hyperplasie, andere Neoplasien • **Hinweis:** bei hypophysären Entstehungsgründen spricht man vom **Morbus Cushing**	• Labor: – Kortisol ↑ – BZ ↑ • Spezialtests zur DD zwischen hypophysär-hypothalamischer, adrenaler und paraneoplastischer Ursache • CT, Rö
Morbus Addison (chronische NNR-Insuffizienz, Bronzehautkrankheit)	• Adynamie (im Tagesablauf ↑) und Asthenie (Kraftlosigkeit) • Appetit ↓ → Gewicht ↓ • RR ↓ • Störungen des Mineral-, Wasser- und Säure-Basen-Haushalts (hypotone Dehydratation bei intrazellulärer Hyperhydratation, Azidose) • BZ ↓, Insulinempfindlichkeit ↑ • Pigmentstörung: bronzefarbene Hyperpigmentierung (v. a. Mund, Handlinien, Narben), Vitiligo • Anazidität: Ü+E	• Kortisol- und Aldosteron-Ausschüttung ↓ (kompensatorisch ACTH ↑ mit MSH ↑) • Autoimmun (80 %), Infekt, Tumor, Tbc	• Labor: – Kortisol ↓ – Natrium ↓ – Magnesium ↓ – Chlorid ↓ – Kalium ↑ – Hypoglykämie • CT (Tumorausschluss)
Addison-Krise (akute NNR-Insuffizienz, adrenerger Schock)	• Hypovolämie mit Kollaps, Bewusstlosigkeit durch Aldosteronmangel • Hypoglykämie, Apathie, Somnolenz, Bewusstlosigkeit durch Kortisolmangel • **Cave:** Koma → Notfall!	• Morbus Addison (akute Belastung oder typische Erstmanifestation) • Durch Einblutung oder Meningokokken-Sepsis (Waterhouse-Friderichsen-Syndrom)	➤ Morbus Addison
	CAVE Bei der Addison-Krise handelt es sich um einen Notfall.		

Tab. 7.4 Symptome, Ursachen, Komplikationen, Hinweise und Diagnostik von Erkrankungen des Endokrinums (Abkürzungen ➤ S. VII) (Forts.)

Erkrankung	Symptome	Ursachen, Komplikationen, Hinweise	Diagnostik
Erkrankungen der Nebenniere			
Conn-Syndrom (Hyperaldosteronismus)	• Symptome der hypokaliämischen Hypertonie: – Polydipsie, Poly-, Nykturie – Hypertonie, Kopfschmerzen – Muskelschwäche – Obstipation • Ggf. tetanische Symptome, Parästhesien, Herzrhythmusstörungen	Aldosteron-Ausschüttung ↑ • Primär: z. B. Adenom • Sekundär: z. B. Medikamente, Nierentumor, Phäochromozytom, Hyperthyreose, Bartter-Syndrom	• Hyperkaliurie • Labor: – Aldosteron ↑ – Renin ↓
Phäochromozytom	• Anfallsartige Hypertonie (bis 300 mmHg systolisch) mit Kopfschmerzen, Angina pectoris • Starke vegetative Beschwerden: Tachykardie, Tremor, innere Unruhe, Schweißausbrüche • Hyperglykämie	Neoplasma des NNM (Adrenalin und Noradrenalin ↑)	• Harn: Vanillin-Mandelsäure ↑ • Plasma, Harn: Katecholamine ↑ • Sonografie, Szintigrafie, CT

KAPITEL

8 Nervensystem

8.1 Anatomie und Physiologie

Brainstorming

Bevor Sie mit diesem Kapitel starten, empfehlen wir Ihnen, einmal zu kontrollieren, wieviel Sie ohne Blick in Ihre Bücher zu diesem Thema erläutern können. Machen Sie – am besten mit einem Lernpartner – ein kurzes Brainstorming zu folgenden Themen.

- **Kurzcharakteristik** und **Aufgaben** des Nervensystems
- **Einteilung** des Nervensystems nach funktionellen und anatomischen Gesichtspunkten
- Wichtige **Strukturen des Gehirns**
- Aufbau des **Rückenmarks**
- Spinalnerven
- Aufbau einer **Nervenzelle (Neuron)**
- **Neurotransmitter**
- **Hirnnerven** und ihre Aufgaben

Kurzcharakteristik und Aufgaben

Das Nervensystem ist neben dem endokrinen System das vorrangige Informationssystem des Körpers. Es erfasst, bewertet und speichert Reize vom Inneren und Äußeren des Körpers und setzt sie in spontane oder langfristig wirkende Reaktionen oder Regelmechanismen um.

Einteilung

Funktionelle Gesichtspunkte

- **Somatisches (willkürliches) Nervensystem:**
  - regelt alle willkürlichen Bewegungen
  - Afferenter Neuronenverlauf: Sinnesrezeptoren → sensible Nervenfasern → ZNS
  - Efferenter Neuronenverlauf: ZNS → motorische Nervenfasern → quergestreifte Muskeln
- **Vegetatives (unwillkürliches) Nervensystem:**
  - Regelt lebenswichtige Organtätigkeiten
  - Sympathikus und Parasympathikus

Anatomische Gesichtspunkte

- **Zentrales Nervensystem (ZNS):**
  - Gehirn
  - Rückenmark
- **Peripheres Nervensystem:**
  - Nervenbahnen zwischen Peripherie und ZNS
  - Hirnnerven

Wichtige Strukturen des Gehirns

- **Verlängertes Mark (Medulla oblongata):** Atem-Kreislauf-Zentrum, Stoffwechsel, Reflexe (z. B. Husten, Niesen, Schlucken, Würgereiz), Durchleitung der Hirnnerven IX–XII
- **Brücke (Pons):** Schaltstation zwischen Groß- und Kleinhirn
- **Mittelhirn (Mesencephalon)** mit rotem und schwarzem Kern (Nucleus ruber und Substantia nigra): Zentren der Bewegung; bildet mit Medulla oblongata und Pons den Hirnstamm
- **Kleinhirn (Cerebellum):** Kontroll- und Koordinationszentrum der Bewegung
- **Zwischenhirn (Diencephalon)** mit **Thalamus** (Sensibilität, Seh-, Riechfunktion, „Tor des Bewusstseins") und **Hypothalamus** (übergeordnetes Zentrum des Endokrinums) mit anhängender **Hypophyse**
- **Großhirn (Cerebrum)** mit subkorticalen Kernen (Basalganglien) und zwei **Großhirnhälften,** die in je vier Lappen mit unterschiedlichen Funktionen unterteilt sind:
  - Seitenlappen: sensibles Rindenfeld
  - Stirnlappen: motorisches Rindenfeld
  - Hinterhauptslappen: Sehrinde
  - Schläfenlappen: Hörrinde

- **Limbisches System:** Zentrale aller endokrin und vegetativ gesteuerten Verhaltensweisen wie Triebe und Instinkt; zuständig für die affektive Tönung des Gesamtverhaltens
- **Vier Hirnventrikel** (Hirnhöhlen): gefüllt mit Liquor (teilweise auch Bildung des Liquors)
- **Hirnhäute (Meningen)** von innen nach außen: weiche Hirnhaut **(Pia mater),** Spinngewebshaut **(Arachnoidea),** harte Hirnhaut **(Dura mater)**

Aufbau des Rückenmarks

- **Häute** (Meningen)
- **Außenzone:**
  - **Weiße Substanz** mit Hinter-, Seiten- und Vorderstrangbahnen; aufsteigend-sensorisch bzw. absteigend-motorisch
  - **Pyramidenbahnen,** motorisch und efferent
- **Innenzone: graue Substanz** (Schmetterlingssubstanz) mit Vorder-, Seiten- und Hinterhorn; Vorder- und Hinterwurzel

Spinalnerven

Die Spinalnerven haben folgende Wurzeln (Anschlussstellen zum Rückenmark):

- **Vorderhorn:** efferent-motorische Fasern → ziehen zur Skelettmuskulatur
- **Seitenhorn:** efferent-vegetative Fasern → ziehen zu den Eingeweiden
- **Hinterhorn:** afferent-sensible Fasern → leiten Impulse von der Peripherie zum ZNS
- **Cauda equina** (ab ca. LWK2)

Aufbau einer Nervenzelle (Neuron)

- **Zellleib** (mit Zellkern, Kernkörperchen, Nissl-Schollen)
- **Dendriten**
- **Axon** (mit Axonhügel, Myelinscheide, Glia-[= Schwann-] Zellen, Schwann-Scheide und Ranvier-Schnürringen)
- **Synaptisches Endbäumchen** mit **synaptischen Endplatten**

Neurotransmitter

Botenstoffe, die an chemischen Synapsen die Erregung von einer Nervenzelle auf andere Zellen übertragen:

- Amine: Acetylcholin, Adrenalin, Noradrenalin, Dopamin, Serotonin und Histamin
- Aminosäuren
- ATP

Hirnnerven und ihre Aufgaben (> Tab. 8.1)

Tab. 8.1 Die 12 Hirnnerven

Nummer	Hirnnerv	Funktion
I	N. olfactorius	Riechnerv
II	N. opticus	Sehnerv (auch: Stellung der Ziliarmuskeln)
III	N. oculomotorius	Augenbewegungsnerv
IV	N. trochlearis	Augenrollnerv
V	N. trigeminus	• Dreigeteilter Nerv • Versorgung von Gesichtshaut, Schleimhaut, Kaumuskeln
VI	N. abducens	Augenabziehnerv
VII	N. facialis	Innervation der Gesichtsmuskulatur
VIII	N. vestibulocochlearis	Hör- und Gleichgewichtsnerv
IX	N. glossopharyngeus	Zungen-Rachen-Nerv, Geschmackswahrnehmung
X	N. vagus	• Wichtigster Nerv des parasympathischen Nervensystems • Versorgung verschiedener Bezirke im Kopf-, Brust- und Bauchbereich • Hemmung der Herztätigkeit
XI	N. accessorius	Versorgung von M. trapezius und M. sternocleidomastoideus
XII	N. hypoglossus	Zungenbewegung

8.2 Pathologie

Übersicht

Erstellen Sie sich eigene Übersichten, um sich die Erkrankungen des Nervensystems strukturiert zu erarbeiten. Nutzen Sie dazu die Kopiervorlagen im Anhang (➤ 27.3.2).
Die Crashkurs-Tabelle (➤ 8.3) listet Symptome, Ursachen, Komplikationen und Diagnostik der prüfungsrelevanten Krankheiten auf.

Prüfungsrelevanz

- Meningitis, Multiple Sklerose, Morbus Parkinson sowie Notfälle
- Polyneuropathie, Hirntumoren, Epilepsie
- Apoplex, Schädel-Hirn-Trauma, Hirnblutungen

Einteilung

Neuromuskuläre Störungen	• Polyneuropathie (PNP) verschiedener Ursache • Myasthenia gravis
Entzündliche Erkrankungen	• Multiple Sklerose • Meningitis
Anfallsleiden	Epilepsie
Gefäßbedingte Erkrankungen (Blutung, Ischämie)	• Subdurales Hämatom • Epidurales Hämatom • Subarachnoidalblutung • TIA, PRIND • Apoplex
Extrapyramidale Störungen und degenerative Erkrankungen	• Demenz • Morbus Parkinson • Morbus Alzheimer • Amyotrophe Lateralsklerose (ALS)
Traumata	• SHT: Grad I = Commotio cerebri (Gehirnerschütterung), Grad II = Contusio cerebri (Hirnprellung), Grad III = Compressio cerebri (Hirnquetschung) • Lumbago (Hexenschuss) • Bandscheibenvorfall (Prolaps) • Cauda-Syndrom
Tumoren	• Maligne Hirntumoren • Gutartige Tumoren (Neurinome)
Erkrankungen des peripheren Nervensystems	• Dupuytren-Kontraktur • Karpaltunnelsyndrom • Horner-Syndrom
Infektionskrankheiten mit Beteiligung des Nervensystems	• Botulismus • Borreliose • FSME • Leptospirosen • Meningitis, Meningoenzephalitis, Enzephalitis • Poliomyelitis • Tetanus • Tollwut • Toxoplasmose
Notfälle	• SHT • Apoplex • Meningitis • Cauda-Syndrom

8.2.1 Diagnostik

Das Fachgebiet Neurologie ist für viele Prüfungskandidaten eine Art „rotes Tuch". Nicht selten bekommen wir Äußerungen zu hören wie: „Das Nervensystem ist der reinste Horror für mich." Dies bezieht sich häufig auch auf die zahlreichen neurologischen Tests, die auf den ersten Blick verwirrend erscheinen. Doch bei näherer Betrachtung erklären sie sich mit gesundem Menschenverstand. Zur weiteren Beruhigung: Es ist noch kein HPA durch eine Prüfung gefallen, wenn er z. B. den Namen eines bestimmten Tests nicht wusste. In der Regel sind die Prüfer zufrieden, wenn man die wichtigsten Untersuchungen kennt und zu den häufiger geprüften Krankheiten die wichtigsten Befunde benennen kann.

TIPP

- Unterteilen Sie zu Ihrer besseren Übersicht den neurologischen Status (neurologische Untersuchungen) in Gruppen: Eigenreflexe, Fremdreflexe, Pyramidenbahnzeichen und Kleinhirntests, Sensibilitätsprüfung sowie Meningismus-Zeichen. Manchmal freut sich ein Prüfer bereits, wenn Sie Ihre Untersuchungsmöglichkeiten in dieser allgemeinen Struktur benennen – auch ohne einzelne Tests aufzuführen.
- Im Anhang finden Sie eine kurze Beschreibung aller hier genannten Tests und Zeichen (➤ 27.2.1).

Leitsymptome

- **Nerven(leitungs)störungen:** Tonusveränderungen der Muskulatur, Lähmungen wie Hemiplegie, Hemi- bis Tetraparese, Sensibilitätsstörungen (PNP), neurologische Defizite im Dermatom (z. B. gestörtes Temperaturempfinden), Ausfall von Hirnnerven (z. B. Faszialisparese), Kraftverlust
- **Bewegungsstörungen:** Ataxie, Intentions- bzw. Ruhetremor (Münzzählphänomen), Koordinationsdefizite, plötzliches Einknicken oder Hinfallen (Drop attacks), Schwindel, Störungen des Gangbildes (z. B. Storchengang [= Stepper- oder Treppensteiggang]), Hypokinese, Akinese, Rigor
- **Schmerzen:** Kopf, Gesicht, Ausstrahlung in die Extremitäten; Meningismus
- **Sprache, Sprechen:** Aphasie (zentrale Sprachstörung), skandierende („abgehackte") Sprache, Leseschwäche, Schluckbeschwerden (Dysphagie)
- **Bewusstseinsstörungen:** Verwirrtheit, Bewusstseinstrübung, Somnolenz, Koma
- **Psychische Störungen:** Orientierungs-, formale und inhaltliche Denk-, Wahrnehmungs-, massive Merkstörungen, depressive Verstimmung, Stimmungslabilität, Affektstörungen, Demenz
- **Begleitsymptome:**
  - Sehstörungen (v. a. Doppelbilder, Gesichtsfeldausfälle, unklares Sehen, Nystagmus), Aurasehen
  - Hirndruckzeichen: Kopfschmerzen, Bradykardie, Hypertonie, zerebrales Fieber, schwallartiges Nüchternerbrechen, Dyspnoe, zunehmende Somnolenz, Anisokorie
  - Harninkontinenz oder -verhalt, Stuhlinkontinenz
  - Wallenberg-Syndrom: Drehschwindel, Erbrechen, Heiserkeit, Nystagmus, Trigeminusparese, Gaumensegellähmung, Sensibilitätsstörungen
  - Gestörte Schweiß-, Speichel- und Talgdrüsensekretion (z. B. Salbengesicht)

Risikofaktoren

- **Familiäre Disposition**
- **Zerebrale Durchblutungsstörungen:** z. B. Arteriosklerose, arterielle Embolie, entzündliche Gefäßerkrankungen; erhöhtes Risiko durch:
  - Trauma
  - Tabakkonsum, Alkoholkonsum, nerventoxische Stoffe (Berufsanamnese)
  - Fettstoffwechselstörungen
  - Medikamente (v. a. Ovulationshemmer)
  - Verminderte Flüssigkeitszufuhr
- **Vorerkrankungen:** Diabetes mellitus, Hypertonie, Arteriosklerose, Herz(klappen)schäden, Endokarditis, Herzrhythmusstörungen, Hirntumor, metastasierender Tumor, Lues, Leberfunktionsstörung, Infektionen, Wirbelsäulenschäden, Polyglobulie

Relevante Untersuchungen und Befunde

- **Augen:** Anisokorie, Pupillenentrundung, Lichtstarre, Gesichtsfeldausfälle, Horner-Trias, Nystagmus
- **Bewegungsabläufe:** Paresen, Spastik, Koordinationsstörungen
- **Organuntersuchungen:** Herz, Kreislauf, Gefäße, Endokrinum, Leber
- **Weiterführende Untersuchungen:** EMG, EEG, MRT, CT, Rö, Dopplersonografie, Angiografie, Liquoruntersuchung

Reflexstatus

Die in ➤ Tab. 8.2 erläuterten Reflexe sollten Sie in der Prüfung sicher testen können.

Neurologische Tests

Folgende einfach durchzuführende Tests sollten Sie in der Prüfung beschreiben können. Im Anhang werden sie kurz erläutert (➤ 27.2.1).

Tab. 8.2 Neurologische Reflexe und ihre Durchführung

Reflex	Durchführung → Reflexantwort	Segment
Fremdreflex		
Bauchhautreflex	Kräftiges Bestreichen des Bauchs in 3 untereinander liegenden Linien von der Seite Richtung Mittellinie → Verziehung des Bauchnabels zur bestrichenen Seite hin	Th6–Th12, Pyramidenbahn
Eigenreflexe		
Bizepssehnenreflex (BSR)	Finger des Behandlers liegt bei gebeugtem Arm des Patienten auf der Bizepssehne → bei Schlag gegen den Finger weitere Beugung im Ellenbogengelenk	C5/6
Radiusperiostreflex (RPR)	Schlag auf die Kante des Radiusköpfchens → Beugung im Ellenbogengelenk	C5/6
Trizepssehnenreflex (TSR)	Schlag auf die Trizepssehne oberhalb des Ellenbogens bei angehobenem Oberarm und herabhängendem Unterarm → Streckung des Armes	C7/8
Patellarsehnenreflex (PSR)	Schlag auf die Patellarsehne unterhalb der Kniescheibe bei gebeugtem Knie oder herabhängendem Unterschenkel → Streckung im Kniegelenk	L(2)/3/4
Achillessehnenreflex (ASR)	Bei kniendem Patienten Schlag auf die Achillessehne oberhalb der Ferse → Plantarflexion des Fußes	S1/2, L5
Babinski-Reflex (wichtigstes Pyramidenbahnzeichen)	Bestreichen des Fußes von der Ferse im Bogen Richtung Großzehe mit spitzem Gegenstand → pathologisch bei Spreizung der Zehen (sog. „pathologischer Reflex")	Pyramidenbahn

- **Kleinhirn-Tests:** Romberg-Stehversuch, Unterberger-Tretversuch, Rebound-Test, Finger-Nase-Versuch, Knie-Hacke-Versuch, Diadochokinese-Test (z. B. „Glühbirnen-Test")
- **Meningismuszeichen:** Brudzinski-, Kernig-, Lasègue-, Dreifuß-Zeichen
- **Pyramidenbahnzeichen:** z. B. Babinski-, Oppenheim-, Gordon-, Chaddock-Tests
- **Hirnnerventests**
- **Sensibilitätsprüfung:**
  - Oberflächensensibilität: Kälte, Wärme (Realisierung eines Reizes durch kalten bzw. warmen Gegenstand); Schmerz bzw. Feinsensibilität (Realisierung einer Schmerzauslösung mit spitzem Gegenstand bzw. Pinsel)
  - Tiefensensibilität und Vibrationsempfinden: Realisierung der Stimmgabel-Vibration, 2-Punkt-Diskrimination, Mirroring-Test
- **Ischias-Test:** Lasègue-Zeichen
- **Schreibtests, Tests zur Merkfähigkeit, Mini-Mental-Test**
- **Fremdreflexe:** Bauchhaut-, Glabella-, Kremaster-, Analreflex

TIPP

Lernen Sie die Hirnnerven- und Kleinhirntests besonders sorgfältig. Da diese vergleichsweise ohne großen Aufwand in der Prüfung erklärt werden können, sind sie ein bevorzugtes Thema.

8.2.2 Ausgewählte Krankheiten, Hinweise und Tipps

Morbus Parkinson und Multiple Sklerose

Da diese beiden Erkrankungen ab und zu abgefragt und dann oft in einem Atemzug genannt werden, scheint die Gegenüberstellung der wichtigsten Leitsymptome mit Gemeinsamkeiten und Gegensätzen sinnvoll (➤ Tab. 8.3). In der Praxis sind die beiden Erkrankungen allerdings so verschieden, dass sie **keine wirkliche Differenzialdiagnose** zueinander darstellen.

Tab. 8.3 Unterschiede und Gemeinsamkeiten bei Morbus Parkinson und Multipler Sklerose

Parameter	Morbus Parkinson	Multiple Sklerose
Definition	Häufigste Erkrankung des fortgeschrittenen Alters aufgrund Degeneration dopaminerger Neurone in der Substantia nigra des Mittelhirns	Entzündliche Erkrankung des ZNS mit herdförmiger Entmarkung sowie Schädigung von Axonen; tritt v. a. bei Frauen zwischen dem 20. und 40. Lj. auf
Trias	Tremor, Rigor, Hypokinese	Tremor, Nystagmus, Gangataxie
Tremor	Ruhetremor („Münzenzählen", „Pillendrehen")	Intentionstremor
Sprache	Leise, monoton	Skandierend (abgehackt)
Gangbild	Langsam, kleinschrittig, fehlende Mitbewegung der Arme, Fallneigung	Gangunsicherheit, Stolpern → Ataxie
Psychische Komponenten	Depression, Reizbarkeit, Stimmungslabilität, Demenz	Depression (häufig im Wechsel mit Euphorie)
Vegetative Symptome	Harnverhalt	Inkontinenz (Blasenlähmung)
Sonstige Symptome	Salbengesicht	Sehstörungen (v. a. Doppelbilder)
Relevante Untersuchungen	Zahnradphänomen, Kipp-Versuch, Kopffalltest	Pyramidenbahnzeichen, Kleinhirntests, Fremdreflexe (v. a. Bauchhautreflex), Liquoruntersuchung

Meningismus – Meningitis

Um Verwechslungen vorzubeugen: **„Meningismus"** bezeichnet einen Symptomenkomplex, der bei Hirnhautreizung auftritt (v. a. bei Gehirntraumata, Meningitis). Zu den Symptomen zählen Kopfschmerzen, Nackensteifigkeit, Opisthotonus, Überempfindlichkeit gegen alle Reize (v. a. Licht) und schwallartiges Erbrechen.

Die **„Meningitis"** hingegen ist – worauf die Endung „-itis" bereits verweist – eine Entzündung der Hirnhäute, bei der dieser Symptomenkomplex (Meningismus) auftritt. Zusätzlich besteht (bei bakterieller Infektion meist hohes) Fieber, das beim Meningismus eher fehlt oder nur mäßig ausgeprägt ist.

CAVE

Meningismus erfordert immer eine sofortige schulmedizinische Abklärung (Notarzt!).
Eine **Meningokokken-Sepsis** (Waterhouse-Friderichsen-Syndrom) bei einer Meningokokkenmeningitis erfordert allerschnellstes Handeln (hochdosierte Antibiose), weil sie innerhalb von Stunden schwere Schäden bedingt und ohne Behandlung tödlich wirkt.

Apoplex

Der Schlaganfall ist eine häufige Erkrankung, die oft schwerwiegende Lähmungen nach sich zieht. Um die Folgeschäden so gering wie möglich zu halten, ist eine sofortige intensivmedizinische Versorgung nötig.

CAVE

Rufen Sie sofort den Notarzt, wenn „schlagartig" eines oder mehrere Symptome auftreten: Fazialislähmung (Herabhängen von Augenlid und Mundwinkel), Sprachstörungen, Schluckstörungen oder Symptome einer Halbseitenlähmung (z. B. schlaffe Hand, die nicht regelgerecht koordiniert werden kann).

Hirnblutungen

Ab und zu sind Hirnblutungen Prüfungsthema. Die gemeinsamen Symptome sind **Hirndruckzeichen** und **Meningismus.** Je nach Art der Blutung treten folgende spezifische Symptome auf:

- **Subarachnoidalblutung:** plötzlich „stärkster Kopfschmerz, den ich je hatte"
- **Epidurales Hämatom:**
  - Kurze Bewusstlosigkeit
  - Danach symptomfreies Intervall (Minuten bis Stunden)
  - Okulomotoriusparese (weite Pupille, Auge schaut nach seitlich unten)
- **Subdurales Hämatom:**
  - Meist alte Menschen betroffen
  - Oft nur geringfügiges Trauma (z. B. „Kopf angestoßen")
  - Akut: ähnlich wie epidurales Hämatom
  - Chronisch: langsam fortschreitende Symptomatik (Tage bis Monate; v. a. Kopfschmerzen, Persönlichkeitsveränderungen, Schläfrigkeit)

Spickzettel

Wenn Sie in der mündlichen Prüfung einen Fall lösen müssen und bereits einen Organverdacht haben, können Sie mit wenigen Fragen und Untersuchungen dieses Organ „checken". Sie sollten auch wissen, welche Laborparameter zu dem Organ gehören und welcher Facharzt ggf. zuständig ist.

- **Anamnese, Leitsymptome:** Sensibilitätsstörungen, Parästhesien, Lähmungen, Muskelschwäche bzw. erhöhter Muskeltonus, Bewegungsstörungen, Tremor, Sprachstörungen, psychische Störungen, Bewusstseinseinschränkungen
- **Inspektion:** z. B. Anisokorie, Horner-Trias, herabhängender Mundwinkel
- **Untersuchung:** Reflexstatus, Kleinhirntests, Hirnnerventests, Pyramidenbahnzeichen
- **Labor:** Liquoruntersuchung
- **Weiterführende Untersuchungen:** durch den **Neurologen** (v. a. EEG, EMG, MRT, CT)

8.3 Crashkurs: Erkrankungen des Nervensystems (> Tab. 8.4)

Tab. 8.4 Symptome, Ursachen, Komplikationen, Hinweise und Diagnostik von Erkrankungen des Nervensystems (Abkürzungen > S. VII)

Erkrankung	Symptome	Ursachen, Komplikationen, Hinweise	Diagnostik
Neuromuskuläre Störungen			
Polyneuropathie (PNP)	• Parästhesien (v. a. peripher) • Schmerzen • Sensibilitätsstörungen (strumpf- und handschuhförmig bei Diabetes mellitus) • Evtl. motorische Ausfälle (Parese, Reflexe ↓) • Ataxie	• Toxisch: Alkohol, Medikamente, Bleivergiftung • Endotoxisch: Diabetes mellitus, Urämie, Leberschäden • Vaskulär: arterielle Durchblutungsstörung • (Post)infektiös: Botulismus, Herpes zoster, Borreliose, Diphtherie • Paraneoplastisch, endokrin, metabolisch	• Anamnese (Grunderkrankung) • Klinik • Sensibilitätsprüfung • Reflexstatus
Myasthenia gravis	• Muskelschwäche: – Zunehmend bei Muskelarbeit und im Tagesverlauf – Bevorzugt an Gesichts- und Rachenmuskulatur (ein- oder beidseitige Ptosis, Okulomotoriuslähmung → Doppelbilder, Kau-, Schluck-, Sprechstörungen) • **Cave:** myasthenische Krise (Atemlähmung möglich)	Autoimmunerkrankung mit Bildung von AG, die sich gegen den Acetylcholinrezeptor richten → Störung der neuromuskulären Übertragung an der motorischen Endplatte	• Labor: AK gegen ACh-Rezeptoren • Ermüdungstests • EMG • CT
Entzündliche Erkrankungen			
Multiple Sklerose	• Kleinhirnsymptomatik: u. a. Charcot-Trias (Intentionstremor, Nystagmus, Gang-Ataxie bzw. skandierende Sprache) • (Dreh-)Schwindel, Doppelbilder • Dysphagie • Spastische Parese, Paraplegie (Lähmung zweier symmetrischer Extremitäten) • Auffälliger Reflexstatus (differente Reflexe, pathologische Reflexe [Babinski], Bauchhautreflex) • Sexualfunktionen ↓ • Inkontinenz • Psychosyndrom: Affektlabilität, Depression, ggf. Euphorie und Demenz	• Entzündliche Erkrankung der Myelinscheiden (→ Entmarkung) • **Ursachen:** unklar, evtl. autoimmun durch Virusinfekt (Slow-Virus-Infektion) • **Verlaufsfomen:** – Schubförmig progredient (30 %) – Chronisch progredient – Schubförmig rezidivierend-remittierend (zu Beginn 80 %)	• Klinik • Neurologischer Status • EEG • MRT, CT • Labor: spezifische Serumuntersuchung • Lumbalpunktion

Tab. 8.4 Symptome, Ursachen, Komplikationen, Hinweise und Diagnostik von Erkrankungen des Nervensystems (Abkürzungen ➤ S. VII) (Forts.)

Erkrankung	Symptome	Ursachen, Komplikationen, Hinweise	Diagnostik
Anfallsleiden			
Epilepsie	• Prodromi: Unruhe, Reizbarkeit, Absencen • Aura: Parästhesien, Zuckungen, abnorme Wahrnehmungen (optische, akustische Halluzination) • Tonische Phase: generalisierter Muskelspasmus, Initialschrei, szenische Abläufe (Automatismen: Aphasie, Apraxie usw.) mit Sturz, Apnoe, Pupillenreaktion ↓, Opisthotonus • Klonische Phase: rhythmische Zuckungen, Zungenbiss, Schaum vor dem Mund, Urinabgang • Terminalschlaf: Amnesie für das Ereignis • Je nach **Form** unterschiedliche Symptome: – **Generalisiert:** Grand-mal-Anfall, Petit-mal-Anfall – **Fokal:** z. B. Jackson-Anfall (von distal nach proximal oder vom Gesicht ausgehend), psychomotorische = komplex-partielle bzw. fokale Anfälle • **Cave:** Status epilepticus → Notfall!	• **Ursachen:** Störung der Glia-Zellen (oft stressende Auslöser wie Noxen, Schlafstörung) – Primäre Epilepsie (55 %): unbekannte Ursachen (familiäre Disposition) – Sekundäre Epilepsie (45 %): infolge Hinschädigung, z. B. durch Sauerstoffmangel, (perinatale) Infektionen (Enzephalitis), Trauma, Raumforderung, Stoffwechselstörung (infolge von Alkoholismus, Fieber, Hyperglykämie, Urämie) • **Komplikationen:** Status epilepticus	• Anamnese • Klinik • EEG • CT, MRT
Gefäßbedingte Erkrankungen (Blutungen, Ischämie)			
Subdurales Hämatom (akut oder chronisch)	• Akut: ähnlich wie ➤ epidurales Hämatom • Chronisch: langes symptomfreies Intervall (bis zu 2 Monaten) • Kopfschmerzen • Halbseitensymptomatik • Pupillenveränderung • Bewusstseinstrübung • Hirndruckzeichen • Oft Hypo-, dann Hyperreflexie	**Risikofaktoren** der venösen Sickerblutung: • Alte Menschen (Risikogruppen: Alkoholiker, Epileptiker) • Meist geringes Trauma ausreichend	• Anamnese: Trauma? • Klinik • Reflexstatus • Pupillenreflexe • CT, Angiografie, Sonografie • EEG
Epidurales Hämatom	• Kurze Bewusstlosigkeit, danach mehrstündiges symptomfreies Intervall • Erneute Eintrübung, Pupillenveränderung (Pupillen weit, Anisokorie) • Evtl. Hemiplegie	Arterielle Blutung zwischen Dura mater und Schädelkalotte durch: • Ruptur der A. meningea media nach Schädelfraktur (meist) • Ggf. auch ohne Fraktur, v. a. bei Kindern	➤ Subdurales Hämatom
Subarachnoidalblutung	• Plötzlich stärkster Kopfschmerz • Meningismus • Erbrechen • Schweißausbruch • Selten Bewusstlosigkeit • **Cave:** Notfall!	• **Ursachen** der Blutung in den Subarachnoidalraum: Ruptur eines Aneurysmas, arteriovenöses Angiom, hämorrhagische Diathese, Hirntumor, Leukämie • **Komplikationen:** Gefäßspasmus mit irreversiblen neurologischen Ausfällen	➤ Subdurales Hämatom

Tab. 8.4 Symptome, Ursachen, Komplikationen, Hinweise und Diagnostik von Erkrankungen des Nervensystems (Abkürzungen > S. VII) (Forts.)

Erkrankung	Symptome	Ursachen, Komplikationen, Hinweise	Diagnostik
Gefäßbedingte Erkrankungen (Blutungen, Ischämie)			
TIA, PRIND (= **t**ransitorisch **i**schämische **A**ttacke, **p**rolongiertes, **r**eversibles, **i**schämisches, **n**eurologisches **D**efizit)	• Symptome je nach Lokalisation (sog. Herdsymptome) • leichte Symptome bei TIA und PRIND, **evtl. Vorboten für Apoplex:** – Schwindel, Ohrensausen – Konzentrationsschwäche, Erinnerungslücken – Schmerzen (Stirn, Augen, Schläfen) – Evtl. Lähmungserscheinungen – Sensibilitätsstörungen – Zeitliches Auftreten der Symptome je nach Klassifizierung: – **TIA:** < 24 Std. mit kompletter Rückbildung – **PRIND:** max. 1 Woche mit kompletter Rückbildung	• **Ursachen** der plötzlichen Hirnperfusionsstörung: arterielle Embolie, Thrombose (85 %) oder intrazerebrale Blutung (15 %) • **Risikofaktoren:** – Hypertonie – Nikotinabusus – Antikonzeptiva – Herzerkrankungen – Diabetes mellitus – Polyglobulie	• Anamnese • EKG • EEG • CT, MRT, Dopplersonografie
Apoplex (apoplektischer Insult, Schlaganfall)	• Evtl. Bewusstlosigkeit (kurz bis Koma), ggf. Sturz • Lähmungen, Hemiplegie der kontralateralen Seite (zunächst schlaff, später spastisch) • Sensibilitätsstörungen • Zentrale Fazialislähmung (Herunterhängen von Augenlid, Wange, Mundwinkel, Speichelfluss) • Aphasie • Inkontinenz • Schluckstörungen • Schock • Ggf. Hirndruckzeichen • **Cave:** Notfall!	• Überbegriff für alle vaskulär bedingten, neurologischen ischämischen Ausfallerscheinungen mit oft schlagartigem Beginn • **Ursachen:** – Ischämie des Gehirns (85 %): thrombotischer Gefäßverschluss, arterielle Embolie – Intrazerebrale Massenblutung (15 %)	• Neurologische Tests • CCT, MRT • Dopplersonografie
Extrapyramidale Störungen und degenerative Erkrankungen			
Demenz	• **Kognitive Störungen:** – Gedächtnis ↓ – Orientierung ↓ – Denken ↓ – Urteilsfähigkeit ↓ – Intelligenz ↓ • **Psychische Verstimmung,** teils Psychose	Chronisch progrediente degenerative Erkrankung des Gehirns mit folgenden **Ursachen:** • Primäre Demenz (70 %): v. a. Alzheimer-Demenz unklare Genese • Sekundäre Demenz infolge anderer Grunderkrankungen (20 %): – Epilepsie, Rötelnenzephalitis – Morbus Alzheimer, Morbus Pick, Chorea Huntington, Morbus Parkinson, Multiple Sklerose – Ggf. auch durch chronische Intoxikation	Je nach Grunderkrankung

Tab. 8.4 Symptome, Ursachen, Komplikationen, Hinweise und Diagnostik von Erkrankungen des Nervensystems (Abkürzungen ➤ S. VII) (Forts.)

Erkrankung	Symptome	Ursachen, Komplikationen, Hinweise	Diagnostik
Extrapyramidale Störungen und degenerative Erkrankungen			
Morbus Parkinson, Parkinson-Syndrom	• Neuromuskulärer Hypertonus mit Trias Rigor, Tremor, Hypokinese • Muskelschmerzen, -verspannungen, Parästhesien • Dysphagie • Obstipation, Harnretention • Depression • Salbengesicht (Talgabsonderung ↑)	• Gestörtes Gleichgewicht zwischen Dopamin (↓), Acetylcholin (↑) durch Degeneration dopaminhaltiger Zellen • **Ursachen:** – 80 % idiopathisch (Morbus Parkinson): unklare Ursache – Parkinson-Syndrom: medikamenteninduziert, toxisch, postinfektiös u. a. • Altersgipfel: 70.–80. Lj.	• Anamnese • Klinik • Neurologische Tests • CT, MRT
Morbus Alzheimer	• **Frühsymptome:** Kopfschmerzen, Schwindel, Leistungsstörungen • **Folgesymptome** (psychische Symptome): – Nachlassen der Vigilanz (Bewusstseinsklarheit, Wachheit) – Ablehnung von Neuem, soziales Desinteresse – Aggressivität – Depression • **Symptome der Demenz:** – Gedächtnisausfälle – Abnahme intellektueller Fähigkeiten – Konzentrationsstörungen – Desorientierung zu Zeit, Ort, Person – Schreib- und Sprachstörungen	• **Ursache:** Demenz mit diffuser progredienter Atrophie der Hirnrinde, Neuronenverlust und Neurotransmitterverarmung • Altersgipfel: 50.–60. Lj.	• Eingen-, Fremdanamnese • Demenz-Diagnostik (z. B. Mini-Mental-Status-Test) • CT, MRT
Amyotrophe Lateralsklerose (ALS)	• Muskelatrophie: Schwäche, Krämpfe • Pyramidenbahnzeichen • Spasmen • Hirnnervensyndrome • Später Ateminsuffizienz, Dysphagie	**Ursachen:** • Degeneration des 1. und 2. Motoneurons • Unklar, evtl. toxisch, infektiös oder genetisch	• MRT, EMG • Biopsie
Traumata			
SHT Grad I: Commotio cerebri (Gehirnerschütterung)	• Evtl. kurze Bewusstseinsstörung • Amnesie • Kopfschmerzen, Schwindel • Ü + E • Kreislauflabilität • Konzentrations- und Gedächtnisstörungen	• **Ursachen:** Trauma • **Verlauf:** folgenlose Ausheilung, da keine Hirnsubstanzschädigung	• Klinik • CT, MRT, Röntgen, Dopplersonografie • EEG • Ggf. Lumbalpunktion
SHT Grad II: Contusio cerebri (Hirnprellung)	• Wie ➤ Commotio cerebri • Bewusstseinsstörung kurz oder länger • Zerebrale Herdsymptome (Lähmungen, Krämpfe) • Gefahr eines Hirnödems • Ggf. Hirndruckzeichen	• **Ursachen:** Trauma • **Verlauf:** mit Hirnsubstanzschädigung, Durchgangssyndrom; kann Dauerschäden hinterlassen	SHT Grad 1

Tab. 8.4 Symptome, Ursachen, Komplikationen, Hinweise und Diagnostik von Erkrankungen des Nervensystems (Abkürzungen ➤ S. VII) (Forts.)

Erkrankung	Symptome	Ursachen, Komplikationen, Hinweise	Diagnostik
Traumata			
SHT Grad III: Compressio cerebri (Hirnquetschung)	• Symptome wie ➤ gefäßbedingte Erkrankungen • Entwicklung von Symptomen wie nach Gewebsläsionen • Ggf. Hirndruckzeichen	• **Ursachen:** Trauma • **Verlauf:** Hirnsubstanzschädigung und Blutung (auch als Komplikation der Contusio)	SHT Grad 1
Bandscheibenläsionen	• **Protrusio** (Vorwölbung, Hexenschuss, **Lumbago**): keine Wurzelkompression, deshalb keine Nervenbeteiligung, keine Schmerzausstrahlung, keine Sensibilitätsstörungen • **Diskusprolaps (Bandscheibenvorfall):** – Dauerhafte Schmerzen mit Schonhaltung – Klopfschmerz (im Dermatom) – Nervenbeteiligung mit ausstrahlendem Schmerz und Sensibilitätsstörungen – Evtl. Paresen	• **Ursachen:** mechanische Wurzelreizung oder -kompression • Meist HWS oder ISG betroffen, häufig mit Reizung des N. ischiadicus und Ischialgie • Reversibel	• Anamnese • Klinik • Reflexstatus • Sensibilitätsprüfung • Lasègue-, Kernig-Zeichen
Kauda-Syndrom	• Schlaffe Lähmung • Schmerzen • Sensibilitätsstörungen (Reithosenanästhesie) • Blasen- und Mastdarmstörungen • **Cave:** Notfall!	**Ursachen:** Läsion der Cauda equina durch Prolaps, Tumor, Fraktur	➤ Bandscheibenläsionen
Tumoren			
Hirntumor	Abhängig von Größe und Lokalisation: • Kopfschmerzen • Epileptische Anfälle • HOPS (hirnorganisches Psychosyndrom) • Zunehmende Hirndruckzeichen • Hormonelle Erkrankungen bei Hypophysentumor	• **Ursachen:** – Unklar – Metastasen • **Komplikationen:** – Hydrozephalus – Apoplex	• CCT, MRT • Stauungspapille • Biopsie • Lumbalpunktion • Tumormarker
Periphere Nervenläsionen			
Karpaltunnelsyndrom (Medianuskompressionssyndrom)	• Daumenballenatrophie • Zunächst nächtliche Missempfindungen im Arm und in der Hand (Kribbeln, Schwellungsgefühl) • Später Feinmotorik- und Gefühlsstörungen	**Ursachen:** Kompression des Karpaltunnels und Beeinträchtigung des N. medianus durch Entzündung, Überbelastung, aber auch bei Schwangerschaft, Hypothyreose, Diabetes mellitus	• Sonografie • EMG
Horner-Syndrom	Trias: • Miosis • Ptosis • Enophthalmus	• Schädigung des N. sympathicus • **Ursachen:** Stellatum-Blockade, Läsion des Plexus brachialis (z. B. bei Pancoast-Tumor)	• Klinik • Symptome der Grunderkrankung

Tab. 8.4 Symptome, Ursachen, Komplikationen, Hinweise und Diagnostik von Erkrankungen des Nervensystems (Abkürzungen ➤ S. VII) (Forts.)

Erkrankung	Symptome	Ursachen, Komplikationen, Hinweise	Diagnostik
Infektionskrankheiten mit Beteiligung des Nervensystems			
Botulismus	• (Oft moderate) GIT-Symptome: Ü + E, Obstipation, Diarrhö, Meteorismus • Paresen von kranial nach kaudal: Sehstörungen (v. a. Doppelbilder), trockene Mundschleimhaut, Dysphagie • Selten Fieber	• Übertragung: kontaminierte anaerob verpackte Nahrung • Erreger: Clostridium botulinum • IKZ: Std. bis 8 Tage • Impfung: nein • **Komplikationen:** Atemlähmung • **Cave:** bei Verdacht muss rasch ein Antitoxin verabreicht werden	Stuhl, Blut, ggf. Erbrochenes → Nachweis der Erreger bzw. Toxine
Borreliose (Lyme-Borelliose)	Multisystemerkrankung (bevorzugt Frühsommer und Herbst) in 3 Stadien: • Stadium I: LK ↑, (bis 2 Wo.), F + S, AZ ↓, **Erythema migrans,** Myalgie • Stadium II: PNP, (Meningo-)Enzephalitis, Myalgie, Myokarditis • Stadium III: Arthritiden **(Lyme-Arthritis),** Lymphozytom, PNP → **Neuroborreliose**	• Erreger: Borrelia burgdorferi • Übertragung: Zeckenbiss • IKZ: meist 3–40 Tage • Impfung: nein • Akut-lokalisiert (wenige Tage nach Infektion) • Subakut-disseminiert (Wo. bis Mo. nach Infektion) • Chronisch (Jahre bis Jahrzehnte nach Infektion)	• Erythema migrans • AK in Blut, Liquor (schwierig), ELISA
FSME (Frühsommermeningoenzephalitis)	• Oft asymtomatisch • Leichte Form als „Sommergrippe": katarrhalische Symptome (mit Dromedar-Fieberkurve) • Schwere Form mit meningealen Symptomen: Meningismus, evtl. Exanthem	• Erreger: FSME-Virus • Übertragung: Zeckenbiss • IKZ: 2–28 Tage • Impfung: aktiv, passiv • Komplikationen: Hirnnerven-Störungen	AK-Nachweis im Liquor oder Blut
Leptospirosen (Morbus Weil, Canicolafieber, Feldfieber)	Oft leichte Form, sonst phasisch: • **Generalisationsstadium:** – Rascher, kurzer Fieberanstieg – Waden-, Muskel-, Gelenk-, Nervenschmerzen • **Fieberfreies Intervall** • Konjunktivitis, Bradykardie, Meningismus, Hypotonie u. a. • Erneuter Fieberschub • **Organstadium** (immunologische Reaktion der befallenen Organe): Ikterus, Nephritis, Meningitis, Myokarditis, Hämorrhagien	• Erreger: Leptospiren (Spirochäten) • Übertragung: Tiere (v. a. Ratten und Mäuse, aber auch Katzen und Hunde), Schmierinfektion über Urin, Kot, verseuchte Gewässer • IKZ: 2–20 Tage • Impfung: nur für Tiere	Blut, später Urin: Erregernachweis

Tab. 8.4 Symptome, Ursachen, Komplikationen, Hinweise und Diagnostik von Erkrankungen des Nervensystems (Abkürzungen ➤ S. VII) (Forts.)

Erkrankung	Symptome	Ursachen, Komplikationen, Hinweise	Diagnostik
Infektionskrankheiten mit Beteiligung des Nervensystems			
Meningitis, Menigoenzephalitis, Enzephalitis	• Kopfschmerzen • Hypersensibilität (Empfindlichkeit gegenüber Licht, Geräuschen, Berührung) • Krämpfe, Opisthotonus, Kahnbauch, Reflexe ↑ • Paresen • Somnolenz, Stupor • Psychische Veränderungen • Hirndruckzeichen • F + S (bei bakterieller Meningitis) • Einblutungen (**cave:** Sepsis) • Katarrhalische Symptome (mit fieberfreier Phase, v. a. bei Virus-Meningitis)	• Erreger: – Bakterien: bakterielle (eitrige und nicht-eitrige) Meningitis, v. a. Meningokokken-Meningitis, auch tuberkulöse Meningitis – Viren: primär (z. B. FSME), postinfektiös (z. B. nach Masern) – Pilze, Protozoen (selten) • Übertragung: Tröpfcheninfektion, endogen • IKZ: wenige Tage • Impfung: aktiv gegen Meningokokken • **Komplikationen:** Hirnnervenparesen, Hirnödem, Hirnabszess, Sepsis, Waterhouse-Friderichsen-Syndrom (Sepsis mit inneren Blutungen v. a. der Nebennierenrinde mit NNR-Insuffizienz, Einblutungen in die Haut)	• Meningismuszeichen • Hirndruckzeichen • Labor (ggf. Lumbalpunktion) je nach Auslöser
Poliomyelitis	• **Prodromi:** grippeähnlich, meist inapparent, in 90 % Ausklingen der Krankheit → stille Feiung, sonst: • **Latenzphase:** fieberfreies Intervall • **Meningismusstadium:** erneuter Fieberanstieg (→ Dromedar-Fieber), Meningismuszeichen • **Paralytisches Stadium:** schlaffe Paresen (kommen oft über Nacht → Morgenlähmung), keine Sensibilitätsstörungen, Areflexie • **Rekonvaleszenz:** z. T. langwierige Rückbildung, bis zu 2 Jahren	• Erreger: Poliovirus • Übertragung: Schmier-, Tröpfchen, Kontaktinfektion • IKZ: 3–14 Tage • Impfung: aktiv • **Komplikationen:** Atemlähmung, bleibende Lähmungen	• Anamnese: Impfschutz? • Lumbalpunktion • Erregernachweis in Sekret, Stuhl, Blut
Tetanus (Wundstarrkrampf)	• **Prodromalstadium:** Ziehen, Steifigkeit im Wundbereich, Zwerchfellkrampf, subfebrile Temperaturen, Kopf-, Muskelschmerzen, Reizbarkeit, Unruhe, Lichtempfindlichkeit, gesteigerte Reflexe • **Intoxikation** (6–8 Wo.), Intensität abnehmend: Trismus, Risus sardonicus, Rigor, Opisthotonus, Nackensteifigkeit, Krämpfe (Extremitäten und Rumpf), Stuhl-, Harnverhalt, volles Bewusstsein	• Erreger: Clostridium tetani • Übertragung: aus Erde, offene Hautwunden; Lokalinfektion, Einsiedlung → anaerobe Keimung → Ektotoxine • IKZ: 4–28 Tage • Impfung: aktiv, passiv • **Komplikationen:** Lähmungen von Schlundmuskulatur, Zwerchfell, Glottis, Herzstillstand	Erregernachweis im Blut und in Wunden schwierig

Tab. 8.4 Symptome, Ursachen, Komplikationen, Hinweise und Diagnostik von Erkrankungen des Nervensystems (Abkürzungen ➤ S. VII) (Forts.)

Erkrankung	Symptome	Ursachen, Komplikationen, Hinweise	Diagnostik
Infektionskrankheiten mit Beteiligung des Nervensystems			
Tollwut (Lyssa, Rabies)	• **Prodromalstadium:** Fieber, Ü + E, Mund-, Rachen-Wundgefühl, psychische Verstimmung, Parästhesien im verheilten Wundbereich • **Erregungsstadium** (Exzitationsstadium, „wilde Wut", 3–5 Tage): motorische und psychische Unruhe, heftigste Rachenmuskelkrämpfe, Hypersensibilität, Hydrophobie, Speichelfluss, generalisierte Krämpfe, Fieber ↑↑, Opisthotonus, Nackensteifigkeit • **Lähmungsstadium** („stille Wut"): scheinbare Besserung → schlaffe Lähmung (zunächst einseitig), Benommenheit bis Koma, Tod durch Ersticken, Herz- oder Atemlähmung	• Erreger: Tollwutvirus • Übertragung: Tierspeichel → Wunde → pNS → ZNS → Speicheldrüsen • IKZ: 10 Tage–8 Mo. je nach Nähe zum ZNS • Impfung: aktiv, passiv • **Cave:** bei Infektion mit dem Tollwutvirus muss sofort ein Antitoxin gegeben werden; wenn die Krankheit einmal ausgebrochen ist, führt sie zur Herz- oder Atemlähmung und schließlich zum Tod	• Klinik • Lumbalpunktion • Erreger- bzw. AG-Nachweis beim Tier (Speichel, Kornealabstrich)
Toxoplasmose (konnatale Infektion)	• Infektion in **Frühschwangerschaft:** – Fehlgeburt – Hirnschäden (Verkalkung, Wasserkopf, „Kleinköpfigkeit", Narbenbildung) – Augenschäden • Infektion im **2. und 3. Trimenon** sowie unter der **Geburt:** – Evtl. meningoenzephalitische Symptome – Krämpfe, Lähmungen – Entwicklungsverzögerung, Verhaltens-, Sprachstörungen	• Erreger: Toxoplasma gondii (Protozoen) • Übertragung: Katzen, infizierte Nahrungsmittel (v. a. rohes Schweine- und Lammfleisch) • IKZ: 1,5–3 Wo. • Impfung: nein • Normalerweise harmlose Infektion (Fieber, LK ↑, AZ ↓) • Konnatale Infektion nur bei Erstinfektion der Mutter in Schwangerschaft möglich • Oft subklinischer Verlauf, infizierte Neugeborenen sind meist symptomfrei	• Anamnese • AK in Blut und Liquor

KAPITEL

9 Auge

9.1 Anatomie und Physiologie

Brainstorming

Bevor Sie mit diesem Kapitel starten, empfehlen wir Ihnen, einmal zu kontrollieren, wieviel Sie ohne Blick in Ihre Bücher zu diesem Thema erläutern können. Machen Sie – am besten mit einem Lernpartner – ein kurzes Brainstorming zu folgenden Themen.

- **Makroanatomie**
- **Aufgaben** der Strukturen des Auges
- **Akkommodation, Miosis, Mydriasis**

Das Auge gehört sicher nicht zu den vorrangigen isolierten Prüfungsthemen. Gleichwohl spiegeln sich zahlreiche pathologische Geschehen, die ihren Ursprung an anderer Stelle haben, am Auge wieder (z. B. Systemerkrankungen). Insbesondere vor diesem Hintergrund sollten Sie insbesondere die funktionellen Zusammenhänge des Sehapparats verstehen.

Makroanatomie

- Kugelförmiger Augapfel (Bulbus)
- Lokalisation in der mit Fettgewebe ausgekleideten Augenhöhle (Orbita)
- Anliegend: je sechs Augenmuskeln
- Gefäße: A. ophthalmica, A. centralis retinae (Netzhautarterie)

Aufgaben der Strukturen des Auges

- **Hornhaut (Sclera):** Schutz der dahinter liegenden Strukturen
- **Regenbogenhaut (Iris):** Regulierung des Lichteinfalls
- **Pupille:** Durchtritt für den optischen Impuls (Lichteinfall)
- **Linse:** Regelgerechte Bündelung des Lichteinfalls
- **Ziliarkörper:** Aufhängung der Linse, Bildung des Kammerwassers
- **Ziliarmuskel:** Kontraktion und Einstellung der Linse
- **Vordere und hintere Augenkammer:** Raum für das Kammerwasser, Versorgung der Linse
- **Schlemm-Kanal:** Abfluss des Kammerwassers ins venöse System
- **Netzhaut (Retina):** Sensible Nervenzellen zur Aufnahme des optischen Impulses:
  - Zapfen: Farbensehen, Sehen bei Tageslicht
  - Stäbchen: Unterscheidung der Helligkeitsstufen, Sehen bei Dunkelheit
- **Aderhaut:** Versorgung der Retina
- **Lederhaut:** Bulbuswand
- **Papille:** Aus- bzw. Eintrittsort des Sehnervs und der Netzhautgefäße
- **N. opticus (Sehnerv):** Bündelung der Nervenfasern, die den optischen in einen nervalen Impuls umsetzen und zum Gehirn leiten; Einstellung der Ziliarmuskeln
- **N. oculomotorius (III):** Innervation der Augenmuskulatur und des Lidhebers
- **N. trochlearis (IV):** Innervation der Augenmuskulatur
- **N. abducens (VI):** Innervation der Augenmuskulatur

Akkommodation, Miosis, Mydriasis

- **Akkommodation:** Fähigkeit des Auges, die Krümmung der Linse und somit ihren Brechwert der Entfernung des fixierten Gegenstandes so anzupassen, dass er in der Netzhautebene scharf abgebildet wird
- **Miosis:** Pupillenverengung als physiologische Reaktion auf Lichteinfall (kann auch pathologisch sein)
- **Mydriasis:** Pupillenerweiterung durch Sympathikusreizung, bei Dämmerung, aber auch bei allen stärkeren sensiblen, sensorischen und psychischen Reizen oder Erregungszuständen, z. B. Schreck, Angst, Schmerz (pathologische Mydriasis)

9.2 Pathologie

Übersicht

Es gibt nur wenige prüfungsrelevante Erkrankungen der Augen. Beeinträchtigungen des Sehvermögens sind jedoch möglicherweise ein Hinweis auf andere Krankheiten.
Erstellen Sie sich eigene Übersichten, um sich die Augenerkrankungen strukturiert zu erarbeiten. Nutzen Sie dazu die Kopiervorlagen im Anhang (➤ 27.3.2).
Die Crashkurs-Tabelle (➤ 9.3) listet Symptome, Ursachen, Komplikationen und Diagnostik der prüfungsrelevanten Krankheiten auf.

Prüfungsrelevanz

- Glaukom (akuter Glaukomanfall)
- Netzhautablösung
- Exophthalmus, Enophthalmus, Nystagmus, Katarakt, Störungen der Hirnnerven

Einteilung

Erkrankungen des äußeren Auges	Konjunktivitis
Erkrankungen von Hornhaut und Linse	• Keratitis • Katarakt • Glaukom (chronisch, akut)
Erkrankungen von Iris und Netzhaut	• Iritis, Iridozyklitis • Netzhautablösung

9.2.1 Diagnostik

Leitsymptome

Sehstörungen

- **Unscharfes Nah- oder Weitsehen:** Bulbus- oder Linsenveränderungen (Weit-, Kurzsichtigkeit)
- **Nebel- oder Schleiersehen:** Katarakt (grauer Star), Glaukom (grüner Star), Schäden der Sklera oder der Netzhaut (z. B. bei Diabetes mellitus)
- **Doppelbilder, Nystagmus:** Fehlleistung der Augenmuskeln (z. B. durch orbitale Raumforderungen oder Störungen der beteiligten Hirnnerven, z. B. bei Multipler Sklerose oder Botulismus)
- **Farben (gelb, grün, orange):** Digitalis-Intoxikation
- **Newton-Ringe (Regenbogenfarben) um Lichtquellen:** Glaukom
- **Kulissen-, Vorhang- oder Mauerphänomen:** (Flächige) Netzhautablösung
- **Rußregen- oder Bienenschwarm:** (Diffuse) Netzhautablösung
- **Blitze:** (Akute) Netzhautablösung
- **Beidseitige Gesichtsfeldeinschränkung („Scheuklappenphänomen"):** Läsion der im Chiasma opticum kreuzenden Nervenbahnen (z. B. Hypophysentumor)
- **Einseitiger Totalausfall:** TIA

Denken Sie u. a. auch an **folgende Erkrankungen** und Geschehen, wenn **Sehstörungen** (unterschiedlicher Ausprägung) auftreten: Herpes ophthalmicus, Arteriitis temporalis, endokrine Ophthalmo- und Orbitopathie, zerebrale Tumoren, Reiter-Syndrom (mit Begleitkonjunktivitis), rheumatische Bindehautentzündungen.

Relevante Untersuchungen und Befunde

MERKE

- Alle Untersuchungen am Auge müssen seitenvergleichend durchgeführt werden. Auch wenn dies selbstverständlich ist, ist es wichtig, dies in der Überprüfung zu erwähnen.
- Alle Untersuchungen des Auges sollten alle Aspekte (Lid, Konjunktiven, Sklera, Pupille und Augenmuskelfunktion) umfassen.
- Wiederkehrende Augenentzündungen können auf eine systemische Erkrankung hinweisen.

- **Anamnese:** Sehstörungen, familiäre Disposition, Alter, Bildschirmarbeit, Allergien, Diabetes mellitus
- **Inspektion** der Augen und des Augenumfelds:
  - Augenlid: z. B. Ödem, Entzündung, Lidschluss, Hagel-, Gesternkorn
  - Bulbus: z. B. Exophthalmus, Enophthalmus, Gefäßzeichnungen, Einlagerungen
  - Bindehaut: Durchblutung, Entzündung

- Pupille: Anisokorie, Entrundung, Miosis, Mydriasis, Lichtstarre, Akkommodationsfähigkeit
- **Palpation der Bulbi:**
  - Hart bei erhöhtem Innendruck
  - Weich bei Exsikkose
- **Funktionstests:**
  - Sehtest (Sehtafel)
  - Gesichtsfeldprüfung
  - Schirmer-Test
- Tests der relevanten **Hirnnerven** (II, III, IV, VI), Pupillenreflexe
- **Augenhintergrundspiegelung** (müssen Sie benennen können, sollte aber vom Augenarzt durchgeführt werden)

CAVE

- Eine Anisokorie, Pupillenentrundung und Lichtstarre der Pupillen sind immer Alarmsignale, da sie auf eine Hirnschädigung hinweisen könnten.
- Eine Anisokorie kann auch angeboren sein.

Befunde am Auge und im Augenumfeld

- **Jucken, Brennen:** Reizung der Sklera (z. B. allergisch, bei verminderter Tränenproduktion [Syndrom des trockenen Auges, z. B. Sjögren-, Sicca-Syndrom] oder verringertem Lidschluss [z. B. bei Exophthalmus])
- **Steinharter Bulbus (i. d. R. einseitig):** Akutes Glaukom
- **Weiche Bulbi:** Exsikkose
- **Entzündungszeichen:** Konjunktivitis, Iridozyklitis
- **Exophthalmus:** Orbitaler Tumor (einseitig), Morbus Basedow (beidseitig)
- **Enophthalmus (i. d. R. einseitig):** Horner-Syndrom
- **Anisokorie, Pupillenentrundung:** Zerebrale Raumforderung
- **Myosis, Mydriasis (beidseitig):** Neurologische Störungen z. B. durch Toxine, Medikamente
- **Fremdkörpergefühl Augenlid:** z. B. Hagel- oder Gerstenkorn
- **Schwellung Augenlid:** Ödem z. B. bei Niereninsuffizienz

9.2.2 Ausgewählte Krankheiten, Hinweise und Tipps

Akuter Glaukomanfall

TIPP

Es wurde schon gefragt, wie man bei der Palpation eines beidseitigen Glaukoms feststellen kann, ob die Bulbi verhärtet sind. Hier kann ein Vergleich mit den eigenen Bulbi weiterhelfen.

- **Ursache:** Erhöhung des Augeninnendrucks (eine Abflussbehinderung im Schlemm-Kanal verursacht die Aufstauung des Kammerwassers)
- **Leitsymptome:** heftige einseitige Kopfschmerzen, häufig Übelkeit und Erbrechen, Sehen von Farbringen um Lichtquellen, Sehverschlechterung, oft entrundete Pupille, gerötetes Auge
- **Diagnostik:** Palpation der Bulbi (beidseitig, bei betroffenem Auge steinharter Bulbus), Inspektion, Messung des Augeninnendrucks (Augenarzt)

CAVE

Ein akuter Glaukomanfall ist ein Notfall. Durch den erhöhten Druck wird der Sehnerv komprimiert, was zur Erblindung führen kann.

Die harmlosere Form ist das **Glaucoma simplex,** ein einfaches chronisches Glaukom, bei dem es durch Altersveränderungen am Auge ebenfalls zur Behinderung des Kammerwasserabflusses kommt.

Netzhautablösung

- **Ursache:** Ablösung von Netzhaut oder Netzhautanteilen mit Untergang der bildaufnehmenden Rezeptoren aufgrund einer Netzhautdegeneration oder sekundären Netzhauschäden (z. B. diabetische Retinopathie)
- **Leitsymptome:** Sehen von Lichtblitzen, schwarzen Punkten, Schatten wie ein sich senkender Vorhang oder eine aufsteigende Mauer
- **Diagnostik:** klinisch, Augenspiegelung

CAVE

Der Patient muss sofort zum nächsten Augenarzt oder in die Augenklinik überwiesen werden, da bei früher Diagnose eine OP vermieden werden kann. Ein Rettungswagen ist in diesem Fall nicht erforderlich, es reicht eine Begleitperson oder ein Taxi.

Exophthalmus und Enophthalmus

- **Exophthalmus:** Hervortreten der Augäpfel („Glotzaugen"), meist beidseitig, sehr selten einseitig, durch:
  - Endokrine Ophthalmopathie: Autoimmunkrankheit der Augenmuskeln und des orbitalen Bindegewebes bei Morbus Basedow (beidseitig)
  - Tumoren, Entzündung oder Gefäßschäden (i. d. R. einseitig)
- **Enophthalmus:** Einsinken des Augapfels infolge einer Fraktur der inneren Augenhöhle oder bei Horner-Trias (➤ 27.2.2)

9

Nystagmus (Augenzittern)

Unwillkürliche, schnell aufeinander folgende Zuckungen des Auges. Kann bei Schwachsichtigkeit angeboren sein oder tritt im Rahmen einer Multiplen Sklerose, bei Kleinhirntumor oder Nervenschädigung auf.

Spickzettel

Wenn Sie in der mündlichen Prüfung einen Fall lösen müssen und bereits einen Organverdacht haben, können Sie mit wenigen Fragen und Untersuchungen dieses Organ „checken". Sie sollten auch wissen, welche Laborparameter zu dem Organ gehören und welcher Facharzt ggf. zuständig ist.

- **Anamnese, Leitsymptome:** Sehstörungen aller Art, familiäre Disposition, Alter, Bildschirmarbeit, Allergien, Diabetes mellitus
- **Inspektion:** Pupillenveränderungen (Lichtstarre, Entrundung, Anisokorie, Mydriasis, Miosis), Entzündungszeichen, Einblutungen, Gefäßzeichnungen
- **Untersuchung:** Bulbuspalpation (seitenvergleichend), Gesichtsfeldüberprüfung, Pupillenreflexe
- **Weiterführende Untersuchungen:** durch den **Augenarzt** (Augenhintergrundspiegelung, Messung des Augeninnendrucks)

9.3 Crashkurs: Erkrankungen der Augen (> Tab. 9.1)

Tab. 9.1 Symptome, Ursachen, Komplikationen, Hinweise und Diagnostik von Erkrankungen der Augen (Abkürzungen > S. VII)

Erkrankung	Symptome	Ursachen, Komplikationen, Hinweise	Diagnostik
Erkrankungen des äußeren Auges			
Konjunktivitis (Bindehautentzündung)	• **Akute Konjunktivitis:** – Lokale Entzündungszeichen – Juckreiz – Oft starke Tränensekretion – Lichtintoleranz • **Chronische Konjunktivitis:** – Sekretion ↓ – Papillarkörperschwellung	• Mechanische oder physikalische Reize, z. B. Fremdkörper, Verletzungen, Wind • Benetzungsstörung • Allergie • Infektionen (u. a. als Teil des Reiter-Syndroms); **cave:** evtl. Behandlungsverbot und Infektiosität	• Klinik • Labor: evtl. Erregernachweis
Erkrankungen von Hornhaut und Linse			
Keratitis (Hornhautentzündung), meist als Keratokonjunktivitis	• Fremdkörpergefühl • Brennen • Evtl. heftiges Tränen • Lokale Entzündungszeichen • Lidödem • Präaurikuläre Lymphknoten ↑ • Geschwürsbildung	• **Ursachen:** – Infektion – Verletzungen – Medikamente – Noxen – Systemische Erkrankungen (z. B. rheumatische) • **Komplikationen:** – Iridozyklitis – Persistierende Infiltrate	• Klinik • Evtl. Erregernachweis • Evtl. Nachweis Grunderkrankung
Katarakt (grauer Star)	• Zunehmende Sehschwäche: unscharfes Sehen „wie durch einen grauen Nebel" • Verschwimmen von Farben und Konturen	• Oft begleitend bei Stoffwechselstörungen (v. a. Diabetes mellitus) • Altersbedingt (Cataracta senilis) • Selten angeboren (bei Rötelnembryopathie)	• Inspektion (sichtbare Eintrübung) • Anamnese
Chronisches Glaukom (grüner Star)	• Zunächst symptomfrei • Evtl. leichte typische Sehstörungen (> akuter Glaukomanfall)	• **Ursachen:** Abflussbehinderung am Schlemm-Kanal → Aufstauung des Kammerwassers → Augeninnendruck ↑ – **Primäres Glaukom:** Abfluss anatomisch erschwert (z. B. durch Altersveränderung) – **Sekundäres Glaukom:** z. B. durch Verletzung, Gefäßveränderungen, Entzündungen oder Tumoren des Auges – Angeborenes Glaukom • **Varainten:** Weitwinkel- und Engwinkelglaukom	• Augenhintergrundspiegelung (Augenarzt) • Messung des Augeninnendrucks (Augenarzt)

Tab. 9.1 Symptome, Ursachen, Komplikationen, Hinweise und Diagnostik von Erkrankungen der Augen (Abkürzungen > S. VII) (Forts.)

Erkrankung	Symptome	Ursachen, Komplikationen, Hinweise	Diagnostik
Erkrankungen von Hornhaut und Linse			
Akuter Glaukomanfall	• Symptome fast stets einseitig • Sehstörungen: Unschärfe, Nebelsehen, Farbringe um Lichtquellen • Ggf. entrundete Pupille • Steinharter Bulbus • Rötung • Starke Kopfschmerzen • Reflektorisch Ü + E (schwallartig) • Evtl. akutes Abdomen	• Akute Form mit vollständiger Verlegung der Abflusswege • **Cave:** Notfall	• Inspektion • Anamnese • Klinik • Palpation der Bulbi (seitenvergleichend)
	TIPP Das akute Glaukom ist ein wichtiges Prüfungsthema. Oft werden die extraokulären Symptome in einem Prüfungsfall vorangestellt. **CAVE** Da ein neurogener Schock sowie (i. d. R.) einseitige Erblindung drohen, ist ein klassisches Notfallmanagement angezeigt.		
Erkrankungen von Iris und Netzhaut			
Iritis, Iridozyklitis (Entzündung von Iris und Ziliarkörper)	• Lichtintoleranz • Lokale Entzündungszeichen • Trübung des Kammerwassers	• **Ursachen:** oft als begleitende Erscheinung z. B. bei: – Rheumatischen Erkrankungen (z. B. Sarkoidose) – Endokrinen Erkrankungen (z. B. Hyperthyreose) – Entzündlichen und degenerativen Augenerkrankungen • **Komplikationen:** Verklebung zwischen Linse und Iris, sekundäres Glaukom, Katarakt	• Inspektion • Labor: – Entzündungsparameter – Evtl. HLA-B27 positiv
	TIPP Entzündungen des Auges werden bei Prüfungsfällen meist als Einstieg in ein anderes Thema (z. B. zugrunde liegende Erkrankung) aufgegriffen.		
Netzhautablösung	• Bei diffuser Ablösung: Verschwommensehen (Mücken, Punkte, Schatten) • Bei symmetrisch-flächiger Ablösung: Vorhang-, Mauer-, Kulissen-Phänomen • Verzerrtsehen (Blitze, Wolken) • **Cave:** der Patient hat keine Schmerzen	• **Ursachen:** – Netzhautdegeneration – Sekundäre Netzhautschäden (z. B. diabetische Retinopathie, Entzündungen, Infarkt durch Gefäßverschluss, Trauma) • **Cave:** Notfall (Erblindungsgefahr)	• Anamnese • Klinik • Augenhintergrundspiegelung (Augenarzt)

9

KAPITEL

10 Ohr

10.1 Anatomie und Physiologie

Brainstorming

Bevor Sie mit diesem Kapitel starten, empfehlen wir Ihnen, einmal zu kontrollieren, wieviel Sie ohne Blick in Ihre Bücher zu diesem Thema erläutern können. Machen Sie – am besten mit einem Lernpartner – ein kurzes Brainstorming zu folgenden Themen.

- **Anatomische Strukturen:** äußeres Ohr, Mittelohr, Innenohr
- **Weg der Schallwellen und ihre Umsetzung in Nervenreize** (von der Ohrmuschel bis zum Hörnerv)
- **Gleichgewichtsorgan** im Innenohr

Anatomische Strukturen

- **Äußeres Ohr:**
  - Ohrmuschel
  - Äußerer Gehörgang mit Drüsen, die Ohrenschmalz (Zerumen) bilden
  - Trommelfell: schützende Membran, die den äußeren Gehörgang vom Mittelohr trennt
- **Mittelohr:**
  - Schaltstelle zwischen äußerem Gehörgang und Innenohr
  - Paukenhöhle mit Gehörknöchelchen, welche die auf das Trommelfell auftreffende Luftschwingung in mechanische Knochenbewegung umwandeln und auf das Innenohr weitergeben
  - Gehörknöchelchen: Hammer (Verbindung mit dem Trommelfell), Amboss (Gelenk zwischen den beiden anderen Gehörknöchelchen) und Steigbügel (Verbindung mit dem ovalen Fenster zum Innenohr)
  - Ovales Fenster (Übergang zum Innenohr)
  - Ohrtrompete (Eustachio-Röhre) verbindet Mittelohr und oberen Rachenraum
- **Innenohr:**
  - **Hörapparat** = Schnecke (Cochlea): spiralig gewundener, mit Perilymphe gefüllter Knochenraum, in dem die Sinnesrezeptoren für das Gehör liegen
  - Vestibulärer Apparat **(Gleichgewichtsorgan)** = Bogengänge und Vestibulum (mit Statolithen in den mit Endolymphe gefüllten Säckchen des häutigen Labyrinths): Sinnesrezeptoren des Gleichgewichtsorgans

Weg der Schallwellen von der Ohrmuschel bis zum Hörnerv

Schallwelle außerhalb des Körpers → Aufnahme in die Ohrmuschel → Weiterleitung äußerer Gehörgang → Druck auf das Trommelfell → Mechanik der Gehörknöchelchen → Druck auf das ovale Fenster → Bewegung der Peri- und Endolymphe in den Schnecken- und Bogengängen → Reizung der Rezeptoren im Hörorgan und Umsetzung in einen nervalen Reiz → Weiterleitung über sensible Nervenfasern (Teil des N. vestibulocochlearis) → Weiterleitung in die (akustisch und assoziativ) relevanten Großhirnareale

10.2 Pathologie

Übersicht

Erstellen Sie sich eigene Übersichten, um sich die Erkrankungen des Ohrs strukturiert zu erarbeiten. Nutzen Sie dazu die Kopiervorlagen im Anhang (➤ 27.3.2).
Die Crashkurs-Tabelle (➤ 10.3) listet Symptome, Ursachen, Komplikationen sowie Diagnostik und Befunde der prüfungsrelevanten Krankheiten auf.

Prüfungsrelevanz

- Hörsturz, Tinnitus, Morbus Menière, Otitis media
- Schwerhörigkeit, Mastoiditis

Einteilung

Erkrankungen des äußeren Ohrs	Otitis externa
Erkrankungen des Mittelohrs	Otitis media
Erkrankungen des Innenohrs	• Morbus Menière • Hörsturz, Tinnitus

10.2.1 Diagnostik

MERKE

Erkrankungen im Außen- und Mittelohr verursachen Schallleitungsstörungen. Erkrankungen im Innenohr und den zugehörigen Nerven bzw. des Gehirns führen zu Schallempfindungsstörungen.

Leitsymptome

- Symptome bei Außenohrproblematiken (äußerer Gehörgang): Schwerhörigkeit, Störungen in der Wahrnehmung bestimmter Frequenzen, äußere Rötung und/oder Schwellung des Ohrs, Juckreiz, Ausfluss, Zugschmerz (Tragus), Druckschmerz (Mastoid)
- Symptome bei Mittelohrproblematiken (Paukenhöhle): Schmerzen, Schwerhörigkeit, Ohrgeräusche, otoskopische Befunde Rötung, Erguss und Perforation des Trommelfells, evtl. Fieber
- Symptome bei Innenohrproblematiken (Schnecke, Hirnnerv): Ohrgeräusche, Schwerhörigkeit, Gehörlosigkeit, Dreh- und Schwankschwindel, Koordinationsstörungen, evtl. Übelkeit

Relevante Untersuchungen und Befunde

- Anamnese: Einschränkung des Hörvermögens, Ohrgeräusche, Ohrensausen, Schwindel, Schmerzen, Risikoanamnese (z. B. vorangegangene Infekte, Schallbelastung, Wasser, Wind)
- Inspektion Außenohr, Mastoid, Gehörgang, abstehendes Ohr
- Perkussion des Mastoids, Druck auf den Tragus
- Otoskopie
- Prüfung des Hörvermögens (Differenzierung Leitungs- und Empfindungsstörungen) mit Weber- und Rinne-Test
- Apparative Prüfungen (z. B. Tympanometrie, Audiometrie) durch den HNO-Arzt
- Koordinationsprüfung bei V. a. Beteiligung des Vestibulums (➤ 8.2.1)

CAVE

Schwerhörigkeit, v. a. plötzlich auftretende, muss schulmedizinisch abgeklärt werden (Ausnahme: vorübergehende Schwerhörigkeit bei grippalem Infekt).

10.2.2 Ausgewählte Krankheiten, Hinweise und Tipps

Hörsturz

- **Ursache:** plötzlich auftretende Schallempfindungsstörung aufgrund einer Minderdurchblutung der Innenohrgefäße; häufige Ursachen sind Mikroembolien, Spasmen oder Blutungen, aber auch Virusinfektionen oder Stress können Auslöser sein
- **Leitsymptome:** plötzlich auftretende einseitige Hörverminderung bis hin zum Hörverlust, oft begleitet von Ohrgeräuschen
- **Diagnostik:** klinisch, apparative Untersuchung durch HNO-Arzt

CAVE

Ein Hörsturz gehört umgehend in fachärztliche Behandlung, da sonst dauerhafte Höreinschränkungen zurückbleiben können.

Otitis media

- **Ursache:** meist auf dem Boden einer Infektionskrankheit oder einer Erkältung entstehende Entzündung von Schleimhaut und Paukenhöhle, wobei Krankheitserreger durch die Eustachio-Röhre einwandern; Eiteransammlung kann zu Durchbruch des Trommelfells führen; betroffen sind v. a. Kinder
- **Leitsymptome:** Druckgefühl (durch Eiteransammlung in der Paukenhöhle), evtl. Hörstörungen, Ohrenschmerzen, Fieber
- **Diagnostik:** Otoskopie

MERKE

Da sich kleine Kinder häufig nicht verbal über ihr Befinden äußern können, sollte bei Auftreten von unklaren Beschwerden und Fieber immer eine Otoskopie durchgeführt werden.

Morbus Menière

- **Ursache:** gestörter Regelkreis zwischen Produktion und Rückresorption der Endolymphe, evtl. als Folge einer chronischen Sauerstoffunterversorgung oder vasomotorischer Regulationsstörung
- **Leitsymptome:** anfallsweise auftretende Symptomentrias:
  - Schwindel mit Übelkeit und Erbrechen
  - Oft einseitige Schwerhörigkeit
  - Oft einseitige Ohrgeräusche
- **Diagnostik:** klinisch

Mastoiditis

- **Ursache:** Entzündung der Schleimhaut in den lufthaltigen Zellen des Processus mastoideus mit Übergreifen auf den Knochen meistens auf dem Boden einer Otitis media; gefördert durch erschwerten Sekretabfluss, Virulenz der Erreger, geminderte Abwehrlage
- **Leitsymptome:** Ohreiterung länger als 2 Wochen, pulssynchroner Schmerz im Ohr, Druckschmerz über dem Processus mastoideus, Fieber, abstehendes, gerötetes Ohr
- **Diagnostik:** klinisch, Leukozytose mit Linksverschiebung, BKS ↑

CAVE

Bei einer Mastoiditis kann es durch Einschmelzung der Zellen zu einem Durchbruch in die Schädelhöhle kommen.

Spickzettel

Wenn Sie in der mündlichen Prüfung einen Fall lösen müssen und bereits einen Organverdacht haben, können Sie mit wenigen Fragen und Untersuchungen dieses Organ „checken". Sie sollten auch wissen, welche Laborparameter zu dem Organ gehören und welcher Facharzt ggf. zuständig ist.

- **Anamnese, Leitsymptome:** Einschränkung des Hörvermögens, Ohrgeräusche, Ohrensausen, Schwindel, Schmerzen
- **Inspektion:** äußerliche Rötung, abstehendes Ohr (Mastoiditis), Otoskopie Gehörgang (Rötung, Sekret) und Trommelfell (z. B. Vorwölbung, Rötung, Perforation, Erguss)
- **Untersuchung:** Rinne-Test, Weber-Test, Druck auf den Tragus, Gleichgewichtsprüfungen
- **Weiterführende Untersuchungen:** durch den **Hals-Nasen-Ohrenarzt** (z. B. Tympanometrie, Audiometrie)

10.3 Crashkurs: Erkrankungen der Ohren (> Tab. 10.1)

Tab. 10.1 Symptome, Ursachen, Komplikationen, Hinweise und Diagnostik von Erkrankungen der Ohren (Abkürzungen > S. VII)

Erkrankung	Symptome	Ursachen, Komplikationen, Hinweise	Diagnostik
Erkrankungen des äußeren Ohrs			
Otitis externa	• Lokale Entzündungssymptome im äußeren Gehörgang und an der Gehörwand • Eiter • Evtl. Fieber	**Ursachen:** v. a. Pilze, Bakterien	Inspektion
Erkrankungen des Mittelohrs			
Otitis media	• Schmerzen • Fieber • Evtl. Hörstörungen	• **Ursachen:** Paukenhöhlen- und Schleimhautentzündung auf dem Boden eines Infekts • Häufig Keiminvasion über die Eustachische Röhre • Betroffen sind v. a. Kinder • **Komplikationen:** Trommelfellperforation, chronischer Innenohrschaden, Mastoiditis, Sinusvenenthrombose	• Anamnese • Otoskopie
	MERKE Da kleine Kinder sich häufig noch nicht verbal über ihr Befinden äußern können, sollte bei unklaren Beschwerden und Fieber immer eine Otoskopie durchgeführt werden.		
Innenohrerkrankungen			
Morbus Menière	• Anfallsweise Beschwerden • Trias: – Drehschwindel mit Ü + E – Innenohrschwerhörigkeit – Ohrgeräusche • Kollapsneigung	• Ursache nicht abschließend geklärt • Evtl. gestörter Regelkreis zwischen Produktion und Rückresorption der Endolymphe • Evtl. chronische Sauerstoffunterversorgung oder vasomotorische Regulationsstörungen	• Anamnese • Klinik
Hörsturz, Tinnitus	• Akute, meist einseitige Höreinschränkung bis zum Hörverlust • Ohrgeräusche	**Ursachen:** Schallempfindungsstörung aufgrund Minderdurchblutung der Innenohrgefäße durch: • Infektion, Gefäßläsion (z. B. Embolie, Gefäßspasmus, Aneurysma) mit Perfusionsstörung • Anämie, HWS-Syndrom, Morbus Menière, Otitis media	• Klinik • Hörtest • CT, MRT
	CAVE Schwerhörigkeit, v. a. eine plötzlich auftretende, muss immer schulmedizinisch abgeklärt werden (Ausnahme: vorübergehende Schwerhörigkeit bei einer Erkältung).		

KAPITEL

11 Bewegungs- und Stützapparat, rheumatische Erkrankungen

11.1 Anatomie und Physiologie

Brainstorming

Bevor Sie mit diesem Kapitel starten, empfehlen wir Ihnen, einmal zu kontrollieren, wieviel Sie ohne Blick in Ihre Bücher zu diesem Thema erläutern können. Machen Sie – am besten mit einem Lernpartner – ein kurzes Brainstorming zu folgenden Themen.

- **Kurzcharakteristik** des Skeletts
- **Knochen** und **Gelenke:**
  - Knochentypen
  - Gelenkarten
  - Gelenkaufbau
- **Hilfseinrichtungen** des Bewegungsapparats: Schleimbeutel, Sehne, Sehnenscheide, Aponeurose, Band
- **Strukturen** des **Skeletts:**
  - Schädel, Wirbelsäule (WS), Wirbelkörper (WK)
  - Brustbein und Rippen
  - Schulter- und Beckengürtel, Hand- und Fußwurzelknochen
- **Muskelsystem:** Ursprung, Ansatz; Muskelbauch, Agonisten, Antagonisten
- **Wichtige Muskeln:** M. masseter, M. sternocleidomastoideus, M. trapezius, M. deltoideus, M. biceps brachii, M. triceps brachii, M. gluteus maximus, M. quadriceps femoris, M. peroneus longus

Kurzcharakteristik des Skeletts

Das Skelett stützt den Körper und befähigt den Menschen zu einer aufrechten Haltung. Im Zusammenspiel mit Muskeln und Bändern bildet es die Voraussetzung für Bewegung. Man unterteilt es in Achsen- und Anhangsskelett.

Knochen und Gelenke

Knochentypen

- **Röhrenknochen:** z. B. Oberarm, Oberschenkel
  - Langer Schaft **(Diaphyse)** mit zwei verdickten Enden **(Epiphysen)**
  - Außen dichte Knochenstruktur **(Kompakta),** innen lockere Struktur **(Spongiosa)**
- **Kurze Knochen:** quader- oder würfelförmig (z. B. Handwurzelknochen)
- **Platte Knochen:** flach, kompakt (z. B. Hirnschädel, Brustbein, Darmbeinschaufeln)
- **Sesambeine:** kleine, in Muskelsehnen eingebettete Knochen
- **Irreguläre Knochen:** unregelmäßig geformt (z. B. Gesichtsschädel)

Gelenkarten

- **Scharniergelenk:** Bewegung nur um eine Achse (z. B. Fingergelenke)
- **Radgelenk** (z. B. Ellen-Speichen-Gelenk)
- **Kugelgelenk:** größtmögliche Bewegungsfreiheit (z. B. Schultergelenk)
- **Sattelgelenk** (nur Daumenwurzelgelenk)
- **Eigelenk** (Handgelenk)

Gelenkaufbau

- **Gelenkkopf, Gelenkpfanne**
- **Gelenkspalt** zwischen Kopf und Pfanne
- Mit Knorpel überzogene **Gelenkflächen**
- Gelenke sind umgeben von einer **Gelenkkapsel,** die innen mit **Synovialhaut** ausgekleidet ist; diese sondert Gelenkschmiere **(Synovia)** ab

Hilfseinrichtungen des Bewegungsapparats

- **Schleimbeutel:** mit Synovialflüssigkeit gefüllte Säckchen; erleichtern das Gleiten von Sehnen und Muskeln über Knochen und Bänder

- **Sehne:** Bindegewebsbündel, das den Muskel am Knochen befestigt
- **Sehnenscheide:** Führungskanal für Sehnen
- **Aponeurose:** flächenhafte Sehne
- **Band:** Verbindung und Befestigung von Knochen, die an einem Gelenk beteiligt sind

Strukturen des Skeletts

Schädel

- **Knochen des Hirnschädels** (Schädeldach, Schädelbasis): Stirnbein, zwei Scheitelbeine, Hinterhauptsbein, zwei Schläfenbeine, Keilbein, Siebbein; Verbindung der Knochen durch Suturen (Nähte)
- **Knochen des Gesichtsschädels:** Stirnbein, Teile des Schläfenbeines, Keilbein, Siebbein, Nasenbein, Tränenbein, Pflugscharbein, Jochbein, Gaumenbein, Oberkiefer, Unterkiefer, Zungenbein, Gehörknöchelchen

Wirbelsäule

- **7 Halswirbel, 12 Brustwirbel, 5 Lendenwirbel, 1 Kreuzbein** (Verschmelzung von 5 Kreuzbeinwirbeln), **4 Steißbeinwirbel** (gelegentlich sind auch 3–6 Wirbel miteinander verwachsen)
- **Bandscheiben** (Disci intervertebrales): die einzelnen Wirbelkörper sind durch Zwischenwirbelscheiben miteinander verbunden, die gleichzeitig als Puffer dienen
- Die BWS ist nach hinten gewölbt **(Kyphose)**, im Bereich der HWS und LWS findet sich eine Vorwölbung **(Lordose)**

Wirbelkörper

- Wirbelbogen mit Dornfortsatz, zwei Quer- und zwei Gelenkfortsätzen
- Wirbelloch: die übereinander liegenden Wirbellöcher bilden den Kanal für das Rückenmark
- Die Wirbelkörper nehmen von der HWS zur LWS an Größe zu, was ihnen mehr Stabilität verleiht; parallel dazu werden die Wirbellöcher nach unten hin kleiner, da auch weniger Nervenfasern hindurchtreten

Brustkorb und Rippen

- **Brustbein** (Sternum) mit Handgriff (Manubrium), Körper (Corpus) und Schwertfortsatz (Processus xiphoideus)
- **Rippen** (Costae):
  - 7 echte Rippen (direkt mit dem Brustbein verbunden)
  - 3 falsche Rippen (keine direkte Verbindung zum Brustbein, bilden zusammen den Rippenbogen)
  - 2 freie Rippen (frei endend)

Schultergürtel

- **Schlüsselbein** (Clavicula)
- **Schulterblatt** (Scapula)
- Gelenkverbindung mit dem Brustbein **(Sternoklavikulargelenk)**

Beckengürtel

- **2 Hüftbeine:** Darmbein, Schambein, Sitzbein
- **1 Kreuzbein:** Verschmelzung von 5 Kreuzbeinwirbeln

Hand- und Fußwurzelknochen

- **Handwurzelknochen:** Kahnbein, Mondbein, Dreieckbein, Erbsenbein, großes Vieleckbein, kleines Vieleckbein, Kopfbein, Hakenbein. **Merksatz:** Das Kahnbein fährt im Mondenschein im Dreieck um das Erbsenbein. Vieleck groß und Vieleck klein, am Kopf, da muss ein Haken sein.
- **Fußwurzelknochen:** Fersenbein, Sprungbein, Kahnbein, Würfelbein, inneres Keilbein, mittleres Keilbein, äußeres Keilbein

Muskelsystem

- **Ursprung:** Befestigungsstelle des Muskels, die der Körpermitte am nächsten liegt im Gegensatz zum **Ansatz,** der von der Körpermitte weiter entfernt ist
- **Muskelbauch:** Hauptanteil des Muskels; endet beidseits in **Sehnen** (Bindegewebsbündel), die in die Bindegewebshaut des Knochens übergehen und den Muskel so befestigen
- **Agonisten:** führen eine Primärbewegung aus, die von **Antagonisten** gegenreguliert wird (z. B. Armbeuger und Armstrecker); Synergisten unterstützen beide bei ihrer Arbeit

Wichtige Muskeln (➤ Tab. 11.1)

Tab. 11.1 Wichtige Muskeln

Name	Lokalisation	Ursprung/Ansatz	Funktion
M. masseter	Kiefer	Unterkiefer/Jochbein	Kaumuskel
M. sternocleidomastoideus	Hals	Brust- und Schlüsselbein/Processus mastoideus	Kopfwender
M. trapezius	Nacken, oberer Rücken	Hinterhauptbein/Dornfortsätze der Hals- und Brustwirbel, Schulterblatt	Bewegung des Schulterblattes
M. deltoideus	Schulter	Schlüsselbein/Schulterblatt, Oberarmknochen	Bewegung des Oberarms
M. biceps brachii	Oberarm	Schulterblatt/Speiche	Armbeuger
M. triceps brachii	Oberarm	Schulterblatt/Elle und Oberarm	Armstrecker
M. gluteus maximus	Gesäß	Becken und Kreuzbein/Oberschenkel	Aufrichtung des Rumpfes
M. quadriceps femoris	Oberschenkel	4 Ursprünge („quadriceps") im Hüftbereich/Tibia	Streckung des Kniegelenks, Bewegung des Hüftgelenks
M. peroneus longus	Wade	Wadenbein/Mittelfußknochen, Fußsohle	Fußheber und Pronator

11.2 Pathologie

Übersicht

Erstellen Sie sich eigene Übersichten, um sich die Erkrankungen des **Bewegungs- und Stützapparats** strukturiert zu erarbeiten. Nutzen Sie dazu die Kopiervorlagen im Anhang (➤ 27.3.2).
Die Crashkurs-Tabelle (➤ 11.3) listet Symptome, Ursachen, Komplikationen und Diagnostik der prüfungsrelevanten Krankheiten auf.

Prüfungsrelevanz

Osteoporose (auch sekundär), Knochentumoren (Osteosarkome)

Einteilung

Erkrankungen der Wirbelsäule	• Skoliose • HWS-, BWS-, LWS-Syndrom (Lumbago), Bandscheibenvorfall
Knochenerkrankungen	• Osteoporose • Rachitis, Osteomalazie • Knochentumoren: Osteosarkom, Ewing-Sarkom • Osteomyelitis, Periostitis • Knochenbrüche • Sudeck-Syndrom • Deformitäten: z. B. Hallux valgus, Hallux malleus • Knochennekrosen: Morbus Perthes • Ostitis deformans Paget
Gelenkerkrankungen	• Arthrose, Arthritis • Schulterluxation • Tennis-, Golferellenbogen • Angeborene Hüftdysplasie • Meniskusschäden, Kreuzbandriss
Erkrankungen der Bänder, Schleimbeutel, Sehnen	• Bänderriss, Sehnenriss • Dupuytren-Kontraktur • Karpaltunnelsyndrom • Ganglion

Übersicht

Erstellen Sie sich eigene Übersichten, um sich die **rheumatischen Erkrankungen** strukturiert zu erarbeiten. Nutzen Sie dazu die Kopiervorlagen im Anhang (➤ 27.3.2).
Die Crashkurs-Tabelle (➤ 11.3) listet Symptome, Ursachen, Komplikationen und Diagnostik der prüfungsrelevanten Krankheiten auf.

Prüfungsrelevanz

- Chronische Polyarthritis, rheumatisches Fieber
- Morbus Bechterew
- Arteriitis temporalis

Einteilung

Entzündliche Erkrankungen	• Chronische Polyarthritis (cP, rheumatoide Arthritis) • Rheumatisches Fieber (akutes rheumatisches Fieber = ARF) • Morbus Bechterew (Spondylarthritis) • Polymyalgia rheumatica • Arteriitis temporalis (Riesenzellarteriitis, Horton-Neuralgie) • Reaktive Arthritis (Reiter-Syndrom)
Kollagenosen, Vaskulitiden	• Systemischer Lupus erythematodes • Progressive systemische Sklerodermie (PSS) • Sjögren-Syndrom • Raynaud-Syndrom
Weichteilrheumatismus	Allgemeine Schmerzen in Muskeln, Bändern, Sehnen etc.
Sonstige Erkrankungen	Fibromyalgie-Syndrom

11.2.1 Diagnostik

Leitsymptome

- Bewegungseinschränkung, Steifigkeit (z. B. Nacken, Rücken)
- Lokale Schmerzen, bewegungs(un)abhängige Schmerzen, ausstrahlende Schmerzen
- Chronische Rückenschmerzen, Gelenkschmerzen
- Wirbelsäulenschmerzen beim Niesen, Pressen oder Husten
- In die Genitalien, Hüfte und in das Bein ausstrahlende Schmerzen
- Anlaufschmerz, später Belastungs- bis Dauerschmerz (Arthrose), Ruheschmerz (Arthritis)
- Entzündungszeichen
- Gelenkerguss, Krepitation von Gelenken
- Weichteilschwellung, Gelenkschwellungen

Einflussfaktoren

- Familiäre Disposition, angeborene oder erworbene Deformationen des Stützapparats
- Bewegungsmangel, Immobilität, Übergewicht
- Fehlbelastungen (z. B. Sitzfehler, Verhebetrauma, monotone Belastung)
- Berufsanamnese
- Trauma
- Schlechte Flüssigkeitsbilanz, Tabak-, Alkohol-, Kaffeekonsum
- Begleiterkrankungen: Psoriasis, Morbus Crohn, Colitis ulcerosa, Lupus erythematodes, Panarteriitis nodosa, Gicht, Sarkoidose, Hämophilie

Relevante Untersuchungen und Befunde

- Anamnese: vorausgegangenes Trauma, Allgemeinsymptome (Abgeschlagenheit u. a.)
- Inspektion: Bewegungseinschränkungen, Schonhaltung, Asymmetrie, Gelenkdeformationen, Hautveränderungen, Entzündungszeichen (v. a. an den Gelenken)
- Beweglichkeitsprüfungen der Wirbelsäule: Schober-, Ott-Zeichen, Finger-Boden- und Kinn-Brust-Abstand, Kopf-(Hinterhaupts-)Wand-Abstand (Fléche-Zeichen, v. a. zur Verlaufskontrolle bei Morbus Bechterew)
- Entzündungs-, Schmerz-Tests der Wirbelsäule (v. a. LWS): Mennell-Zeichen, Klopf-, Stauch- und Schüttelschmerz, Laségue-Zeichen

- Knie-Tests: tanzende Patella, Schubladenphänomen, Steinmann I und II, Apley-Test
- Gaenslen-Handgriff (→ rheumatoide Arthritis)
- Bildgebende Verfahren: Röntgen, Arthrografie, MRT, CT, Sonografie, Szintigrafie, Arthroskopie, Knochendichtemessung
- Weiterführende Diagnostik bei rheumatischen Erkrankungen (Labor): Rheumafaktor, ANA, Entzündungsparameter, HLA-B27

MERKE

Rheumafaktoren sind Autoantikörper, die bei 50 % der Patienten mit chronischer Polyarthritis, aber gelegentlich auch bei Erkrankungen außerhalb des rheumatischen Formenkreises (z. B. Infektions- oder Autoimmunkrankheiten) nachweisbar sind. Andere rheumatische Erkrankungen präsentieren diesen Laborbefund nicht; sie werden dann als „seronegativ" bezeichnet.

Definition: rheumatischer Formenkreis

Die Grenzen zwischen Erkrankungen des Bewegungsapparats und rheumatischen Erkrankungen sind fließend. Da es in der Begrifflichkeit immer wieder zu Verwirrung kommt, möchten wir etwas näher darauf eingehen.

Der Ausdruck „rheumatischer Formenkreis" ersetzt den veralteten, aus dem Griechischen stammenden Begriff „Rheuma", der einen ziehenden, reißenden Schmerz beschreibt. Unter dem Oberbegriff „rheumatischer Formenkreis" werden heute u. a. alle Erkrankungen des Bewegungsapparats zusammengefasst, die nicht durch eine Verletzung oder durch ein Tumorgeschehen hervorgerufen werden.

Rheumatische Erkrankungen beschreiben ganz allgemein Bindegewebsentzündungen. Vor diesem Hintergrund können viele Strukturen im Körper betroffen sein. Die Ursache rheumatischer Erkrankungen ist unklar. Häufig spielen die genetische Disposition und Autoimmunprozesse eine Rolle. Die rheumatischen Krankheitsbilder umfassen sowohl bedrohliche, rasch zur Invalidität führende Erkrankungen als auch chronisch verlaufende Erkrankungen mit guter Prognose.

11.2.2 Ausgewählte Krankheiten, Hinweise und Tipps

Rheumatische Erkrankungen: Klassifikation

Es ist bis heute nicht gelungen, sich auf eine einheitliche Klassifikation zu verständigen. Die folgende orientierende Einteilung nach pathogenetischen Gesichtspunkten ist gebräuchlich, wenn auch nicht in sich schlüssig:

- Entzündlich-rheumatische Erkrankungen:
  - Entzündliche Arthritiden: z. B. rheumatoide Arthritis, Spondarthritiden (sog. Gelenkrheumatismus)
  - Kollagenosen: z. B. Lupus erythematodes
- Degenerativ-rheumatische Erkrankungen: z. B. Arthrose
- Weichteilrheumatismus: z. B. Fibromyalgie-Syndrom

Die Übergänge zwischen rheumatischen und anderen Erkrankungen des Bewegungsapparates sind oft fließend, da z. B. eine Verletzung oder Fehlhaltung eine Autoimmunreaktion und eine rheumatische Entzündung auslösen kann.

Arthritis – Arthrose (> Tab. 11.2)

Die Arthrose ist keine entzündliche Erkrankung (und deshalb eigentlich keine rheumatische Erscheinung). Jedoch kann jede Arthritis zu einer Arthrose führen und umgekehrt. Die Abgrenzung von Ursache und Komplikation kann hier problematisch sein.

Tab. 11.2 Differenzialdiagnostik von Arthritis und Arthrose

Parameter	Arthritis	Arthrose
Ursache, Pathogenese	Gelenkentzündung unterschiedlicher Genese: • Infektiös, postinfektiös (reaktive Arthritis), bei Erkrankungen des rheumatischen Formenkreises • Allergisch (v. a. durch Medikamente) • Begleitsymptome bei Stoffwechselerkrankungen, v. a. Gicht, Darmerkrankungen (Morbus Crohn, Colitis ulcerosa) • Gelenkeinblutung	Degenerative Erkrankung durch Missverhältnis zwischen Beanspruchung und Belastbarkeit des Gelenks: • Überbelastung (Schwerarbeit, Sport, hohes Körpergewicht) • Altersbedingte Unterversorgung des Gelenks • Stoffwechselstörung • Angeborene Dysplasie, erworbene Schäden durch chronische Arthritis • Gelenktrauma
Symptome	• Symptome der Entzündung: Schmerzen, Schwellung, Überwärmung, Funktionseinschränkung, Rötung (v. a. bei akuter Arthritis) • Gelenkerguss (seröse Arthritis), Gelenkempyem (eitrige Arthritis) • Bei chronischem Verlauf: Versteifung, Fehlstellung, Kontraktion, Destruktion	• Spannungsgefühl, Steifigkeit • Anlaufschmerz, Belastungsschmerz, später Dauerschmerz • Gelenkgeräusche, Gelenkinstabilität • Fehlstellung, Muskelatrophie, Kontraktur

Differenzialdiagnostische Hinweise

- Die Gicht (Arthritis urica) ist keine ursächlich Erkrankung des Bewegungsapparates, sondern eine Stoffwechselerkrankung (Harnsäure ↑) ➤ 5.3
- Der Morbus Crohn (➤ 15.3) ist auch eine HLA-B27 assoziierte Erkrankung und nicht selten vergesellschaftet mit einem Morbus Bechterew. Die Einordnung als rheumatische Erkrankung ist strittig.
- Die Psoriasis (➤ 20.3) zeigt verschiedene Ausprägungen. Nicht jede Form ist mit einer Arthritis vergesellschaftet.
- Die Reiter-Trias (Entzündung von Augen, Harnwegen und Gelenken) wird auch synonym als Reiter-Syndrom oder Morbus Reiter bezeichnet oder gelegentlich mit der reaktiven (oder postinfektiösen) Arthritis gleichgesetzt. Sie tritt auch bei anderen Erkrankungen (z. B. Gonorrhö ➤ 19.3) auf. Der Pathomechanismus ist nicht abschließend geklärt.

TIPP

In der Prüfung wird manchmal nach dem unterschiedlichen Befall der Gelenke gefragt:
- Rheumatoide Arthritis: Fingergrund- und Mittelgelenke
- Arthrose: Fingerendgelenke
- Psoriasis-Arthritis: Befall im Strahl (Grund-, Mittel- und Endgelenk eines oder mehrerer Finger)

Morbus Bechterew

Die **Leitsymptome** und Hauptaspekte des Morbus Bechterew sollten Sie parat haben:
- Patiententyp: meist junge Männer
- Tiefsitzende frühmorgendliche oder nächtliche Rückenschmerzen
- Fersenschmerz
- Evtl. Reiter-Trias
- Röntgenbild: Bambusstabwirbelsäule

Rheumatisches Fieber

Das rheumatische Fieber bzw. das akute rheumatische Fieber (ARF) ist eine Zweiterkrankung nach Scharlach oder anderen Infekten mit β-hämolysierenden Streptokokken der Gruppe A. Die heute selten auftretende Erkrankung führt zu schweren Herzklappenfehlern und muss v. a. bei Kindern und Jugendlichen mit unklaren Gelenkbeschwerden ausgeschlossen werden.
- **Leitsymptome:** 2–4 Wochen nach Streptokokkeninfekt wandernde oder springende Gelenkschmerzen (v. a. der großen Gelenke), Fieber, Hauterscheinungen (Erythema nodosum, subkutane Knötchen, Petechien, Erythema anulare [Ringelflecken]), evtl. ZNS-Beteiligung (Chorea minor), rheumatische Endokarditis (➤ 12.3)
- **Diagnostik:** Nachweis des durchlaufenen Streptokokkeninfekts (ASL, Anti-DNase)

Knochenbrüche

Ab und zu wird in der Prüfung nach den **sicheren Frakturzeichen** gefragt:
- Fehlstellung
- Abnorme Beweglichkeit
- Sichtbare Fraktur (z. B. Durchtreten des Knochens durch die Hautoberfläche)

Erkrankungen am Kniegelenk

Die Untersuchungen am Kniegelenk lassen sich gut erklären und durchführen. Sie sollten bei bestimmten Verdachtsdiagnosen folgende Untersuchungen vornehmen:
- Tanzende Patella: bei V. a. Erguss
- Steinmann I und II: bei V. a. Meniskusschäden
- Schubladenphänomen: bei V. a. Kreuzbandriss

Spickzettel

Wenn Sie in der mündlichen Prüfung einen Fall lösen müssen und bereits einen Organverdacht haben, können Sie mit wenigen Fragen und Untersuchungen dieses Organ „checken“. Sie sollten auch wissen, welche Laborparameter zu dem Organ gehören und welcher Facharzt ggf. zuständig ist.
- **Anamnese, Leitsymptome:** Schmerzen, v. a. Rücken- oder Gelenkschmerzen, bewegungs(un)abhängig, Ruheschmerz, ausstrahlende Schmerzen, Trauma, Allgemeinsymptome (Abgeschlagenheit u. a.) v. a. bei rheumatischen Erkrankungen
- **Inspektion:** Bewegungseinschränkungen, Schonhaltung, Asymmetrie, Entzündungszeichen (v. a. an den Gelenken), Gelenkdeformationen, Hautveränderungen
- **Untersuchung:** Funktionsprüfungen, Krafttests, neurologische Tests, Schober-Zeichen, Ott-Zeichen, Wirbelsäulenklopfschmerz
- **Labor:** Rheumafaktoren, HLA-B27
- **Weiterführende Untersuchungen:** durch den **Orthopäden** oder **Rheumatologen** (z. B. Röntgen, CT, Sonografie)

11.3 Crashkurs: Erkrankungen des Bewegungs- und Stützapparats (> Tab. 11.3)

Tab. 11.3 Symptome, Ursachen, Komplikationen, Hinweise und Diagnostik von Erkrankungen des Bewegungs- und Stützapparats sowie rheumatischen Erkrankungen (Abkürzungen > S. VII)

Erkrankung	Symptome	Ursachen, Komplikationen, Hinweise	Diagnostik
Erkrankungen des Bewegungs- und Stützapparats			
Arthrose	• Morgendlicher Anlaufschmerz, Belastungs-, Dauerschmerz • Reflektorische Muskelverspannungen • Knorpelreiben • **Koxarthrose** (Hüfte): – Ausstrahlung in Leiste, Knie – Nachschleppen, Hinken eines Beines – Allmähliches Steifwerden der Hüfte – Schmerz beim Aufwärtsgehen • **Gonarthrose** (Knie): – Schmerz beim Abwärtsgehen – Erguss • **Finger(poly)arthrose:** – Heberden-Knötchen an Streckseiten der Fingerendgelenke – Gelenkkapselschwellung der Mittelgelenke – Daumensattelgelenk-Arthrose • **HWS-Arthrose:** – Dumpfe Schmerzen (Hinterkopf, Hals) – Zeichen wie Hypertonus – Reflektorisch Verspannungen – Ausstrahlung weit in den Arm • **LWS-Arthrose:** – Belastungs- und bewegungsabhängiger Schmerz, paravertebral – Lasègue-Zeichen positiv – Dermatomschmerzen	• Atrophie der Gelenkknorpel (meist asymmetrisch mit Knochenwucherungen an den Gelenkrändern) • **Ursachen:** Abnutzung oder Fehlbelastungen – Angeborene Fehlstellung, Dysplasie – Sekundär nach Entzündung oder Trauma – Adipositas, Stoffwechselstörung – Kälte, Nässe – Oft Frauen betroffen – Oft postmenopausal	• Anamnese (Risiken) • Klinik • Bildgebende Verfahren
Ostitis deformans Paget	• Skelettschmerz im Befallsraum • Deformationen und Verdickung einzelner Röhrenknochen und des Schädels (→ z. B. Säbelscheidentibia) • Neigung zu Spontanfrakturen • Lokale Hyperthermie • Neurologische Beschwerden durch Kompression	• Schleichende Erkrankung der Knochen → erhöhter Knochenumbau • **Ursache:** evtl. genetische Disposition, Slow-virus-Infektion der Osteoklasten • Tritt v. a. im Alter auf	• Labor: – AP ↑ – Kalzium ↑ • Szintigrafie, Rö

Tab. 11.3 Symptome, Ursachen, Komplikationen, Hinweise und Diagnostik von Erkrankungen des Bewegungs- und Stützapparats sowie rheumatischen Erkrankungen (Abkürzungen ➤ S. VII) (Forts.)

Erkrankung	Symptome	Ursachen, Komplikationen, Hinweise	Diagnostik
Erkrankungen des Bewegungs- und Stützapparats			
Dupuytren-Kontraktur	• Schmerzlose, sichtbare und als derber Strang palpable Faszienwucherung mit Knötchenbildung in der Hohlhand • (Meist) beidseitige Beugekontraktur eines oder mehrerer Finger (v. a. 4. und 5. Finger der Ulnarseite) • Spät: Beuge- und Streckversteifung der Fingergelenke	• Bindegewebig-derbe Verhärtung und Schrumpfung der Palmaraponeurose • **Ursache:** evtl. genetische Disposition, rheumatische und autoimmune Erkrankung, gehäuft bei Alkoholkrankheit, Diabetes mellitus • Betroffen sind v. a. Männer > 50. Lj.	Klinik
Karpaltunnelsyndrom	• Parästhesien in der Hohlhand (v. a. Finger I–III und an der radialen Seite von Finger IV) • Belastungsschmerz der Hand • Daumenballenatrophie	• Chronische Kompression des N. medianus im Karpaltunnel • Evtl. durch Entzündung. der umgebenden Strukturen • Betroffen sind häufiger Frauen > 40. Lj. • Häufig bei Polyarthritis	• Klinik • EMG • Neurografie
Entzündliche rheumatische Erkrankungen			
Chronische Polyarthritis (rheumatoide Arthritis)	• Prodromalstadium mit unspezifischen Allgemein-, vegetativen und Entzündungssymptomen, nach Wo. bis Monaten folgen weitere Symptome • Parästhesie • Morgensteifigkeit > 1 Std. • Polyarthritis: symmetrisch v. a. kleine Gelenke, asymmetrisch v. a. große Gelenke • Füße und Hände (Fingermittel- und -grundgelenke): – Ulnare Deviation, Schwanenhals-, Knopfloch- und 90/90-Deformität – Fuß: Krallenbildung – Handrückenschwellung – Muskelatrophie – Rheumaknoten (Hand-, Ellenbogen) – Dünne, zyanotische, glatte, pigmentierte Haut an den Entzündungsstellen • Bursitis, Tendinitis • Selten Vaskulitis, Polyneuropathie	• **Ursachen:** systemische pathologische Immunreaktion, genetische Disposition • Zerstörung der Bänder und Sehnen, aber auch anderer Organstrukturen (HWS, Pleura, Lunge, LK, Gefäße) • Primär Frauen betroffen • **Auslöser:** evtl. Virusinfekt, Kälte, Nässe, Hormone • **Verlaufsformen:** zahlreiche Sonderformen – Felty-Syndrom (schwere Form): Rheumaknoten, schweres rheumatisches Fieber, Anämie, Splenomegalie, Infektanfälligkeit – Still-Syndrom (bei Kindern oder Adosleszenten): hoch akut, innere Organe betroffen, Hepatosplenomegalien, Erythema multifome, LK ↑→ Ankylose	• Klinik • Labor: – Rheumafaktor – HLA-DR4 – CRP ↑, BSG ↑ – Dysproteinämie – Normo- oder hypochrome Anämie
Rheumatisches Fieber	• Springende Entzündungen v. a. der großen Gelenke • Fieber • Symptome der Herzbeteiligung (Endo-, Myo- und Perikarditis) • Dermatologische Symptome: Knötchen, Petechien, Pigmentierung, Erythema nodosum, Ringelflecken (Erythema anulare) • Chorea minor	**Ursachen:** • Poststreptokokken-Infekt (nach 1–3 Wo.) mit AG-AK-Reaktion • Betroffen sind v. a. Kinder	• Infektanamnese • Klinik • Labor: – Leukos ↑ mit Linksverschiebung – CRP ↑ ↑, BSG ↑ ↑ – ASL-Titer – Anti-DNase

Tab. 11.3 Symptome, Ursachen, Komplikationen, Hinweise und Diagnostik von Erkrankungen des Bewegungs- und Stützapparats sowie rheumatischen Erkrankungen (Abkürzungen ➤ S. VII) (Forts.)

Erkrankung	Symptome	Ursachen, Komplikationen, Hinweise	Diagnostik
Entzündliche rheumatische Erkrankungen			
Morbus Bechterew (Spondylarthritis ankylosans)	• Schubartiger Verlauf • Tiefsitzende nächtliche oder morgendliche Rückenschmerzen • Fersenschmerz • Morgensteifigkeit • Tendopathien • Springende Arthritiden • Augenentzündung (evtl. als Reiter-Trias) • Später Vitalkapazität der Lungen ↓	• Versteifung des Achsenskeletts (v. a. ISG) • Verkalkung → ausgeprägte Kyphose (BWS) und Lordose (HWS) • **Prädisponierende Faktoren:** familiäre Häufung, HLA-B27 positiv in 95 %, oft Vergesellschaftung mit Morbus Crohn • **Lokalisation:** v. a. kleine Wirbelgelenke • **Komplikationen:** Pneumonie, respiratorische Insuffizienz	• Bewegungstests (➤ 11.2.1) • Labor: – Oft HLA-B27 positiv – CRP ↑, BSG ↑ – Rheumafaktor negativ • Rö: Bambusstabwirbelsäule • Szintigrafie
Polymyalgia rheumatica	• Muskelschmerzen: v. a. am Becken- und Schultergürtel; symmetrisch; nachts, morgens • Morgensteifigkeit • Gewicht ↓, AZ ↓ • Depressive Verstimmung	• Oft vergesellschaftet mit Arteriitis temporalis • Betroffen sind v. a. Frauen > 65. Lj.	• Schmerzanamnese • Labor: – BSG ↑↑ (oft Sturzsenkung) – CRP ↑ – Hypochrome Anämie
Arteriitis temporalis (Riesenzellarteriitis, Morbus Horton)	• Kopfschmerzen (temporal, einseitig) • Lokale Entzündungszeichen • A. temporalis evtl. pulslos, palpabel • Einseitige Sehstörung (Beteiligung der A. ophthalmica)	• Oft vergesellschaftet mit Polymyalgia rheumatica • **Komplikation:** akute Erblindung (Notfall!)	Inspektion
Reaktive Arthritis (Reiter-Syndrom, okulo-urethro-synoviales Syndrom)	• Urethritis (evtl. Zervizitis) • Arthritis (asymmetrischer Befall v. a. an großen, unteren Gelenken) • Konjunktivitis (evtl. Iridozyklitis) • Erythema nodosum	• **Ursachen:** postinfektiöse Autoimmunreaktion (v. a. infolge von Infekten des GIT und der Harnwege) • Altersgipfel: 20.–40. Lj., meist bei Männern, oft rezidivierend	Oft HLA-B27
Kollagenosen, Vaskulitiden			
Systemischer Lupus erythematodes (SLE)	• Geschwürige Hautveränderungen an lichtexponierten Stellen (im Gesicht klassisch schmetterlingsförmig; als Sonderform diskoid = kreisförmig) • Arthritiden: v. a. symmetrisch PCP • Evtl. Nephritis • Mäßiges bis hohes Fieber • AZ ↓ • Kopfschmerzen, Krampfanfälle, Psychosen • Pleuritis, Perikarditis	• **Ursachen:** autoimmun bedinge Kollagenose, genetische Prädisposition • **Auslöser:** evtl. Medikamente, Strahlen, Hormone, Schwangerschaft • Betroffen sind v. a. junge Frauen	• Inspektion • Labor: – BSG ↑ ↑ – ANA positiv – Leukos ↓ – Thrombos ↓ – PTT ↑
Sjögren-Syndrom	• **Sicca-Syndrom:** – Dry eyes, dry mouth – Drüsenaktivität ↓ → Parotitis, exokrine Pankreasinsuffizienz, Pankreatitis, Hypoazidität des Magens • Polyarthritis	• Multiple Infiltrationen, Fibrosierung verschiedener Zelltypen → Verlust des sekretorischen Epithels • Begleitend bei SLE, PCP, systemischer Sklerose, Periarteriitis, Polymyositis	• Schirmer-Test • Histologie

Tab. 11.3 Symptome, Ursachen, Komplikationen, Hinweise und Diagnostik von Erkrankungen des Bewegungs- und Stützapparats sowie rheumatischen Erkrankungen (Abkürzungen ➤ S. VII) (Forts.)

Erkrankung	Symptome	Ursachen, Komplikationen, Hinweise	Diagnostik
Kollagenosen, Vaskulitiden			
Sklerodermie (progredient-systemisch)	• Sklerosierung der Haut: • Beginn meist an den Händen mit Ödemen, wachsartiger Induration • Fingerverjüngung und Nekrosen der Fingerspitzen (Rattenfraßnekrosen, Madonnenfinger) • Zunehmende Starre der Finger • Häufig sekundäres Raynaud-Syndrom • Hyperpigmentierung, Teleangiektasien, Glanzhaut, Maskengesicht (Vogelgesicht, Tabaksbeutelmund) • Facettenreiche Symptome weiterer Organwandstarren (betroffen u. a. Lunge, Herz, Darm)	• Chronisch entzündliche Bindegewebssklerose unbekannter Ursache • Betroffen sind meist Frauen mittleren Alters • Gleichzeitig assoziiert mit Sjögren-Syndrom und Hashimoto-Thyreoiditis	• Inspektion • Klinik • Labor: – BSG ↑ – Anämie – AK • Je nach Organbeteiligung
Morbus Raynaud (Leichenfingerkrankheit), Raynaud-Syndrom	• Segmentale Blässe und Kälte an Fingern, evtl. Hand oder (seltener) Zehen (v. a. bei Stress, Kälte, Nikotinkonsum) • Später Zyanose und schmerzhafte reaktive Hyperämie • Bei längerem Bestehen Gefäßwand- und Gewebsschäden → Nekrose und Gangrän	• **Ursache:** anfallsartige Gefäßspasmen ungeklärter Ursache • Betroffen sind v. a. junge Frauen • Als sekundäres Raynaud-Syndrom begleitend bei anderen rheumatischen Erkrankungen sowie Traumen	• Inspektion • Anamnese (Auslöser) • Klinik • Angio-, Thermografie

KAPITEL

12 Herz

12.1 Anatomie und Physiologie

Brainstorming

Bevor Sie mit diesem Kapitel starten, empfehlen wir Ihnen, einmal zu kontrollieren, wieviel Sie ohne Blick in Ihre Bücher zu diesem Thema erläutern können. Machen Sie – am besten mit einem Lernpartner – ein kurzes Brainstorming zu folgenden Themen.

- **Kurzcharakteristik** und **Aufgaben** des Herzens
- **Topografie:** Lage, Größe, Form, anatomische Nachbarstrukturen, Blutversorgung
- **Wandaufbau** des Herzens
- Aufbau von **Herzwand** und **Herzklappen**
- **Weg des Blutes**
- **Herzzyklus**
- **Erregungsbildung** und **Erregungsleitungssystem**
- **Regulation der Herztätigkeit:** Herzfrequenz, Herzschlagvolumen, Herzminutenvolumen, Innervation

Kurzcharakteristik und Aufgaben

Das Herz liegt im Brustkorb und ist ein **Hohlmuskel,** der das Blut sowohl in den Körperkreislauf (linkes Herz) als auch in den Lungenkreislauf (rechtes Herz) pumpt. Somit versorgt es alle Zellen mit Sauerstoff, Nährstoffen und Botenstoffen (Hormone, Eiweiße etc.). Gleichzeitig gewährleistet es den Abtransport von Stoffwechselprodukten.

Topographie

- **Lage:**
  - Im Mediastinum
  - Von der Körpermitte aus zu etwa ⅔ nach vorne links verschoben
- **Größe und Form:**
  - Faustgroß
  - Kegelförmig mit nach unten zeigender Spitze und nach oben zeigender Basis
  - 300 g (kritisches Gewicht bei 500 g)
- **Anatomische Nachbarstrukturen:**
  - Seitlich: Lungen
  - Vorne: Brustbein und Thymus
  - Hinten: Speiseröhre und absteigende Aorta
  - Unten: Zwerchfell
- **Blutversorgung:** rechte und linke Koronararterien (entspringen direkt aus der Aorta)

Aufbau von Herzwand und Herzklappen

- **Kammer und Vorhof:** zwei Herzhälften (rechts und links) mit jeweils einem Vorhof **(Atrium)** und einer Kammer **(Ventrikel)**
- **Aufbau der Herzwand:**
  - **Endokard** (Herzinnenhaut): mit Endothel überzogen, das auch die Herzklappen bildet
  - **Myokard** (Herzmuskel) aus Herzmuskelgewebe
  - **Perikard** (Herzbeutel)
- **Herzklappen:**
  - **2 Segelklappen** (Atrioventrikularklappen): Mitralklappe, Trikuspidalklappe
  - **2 Taschenklappen** (Semilunarklappen): Aortenklappe, Pulmonalklappe

Weg des Bluts

Das Blut fließt auf folgendem Weg durch das Herz: obere und untere Hohlvene → rechter Vorhof → durch die Trikuspidalklappe in die rechte Kammer → durch die Pulmonalklappe in die Pulmonalarterie (Truncus pulmonalis) → Lungen → über die Lungenvenen zum linken Vorhof → durch die Mitralklappe in den linken Ventrikel → durch die Aortenklappe in die Aorta.

Tab. 12.1 Systolische und diastolische Herzgeräusche

Ursachen der Herzgeräusche	Vorkommen
Systolisches Geräusch entsteht, wenn …	
eine in der Systole physiologisch geöffnete Klappe stenosiert ist, sodass sich das Blut unter größerem Druck durch eine kleinere Öffnung pressen muss (wie bei zugedrücktem Wasserschlauch)	• Aortenklappenstenose • Pulmonalklappenstenose
eine in der Systole physiologisch geschlossene Klappe nicht richtig schließt, sodass Blut zurückfließt und ein Strömungsgeräusch zu hören ist (wie bei offener Tür)	• Mitralklappeninsuffizienz • Trikuspidalklappeninsuffizienz
in der Herzscheidewand ein Loch ist, durch das während der Systole Blut strömt (wie bei offenem Fenster)	• Ventrikelseptumdefekt (VSD) • Atriumseptumdefekt (ASD), ist hier allerdings selten zu hören
Diastolisches Geräusch entsteht, wenn …	
eine in der Diastole physiologisch geöffnete Klappe stenosiert ist	• Mitralklappenstenose • Trikuspidalklappenstenose
eine in der Diastole physiologisch geschlossene Klappe nicht richtig schließt	• Aortenklappeninsuffizienz • Pulmonalklappeninsuffizienz
Systolisch-diastolisches Geräusch entsteht, wenn …	
sowohl in der Systole als auch in der Diastole Blut zurückströmt	Offener Ductus Botalli

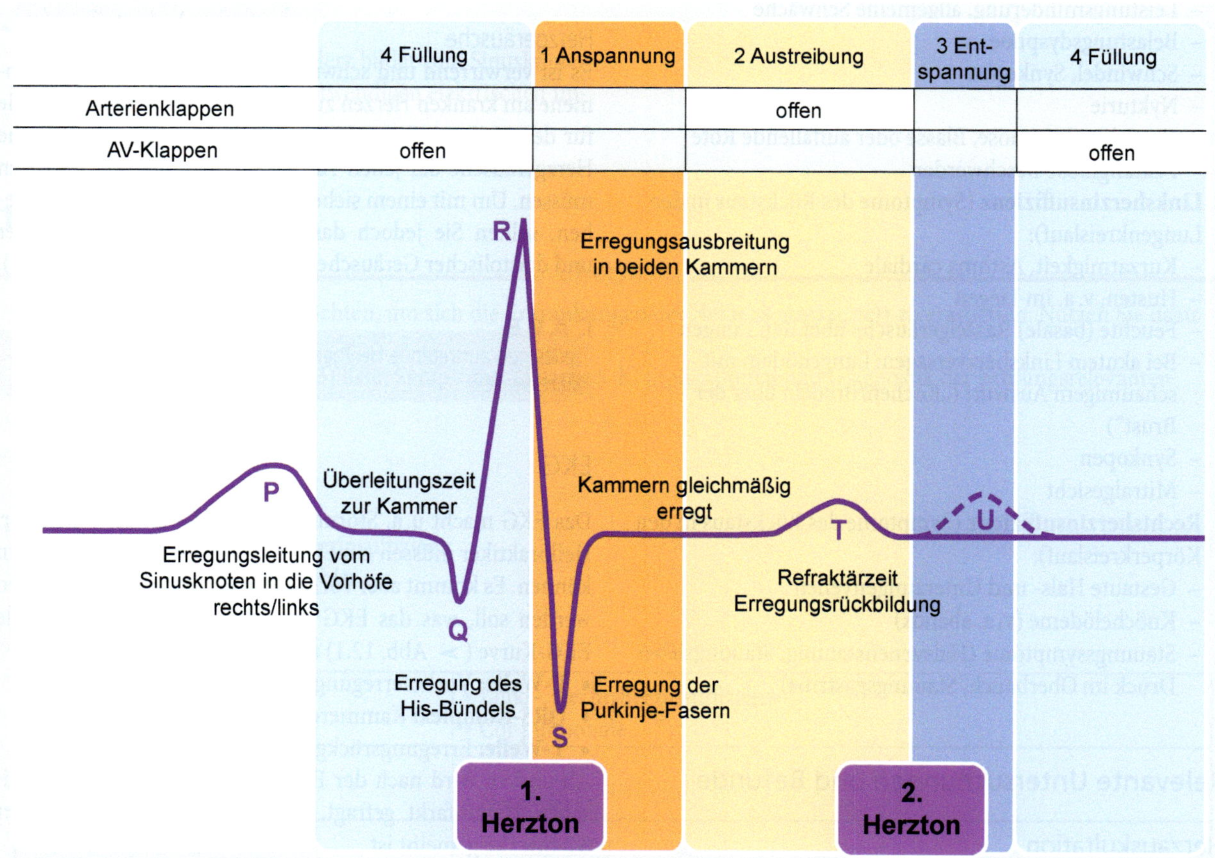

Abb. 12.1 Das Elektrokardiogramm (EKG) ist die Registrierung der Summe der elektrischen Aktivitäten aller Herzmuskelfasern.

Weitere Untersuchungsmethoden

- **Anamnese und Inspektion:** vgl. Leitsymptome
- **Palpation:** Herzspitzenstoß → verlagert bei Vergrößerung des rechten oder linken Herzens
- **Blutdruck- und Pulsmessung**
- **Herzenzyme (bei Herzinfarkt):**
  - Spezifisch: Troponin und CK-MB
  - Unspezifisch: Gesamt-CK, GOT, LDH, Myoglobin; diese können auch bei anderen Erkrankungen erhöht sein, z. B. GOT und LDH bei Leberentzündung, Gesamt-CK bei Entzündung oder Untergang von Muskelgewebe, Myoglobin bei Skelettschädigung → sie haben für die Herzdiagnostik nur im Zusammenhang mit den spezifischen Enzymen eine Bedeutung
- **(Doppler-)Sonografie:** Herzgröße, Stärke der Herzwände, Funktionsprüfung der Herzklappen, Feststellung eines Perikardergusses
- **Echokardiografie** (v. a. Beurteilung der Herzklappenbewegung): Herzgröße, Stärke der Herzwände, Funktionsprüfung der Herzklappen, Feststellung eines Perikardergusses, Funktion des linken Ventrikels
- **Gefäßsystem:** Hypertonie, Arteriosklerose?
- **Lungen:** Rückstau in die Lungen, Cor pulmonale?
- **Leber:** Stauungsleber?

CAVE

Bei V. a. Herzinsuffizienz immer die Lunge mit untersuchen (Asthma cardiale, Cor pulmonale?).

12.2.2 Ausgewählte Krankheiten, Hinweise und Tipps

Herzinsuffizienz

Diese liegt vor, wenn die Pumpleistung des Herzens nicht mehr ausreicht, um den Organismus adäquat mit Blut und Sauerstoff zu versorgen. Eine Herzinsuffizienz ist eigentlich ein Symptom, das im Zusammenhang verschiedener Herzerkrankungen auftreten kann. Es wird unterschieden zwischen Vorwärtsversagen (erniedrigtes Herzzeitvolumen) und Rückwärtsversagen (Rückstau vor der jeweiligen Herzhälfte).

Symptome der Linksherzinsuffizienz	Symptome der Rechtsherzinsuffizienz
• Leistungsminderung • Schwindel • Synkopen • Lungenstauung → – Kurzatmigkeit – Husten im Liegen – Feuchte Rasselgeräusche	• Gestaute Hals- und Zungengrundvenen • Ödeme (v. a. abendlich im Knöchelbereich) • Vergrößerte Stauungsleber • Nykturie • Stauungsgastritis (Bauchschmerzen, Appetitlosigkeit)

Herzinfarkt

TIPP

Wenn Sie beim Lernen für die Prüfung eine Erkrankung nicht übersehen dürfen, so ist dies mit Sicherheit der Herzinfarkt. Er ist eines der wichtigsten Prüfungsthemen.

In der Prüfung wird ein **Herzinfarkt-Fall** häufig nicht lehrbuchmäßig gestellt, sondern es werden unspezifische Symptome angeführt wie beispielsweise: „den ganzen Tag schon Druck im Oberbauch" oder „fühle mich irgendwie unwohl …" oder „komische Armschmerzen" oder gar „Zahnschmerzen". Das ist keine Prüfungsschikane – auch im wirklichen Leben verläuft ein Herzinfarkt häufig unspezifisch. Geprüft wird in diesem Fall, ob Sie sich Ihrer Vorgehensweise sicher sind.

Beachten Sie Folgendes:

- **Vorgehen:**
  - Fragen Sie die Leitsymptome und Risiken ab.
  - Auskultieren Sie Herz und Lungen (Lungenödem?)
  - Prüfen Sie den Pulsrhythmus.
- **Versorgung von Patienten mit Angina pectoris oder Herzinfarkt** (➤ Tab. 12.2):
  - Notfallmanagement! Patient nicht ohne ärztliche Begleitung transportieren.
  - Lagerung mit erhöhtem Oberkörper, enge Kleidung entfernen.
  - Stabilen venösen Zugang legen (ohne Volumengabe).
  - Gegebenenfalls Sauerstoff geben, Frischluft zuführen.
  - Nitrospray verabreichen (cave: nur bei systolischem Blutdruck > 100 mmHg).
  - Keine medikamentöse Therapie einleiten, deren Wert nicht gesichert ist, keine i. m.-Injektionen durchführen (führt bei folgender Lysetherapie zu Einblutungen ins Gewebe).
  - Patienten beruhigen (ggf. Analgesie und Sedierung).
  - Eventuell kardiopulmonal reanimieren.

CAVE

Bei Diabetikern kann es aufgrund einer Neuropathie zu einem sogenannten „stummen", d. h. schmerzlosen, Herzinfarkt kommen.

Differenzialdiagnostik Angina pectoris und Herzinfarkt (➤ Tab. 12.2)

Tab. 12.2 Differenzialdiagnostik von Angina pectoris und Herzinfarkt

Angina pectoris-Anfall	Herzinfarkt
Kurze Dauer	Anhaltende Symptomatik
Patient verhält sich still	Patient versucht sich zu bewegen
Nitro bessert Symptomatik	Nitro bessert Symptomatik nicht oder nur kurz
Evtl. nach Anstrengung, bei Kälte, Aufregung	Häufig in den frühen Morgenstunden

Kardiogener und Volumenmangelschock (➤ Tab. 12.3)

- In Einzelfällen kann ein Volumenmangelschock bei gleichzeitigem kardiogenen Schock vorliegen (beispielsweise nach einem Unfall): Lagern Sie den Patienten mit Beinen und (!) Oberkörper hoch („Klappmesser-Lagerung").
- Beim kardiogenen Schock erfolgt keine Volumenzufuhr; nur einen venösen Zugang legen und diesen mit minimaler Menge Infusionslösung freihalten. (Andere Möglichkeiten: Mandrin bei Verweilkanüle oder Aspiration/Injektion des Bluts).

Tab. 12.3 Differenzialdiagnostik kardiogener und Volumenmangelschock

Kardiogener Schock	Volumenmangelschock
Verminderung der Pumpleistung des Herzens durch Herzinfarkt, Lungenembolie	Volumenverlust durch Blutverlust, Plasmaverlust (Verbrennungen, Pankreatitis, Peritonitis), Erbrechen, Durchfall
• Kaltschweißigkeit, Blässe (keine Blässe bei anaphylaktischem Schock) • Unruhe, Angst • Schnelle, flache Atmung, Dyspnoe • Bewusstseinsstörung	
Puls unregelmäßig ↑/(↓)	Puls ↑
Blutdruck (↑)/↓	Blutdruck ↓
• Keine Volumengabe • Oberkörper hoch lagern	• Volumengabe • Beine hoch lagern

Herzrhythmusstörungen

Folgende Herzrhythmusstörungen sollten Sie erläutern können: Extrasystolen, Tachykardie, Bradykardie, Vorhof- oder Kammerflimmern, SA-Block (sinuatrialer Block), AV-Block (atrioventrikulärer Block)(➤ Tab. 12.4).

MERKE

Herzrhythmusstörungen können auch bei gesunden Menschen vorkommen, bedürfen aber immer einer schulmedizinischen Abklärung, um eine mögliche ernsthafte Ursache auszuschließen. Häufig sind Herzrhythmusstörungen Folge eines Herzinfarkts.

Spickzettel

Wenn Sie in der mündlichen Prüfung einen Fall lösen müssen und bereits einen Organverdacht haben, können Sie mit wenigen Fragen und Untersuchungen dieses Organ „checken". Sie sollten auch wissen, welche Laborparameter zu dem Organ gehören und welcher Facharzt ggf. zuständig ist.

- **Anamnese, Leitsymptome:** Belastungsdyspnoe, allgemeine Schwäche, Knöchelödeme, Nykturie, Schlafen mit „Herzkissen" (Orthopnoe), retrosternale Schmerzen, nächtlicher Husten, Stauungssymptome (Druck im Oberbauch, Halsvenenstauung, Stauungsgastritis)
- **Inspektion:** Zyanose, Knöchelödeme, Halsvenenstauung, Zeichen chronischer Sauerstoffunterversorgung (Trommelschlägelfinger, Uhrglasnägel), Mitralgesicht
- **Untersuchung:** Auskultation des Herzens und der Lunge (Lungenödem?), Auskultation der Karotis (Weiterleitung der Herztöne bei Aortenstenose), Palpation des Herzspitzenstoßes, Blutdruck- und Pulsmessung
- **Labor:** Troponin und CK-MB (bei V. a. Myokardinfarkt), GOT, LDH (Laborwerte ➤ Tab. A3 auf der hinteren Umschlaginnenseite)
- **Weiterführende Untersuchungen:** durch den **Kardiologen** oder **Internisten** (EKG, Echokardiografie, Koronarangiografie, Röntgen Thorax)

12.3 Crashkurs: Erkrankungen des Herzens (➤ Tab. 12.4)

Tab. 12.4 Symptome, Ursachen, Komplikationen, Hinweise und Diagnostik von Erkrankungen des Herzens (Abkürzungen ➤ S. VII)

Erkrankung	Symptome	Ursachen, Komplikationen, Hinweise	Diagnostik
Herzinsuffizienz			
Herzinsuffizienz, allgemein	• Evtl. lange kompensiert und asymptomatisch • Leistungsminderung • Vorzeitige Ermüdbarkeit • Nykturie • Tachykardie, Herzrhythmusstörungen • Pleuraerguss	• **Ursachen:** – In 90 % KHK, Hypertonie und Herzentzündungen – Dekompensierte Klappenfehler – Reizleitungsstörung – Angeborene Herzfehler – Extrakardiale Erkrankungen und Störungen: Anämie, Hyper-, Hypothyreose, COPD • **Komplikationen:** Rhythmusstörungen, Lungenödem, kardiogener Schock, arterielle Thrombose	• EKG • Rö • Doppler-Sonografie • Labor: – Herzenzyme (Troponin, CK-MB) – Stauungsparameter Leber
Linksherzinsuffizienz (LHI)	• Symptome des Rückstaus: – Dyspnoe – Tachypnoe – Orthopnoe – Stauungsbronchitis – Asthma cardiale (Lungenödem) • Nykturie • Zyanose • Schwindel, Synkopen • Leistungsminderung • Ggf. Symptome der Herzvergrößerung: z. B. Herzbuckel • Bei kritischer Herzvergrößerung → Durchblutung ↓	• **Ursachen:** – ➤ Herzinsuffizienz allgemein – Unzureichend abtrainiertes Sportlerherz • **Komplikationen:** plötzlicher Herztod	• Inspektion • Auskultation: – Bei Lungenödem feuchte RGs – Herz: Geräusche, pathologische Herztöne, Rhythmusstörung
	MERKE Die LHI kann lange kompensiert werden.		
Rechtsherzinsuffizienz (RHI)	• Zeichen der oberen und unteren Einflussstauung: – Ödeme, v. a. abendliche Knöchelödeme → Gewicht ↑ – Gestaute Hals- und Zungengrundvenen – Stauungsleber (vergrößerte Leber) – Stauungsgastritis (Bauchschmerzen, Appetitlosigkeit) • Nykturie • Zyanose	**Ursachen:** • ➤ Herzinsuffizienz allgemein • Oft nach LHI (→ durchgestaute Globalinsuffizienz) • Cor pulmonale • Trikuspidalvitien	• Inspektion • Auskultation Herz, Lunge • Orthostatischer Halsvenentest
Cor pulmonale (pulmonale Hypertonie)	• Symptome der ➤ RHI • Symptome der zugrunde liegenden Erkrankung (z. B. COPD mit Zyanose, Dyspnoe)	Ursachen der Drucksteigerung im Lungenkreislauf durch Rechtsherzhypertrophie bzw. -dilatation: • Akut durch z. B. Lungenembolie, Status asthmaticus, Pneumothorax • Chronisch durch z. B. COPD, Fibrose	• ➤ RHI • Je nach Grunderkrankung (Lunge)

Tab. 12.4 Symptome, Ursachen, Komplikationen, Hinweise und Diagnostik von Erkrankungen des Herzens (Abkürzungen > S. VII) (Forts.)

Erkrankung	Symptome	Ursachen, Komplikationen, Hinweise	Diagnostik
Durchblutungsstörungen des Herzens			
Koronare Herzkrankheit (KHK)	• **Stabile Angina pectoris:** – Retrosternaler Schmerz, oft Ausstrahlung (linke Schulter oder Oberarm, Unterarm Ulnarseite, seltener Hals, Unterkiefer, rechter Arm oder Oberbauch) – **Auslöser:** körperliche und seelische Belastung, seltener Kälte – Vernichtungsgefühl und Todesangst, Druckempfinden bis Brennen im Brustkorb – Meist < 3 Min. (max. ca. 15 Min. → DD Infarkt) • **Instabile Angina pectoris:** – Angina pectoris-Symptome in Ruhe, zunehmende Schwere, Dauer und Häufigkeit der Angina-pectoris-Anfälle – Erhöhtes Infarktrisiko von 20–25 %	• **Ursachen:** – Arteriosklerose der Koronararterien – Hkt ↑ – Selten entzündliche Gefäßerkrankungen – Kritische Herzvergrößerung → Minderversorgung – Unterversorgung des Herzgewebes (z. B. bei Anämie, COPD) • **Risikofaktoren:** – Fettstoffwechselstörungen – Hypertonie – Diabetes mellitus – Metabolisches Syndrom	• Anamnese • Auskultation • EKG • Sonografie • Labor: – CK(-MB) – GOT, LDH – Troponin T und I – Leukozytose mit Linksverschiebung – BSG – BZ – Kalium
Herzinfarkt (Myokardinfarkt)	• Symptome wie bei > KHK, jedoch länger anhaltend (15–30 Min., häufig frühmorgens) und/oder ggf. stärker (keine bzw. kurze Reaktion auf Nitrospray: DD Angina pectoris) • Bradykardie, Hypotonie (bei Hinterwandinfarkt), Tachykardie (bei Vorderwandinfarkt), unklares Bild (bei transmuralem Infarkt) • Bei ⅓ der Patienten Zeichen einer LHI • Ggf. Resorptionsfieber (nach ca. 2 Tagen)	• **Ursachen:** Risikofaktoren und Auslöser > KHK • **Komplikationen:** – Reinfarkt (z. B. ca. 2 Tage nach einem leichten unerkannten Infarkt) – Ruptur der Herzwand mit Perikarderguss – Herzinsuffizienz bis zum kardiogenen Schock – Herzrhythmusstörungen – Papillarmuskelabriss	> KHK
	MERKE Ein Diabetes-Patient hat einerseits ein erhöhtes Infarktrisiko, andererseits eine verminderte Symptomatik (stummer Infarkt). **CAVE** Auch eine instabile Angina pectoris ist als Notfall einzustufen. Jegliche i. m.-Injektion, Volumenzufuhr und Autoinfusion (herkömmliche Schocklage) sind kontraindiziert.		
Herzrhythmusstörungen			
Rhythmusstörungen allgemein	• Schwindel • Bewusstseinsstörungen (Absencen) • Leistungsminderung • Dyspnoe • Angst • Sehstörungen	Störung der Reizleitung oder -bildung durch: • Herzerkrankungen, v. a. KHK, Entzündungen • Elektrolytstörung • Stress (psychisch und körperlich) • Medikamente, Kaffeeabusus • Stoffwechselerkrankungen (v. a. Hyperthyreose) • Fieber	• Anamnese • Pulspalpation • EKG, Belastungs-EKG • Rö, Sonografie • Labor: – E'lyte – CK – LDH – GOT

Tab. 12.4 Symptome, Ursachen, Komplikationen, Hinweise und Diagnostik von Erkrankungen des Herzens (Abkürzungen ➤ S. VII) (Forts.)

Erkrankung	Symptome	Ursachen, Komplikationen, Hinweise	Diagnostik
Herzrhythmusstörungen			
Extrasystolen	• Oft symptomlos • Evtl. Herzklopfen, -stolpern	• **Ursachen:** – ➤ Rhythmusstörungen allgemein – Unkoordinierte Kontraktion, diverse Formen • Pathologisch ab 6 Extrasystolen/Min. (1 : 10) • **Komplikationen:** Kammerflattern, -flimmern	➤ Rhythmusstörungen allgemein
Tachykardie	• ➤ Rhythmusstörungen allgemein • Pathologisch: > 100 Schläge/Min. • Evtl. akut und stark bis Schock (paroxsysmal)	**Ursachen:** • ➤ Rhythmusstörungen allgemein • Anämie • Hyperthyreose	➤ Rhythmusstörungen allgemein
Bradykardie	• ➤ Rhythmusstörungen allgemein • Pathologisch < 60 Schläge/Min. • Evtl. Synkopen	• **Ursachen:** – ➤ Rhythmusstörungen allgemein – Medikamente – Intensive körperliche Betätigung (z. B. Sportler, Möbelpacker) – Hypothyreose – Hirndruck ↑ – Vagotonie • **Komplikationen:** ggf. Sick-Sinus-Syndrom (bei KHK)	➤ Rhythmusstörungen allgemein
Vorhofflimmern, -flattern, Kammerflimmern, -flattern	Heftige Symptome ➤ Rhythmusstörungen allgemein	• Vorhofflattern: 150–300 Schläge/Min. • Vorhofflimmern: > 300 Schläge/Min. • Kammerflattern: ca. 250 Schläge/Min. • Kammerflimmern: ca. 350 Schläge/Min.	➤ Rhythmusstörungen allgemein
Störung der Erregungsleitung	• Oft beschwerdefrei • Symptome der ➤ Rhythmusstörungen allgemein • Adams-Stokes-Anfall (AV Block Grad III) mit Puls ↓↓, arrhythmisch schwirrend, Pulsdefizit, schwere Blässe, Krämpfe bis Synkope	**Ursachen:** • Sick-Sinus-Syndrom • KHK • Myokarditis • Medikamente	➤ Rhythmusstörungen allgemein
	TIPP Die Definitionen für Vorhof- oder Kammerflimmern und -flattern sind regelmäßige Prüfungsthemen. Viele Prüfer legen großen Wert darauf, dass Sie bei der ersten Herzauskultation parallel den peripheren Puls (am Handgelenk) palpieren, um ein evtl. Pulsdefizit festzustellen. Dieses entsteht, wenn z. B. nur jede 2. oder 3. Erregung des Herzens als Pulswelle weitergeleitet wird. **CAVE** Bei Vorhof- oder Kammerflimmern droht Herzstillstand. Deswegen sind diese Rhythmusstörungen als Notfall zu behandeln.		
Entzündliche Herzerkrankungen			
Subakute Endokarditis lenta	• Schleichender Beginn, langsamer Verlauf • Symptome der zunehmenden Herzinsuffizienz • Unklares mäßiges Fieber (38 °C, Schübe) • Petechien (Rumpf, Extremitäten, Augenfundus) • Symptome der Streuherde (Zähne, Mandeln, Nebenhöhlen)	• **Ursachen:** insbesondere Streptokokken (S. viridans), aus Streuherden v. a. im Mundbereich (häufig nach Zahnextraktion)	➤ Akute bakterielle Endokarditis

Tab. 12.4 Symptome, Ursachen, Komplikationen, Hinweise und Diagnostik von Erkrankungen des Herzens (Abkürzungen ➤ S. VII) (Forts.)

Erkrankung	Symptome	Ursachen, Komplikationen, Hinweise	Diagnostik
Entzündliche Herzerkrankungen			
Rheumatische Endokarditis	• Polyarthritis, springend, große Gelenke betroffen • Motorische Defizite (Ungeschicklichkeit), Chorea minor • Erythema nodosum, Erythema anulare, Petechien	• **Ursachen:** allergische Reaktion nach Infektion mit β-hämolysierenden Streptokokken (v. a. nach Scharlach)	• Anamnese • Labor: – ASL-Titer – Anti-DNAse B
Myokarditis	• Meist während oder nach einem Infekt • Müdigkeit, Schwäche, Leistungsknick • Symptome der Herzinsuffizienz • Fieber	**Ursachen:** umschrieben oder diffus, akut oder chronisch nach entzündlichen Allgemeinerkrankungen	• Auskultation (Rhythmusstörungen, Herzgeräusche, Perikardreiben) • EKG • Doppler-Sonografie • Rö, CT, MRT • Labor: – CK-MB – BSG ↑, CRP ↑, Leukos ↑ – Erregernachweis
Perikarditis	• **Akute Perikarditis:** – Perikarditis sicca: restrosternaler stechender Schmerz, Reibegeäusche – Fieber – Tachypnoe, Dyspnoe • **Chronisch-konstriktive Perikarditis:** – Symptome der Herzinsuffizienz – Hypotonie, RR-Amplitude ↓ – Symptome der Einflussstauung	• **Ursachen:** – Infektiös: meist Viren, seltener Bakterien – Begleitperikarditis bei Pleuritis, Peritonitis – Rheumatische Erkrankungen – Urämie – Trauma – Bestrahlungen – Malignome • **Komplikationen:** – Bei akuter Perikarditis: Tamponade (durch Exsudat) mit Kompression der V. cava → Herzstillstand – Bei chronischer Perikarditis: narbige Schrumpfung bzw. Verwachsung → Panzerherz	• Auskultation • EKG • Rö (oft unsicher) • Doppler-Sonografie • CT, MRT
Herzklappenfehler			
Mitralklappenfehler	**Mitralklappeninsuffizienz** • Lange symptomarm • Symptome der LHI, später Symptome der RHI bzw. Globalinsuffizienz **Mitralklappenstenose** • Symptome der LHI, v. a. pektanginöse Beschwerden bei Belastung • Asthma cardiale • Mitralgesicht (bläulich-rote Hauterscheinungen, v. a. an den Backen, durch Mikroembolien) • Später Symptome der RHI	• **Ursachen:** – Rheumatische Erkrankungen – Bakterielle Infekte – Mitralstenose: häufigster erworbener Klappenfehler 10–30 Jahre nach rheumatischer Endokarditis, häufig mit Mitralklappeninsuffizienz kombiniert – Selten nach Herzinfarkt, Trauma, bei Systemerkrankungen • **Komplikationen:** – Herzhypertrophie (mit Dilatation des Atriums und Komplikationen der LHI sowie RHI)	• Auskultation (bei Stenose: Mitralöffnungston [MÖT] und paukender 1. Herzton) • EKG • Echokardiografie • Rö • Herzkatheter

Tab. 12.4 Symptome, Ursachen, Komplikationen, Hinweise und Diagnostik von Erkrankungen des Herzens (Abkürzungen ➤ S. VII) (Forts.)

Erkrankung	Symptome	Ursachen, Komplikationen, Hinweise	Diagnostik
Herzklappenfehler			
Aortenklappenfehler	**Aortenklappeninsuffizienz** • Oft lange symptomarm • Harter Herzschlag → Pulsationsphänomene (evtl. Hören der eigenen Herztöne, Homo pulsans, Wasserhammerpuls, Musset-Zeichen) • Blässe • Orthostatischer Kollaps, Schwindel • Rasche Ermüdung • Angina pectoris • RR-Amplitude ↑ (z. B. 150/50 mmHg)	• **Ursachen:** – Meist Folge eines rheumatischen Fiebers – Seltener bakterielle Endokarditis – Aortenaneurysma • **Komplikationen:** – Arterielle Embolie – Herzversagen	➤ Mitralklappenfehler
	Aortenklappenstenose • Oft lange symptomarm • Weicher Puls, Hypotonie → Blässe, Leistung ↓ • Dyspnoe • Schwindel mit Synkopen • Angina pectoris • Rhythmusstörungen • RR-Amplitude ↓ (z. B. 115/85 mmHg)	• Druckbelastung des Herzens → Linksherzhypertrophie • **Komplikationen:** – KHK – Arterielle Embolie – Plötzlicher Herztod	
	MERKE Der Herzmuskel kompensiert eine Druckerhöhung zunächst durch Hypertrophie (Verstärkung der Herzwand). Sind die Wachstumsgrenzen erreicht, kommt es zur Dilatation (Aussackung bzw. Dekompensation). Volumenbelastungen führen eher zu frühzeitiger Dilatation. Stenosen und Insuffizienzen der Klappen treten oft kombiniert auf.		
Trikuspidalklappenfehler	• **Trikuspidalinsuffizienz:** venöse Einflussstauung mit positivem Jugular- und Lebervenenpuls • **Trikuspidalstenose:** RHI mit venöser Stauung	Selten auftretend, z. B. durch rheumatisches Fieber, Entzündung, RHI	➤ Mitralklappenfehler
Angeborene Herzvitien			
Vorhofseptumdefekt (ASD)	• **Kleiner ASD:** – Oft Zufallsbefund – Blässe – Schlanker Körperbau – RR ↓ • **Größerer ASD:** – Frühkindliche Bronchitiden, Pneumonien – Belastungsdyspnoe – Leistungsminderung – Herzklopfen – Entwicklungsverzögerung – Später Zyanose – Pulmonale Hypertonie	• **Ursachen:** – Meist unbekannt, evtl. durch Hypoxie, Medikamente – Alkoholabusus, Röteln, Toxoplasmose der Mutter während der Schwangerschaft – Genetische Ursachen: z. B. Trisomie 21 • **Komplikationen:** – Rhythmusstörungen – Rechtsherzhypertrophie (ggf. mit Shunt-Umkehrung)	• Anamnese • Auskultation • RR-Messung • Angiografie • (Doppler-)Sonografie • Rö • EKG • Herzkatheter

Tab. 12.4 Symptome, Ursachen, Komplikationen, Hinweise und Diagnostik von Erkrankungen des Herzens (Abkürzungen ➤ S. VII) (Forts.)

Erkrankung	Symptome	Ursachen, Komplikationen, Hinweise	Diagnostik
Angeborene Herzvitien			
Ventrikelseptumdefekt (VSD)	• **Kleiner VSD:** keine Symptome, (➤ Vorhofseptumdefekt) • **Großer VSD:** Blässe, Zyanose, Leistung ↓ • Pneumonien • Gedeihstörung • Früh einsetzende Herzinsuffizienz	**Ursachen:** • Wachstum der Herzscheidewand nicht abgeschlossen • Häufig selbstständige Ausheilung nach 3–6 Monaten	Auskultation: systolisches Strömungsgeräusch
Offener Ductus Botalli (persistierender Ductus Botalli)	• Kleines Shuntvolumen: keine Beschwerden • Großes Shuntvolumen: Symptome der Hypoxie	Bestehenbleiben (Persistieren) der vorgeburtlichen Verbindung zwischen Aorta und Truncus pulmonalis (Folge: Mischblut)	Auskultation: Maschinengeräusch

HINWEISE

Angeborene Vitien können nach Septum- oder Gefäßdefekten oder nach der Art des sich ergebenden **Shunts** (Gefäßkurzschluss) unterschieden werden.
Septumdefekte, z. B. der VSD verursachen einen primären Links-Rechts-Shunt.
Im Krankheitsverlauf können sich die Shunts umdrehen, wenn sich in der druckbelasteten Herzkammer durch Hypertrophie die Druckverhältnisse umdrehen.

KAPITEL

13 Kreislauf und Gefäßsystem

13.1 Anatomie und Physiologie

Brainstorming

Bevor Sie mit diesem Kapitel starten, empfehlen wir Ihnen, einmal zu kontrollieren, wieviel Sie ohne Blick in Ihre Bücher zu diesem Thema erläutern können. Machen Sie – am besten mit einem Lernpartner – ein kurzes Brainstorming zu folgenden Themen.

- **Kurzcharakteristik** und **Aufgaben** des Gefäßsystems
- Aufgaben und Aufbau der **Arterien, Venen** und **Kapillaren**
- **Kreislaufsysteme:** Körper-, Lungen- und Pfortaderkreislauf
- Mechanismen der **Blutdruckregulation**

Kurzcharakteristik und Aufgaben

Das Kreislaufsystem gewährleistet, dass das Blut im Körper zirkuliert und so jede Körperzelle mit Nährstoffen versorgt und die Stoffwechselprodukte entsorgt werden können. Es besteht aus **Arterien, Venen** und **Kapillaren.** Der „Motor" dieses Systems ist das Herz.

Zudem werden großmolekulare Stoffe aus dem Gewebe über Lymphbahnen dem Blutkreislauf zugeführt (Lymphgefäße ➤ 6.2).

Arterien, Venen und Kapillaren

Arterien

- **Funktionen:**
  - Gefäße, die das Blut **vom Herzen weg** transportieren
  - Führen im Körperkreislauf sauerstoffreiches, im Lungenkreislauf sauerstoffarmes Blut
  - **Windkesselfunktion:** die elastischen Gefäßwände der Aorta und der herznahen Gefäße können sich während der Systole und Diastole derart ausdehnen und zusammenziehen, dass sich die Pulswelle gleichmäßig über die Arterien ausbreitet
- **Wandaufbau:**
  - **Intima:** innere Schicht aus einschichtigem Plattenepithel
  - **Media:** mittlere Schicht, v. a. aus ringförmigen Muskelfasern; Gefäßdurchmesser kann sich dem jeweiligen Füllungszustand anpassen
  - **Adventitia:** Bindegewebe, Ernährung der Gefäßwand

Venen

- **Funktionen:**
  - Führen das Blut **zum Herzen hin**
  - Transportieren im Körperkreislauf das sauerstoffarme und im Lungenkreislauf das sauerstoffreiche Blut
- **Wandaufbau:**
  - **Intima, Media** und **Adventitia,** wobei die Media dünner ist als bei den Arterien, da auch der Blutdruck in den Venen geringer ist
  - **Venenklappen:** verhindern ein Zurückströmen des Blutes (v. a. in den unteren Körperregionen)

Kapillaren

- Dort findet der **Stoffaustausch** statt
- Ihre Wände bestehen aus einschichtigem Endothel
- Sie sind durchlässig für Blutzellen und im Blut gelöste Stoffe

Kreislaufsysteme

- **Körperkreislauf (großer Kreislauf):** Beginnt mit dem Ursprung der Aorta aus der linken Herzkammer. Die Aorta verzweigt sich in Arterien, Arteriolen und Kapillaren und versorgt die einzelnen Zellen mit sauerstoffreichem Blut. Nach Passage der Kapillaren führen Venolen und Venen das sauerstoffarme Blut über die obere und untere Hohlvene zum rechten Vorhof des Herzens zurück.
- **Lungenkreislauf (kleiner Kreislauf):** rechte Herzkammer → Lungenarterie (Truncus pulmonalis) → Lungen → Gasaustausch → Lungenvenen → linker Vorhof

- Der **Pfortaderkreislauf** ist in den großen Kreislauf eingeschaltet. Das venöse Blut aus den unpaarigen Bauchorganen fließt zunächst in die Pfortader (V. portae), gelangt von dort aus zur Leber und über die untere Hohlvene zum rechten Herzen.

Blutdruckregulation

- Renin-Angiotensin-Aldosteron-System (➤ 18.1)
- Dehnungsrezeptoren (Herz, intrathorakale Venen) → atriales natriuretisches Peptid (ANP) → Steigerung der renalen Natrium-Ausscheidung und Dilatation der peripheren Venolen und Arteriolen
- Unspezifische Einflüsse: z. B. Schmerz, Kälte

13.2 Pathologie

Übersicht

Erstellen Sie sich eigene Übersichten, um sich die Erkrankungen des Kreislaufs und Gefäßsystems strukturiert zu erarbeiten. Nutzen Sie dazu die Kopiervorlagen im Anhang (➤ 27.3.2).
Die Crashkurs-Tabelle (➤ 13.3) listet Symptome, Ursachen, Komplikationen sowie Diagnostik und Befunde der prüfungsrelevanten Krankheiten auf.

Prüfungsrelevanz

- Arteriosklerose, pAVK
- Venöse Insuffizienz, Phlebothrombose
- Hypertonie (Ursachen und Folgen)
- Hirnblutungen (➤ 8.2.2)

Einteilung

Störungen der Kreislaufregulation	• Arterielle Hypertonie • Hypotonie
Erkrankungen der Arterien	• Arteriosklerose • Arterielle Verschlusskrankheit (pAVK, akuter Verschluss) • Aortenaneurysma • Raynaud-Syndrom
Erkrankungen der Venen	• Varikosis • Chronisch venöse Insuffizienz (CVI) • Thrombophlebitis • Phlebothrombose
Erkrankungen der Lymphgefäße	Lymphangitis, Lymphödem (➤ 6.2.2, ➤ 6.3)
Rheumatische Vaskulitiden	• Panarteriitis nodosa • Polymyalgia rheumatica • Purpura Schoenlein-Henoch • Thrombangiitis obliterans • Wegener-Granulomatose
Notfälle	• Phlebothrombose (tiefe Beinvenenthrombose mit Emboliegefahr) • Akuter Arterienverschluss

13.2.1 Diagnostik

Leitsymptome für Kreislauferkrankungen

- Symptome der Minderversorgung, v. a. in der Peripherie oder einzelner Organsysteme (z. B. Synkope, Insuffizienz)
- Auffällige Blutdruckbefunde, Strömungsgeräusche, Pulsationen
- Orthostatische Regulationsstörungen: Schwindel, Synkopen
- Symptome und Folgen der Hypertonie

Leitsymptome für Gefäßerkrankungen

- Symptome der Minderversorgung, v. a. in der Peripherie (6-P-Symptomatik ➤ pAVK)
- „Schwere" Beine, Spannungsgefühl, Überwärmung
- Gefäßzeichnungen: z. B. Entzündung, Miniembolie, Stauung
- Hautsymptome, besonders an Beinen und Füßen: z. B. Hyperpigmentierung, Varizen, Tendenz zur Entwicklung von Mykosen, Gangrän, Ulcus cruris, Blässe, Glanzhaut, marmorierte, kühle, rötliche, livide verfärbte Haut
- Periphere Ödeme

Einflussfaktoren

- Nikotin- und Alkoholabusus (Gefäßschaden, Sklerose-Risiko)
- Endokrine Erkrankungen und Stoffwechselstörungen (Sklerose-Risiko)
- Rheumatische Erkrankungen (entzündliche Prozesse an den Gefäßen)

Relevante Untersuchungen und Befunde

- Blutdruckmessung (RR): stets seitenvergleichend und ggf. wiederholt durchführen
- Pulse: Qualität, Seitendifferenz
- Blutbild: Blutfette, Hämatokrit
- Kreislauf-, Gefäß- und Thrombosetests. Lagerungsprobe nach Ratschow, Faustschlussprobe, Meyer-Druckpunkte, Mayr-Wadenkompressionsschmerz, Payr-Druckpunkt, Homanns-Test, Trendelenburg-Test, Schellong-Test
- Weiterführende Diagnostik: Angiografie, Doppler-Sonografie

13.2.2 Ausgewählte Krankheiten, Hinweise und Tipps

Arteriosklerose

TIPP

Die Arteriosklerose ist eines der Top-Themen der Prüfung – und das nicht ohne Grund, denn die Folgekrankheiten gehören zu den Haupttodesursachen in Westeuropa.

Die zunehmende Gefäßverengung ist ein wichtiger Aspekt zahlreicher Differenzialdiagnosen. Gefragt wird nach Ursachen (beispielsweise Risikofaktoren wie Diabetes mellitus, Stoffwechselerkrankungen, Adipositas, Rauchen) und Folgekrankheiten (v. a. KHK, Myokardinfarkt, Hypertonie, Hirnblutungen).

Arterielle Hypertonie

- Sie sollten folgende Hypertonieformen unterscheiden können: Hypertonie einzelner Gefäßsektoren (pulmonale Hypertonie, portale Hypertonie), anfallsartige Hypertonie (z. B. beim Phäochromozytom) und allgemeine arterielle Hypertonie.
- Obwohl in 90 % der Hypertoniefälle eine (primäre) essentielle Hypertonie (also ohne erkennbaren Grund) vorliegt, wird in der Prüfung auch nach den sekundären Hypertonieformen gefragt.
- Sie sollten die Blutdruckmessung sorgfältig beherrschen und diese stets seitenvergleichend und ggf. wiederholt durchführen.
- Achten Sie in der Prüfung auf das Eichdatum (i. d. R. Aufkleber auf dem Manometer) des Blutdruckmessgeräts.
- RR-Werte sollten in der Prüfung interpretiert und ggf. relativiert werden, indem Sie den Patienten fragen, ob der ermittelte Blutdruck bekannt oder/und typisch ist.

Blutdruckwerte (➤ Tab. 13.1) und Blutdruckamplitude (➤ Tab. 13.2)

- Optimale Diastole: (Systole ÷ 2) + 15
- Optimale Amplitude: Systole – optimale Diastole

Tab. 13.1 Physiologische und pathologische Blutdruckwerte

RR [mmHg]	Befund
Physiologische Werte	
80–90/50	Säugling
90/60	Kinder, evtl. junge Frauen
120/80	Optimalwert Erwachsene
< 140/< 90	Normalwert Erwachsene
+ 20	Beine im Vergleich zum Oberkörper (Unterschied A. femoralis zu A. brachialis)
Hypertonie	
140–159/90–99	Grenzwert-Hypertonie (WHO-Definition)
160–179/100–109	Mittelschwere Hypertonie
> 180/> 110	Schwere Hypertonie
> 230/130	Hypertensive Krise
Hypotonie	
< 100/60	Puls dabei meist ↑
Weitere pathologische Befunde	
140/70	Sportler (Herzvergrößerung), Puls meist ↓
195/85	Arteriosklerose
150/105	Nierenerkrankung, Puls ca. 85
105/65	Orthostatische Regulationsstörung (beim Aufstehen)

Tab. 13.2 Krankheitsbedingte Veränderungen der Blutdruckamplitude

Veränderung	Vorkommen
↑↑/↑ (+ Seitendifferenz linker/rechter Arm)	Aortenaneurysma
Hoher RR obere Körperhälfte und niedriger RR untere Körperhälfte	Aortenisthmusstenose
Amplitude ↑ (hoher Auswurf, geringe Gefäßfüllung)	• Aortenklappeninsuffizienz • Aortenaneurysma • Offener Ductus Botalli • Arteriosklerose • Hyperthyreose
Amplitude ↓ (geringer Auswurf oder Schock: periphere Gefäße ↑)	• Aortenstenose • Mitralstenose • Perikarditis • Panzerherz • Schock

Puls (> Tab. 13.3, > Tab. 13.4)

Tab. 13.3 Normalwerte Puls

Puls [Schläge/Min.]	Befund
140	Säugling
100–120	Kinder, evtl. junge Frauen
75	Erwachsene > 30 Jahre

Tab. 13.4 Krankheitsbedingte Veränderungen des Pulses

Art des Pulses	Vorkommen
Pulsus paradoxus: inspiratorische Abnahme der Systole um > 10 mmHg	• Pericarditis constrictiva • Schwere COPD
Pulsus celer, altus, durus: schnell, hoch und hart, „Wasserhammerpuls"	Aortenklappeninsuffizienz
Pulsus tardus, parvus, mollis: langsam, klein und weich	Aortenklappenstenose

Arterielle Verschlusskrankheit (pAVK)

Bei der pAVK sollten Sie den **6-P-Symptomkomplex** kennen:

- Paleness (Blässe)
- Pulselessness (Pulslosigkeit)
- Pain (Schmerz)
- Paresthesia (Missempfindungen)
- Prostration (Erschöpfung)
- Paralysis (Lähmung)

Führen Sie sich den Pathomechanismus vor Augen – das erleichtert das Lernen der Symptome. In welcher Reihenfolge oder Sprache Sie die Symptome benennen, ist unerheblich. Bedenken Sie, dass die Symptome bei der Schaufensterkrankheit (Claudicatio intermittens) nicht alle im Vollbild, sondern auch unvollständig vorhanden sein können.

Stadien der pAVK (nach Fontaine)

- Stadium I: Beschwerdefreiheit (meist Zufallsbefund)
- Stadium II: Belastungsschmerzen, Claudicatio intermittens
  - Stadium IIa: beschwerdefreie Gehstrecke > 200 m
  - Stadium IIb: beschwerdefreie Gehstrecke < 200 m
- Stadium III: Ruheschmerzen in der betroffenen Extremität (bei horizontaler Lage)
- Stadium IV: trophische Störungen (Nekrose, Gangrän)

Diagnostik

Die Ratschow-Lagerungsprobe sowie die Faustschlussprobe lassen sich gut in der Praxis durchführen. Passen Sie die Tests den Möglichkeiten des Patienten an; beenden Sie die Durchführung, sobald Schmerzen auftreten (Symptome einer Minderversorgung → Nekrosegefahr).

CAVE

Ein akuter Verschluss ist immer ein Notfall. Stellen Sie das Notfallmanagement sicher und lagern Sie den Patienten entsprechend: betroffene Extremität tieflagern, polstern, Entfernen enger Kleidung inklusive Schuhen, Wärme.

Tab. 13.5 Differenzialdiagnostik von Phlebothrombose und Thrombophlebitis

Parameter	Phlebothrombose	Thrombophlebitis
Lokalisation	Tiefe Beinvenen	Oberflächliche Venen
Ursache	Meist vorangegangene Immobilisation (lange Liege- oder Sitzzeiten)	Meist vorangegangene Varikosis
Schwellung	Meist einseitig, gesamte Extremität betroffen	Meist keine vorhanden oder lokal im Verlauf des Venenstrangs
Färbung	Livide Verfärbung bzw. Rötung der gesamten Extremität	Sichtbare entzündliche Reaktion der Gefäßwand („-itis")
Schmerzen	Tiefer Schmerz der gesamten Extremität (durch Husten oder Tests provozierbar)	Oberflächlicher Schmerz im Verlauf des Venenstrangs
Palpation	–	Tastbar verhärteter Venenstrang

Phlebothrombose – Thrombophlebitis

Diese beiden Erkrankungen werden sehr häufig verwechselt (> Tab. 13.5). Die Phlebothrombose (tiefe Beinvenenthrombose) ist ein bedeutendes Prüfungsthema und im Ernstfall müssen Sie auch sicher mit den betroffenen Patienten umgehen können.

CAVE

Eine Phlebothrombose ist wegen drohender Lungenembolie immer ein Notfall. Stellen Sie das Notfallmanagement sicher und behandeln Sie den Patienten wie ein „rohes Ei" (keinerlei Mobilisation bis zum Eintreffen des Notarztes). Sitzt der Patient, lassen Sie ihn sitzen. Liegt der Patient, erhöhen Sie den Oberkörper und stellen die Beine auf, sodass in der Kniekehle und Leiste ein Knick entsteht, der als Passagehindernis für einen evtl. sich lösenden Thrombus fungiert.

Spickzettel

Wenn Sie in der mündlichen Prüfung einen Fall lösen müssen und bereits einen Organverdacht haben, können Sie mit wenigen Fragen und Untersuchungen dieses Organ „checken". Sie sollten auch wissen, welche Laborparameter zu dem Organ gehören und welcher Facharzt ggf. zuständig ist.

Arterien

- **Anamnese, Leitsymptome:** Risikofaktoren für Arteriosklerose, Schmerzen (Ruheschmerz, bei längerem Gehen), Parästhesien, Schwindel
- **Inspektion:** Blässe, marmorierte Haut, kühle Haut
- **Untersuchung:** Palpation der Pulse (gut tastbar, seitengleich?), Auskultation der Gefäße (Strömungsgeräusche), Lagerungsprobe nach Ratschow, Faustschlussprobe
- **Weiterführende Untersuchungen:** durch den **Phlebologen** (Angiografie, Doppler-Sono, Röntgen)

Venen

- **Anamnese, Leitsymptome:** „schwere Beine", Spannungsgefühl, ggf. Überwärmung, Immobilität? Schwangerschaft?
- **Inspektion:** Glanzhaut, rötlich, livide verfärbt, Varizen
- **Untersuchung:** Meyer-Druckpunkte, Mayr-Wadenkompressionsschmerz, Payr-Druckpunkt, Homanns-Test (**cave:** diese vier genannten Tests sind bei V. a. eine Thrombose nur mit größter Vorsicht durchzuführen, da sie eine Lungenembolie auslösen können), Trendelenburg-Test I und II
- **Weiterführende Untersuchungen:** durch den **Phlebologen** (Angiografie, Doppler-Sono, Röntgen)

13.3 Crashkurs: Erkrankungen des Kreislaufs und der Gefäße (➤ Tab. 13.6)

Tab. 13.6 Symptome, Ursachen, Komplikationen, Hinweise und Diagnostik von Erkrankungen des Kreislaufs und der Gefäße (Abkürzungen ➤ S. VII)

Erkrankung	Symptome	Ursachen, Komplikationen, Hinweise	Diagnostik
Störungen der Kreislaufregulation			
Arterielle Hypertonie	• Häufig Zufallsbefund, je nach RR-Höhe • Kopfschmerzen • Unsystematischer Schwindel • Vorübergehende Sehstörungen, Augenflimmern • Ohrensausen • Nasenbluten • Evtl. Plethora (bei renaler Hypertonie: Blässe) • Gewichtsveränderungen (meist ↑) • Kardiale Symptome als Zeichen einer Herzinsuffizienz oder KHK: Belastungsdyspnoe, Angina pectoris, Nykturie	• Pathologische Steigerung des Gefäßinnendrucks im arteriellen System → Sklerose (RR > 140/90 mmHg) • **Ursachen:** – Familienanamnese in 70 % der Fälle positiv – 90 % primär (essentiell) mit unbekannter Ätiologie: v. a. genetische Disposition, Stress – 10 % sekundär (symptomatisch): v. a. renal, Medikamente, endokrin, neurogen, vaskulär • **Risikofaktoren:** – Nikotin- und Alkoholabusus – Adipositas – Diabetes mellitus und andere Stoffwechselstörungen – Medikamente (orale Kontrazeptiva, Kortison) – Lakritzabusus (> 500 g/d) • **Komplikationen:** – Sklerose mit Folgen wie KHK, pAVK, Apoplex – Linksherzhypertrophie – Nierenschädigung – Retinopathie	• RR-Messungen (Lage-, Seiten-, Tageszeiten-Differenzen) • Auskultation Herz, Puls • Pulsstatus • Ophthalmoskopie (Augenhintergrund) • Ggf. Nierendiagnostik

TIPP

Die Risikofaktoren der Hypertonie, deren Folgen und Symptome sowie die RR-Normwerte der WHO (Hypertonie-Grenzwert 140–159/90–99 mmHg) sind häufige Prüfungsthemen. Sie sollten diese Aspekte sehr gut beherrschen.

MERKE

Denken Sie bei einem diastolischen Wert ab 95 mmHg stets auch an eine Nierenerkrankung und bei anfallsartiger Hypertonie an ein Phäochromozytom.

Erkrankung	Symptome	Ursachen, Komplikationen, Hinweise	Diagnostik
Hypotonie	• Leistungsschwäche • Müdigkeit v. a. morgens • Schwindel, Kollapsneigung • Synkopen • Psychomotorische Unruhe • Blässe, Frösteln, kalte Hände und Füße	• Pathologische Senkung des Gefäßinnendrucks im arteriellen System → Minderperfusion mit RR < 105/60 mmHg • **Ursachen:** – Häufig primär (essentiell): Frauen und Personen mit leptosomer Konstitution – Ursachen einer sekundären (symptomatische) Hypotonie: Herzinsuffizienz, Rhythmusstörungen, Hypovolämie, Schlaganfall, endokrine Störungen (z. B. Hypothyreose), Medikamente (z. B. Diuretika, Antidepressiva)	• RR-Messung • Kreislauftests (Schellong-Test)

Tab. 13.6 Symptome, Ursachen, Komplikationen, Hinweise und Diagnostik von Erkrankungen des Kreislaufs und der Gefäße (Abkürzungen ➢ S. VII) (Forts.)

Erkrankung	Symptome	Ursachen, Komplikationen, Hinweise	Diagnostik
Erkrankungen der Arterien			
Arteriosklerose (Atherosklerose)	• Symptome der Grunderkrankung (z. B. Stoffwechselstörung) • Symptome der Folgeerkrankung (z. B. KHK, pAVK)	• **Ursachen** der degenerativen Gefäßsklerose: z. B. Wandschäden mit Fett- und Mineralieneinlagerungen • **Risikofaktoren:** Fettstoffwechselstörung, Nikotinabusus, Diabetes mellitus, eher männliches Geschlecht • Atheromatose: primär Fetteinlagerungen • **Komplikationen:** Thrombenbildung, Folgeschäden (z. B. KHK)	• RR-Messung • Labor: Fett-, Stoffwechselwerte • Ratschow-Test, Faustschlussprobe • Doppler-Sonografie • Angiografie
Arterielle Verschlusskrankheit (pAVK)	• Kalte Hände und/oder Füße: Raynaud-Phänomen • 6-P-Symptomatik: Blässe, Puls ↓, Parästhesien, Paralyse, Schmerz (akut: „peitschenhiebartig"), Lähmung • Claudicatio intermittens: belastungsabhängige Beinschmerzen, die zum Stehenbleiben zwingen, Krämpfe und Muskelkater • Ruheschmerzen: nachts besonders ausgeprägt bei Horizontallage • **Bei akutem Verschluss:** Symptome akut und gravierend → **Notfall**	• **Ursachen:** Sklerose, Embolie (v. a. aus linker Kammer), gelegentlich Fettembolie oder nach Trauma, Rauchen • **Lokalisation:** Oberschenkel (35 %), Becken (50 %), Schultergürtel, Karotis; bei beiden Beinen: Claudicatio intermittens • **Komplikationen:** Ulzerationen mit Nekrose, akut Schock	• RR-Messung • Labor: Fett-, Stoffwechselwerte • Ratschow-Test, Faustschlussprobe • Doppler-Sonografie • Angiografie
	TIPP Risikofaktoren der Arteriosklerose, Folgen und Symptome sowie die Stadien der pAVK sind häufige Prüfungsthemen, die Sie sehr gut beherrschen sollten.		
Aortenaneurysma	• Je nach Lokalisation und Größe des Aneurysmas, häufig asymptomatisch (80 %) • Stärkste Schmerzen im Rücken meist zwischen den Schulterblättern, retrosternales Druckgefühl, Dyspnoe; Nierenversagen • Bei großem Aneurysma lebensbedrohlich (Schock!) • Bauchaortenaneurysma: Druck im Leib, Schmerzen (Rücken, Unterleib), pulsierender Bauchtumor • Selten: obere Einflussstauung (Kompression der V. cava), Heiserkeit (Druck auf N. recurrens), Schluckbeschwerden	• Wandschwächung der Gefäßintima mit Ruptur bzw. Aussackung • **Ursachen:** arteriosklerotisch bedingt bei arterieller Hypertonie, nach OP im entsprechenden Bereich • **Komplikationen:** – Hirnblutung – Ruptur eines Bauchaortenaneurysmas (z. B. bei Obstipation) → akutes Abdomen	• Anamnese (Risikofaktoren) • Doppler-Sonografie • CT, Rö
Raynaud-Syndrom	• Blässe (v. a. 2.–5. Finger, aber auch andere Handsegmente und Füße), Parästhesie, später auch Zyanose, schmerzhafte reaktive Hyperämie • **Primäres Raynaud-Syndrom:** symmetrisch auftretend; Spasmus löst sich nach wenigen Min. • **Sekundäres Raynaud-Syndrom:** je nach Grundkrankheit eher asymmetrisch, auch mit Nekrosen	• **Ursachen:** – Primäres Raynaud-Syndrom (funktionelle Erkrankung): Noxen (v. a. Nikotin), Kälte, Stress, hormonelle Einflüsse (Vorkommen ♀ : ♂ = 4 : 1) – Sekundäres Raynaud-Syndrom: Arteriosklerose, Diabetes mellitus, Medikamente, Kollagenosen (Morbus Sudeck, Sklerodermie), rheumatische Erkrankungen • **Komplikationen:** Nekrose, Gangrän	• Anamnese • Klinik
	TIPP Wird in der Prüfung das Raynaud-Syndrom abgefragt, ist oft der Zusammenhang mit einer rheumatischen Erkrankung herzustellen.		

Tab. 13.6 Symptome, Ursachen, Komplikationen, Hinweise und Diagnostik von Erkrankungen des Kreislaufs und der Gefäße (Abkürzungen ➤ S. VII) (Forts.)

Erkrankung	Symptome	Ursachen, Komplikationen, Hinweise	Diagnostik
Erkrankungen der Venen			
Varikosis (Krampfaderleiden)	• Stadium I: sichtbare Varikosis, keine Beschwerden • Stadium II: Varizen, Juckreiz, Schwere- und Spannungsgefühl, Schwellneigung, Wadenkrämpfe, Schmerzen • Stadium III: deutliche Varikosis, Beschwerden wie Stadium II, zusätzlich Hautveränderungen (Pigmentierung, Dermatitis, Ekzem, Atrophie), Thrombophlebitis • Stadium IV: wie Stadium III, zusätzlich Ulcus cruris	• **Primäre Varikosis** (70 %): – Bindegewebeschwäche, angeborene Venenklappeninsuffizienz, hormonelle Einflüsse – Risikofaktoren: stehende Tätigkeit, Adipositas, Nikotinabusus, Schwangerschaft, orale Kontrazeptiva • **Sekundäre Varikosis** (30 %): Folge einer Abflussstörung, z. B. bei tiefer Venenthrombose oder Venenkompression durch Tumor oder Trauma	• Blow out-Zeichen • Trendelenburg-, Perthes-, Pratt-Test (→ Klappeninsuffizienz) • Doppler-Sonografie
Chronisch venöse Insuffizienz (CVI)	• Schweregefühl in den Beinen, Schmerzen nach längerem Gehen und Stehen • Stadium I: Schwellneigung, (prätibiales, flüchtiges) Ödem ohne Gewebssklerose • Stadium II: mit Verhärtungen der Haut und des Subkutangewebes (Dermatoliposklerose) • Stadium III: De- oder Hyperpigmentierungen (Siderose), abakterielle Entzündung (Hypodermitis) • Stadium IV: ausgedehnte, gelegentlich zirkuläre Ulzerationen am Unterschenkel	• **Ursachen:** gestörter venöser Abfluss v. a. durch postthrombotisches Syndrom oder Insuffizienz der Vv. perforantes • **Komplikationen:** Unterschenkelstauungsekzem, Elephantiasis	• Klinische Untersuchung • Doppler-Sonografie
Thrombophlebitis	• Palpabel verhärteter Venenstrang • Lokale Schwellung • Häufig Fieber	• Nach Bagatelltrauma, nach Injektion von venenreizenden Medikamenten • Venöse Insuffizienz • Immobilisation (z. B. nach OP)	• Anamnese: Risiken • Meyer-, Mayr-, Payr-, Homans-Zeichen • Doppler-Sonografie
Phlebothrombose	• Meist einseitiger Druck- und Spannungsschmerz, v. a. im linken Bein (60 %), seltener in Beckenvenen • Symptome einer Entzündung • Ggf. livide Verfärbung bis Zyanose • Glanzhaut • Verdächtig sind unklare subfebrile Temperatur, Tachykardie, Unruhe, v. a. bei Bettlägerigen	• **Ursachen:** Virchow-Trias (Gefäßwandschaden, erhöhte Blutviskosität, verlangsamte Blutströmung) • **Risikofaktoren:** Nikotin, Östrogene (Pille), Immobilität (z. B. nach Unfall, Flug- und Busreisen) • **Komplikationen:** Lungenembolie, Defektheilung (postthrombotisches Syndrom)	• Anamnese: Risiken • Meyer-, Mayr-, Payr-, Homans-Zeichen • Doppler-Sonografie
	TIPP Die Phlebothrombose und die Thrombophlebitis sind regelmäßige Prüfungsthemen und sollten nicht verwechselt werden. Die bei einer Phlebothrombose durchzuführenden Zeichen und Tests müssen Sie kennen. Allerdings sollten Sie bei deutlichem Befund v. a. das Homans-Zeichen keinesfalls durchführen (Gefahr der Embolie). **HINWEISE** Die Phlebothrombose ist in der Prüfung als Notfall einzustufen.		

KAPITEL

14 Atemapparat

14.1 Anatomie und Physiologie

Brainstorming

Bevor Sie mit diesem Kapitel starten, empfehlen wir Ihnen, einmal zu kontrollieren, wieviel Sie ohne Blick in Ihre Bücher zu diesem Thema erläutern können. Machen Sie – am besten mit einem Lernpartner – ein kurzes Brainstorming zu folgenden Themen.

- **Kurzcharakteristik** des Atemapparates
- **Aufgaben** des Atemapparates
- Aufbau der **oberen** (Nase, Rachen) und **unteren Atemwege** (Kehlkopf, Luftröhre, Hauptbronchien)
- **Weg der Atemluft**
- **Lungen-** und **Rippenfell** (Pleura)
- Anatomie und Topografie der **Lungen**
- **Lungenhilus:** ein- und austretende Gefäße
- **Blutversorgung** der Atemwege und Lungen
- **Atemmuskulatur**
- **Atemvolumina**

Kurzcharakteristik

Die Atemorgane bestehen aus den **Atemwegen** und **Lungen** sowie den Strukturen (Muskeln etc.), welche die Atembewegung bewirken. Die Atemwege umfassen Nase, Rachen, Kehlkopf, Luftröhre und Bronchien, deren immer feiner werdende Strukturen die Luft bis zu den Lungenbläschen leiten. An den Lungenbläschen (Alveolen) findet der Gasaustausch statt.

Aufgaben

- **Atemwege und Lungen:** Einsaugen, Reinigung und Anwärmung von sauerstoffreicher Außenluft sowie Abgabe von mit Kohlendioxyd angereicherter Atemluft
- **Atemwege:** Leitung der Luft
- **Alveolen, Kapillaren:** Gasaustausch (= äußere Atmung)

Aufbau des Atemapparates

Obere Atemwege

- **Nase:**
  - Verbindungen zu den Nebenhöhlen
  - Anfeuchtung, Erwärmung und Filterung der Atemluft
  - Aufnahme von Geruchsreizen
- **Rachen (Pharynx):**
  - **Epipharynx** (Nasopharynx): von den Choanen bis zum weichen Gaumen; in diesem Bereich finden sich der Eingang für die Ohrtrompete (Tuba auditiva) und die Rachenmandel (Tonsilla pharyngea)
  - **Mesopharynx** (Mund, Rachenraum, Oropharynx): vom Gaumen bis zum Kehlkopfeingang
  - **Hypopharynx** (Kehlkopfraum, Laryngopharynx)
- **Kehlkopf (Larynx):**
  - Fünf größere Knorpelplatten, die mit Bändern und Muskeln den Stimmapparat bilden: Ringknorpel, Schildknorpel, 2 Stell- oder Gießbeckenknorpel (paarig), Kehldeckelknorpel (Epiglottis)
  - Der Stellknorpel ist beweglich mit dem Ringknorpel verbunden, am Schildknorpel sind die Stimmbänder befestigt
  - Stimmritze (Glottis)

Untere Atemwege

Luftröhre (Trachea):

- 10–15 cm lang
- Bindegewebs- und Muskelschichten: innen ausgekleidet mit Schleimhaut mit Flimmerepithel
- Hufeisenförmige Knorpelspangen vorn und seitlich
- Auf Höhe des 5. BWK Aufzweigung in rechten und linken Hauptbronchus (Bifurcatio tracheae)

Weg der Atemluft

- Luftröhre
- → Luftröhrenast (Bronchus)
- → Segmentbronchien
- → Kleiner Luftröhrenzweig (Bronchiolus)
- → Terminalbronchiolen
- → Atmungszweig (Bronchiolus respiratorius)
- → Lungenbläschengang (Ductus alveolaris)
- → Lungenbläschensack (Sacculus alveolaris)
- → Lungenbläschen (Alveolen)

Lungen- und Rippenfell (Pleura)

- **Lungenfell:** Lungenoberfläche ist von Lungenfell (Pleura pulmonalis) überzogen, am Lungenhilus als Brustfell (Pleura parietalis) umgeschlagen
- **Rippenfell:** Teil der Pleura parietalis, der die Rippen überzieht

Anatomie und Topografie der Lungen

- Schwammartiges, in den Brustkorb eingebettetes Organ
- Besteht aus zwei Lungenflügeln mit Einbuchtungen für den Herzmuskel (links große, rechts kleinere Einbuchtungen)
- Zwischen linkem und rechtem Lungenflügel befindet sich in der Mitte des Brustraums das bindegewebige Mittelfell (Mediastinum)
- Lungenhilus: Eintritt der Bronchien, die sich in immer feinere Äste verzweigen
- Verzweigungsgebiet eines jeden Bronchiolus ist durch Bindegewebe eingegrenzt und bildet ein Lungenläppchen (Lobulus)
- Viele Läppchen bilden ein Lungensegment, ein Lungenflügel setzt sich aus 9 bzw. 10 Segmenten zusammen, wobei mehrere Lungensegmente einen Lungenlappen (Lobus) bilden.
  - Rechte Lunge 3 Lappen: Ober-, Mittel- und Unterlappen
  - Linke Lunge 2 Lappen: Ober- und Unterlappen

Lungenhilus

- Am Lungenhilus treten ein: Hauptbronchus, Bronchialarterien, Lungenarterie, Nerven
- Am Lungenhilus treten aus: Bronchialvenen, Lungenvene, Nerven, Lymphgefäße

Blutversorgung (zwei Gefäßsysteme)

- **Bronchialarterien** (entspringen aus der Aorta): O_2-Versorgung des Lungengewebes und der Pleura
- **Bronchialvenen:** Ableitung des verbrauchten, sauerstoffarmen Blutes in die obere Hohlvene
- Gefäßsystem der **Lungenarterien** (kleiner Kreislauf): O_2-Versorgung des restlichen Körpers (rechte Herzkammer → Lungenschlagader [A. pulmonalis] → Arterienzweige zu rechter und linker Lunge → Gasaustausch → Ableitung des sauerstoffangereicherten Bluts über Lungenvenen [Vv. pulmonales] → linker Vorhof)

Atemmuskulatur

- **Zwerchfell**
- **Zwischenrippenmuskeln** (Mm. intercostales) unterteilen sich in:
  - Mm. intercostales externi: Einatmung
  - Mm. intercostales interni: Ausatmung
- **Atemhilfsmuskeln** (z. B. bei Asthma bronchiale eingesetzt), zu ihnen gehören u. a.:
  - M. pectoralis major
  - M. sternocleidomastoideus
  - Bauchmuskeln

Atemvolumina

- **Inspiratorisches Reservevolumen:** Volumen, das nach normaler Atmung noch zusätzlich eingeatmet werden kann (2,5 l)
- **Exspiratorisches Reservevolumen:** Volumen, das nach normaler Exspiration noch zusätzlich ausgeatmet werden kann (1,5 l)
- **Residualvolumen:** Volumen, das nach maximaler Exspiration noch in der Lunge zurückbleibt (1,2 l)
- **Funktionelles Residualvolumen:** Volumen, das nach normaler Exspiration noch in der Lunge zurückbleibt (= exspiratorisches Reservevolumen + Residualvolumen)
- **Vitalkapazität:** Volumen, das nach maximaler Inspiration maximal ausgeatmet werden kann
- **Totalkapazität:** Residualvolumen + Vitalkapazität

14.2 Pathologie

Übersicht

Erstellen Sie sich eigene Übersichten, um sich die Erkrankungen des Atemapparats strukturiert zu erarbeiten. Nutzen Sie dazu die Kopiervorlagen im Anhang (➤ 27.3.2).
Die Crashkurs-Tabelle (➤ 14.3) listet Symptome, Ursachen, Komplikationen sowie Diagnostik und Befunde der prüfungsrelevanten Krankheiten auf.

Prüfungsrelevanz

- Chronisch obstruktive Lungenerkrankungen (COPD)
- Pneumonien
- Bronchialkarzinom
- Pneumothorax
- Lungenembolie
- Pleuritis
- Asthma bronchiale
- Lungenödem
- Lungenfibrosen
- Cor pulmonale

Einteilung

Entzündliche Erkrankungen	• Pharyngitis • Bronchitis, chronische Bronchitis • Bakterielle Pneumonie, atypische Pneumonie • Exogen allergische Alveolitis
Chronisch-obstruktive Lungenerkrankungen (COPD)	• Asthma bronchiale • Lungenemphysem • Chronische obstruktive Bronchitis
Nicht-entzündliche Erkrankungen des Lungenparenchyms	• Lungenfibrosen • Sarkoidose (Morbus Boeck) • Pneumokoniosen (Staublunge)
Sonstige Erkrankungen	• Mukoviszidose (zystische Fibrose) • Bronchiektasen • Atelektasen
Erkrankungen der Pleura und des Mediastinums	• Pleuritis sicca, Pleuritis exsudativa • Pneumothorax • Pleuraerguss • Pleuraempyem • Mediastinitis
Tumoren	• Larynxkarzinom • Bronchialkarzinom, Bronchialadenom • Pancoast-Tumor • Pleuramesotheliom
Erkrankungen des Lungenkreislaufs	• Lungenembolie • Pulmonale Hypertonie, Cor pulmonale • Lungenödem, Asthma cardiale
Allergische Erkrankungen	• Bronchitis • Asthma bronchiale

Infektionskrankheiten mit Beteiligung des Atemapparates	• Diphtherie • Keuchhusten (Pertussis) • Legionellose • Ornithose • Tuberkulose (Tbc)
Notfälle	• Embolie • Aspiration • Glottis-Ödem • Status asthmaticus • Ventilpneumothorax • Lungenödem

Die Erkrankungen der Atemwege sind für viele HPA ein „Buch mit sieben Siegeln". Schwierigkeiten bereitet hier v. a. die Vielzahl an Untersuchungsmöglichkeiten mit den entsprechenden Befunden. Wir möchten Sie dazu ermuntern, den Sachverhalt genau umgekehrt zu betrachten: Gerade hier haben Sie die Möglichkeit, zahlreiche Befunde zu erheben und die Ergebnisse miteinander zu kombinieren, um auf die richtige Spur zu kommen.

Es hat sich als sehr hilfreich erwiesen, wenn Sie nicht versuchen, die *einzelnen* Symptome der Lungenerkrankungen zu lernen. Vielmehr empfehlen wir, von der Befundkombination auszugehen und zunächst zu erfassen, was sich im Körper abspielt (z. B. Ansammlung von Flüssigkeiten? Verdichtungen? Entzündungszeichen?), um dann zur Differenzialdiagnostik überzugehen. Weitere Faktoren, wie Begleitsymptome oder Risikofaktoren, führen Sie dann meist zur sicheren Verdachtsdiagnose.

14.2.1 Diagnostik

Leitsymptome

- Auswurf (➤ Tab. 14.1): Farbe, Konsistenz, Beimengungen, Tageszeit, Menge, Geruch
- Husten: unproduktiv, produktiv, tageszeit-, lageabhängig, Auslöser, Dauer
- Hämoptoe, Hämoptysen
- (Belastungs-)Dyspnoe, Orthopnoe
- Stridor
- Bei Kehlkopfbeteiligung bzw. -erkrankung: Stridor, Räusperzwang, Dysphagie, Heiserkeit
- Bei allergischer Belastung: Juckreiz in Nase und Augen

Risikofaktoren

- Noxen und Umweltbedingungen: Tabakkonsum, Umweltgifte (→ Berufs-, Freizeitanamnese), Medikamente (z. B. Betablocker, ASS, NSAR, Zytostatika, Immunsuppressiva), ungünstiges Raum- oder Außenklima (Trockenheit, Stäube, Kälte u. a.)
- Herdinfekte
- Familiäre, allergische Disposition (Atopiker)
- Flüssigkeitsmangel
- Vorerkrankungen: Infektionskrankheiten, Herzerkrankungen, Thrombosen, Erkrankungen des Bewegungsapparats (→ Bewegung, Atemexkursion ↓), Immunsuppression

Relevante Untersuchungen und Befunde

Inspektion

- Thorax: Fassthorax, Trichterbrust; Einziehungen, verstrichene Interkostalräume, geblähte Schlüsselbeingruben
- Atmung: Atemexkursion (Door-Stop-Phänomen, seitenungleich, nachschleppend, vermindert), Atemcharakter (Tiefe, Frequenz, Vergleich In- und Exspiration, Typ, paradoxe Atmung, Nasenflügelatmen)
- Haltung: Schonhaltung, Orthopnoe
- Allgemein: Zyanose, Zeichen einer chronischen Hypoxie (Trommelschlägelfinger, Uhrglasnägel), Entzündungszeichen der Schleimhäute, Zeichen einer oberen Einflussstauung (v. a. Halsvenen), Atopikerfalte, Horner-Trias
- Racheninspektion: Rötung, Belege

Auskultation

- Atemgeräusche: ↑, ↓, aufgehoben, gedämpft, verlängert, verkürzt
- Atemnebengeräusche:
  - RGs: trocken, feucht, fein-, mittel-, grobblasig, klingend, ohrnah
  - Reiben, Giemen, Pfeifen, Brummen, Stridor (gelegentlich werden trockene RGs und Stridor gleichgesetzt)
- Bronchophonie

Tab. 14.1 Befunde bei Atemwegserkrankungen. ø = kein signifikanter Befund zu erwarten.

	Inspektion, Atemgeräusch (ohne Hilfsmittel)	Auskultation	Bronchophonie „66"	Perkussion	Stimmfremitus „99"	Zwerchfellverschieblichkeit	Auswurf
Normal	ø	Vesikuläratmen (v. a. inspiratorisch), Bronchialatmen über Bronchien	ø	Sonor	ø	3–4 Finger	ø
Akute Bronchitis	(Exspirium ↑)	Mittel- bis grobblasige, trockene bis feuchte RGs	ø	ø	ø	ø	(Blutig, eitrig)
Pneumonie (v. a. bakteriell, Lobärpneumonie)	Nasenflügelatmen, (Tachypnoe), (Dyspnoe)	Peripher Bronchialatmen, feuchte feinblasige RGs, Krepitation (Reiben)	↑	↓	↑	ø	(Blutig, eitrig, evtl. rostbraun)
Interstitielle Pneumonie	ø	ø	↑	↓	↑	ø	ø
Lungenembolie	ø	ø	ø	ø	ø	ø	(Blutig)
Ödem, Asthma cardiale, Cor pulmonale	Dyspnoe, Orthopnoe, Zyanose	Fein- bis grobblasige feuchte bis trockene RGs	ø	(↓)	ø	ø	Schaumig, glasig, blutig tangiert
Asthma bronchiale	Exspirium ↑, exspiratorischer Stridor, Einsatz der Atemhilfsmuskeln, Orthopnoe, Tachypnoe	Trockene, feine RGs (Giemen, Pfeifen, Brummen)	ø	↑ im Anfall	ø	↓ (wenn chronisch)	Zäh, glasig
Bronchiektasien	ø	Grob- bis mittelblasige RGs, metallischer Klick	ø	ø	ø	ø	(Morgens reichlich, blutig, eitrig)
Pneumothorax	(Zyanose, nachschleppende, paradoxe Atmung)	(↓ bis aufgehoben, einseitig)	ø	↑/↑↑	(↓)	(↓)	ø
Lungenemphysem	Fassthorax, pfeifend	↓	↓	↑↑	(↓)	↓	ø
Pleuraerguss	(Schonhaltung, Nachschleppen)	↓ (einseitig), (fein- bis mittelblasige RGs)	↓	↓ (anfangs nur axillär)	↓	(↓)	ø
Pleuritis sicca	Schonhaltung, Nachschleppen	Pleurareiben, Lederknarren	ø	ø	↓	ø	ø
Atelektase	Inspiratorischer Stridor, lokale Thoraxeinziehung	↓, einseitig	(↑)	↓ (evtl. kurz tympanitisch)	↓	ø	ø
Lungenfibrose	Door Stop, Tachypnoe	Evtl. inspiratorisch feinblasige RGs	ø	ø	ø	ø/↓	(Blutig)
Lungenkarzinom	Reizhusten	Evtl. (feuchte) RGs oder ↓, einseitig	ø	↓	(↓)	ø	(Blutig, evtl. Schleim)
Tuberkulose	(Zyanose)	Spät: amphorisch über Kavernen	↑ über Verkäsung	↓ über Verkäsung, ↑ über Kaverne	↑ über Verkäsung	ø	Blutig bei offener Tbc

Palpation

- Vibrationsverhalten, Stimmfremitus
- Atemexkursion
- Interkostalräume: Spannung, Entzündung, Verstrichensein
- Regionäre Lymphknotenschwellung
- Pulsus paradoxus

Perkussion

- Dämpfung (ggf. lageabhängig), hypo-, hypersonorer oder tympanitischer Klopfschall
- Zwerchfellstand, -verschieblichkeit

Apparative Diagnostik

- Röntgen-Thorax
- Bronchoskopie
- CT, Szintigramm, MRT
- Lungenfunktionsmessung: Spirometrie, Peak-Flow-Meter (Atemstrommessung)

Labor

- Sputumuntersuchung
- Differenzialblutbild, BSG, CRP, spezifische IgE, Blutgasanalyse

Relevante Befunde bei Beteiligung anderer Organsysteme

- Herz: v. a. eine Linksherzproblematik mit Rückstau in die Lungen sollte stets ausgeschlossen werden; die Thoraxuntersuchung sollte die Herzauskultation einschließen
- Rheumatischer Formenkreis und Bewegungsapparat: fibrotische Veränderungen aufgrund rheumatischer Prozesse oder Einschränkung der Atembewegung durch Erkrankungen des Bewegungsapparates sollten ausgeschlossen werden

Befunde der wichtigsten Atemwegserkrankungen

In ➤ Tab. 14.1 sind die wichtigsten und wahrscheinlichsten Charakteristika von Atemwegserkrankungen aufgelistet. In Klammern stehen die Symptome, die nicht immer zu beobachten sind, sondern in (wenigen) Einzelfällen auftreten.

14.2.2 Ausgewählte Krankheiten, Hinweise und Tipps

Lungenentzündung (Pneumonie)

Die Pneumonie ist eine Entzündung des Lungengewebes, die mit einer Verdichtung des Lungenparenchyms einhergeht. Sie verdient besondere Beachtung – in Prüfung und Praxis. Gleichwohl gibt es nicht „die Pneumonie". Vielmehr unterscheiden sich viele Formen v. a. im Hinblick auf die Ätiologie und Lokalisation. Sie tritt bedingt durch die Vielzahl an Erregern relativ häufig in sehr unterschiedlicher Symptomatik auf. Außerdem kann sie als primäre Erkrankung oder als (sekundäre) Begleiterkrankung z. B. einer Infektionskrankheit vorkommen.

Aufgrund dieser Komplexität gibt es – je nach Lehrmeinung – unterschiedliche **Einteilungsmöglichkeiten** (➤ Tab. 14.2). Das irritiert zahlreiche HPA immer wieder. Machen Sie sich klar, dass verschiedene Kategorisierungen möglich sind (auf die Sie in der mündlichen Prüfung auch hinweisen können) und wählen Sie sich selbst eine Art „Mischmodell" aus, das Ihnen persönlich den besten Zugang zum Thema Pneumonie erlaubt. Im Folgenden sehen Sie eine Übersicht mit verschiedenen Erklärungsmodellen, die Ihnen hierbei behilflich sein kann.

Veraltet ist die Unterteilung in typische und atypische Pneumonie. Sie resultiert aus der Zeit, als mangels ausreichender Antibiose-Möglichkeiten die (typische) bakterielle Lungenentzündung im Vordergrund stand. Heute wird bei grober Differenzierung eher zwischen bakterieller und abakterieller Pneumonie unterschieden. Diese beiden Formen sind nachfolgend gegenübergestellt (➤ Tab. 14.3).

MERKE

Denken Sie bei einer Pneumonie auch an eine interstitielle Pneumonie (beispielsweise Ornithose, Legionellose) sowie folgende Differenzialdiagnosen: Tuberkulose, Influenza, HIV-Infektion und Immunschwäche.

Tab. 14.2 Klassifikation der Pneumonien

Einteilungskriterien	Begriffe zur Differenzierung	Erreger, andere Ursachen und Hinweise
Erreger	Bakteriell	• Streptokokken, Pneumokokken, Staphylokokken • Klebsiellen, Haemophilus influenzae, Mykobakterien
	Abakteriell	• Mykoplasmen, Chlamydien, Legionellen (z. B. Legionella pneumophila, Chlamydia psittaci) • Viren (VZV, CMV) • Pneumocystis jirovecii • Candida sp., Aspergillus sp.
Häufigkeit	Typisch, klassisch	• Bakteriell, lobär • Pneumokokken (Streptococcus pneumoniae)
	Atypisch	• Nicht durch Pneumokokken • Abakteriell • Legionellosen
Ursprung	Primär	Direkt durch Erreger ausgelöst
	Sekundär, nosokomial	• Aufgepfropft bei anderen Infektionserkrankungen • Krankenhausaufenthalt (opportunistische Keime) • Staphylococcus aureus, Enterobakterien (E. coli, Enterobacter sp., Klebsiella sp., Serratia sp.), Pseudomonas aeroginosa
Infektiosität	Infektiös	Erreger
	Nicht-infektiös	• Toxine • Allergene
Lokalisation	Interstitiell	Auf interstitielles Lungengerüst der gesamten Lungen begrenzt
	Alveolär	Auf Alveolen bzw. Peripherie begrenzt
	Lobär	Auf einen Lungenlappen begrenzt/ausgedehnt
	Broncho-, Pleuropneumonie	Beteiligung anderer Teile des Respirationsapparats
Verlauf	Akut	–
	Chronisch	–

Tab. 14.3 Merkmale bei typischer und atypischer Pneumonie

Parameter	(Typische) Bakterielle Pneumonie	(Atypische) Nichtbakterielle Pneumonie
Erreger	Bakterien (Streptokokken, Staphylokokken, Pneumokokken, Klebsiellen)	• Viren • Intrazellulär vermehrende Bakterien (Chlamydien, Mykoplasmen, Legionellen)
Fieber	↑ ↑, Schüttelfrost	< 39 °C
Schmerzen	Ja	Evtl. gering
Entwicklung	Schnell	Schleichend
Auskultation, Palpation	• Bronchialatmen über infiltriertem Lungenlappen • Bronchophonie ↑ • Stimmfremitus ↑	Uncharakteristisch, oft unauffällig
Husten	Mit Auswurf (gelb-grün bis rot-braun)	Trockener Reizhusten

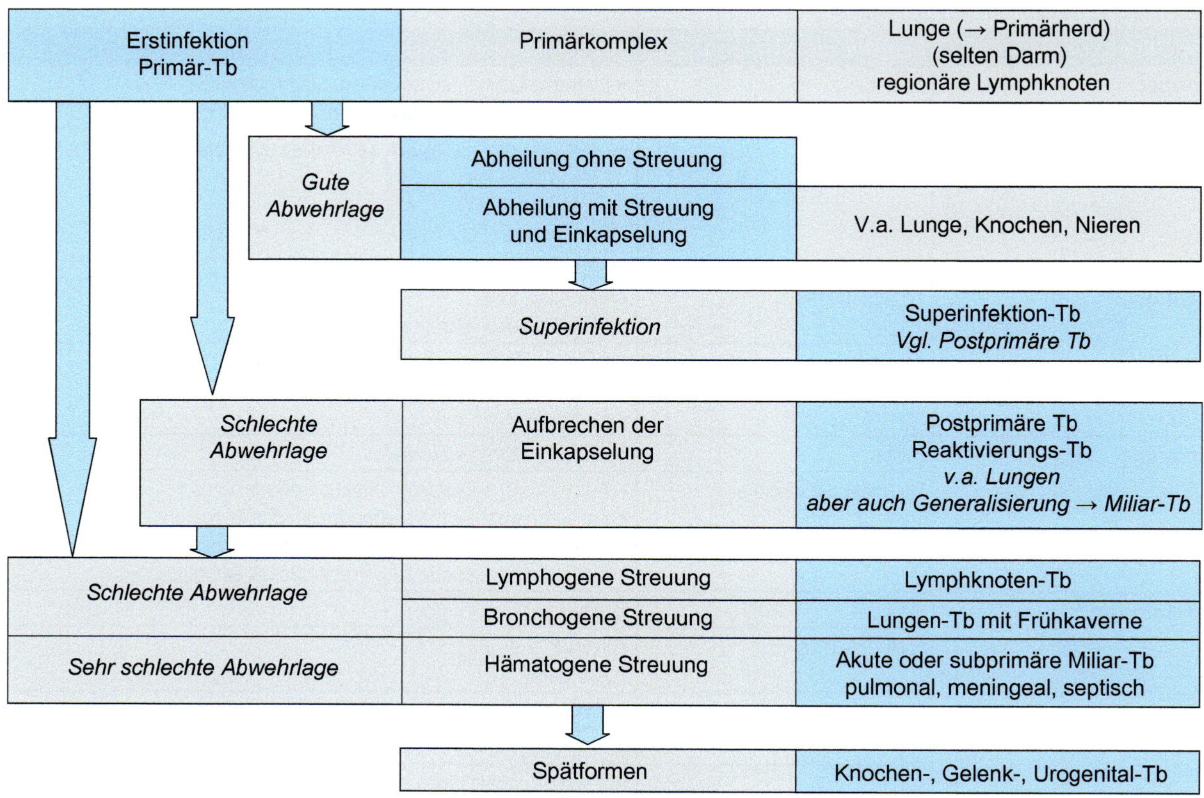

Abb. 14.1 Verlaufsformen der Tuberkulose

Tuberkulose (Tbc)

Die Tuberkulose stellt sich vielleicht auch Ihnen als Chamäleon dar: Obwohl sie in ihrem Erscheinungsbild variabel ist, folgt sie aber einer klaren Logik. Diese ist in der ➤ Abb. 14.1 dargestellt. Machen Sie sich bei der Befunderhebung klar, dass sich die Symptome mit der Entwicklung der Erkrankung verändern.

Spickzettel

Wenn Sie in der mündlichen Prüfung einen Fall lösen müssen und bereits einen Organverdacht haben, können Sie mit wenigen Fragen und Untersuchungen dieses Organ „checken". Sie sollten auch wissen, welche Laborparameter zu dem Organ gehören und welcher Facharzt ggf. zuständig ist.

- **Anamnese, Leitsymptome:** Husten, Auswurf, (Belastungs-)Dyspnoe, Zigarettenkonsum
- **Inspektion:** Zyanose (Lippen, Finger), Trommelschlägelfinger, Uhrglasnägel, Schonhaltung, Fassthorax, nachschleppende Atmung
- **Untersuchung:** Auskultation, Perkussion, Atemexkursion, Bronchophonie, Stimmfremitus
- **Labor:** Blutgasanalyse
- **Weiterführende Untersuchungen:** durch den **Pulmologen** (Bronchoskopie, Röntgen, Sputumuntersuchung, Spirometrie)

14.3 Crashkurs: Erkrankungen des Atemapparates (➤ Tab. 14.4)

Tab. 14.4 Symptome, Ursachen, Komplikationen, Hinweise und Diagnostik von Erkrankungen des Atemapparats (Abkürzungen ➤ S. VII)

Erkrankung	Symptome	Ursachen, Komplikationen, Hinweise	Diagnostik
Erkrankungen der oberen Atemwege			
Pharyngitis (Rachenkatarrh)	• **Akute Pharyngitis:** – Lokale Entzündungssymptome – Dysphagie – Regionäre LK ↑ – Bei viraler Ursache häufig Rhinitis und Konjunktivitis – Bei bakterieller Ursache evtl. weiße Stippchen • **Chronische Pharyngitis:** – Oft nur geringe Symptome einer Entzündung – Räusperzwang – Schleimbildung	**Ursachen:** • **Akute Pharyngitis:** häufig begleitend bei Infektionen des oberen Respirationstrakts oder ausgelöst durch Noxen • **Chronische Pharyngitis:** Staub, Nikotin, chronische Mundatmung (behinderte Nasenatmung), chronische Sinusitis, hypersensibles Schleimhautsystem	• Anamnese • Racheninspektion • Abstrich
Tonsillitis (Angina tonsillaris, Mandelentzündung)	• **Formen:** – A. catarrhalis (allgemeine Rötung der Tonsillen) – A. follicularis (Stippchen auf den Lymphfollikeln) – A. lacunaris (einzelne Beläge an Kryptenmündungen) – A. membranacea (zusammenhängende Beläge) – A. ulcerosa (ulzerierender Zerfall) • Rötung und Schwellung der Tonsillen, Dysphagie • Halsschmerzen • Evtl. kloßige Sprache • Regionäre LK ↑, druckdolent • Beläge (je nach Form) • Plötzliches Fieber mit Schüttelfrost, Abgeschlagenheit	• **Ursachen:** – Infektion, v. a. durch Bakterien (v. a. β-hämolysierende Streptokokken, seltener Pneumokokken, Staphylokokken, Haemophilus), selten Viren – Sekundär bei Immunsuppression, Leukämie, Agranulozytose, Diphterie, Mononukleose, Scharlach u. a. • **Komplikationen:** Kehlkopfödem, Otitis media	• Anamnese • Racheninspektion • Abstrich
Erkrankungen der unteren Atemwege			
Chronische Bronchitis	• Oft lange beschwerdefrei • Chronischer Husten, Auswurf (oft glasig oder schleimig-weiß, zäh, oft morgendlich) • (Belastungs-)Dyspnoe, Tachypnoe → Leistung ↓ • Zunehmend Symptome des Emphysems • Ggf. Eitergeruch (bei bakterieller Superinfektion) • Kein Fieber	• **Ursachen:** – Langjähriges Rauchen – Selten Gase, Stäube u. a. – Häufige Infekte der Atemwege • **Komplikationen:** chronische obstruktive Bronchitis, Asthma bronchiale → Emphysem → respiratorische Insuffizienz, Zyanose → Cor pulmonale → Globalherzinsuffizienz	• Anamnese: Noxen (v. a. Packyears = Nikotin über Jahre), Sputum • Auskultation, Perkussion • Labor: – Polyglobulie – Leukos ↑ – BSG (↑) • Lungenfunktionsmessung (Peak-Flow, Spirometrie)
	TIPP Die WHO-Definition für chronische Bronchitis ist stetes Prüfungsthema: „Husten und Auswurf an den meisten Tagen von mindestens 3 Monaten zweier aufeinander folgender Jahre" – obgleich diese Symptomatik bei weitem nicht alle chronischen Bronchitiden beschreibt.		

Tab. 14.4 Symptome, Ursachen, Komplikationen, Hinweise und Diagnostik von Erkrankungen des Atemapparats (Abkürzungen ➤ S. VII) (Forts.)

Erkrankung	Symptome	Ursachen, Komplikationen, Hinweise	Diagnostik
Erkrankungen der unteren Atemwege			
Chronisch obstruktive Bronchitis	• ➤ Chronische Bronchitis • Symptome der Hyperkapnie (Bewusstsein ↓, Zittern, Zyanose)	• Chronische Bronchitis mit Schleimhautödem • Ggf. Bronchospasmus	➤ Chronische Bronchitis
Asthma bronchiale	Anfallsweise auftretende Symptome: • Dyspnoe (v. a. nachts, frühmorgens) • Exspiratorischer Stridor • Auswurf: glasig, zäh • Einsatz der Atemhilfsmuskulatur („Kutschersitz") • Pulsus paradoxus • Angst	• **Ursachen:** Atemwegsobstruktion durch Trias: Spasmus, Dyskrinie, Schleimhautödem • **Formen:** – Intrinsisch (nicht allergisch): durch Infekt, Stress, Noxen, Medikamente – Extrinsisch (exogen-allergisch, atopisch, Typ-I-Sofort-Allergie): durch diverse Allergene • **Komplikationen:** Status asthmaticus (→ Notfall), chronische Bronchitis	• ➤ Chronische Bronchitis • Anamnese: Auslöser, Familie • Auskultation (Giemen, Pfeifen, Brummen) • Perkussion • Lungenfunktionstest • Labor: – IgE – Eosinophile ↑ – Leukos ↑ – BSG ↑ – Allergietests
Lungenemphysem	• Chronische Dyspnoe, Orthopnoe • Symptome der Überblähung: Fassthorax, Zwerchfellmobilität ↓, oberer Einflussstauung • Symptome der chronischen Hypoxämie/Hyperkapnie: Trommelschlägelfinger, Uhrglasnägel, Zyanose	• **Ursachen:** COPD • **Formen:** – Pink Puffer (kompensierter Typus) – Blue Bloater (zyanotischer Typus) • **Komplikationen:** chronische Bronchitis, Spontanpneumothorax (bei Platzen einer Emphysemblase)	• Inspektion • Auskultation, Perkussion • Labor: Hb ↑ • CT • Lungenfunktionsmessung
	HINWEISE Die chronisch obstruktiven Lungen- und Atemwegserkrankungen werden als COPD (Chronic obstructive pulmonal disease = chronische obstruktive Lungenerkrankung) in einem Formenkreis zusammengefasst. Sie werden damit von den restriktiven unterschieden.		
Bronchiektasen	• Hämoptoe, -tysen, evtl. morgens reichliches Sputum mit Blut und Eiter • Chronischer Husten • Foetor ex ore (süßlich-fad) • Zyanose, Symptome der chronischen Hypoxämie • Rezidive	**Ursachen** der irreversiblen Bronchodilatation: • Primär: Verlegung der Bronchien, angeboren (zystische Fibrose, anatomische Anomalie) • Sekundär: Entzündung, Vorerkrankungen: chronische Bronchitis, Fibrosen, Atelektasen, Pertussis u. a.	• Auskultation, Perkussion • Sputum • Rö • Bronchioskopie • Lufu-Test • Szinti
Mukoviszidose (zystische Fibrose)	• Symptome der chronischen Bronchitis • Keuchhustenähnlicher Husten • Rezidivierende Entzündungen der gesamten Atemwege und -organe • Manifestation auch im Pankreas (→ Pankreasinsuffizienz, Mekoniumileus beim Neugeborenen) • Entwicklungsretardierung beim Kind	• **Ursachen:** Chromosomendefekt → Störung der Drüsentätigkeit → Verschleimung, zäher (visköser) Schleim • **Komplikationen:** – Atelektasen – Bronchiektasen – Rezidivierende Pneumonien	• Auskultation, Perkussion • Schweißtest: Na- und Cl-Ionen im Schweiß ↑

Tab. 14.4 Symptome, Ursachen, Komplikationen, Hinweise und Diagnostik von Erkrankungen des Atemapparats (Abkürzungen ➤ S. VII) (Forts.)

Erkrankung	Symptome	Ursachen, Komplikationen, Hinweise	Diagnostik
Erkrankungen der unteren Atemwege			
Atelektasen	• Stridor • Hustenanfälle • Dyspnoe • Zyanose • Tachykardie • Atemexkursion, -geräusch ↓ • RR ↓ • Schmerzen • Fieber • Schock	• **Ursachen** der Minderbelüftung (→ Entzündung mit Ödem → Fibrosierung): – **Fetal oder angeboren:** durch Schädigung des Atemzentrums (meningeale Blutung) oder Surfactantmangel-Syndrom – **Erworben:** durch Kollaps der Lunge, COPD, Kompression von außen (z. B. Erguss, Tumor, Pneumothorax), Verletzungen (z. B. Intubation) • **Komplikationen:** Infektionen	• Anamnese • Auskultation, Perkussion • Rö
Entzündliche Erkrankungen des Lungenparenchyms			
Bakterielle Pneumonie („typische Pneumonie")	• F + S • Dyspnoe, Schonatmung: schnelles, flaches Nasenflügelatmen • Tachypnoe • Auswurf gelb-grün bis rot-braun • Tachykardie • Evtl. Zyanose • Foetor ex ore (süßlich aufgrund von Eiter) • Evtl. Herpes labialis	• **Primäre P.:** durch Pneumokokken u. a. Erreger • **Sekundäre P.:** bei Immunschwäche (z. B. HIV), restriktiven Lungenerkrankungen, Linksherzinsuffizienz und Intoxikationen (v. a. Nikotin) • **Nosokomiale P.:** v. a. durch Streptokokken, Staphylokokken, Klebsiellen • **Lobärpneumonie:** durch Pneumokoken → ganzer Lungenlappen betroffen → typischer Verlauf: Anschoppung → rote Hepatisation → graue Hepatisation → Lysis • **Komplikationen:** Erkrankung der Pleura, Ektasen, Fibrosen, Herzinsuffizienz, Meningitis	• Auskultation: Crepitatio indux → feuchte, feinblasige RGs → Crepitatio redux → bei Abklingen der Entzündung, Bronchialatmen über dem Parenchym • Perkussion • Rö • Labor: – BSG ↑ – Leukos ↑ – Kulturen
	MERKE Die Bezeichnungen als „typische" bzw. „atypische" Pneumonie spiegeln nicht deren Häufigkeit wider. Vielmehr war die bakterielle Pneumonie früher häufiger. Mit dem gezielten prophylaktischen Einsatz von Antibiotika hat diese Form stetig abgenommen.		
„Atypische" Pneumonie	• Langsam auftretende uncharakteristische Symptome • Grippeähnliche Symptomatik • Fieber < 39 °C • Trockener Reizhusten, später produktiver Husten	• **Erreger:** Mykoplasmen, Chlamydien, Legionellen, Rickettsien, diverse Viren • Meist **interstitielle Pneumonie** • **Nicht-infektiöse Pneumonie:** allergisch, physikalisch-chemisch, Aspirationspenumonie	Oft unauffälliger Auskultationsbefund
Exogen allergische Alveolitis	• Belastungsdyspnoe (Stunden nach Kontakt mit Auslöser) • Rezidivierende grippale Symptomatik mit trockenem Husten • Evtl. Symptome der respiratorischen Insuffizienz, Hypoxie	• **Ursachen:** Typ-III-Allergie gegen Stäube → Fibrose • **Auslöser:** – Noxen (infektiös, allergisch, toxisch) – Immunologische Systemerkrankungen (familiäre Häufung) – Selten idiopathisch	• Anamnese • Auskultation, Perkussion • Rö • Lungenfunktionstest • Biopsie

Tab. 14.4 Symptome, Ursachen, Komplikationen, Hinweise und Diagnostik von Erkrankungen des Atemapparats (Abkürzungen ➤ S. VII) (Forts.)

Erkrankung	Symptome	Ursachen, Komplikationen, Hinweise	Diagnostik
Nicht-entzündliche Erkrankungen des Lungenparenchyms			
Lungenfibrosen	• Trockener Husten • Belastungsdyspnoe • Door-Stop-Phänomen • Vitalkapazität ↓ • Thoraxmotorik ↓ • Symptome der chronischen Hypoxämie	**Ursachen:** fibrotischer Umbau von Lungenparenchym durch: • Systemerkrankungen (rheumatische Erkrankungen) • Physikalische, chemische, medikamentöse oder exogen-allergische Auslöser • Viren • Parasiten	• Anamnese • Auskultation • Palpation • Perkussion • Rö • Biopsie • Bronchoskopie • Lungenfunktionstest • Labor: IgG, Allergietest
Sarkoidose (Morbus Boeck)	• Symptome der betroffenen Organe: z. B. Augenentzündung, Myokarditis, Hautinfiltrate, Enzephalitis, Ostitis, Parotitis • **Chronische Sarkoidose:** – Trockener Husten – Leistung ↓ – (Belastungs-)Dyspnoe – Myalgien • **Akute Sarkoidose (Löfgren-Syndrom):** Trias: Arthritis (v. a. Sprunggelenk), Erythema nodosum, bihiläre Lymphknotenschwellung	• **Ursachen:** – Ätiologie unklar (autoimmun, autoaggressiv) – Auslöser oft Alkohol, Medikamente • **Manifestation:** – Intrathorakal: 90 % Lunge – Extrathorakal: v. a. Leber, Milz, LK, Auge, Herz, Haut, Nervensystem, Knochen, Speichel-, Tränendrüsen, Tonsillen, Darm, Nieren • **Sonderform:** Löfgren-Syndrom (akute Form, v. a. bei jungen Frauen) • **Komplikationen:** Cor pulmonale, Lungenfibrose	➤ Lungenfibrosen
Staublunge	**Silikose (Quarzstaublunge):** • Lange symptomlos • Zunehmende (Belastungs-)Dyspnoe • Trockener Husten • Dunkler, grauer Auswurf • Thoraxschmerzen	• **Ursachen:** häufigste Fibrose durch chronische Staubinhalation (Kieselsäure) bei Glas- und Steinverarbeitung • **Komplikationen:** Cor pulmonale, rezidivierende Infekte, Tbc	➤ Lungenfibrosen
	Asbestose (Asbeststaublunge): • Zunehmende (Belastungs-)Dyspnoe • Trockener Husten	• **Ursachen:** chronische Asbeststaubinhalation (Baustoffe) • **Komplikationen:** Silikose, Pleuramesotheliom	
	Bäckerlunge	**Ursachen:** Mehlstaubinhalation	

Tab. 14.4 Symptome, Ursachen, Komplikationen, Hinweise und Diagnostik von Erkrankungen des Atemapparats (Abkürzungen ➤ S. VII) (Forts.)

Erkrankung	Symptome	Ursachen, Komplikationen, Hinweise	Diagnostik
Erkrankungen von Pleura und Mediastinum			
Pneumothorax	• **Innerer (= Spontan-)Pneumothorax:** – Oft symptomlos – Einseitige plötzliche Schmerzen – Zunehmende Dyspnoe, Hustenreiz	• **Ursachen:** Ruptur von Emphysemblasen bei Lungenerkrankungen (COPD, Fibrose u. a.) • Altersgipfel: oft junge, eher schlanke Männer • **Komplikationen:** Pleuraschwarte, häufige Rezidive	• Anamnese • Inspektion • Auskultation • Palpation • Perkussion • Rö • EKG
	• **Traumatischer Pneumothorax:** – Thoraxschmerzen – Dyspnoe		
	• **Ventil- (= Spannungs-)Pneumothorax:** – Wie Spontan-P., jedoch rasch progredient – Evtl. hellrote Hämoptoe – Kreislaufversagen, Kammerflimmern – Schocksymptomatik	• **Offene Form:** v. a. nach Stichverletzung (auch iatrogen) • **Geschlossene Form:** v. a. bei Rippenbruch • Wie traumatischer P., jedoch mit Ventilmechanismus → eindringende Luft entweicht nicht mehr aus dem Pleuraspalt und komprimiert somit das Herz • → **Notfall**	
	CAVE Entfernen Sie niemals eingedrungene Fremdkörper. Fixieren Sie diese und versuchen Sie, die Verletzung gegen eindringende Luft abzudichten. **TIPP** Beschreiben Sie bei einem Ventil-Pneumothorax ggf. eine Entlastungspunktion: Großlumige Kanüle mit Ventil (← gelochter Fingerling) in den 2./3. ICR einbringen.		
Pleuraerguss	Je nach Ergussmenge: • Belastungs-, Ruhedyspnoe • Evtl. (oft geringe) Schmerzen • Nachschleppende Atmung, Schonhaltung	• Erguss durch **Exsudat** (meist trüb, eitrig, evtl. blutig): durch entzündliche Prozesse, Pneumonie, Tbc, Abszess, Karzinom, nach OP, Urämie, SLE, abdominale Erkrankungen u. a. • Erguss durch **Transsudat** (meist serös, klar): bei Herzinsuffizienz, Eiweißmangel (z. B. bei Leberversagen, nephrotischem Syndrom), Lymphstau (dann milchig) • **Komplikationen:** Pleuraschwarte	• Anamnese • Inspektion • Auskultation • Palpation • Perkussion • Sono
Pleuritis	• **Pleuritis sicca:** – Atemabhängige Thoraxschmerzen → nachschleppende Atmung – Tachypnoe	• **Primär:** durch Viren, Bakterien, Autoimmunerkrankungen • **Sekundär:** durch andere Infekte, Tumoren, Urämie, Herz-, Lungeninfarkt, Erkrankungen des rheumatischen Formenkreises, penetrierende Erkrankungen des Abdomens, Strahlen	• Anamnese • Inspektion • Auskultation: Pleurareiben • Palpation • Perkussion • Entzündungsparameter • Rö • Punktion
	• **Pleuritis exsudativa** – Pleuraerguss – Subfebrile Temperaturen bis hohes Fieber, Fieberkontinua	• **Ursachen:** häufig Folgeerkrankung nach Pleuritis sicca • **Komplikationen:** Empyem → Sepsis, Pleuraschwarte	

Tab. 14.4 Symptome, Ursachen, Komplikationen, Hinweise und Diagnostik von Erkrankungen des Atemapparats (Abkürzungen ➢ S. VII) (Forts.)

Erkrankung	Symptome	Ursachen, Komplikationen, Hinweise	Diagnostik
Erkrankungen von Pleura und Mediastinum			
Pleuraempyem	• Fieber, Nachtschweiß • Husten • Schmerz • Gewicht ↓ • Bei Antibiotikagabe oft subklinisch	• **Ursachen:** bakterieller Infekt (meist als Komplikation nach OP), Bronchiektasen, Tumoren, Pneumonie, Abzess • **Komplikationen:** Fistel, Pleuraschwarte	• Anamnese • Auskultation • Perkussion • Punktion (→ Kultur)
Mediastinitis	• Fieber • Schocksymptatik • Evtl. Hautemphysem	**Ursachen:** oft nach OP, Komplikation von Entzündungen der Nachbarorgane	• Rö • CT
Erkrankungen des Lungenkreislaufs			
Lungenembolie (Lungenarterienembolie)	• Plötzliche Tachykardie, Hypotonie → Schocksymptomatik • Dyspnoe • Hämoptoe • Präkardiale inspiratorische Schmerzen • Symptome der RHI und -dilatation • Zunehmend Symptome einer oberen Einflussstauung, Hypoxämie und Zyanose • **Cave:** Notfall	• **Ursachen** des Verschlusses von Lungenarterien: – Venöse Thromben, meist aus peripheren großen Venen – Oft nach Immobilisation oder/und chronisch venöser Insuffizienz – Selten Luft- oder Fettthromben (z. B. nach Polytrauma, Fraktur) • **Komplikationen:** pulmonale Hypertonie → akutes Rechtsherzversagen (akutes Cor pulmonale)	• Thrombose-Anamnese • Körperliche US oft ø • Auskultation: oft gespaltener 2. HT, Galopprhythmus • Rö • Szinti • EKG • Arteriografie
	CAVE Die Embolie zeigt bei der körperlichen Untersuchung oft keinen typischen Befund und stellt dennoch eine lebensgefährliche Situation dar → Notfall. Vorboten: Evtl. Mikroembolie mit kurzer Symptomatik. Behandeln Sie einen Patienten mit Phlebothrombose wegen der Emboliegefahr wie „ein rohes Ei". Führen Sie keine i. m.-Injektion durch, weil Embolie-Patienten massive Maßnahmen zur Blutverdünnung zu erwarten haben.		
Pulmonale Hypertonie, Cor pulmonale	• Symptome der RH-Belastung: – Zyanose – (Belastungs-)Dyspnoe – Akzentuierter 2. Herzton • Symptome der oberen Einflussstauung • Evtl. Symptome der chronischen Hypoxie • Symptome der zugrunde liegenden Erkrankung	**Ursachen:** Drucksteigerung im Lungenkreislauf durch • Lungenembolie • Status asthmaticus • Pneumothorax • COPD • Lungenfibrose • Primäre vaskuläre Defekte	• Auskultation • Palpation • Perkussion • Labor: – Hkt ↑ – Erys ↑ • Rö • EKG

Tab. 14.4 Symptome, Ursachen, Komplikationen, Hinweise und Diagnostik von Erkrankungen des Atemapparats (Abkürzungen ➤ S. VII) (Forts.)

Erkrankung	Symptome	Ursachen, Komplikationen, Hinweise	Diagnostik
Erkrankungen des Lungenkreislaufs			
Lungenödem, Asthma cardiale	• Orthopnoe, Tachypnoe • Zyanose → Entwicklung zum alveolären Ödem mit Distanzrasseln („kochende Brust") • Weißliches bis rötlich-schaumiges Sputum • Symptome der Grunderkrankung	**Ursachen:** • Kardial: Blutrückstau in den Lungenkreislauf bei Linksherzinsuffizienz • Toxisch, allergisch: Reizgase, Heroinüberdosierung, Anaphylaxe • Pulmonal: ARDS (akutes Lungenversagen durch Schock) • Eiweißverlust: nephrotisches Syndrom („Fluid Lung"), Leberversagen, Urämie, Verbrennungskrankheit, Zufuhr ↓	• Anamnese • Auskultataion • Perkussion • Rö • EKG
	TIPP Bei der Prüfungsvorbereitung werden recht häufig Lungenödem, Lungenembolie sowie Asthma cardiale und Cor pulmonale verwechselt – obgleich sie sehr unterschiedliche Ursachen und Symptome haben. Verdeutlichen Sie sich diese Unterschiede, die sich aus der Krankheitsbezeichnung ableiten lassen: • Asthma (Atemnot) ← cardiale (wegen einer LHI) • Cor (Herz-Problematik) ← pulmonale (aufgrund eines Geschehens in der Lunge)		
Tumoren der Atemwege			
Larynxkarzinom	• Therapieresistenter trockener Reizhusten • Hämoptysen • Heiserkeit • Dysphagie • Evtl. zervikale LK ↑	**Ursachen:** Noxen (v. a. Nikotin und Alkohol)	Endoskopie
Bronchialkarzinom, Bronchialadenom	• Therapieresistenter trockener Reizhusten • Hämoptysen • Heiserkeit • Dyspnoe • Evtl. leichter Schmerz, Dysphagie • B-Symptomatik (➤ 25.3.2) • Evtl. Recurrens-Parese, Horner-Trias, neurologische Störungen in Schulter und Arm (bei Pancoast-Tumor) • Evtl. Foetor ex ore (Fäulnisgeruch) • Evtl. paraneoplastische Syndrome (bei produktiven Adenomen)	• **Formen:** – Kleinzelliges Karzinom mit schlechter Prognose – Nicht-kleinzelliges Karzinom (auch bei Nichtrauchern) – Sonderform: Pancoast-Tumor (Lungenspitzentumor) • **Ursachen:** Noxen (v. a. Nikotin), chronische Bronchitis • **Komplikationen:** hämorrhagischer Erguss, Atelektasen, Retensionspneumonie, Metastasierung (v. a. Gehirn, Knochen, Leber)	• Auskultation • Palpation • Perkussion • Rö • CT, MRT • Szinti • Bronchoskopie, Biopsie • Tumormarker
	CAVE Bei blutig tangiertem Sputum sollten Sie v. a. ein Bronchialkarzinom ausschließen. Beachten Sie einen veränderten Raucherhusten (→ nächtlicher Husten). Das Bronchialkarzinom ist in Deutschland der häufigste maligne Tumor.		
Pleuramesotheliom	• Dyspnoe • Husten • Pleuraerguss • Thoraxschmerzen • B-Symptomatik (➤ 25.3.2)	**Risikofaktoren:** häufig > 20 Jahre nach Asbestose mit Befall der Pleuren, des Zwerchfells und des Mediastinums	• Rö • CT • Bronchoskopie • Punktion

Tab. 14.4 Symptome, Ursachen, Komplikationen, Hinweise und Diagnostik von Erkrankungen des Atemapparats (Abkürzungen ➢ S. VII) (Forts.)

Erkrankung	Symptome	Ursachen, Komplikationen, Hinweise	Diagnostik
Infektionskrankheiten mit Beteiligung des Atemapparates			
Diphtherie (Halsbräune, echter Krupp)	• Lokale Diphtherie: – Halsschmerzen – Pseudomembranös-bräunliche Tonsillarbeläge – Therapieresistenter Husten, Krupphusten – Inspiratorischer Stridor – Süßlicher Foetor – Leichtes Fieber – Tachykardie • **Toxische Diphtherie:** – Cäsarenhals – Generalisierte Intoxikation (z. B. Herz, Niere, Nervensystem)	• Erreger: Corynebacterium diphtheriae • Übertragung: Tröpfcheninfektion → Toxinbildung des Erregers mit starker Zellschädigung • IKZ: 2–4 Tage • Impfung: aktiv, passiv	• Anamnese (Risikogruppe) • Rachenabstrich
Influenza (Virusgrippe)	• Plötzlich F+S • Starkes Krankheitsgefühl, AZ ↓ • Rhinitis • Unproduktiver Reizhusten • Kopfschmerzen • Myalgien	• Erreger: Influenzaviren • Übertragung: Tröpfcheninfektion • IKZ: 1–3 Tage • Impfung: aktiv (nur bekannte Typen) • **Komplikationen:** Pneumonie (→ ARDS), Meningitis, Karditis • Oft lange dauernde Rekonvaleszenz	• Erreger im Rachensekret • AK im Blut
Keuchhusten (Pertussis)	• **Stadium catarrhale:** uncharakteristischer Atemwegsinfekt, trockener Husten • **Stadium convulsivum:** Stakkatohusten (nachts > tagsüber), evtl. mit Erbrechen von glasigem, zähem Schleim, langer (keuchender) inspiratorischer Stridor • **Stadium decrementi:** Hustenanfälle an Intensität und Häufigkeit abnehmend • **Rekonvaleszenz** (cave: Gewohnheitshusten)	• Erreger: Bordetella pertussis • Übertragung: Tröpfcheninfektion • IKZ: 1–2 Wo • Impfung: aktiv • Die Bakterientoxine schädigen das Atemzentrum, deshalb reagiert der Keuchhusten nicht auf konventionelle Therapie • **Komplikationen:** – Lungenentzündung – Otitis media – Bei Säuglingen Atemstillstand und (sehr selten) Hirnschädigung durch Sauerstoffmangel	• Klinik • Leukos ↑ • Sputumuntersuchung
Legionellose	• **Legionärskrankheit** (schwerer Verlauf) – Symptome der Pneumonie – Durchfall – Kopfschmerzen – Verwirrtheit u. a. • **Pontiac-Fieber** (leichter Verlauf): – Symptome wie bei Influenza – Keine Lungensymptomatik	• Erreger: Legionella pneumophila • Übertragung: Aerosole aus Wasser-, Klima- und Belüftungsanlagen • IKZ: 2–10 Tage • Impfung: nein • Oft problematisch in Krankenhäusern, Altenheimen etc. • **Komplikationen:** multiples Organversagen	• Anamnese (Risiko) • Klinik • Auskultation • Nachweis des Erregerreservoirs

Tab. 14.4 Symptome, Ursachen, Komplikationen, Hinweise und Diagnostik von Erkrankungen des Atemapparats (Abkürzungen ➤ S. VII) (Forts.)

Erkrankung	Symptome	Ursachen, Komplikationen, Hinweise	Diagnostik
Infektionskrankheiten mit Beteiligung des Atemapparates			
Ornithose	• Stumme Infektion bis schwere Erkrankung • **Grippale Ornithose** (Prodromi): – Allgemeinsymptome – Gliederschmerzen – Ggf. Herpes labialis • **Pulmonale Ornithose:** – Rascher Fieberanstieg auf 40 °C – Pneumoniesymptome, pulmonale Infiltrate – Nach 10–14 Tagen Lyse	• Erreger: Chlamydia psittaci • Übertragung: über Vögel; Tröpfcheninfektion, Staubinhalation • IKZ: 5–14 Tage • Impfung: nein • **Komplikationen:** Herzbeteiligung	• Anamnese (Risiko) • Auskultation • Rö
Tuberkulose (Tbc)	• Verlauf sehr variabel, je nach Status des Patienten und Virulenz des Erregers • **Latente Infektion:** Einkapselung des Erregers (persistierend) • **Primäre Lungen-Tbc:** – Grippaler Infekt (v. a. therapieresistenter Husten), evtl. hellroter Auswurf – Häufig mit Ausprägung eines Primärkomplexes: Entzündungsherd in der Lunge und lokale LK-Schwellung, evtl. Erythema nodosum, B-Symptomatik (➤ 25.3.2), Thoraxschmerzen • **Postprimäre Tbc:** Aufbrechen der Einkapselung (offene Tbc mit „käsigem" Auswurf), Streuung der Tbc, ggf. Generalisierung • **Spätformen:** Haut-, Knochen-, Gelenk-, Nieren-Tbc, tuberkulöse Meningitis	• Erreger: Mycobacterium tuberculosis • Übertragung: Tröpfcheninfektion, diaplazentar, selten Milch • IKZ: 3 Wo und länger • Impfung: aktiv • **Risikofaktoren:** Immunschwäche **Komplikationen:** Begleitpleuritis, Perikarditis, Miliar-, postprimäre Tbc	• Anamnese (Risiko) • Auskultation • Labor: Erregernachweis (Sputum, Liquor, Magensaft u. a.) • Mendel-Manteaux-Test • Rö
	TIPP Die Tbc ist v. a. als DD von größter Bedeutung. Sie zählt zu den wichtigsten prüfungsrelevanten Infektionskrankheiten. Denken Sie bei pulmonalen Symptomen und gleichzeitiger B-Symptomatik immer an eine Tbc. **CAVE** Der Tine-(Stempel-)Test (Hauttest) weist eine hohe Fehlerquote auf; ein negativer Test schließt eine Tbc nicht sicher aus.		

KAPITEL

15 Verdauungstrakt

15.1 Anatomie und Physiologie

Brainstorming

Der Verdauungstrakt umfasst Mundhöhle, Rachenraum, Speiseröhre, Magen, Dünndarm und Dickdarm einschließlich des Enddarms. Im folgenden Kapitel werden die einzelnen Abschnitte nacheinander behandelt.
Bevor Sie mit diesem Kapitel starten, empfehlen wir Ihnen, einmal zu kontrollieren, wieviel Sie ohne Blick in Ihre Bücher zu diesem Thema erläutern können. Machen Sie – am besten mit einem Lernpartner – ein kurzes Brainstorming zu folgenden Themen.

Ösophagus

- **Kurzcharakteristik** und **Aufgaben** des Ösophagus (Speiseröhre)
- **Makroanatomie** der Speiseröhre: Lage, Größe, Form, physiologische Einengungen
- **Wandaufbau** des Ösophagus

Magen

- **Kurzcharakteristik** und **Aufgaben** des Magens
- **Makroanatomie:** Lage, Größe, Form, Abschnitte, Blutversorgung
- **Aufbau der Magenwand**
- **Steuerung** der Magentätigkeit

Dünndarm

- **Kurzcharakteristik** und **Aufgaben** des Dünndarms
- **Makroanatomie** des Dünndarms: Lage, Abschnitte, anatomische Nachbarstrukturen, Blutversorgung
- Aufbau der **Dünndarmwand**

Dickdarm

- **Kurzcharakteristik** und **Aufgaben** des Dickdarms
- **Makroanatomie** des Dickdarms: Lage, Größe, Abschnitte, anatomische Nachbarstrukturen, Blutversorgung
- **Aufbau der Dickdarmwand,** Steuerung der Defäkation

Kurzcharakteristik und Aufgaben des Ösophagus

Die Speiseröhre (Ösophagus) ist ein schlauchartiges Organ, durch das der Speisebrei von der Mundhöhle zum Magen transportiert wird.

Makroanatomie des Ösophagus

- **Lage:**
  - Hinter der Luftröhre und vor der Wirbelsäule
  - Verbindung zwischen Rachen und Mageneingang
- **Größe und Form:** ca. 25 cm lang, schlauchförmig, daumendick
- **Physiologische Einengungen:**
  - Ringknorpel des Kehlkopfs
  - Bifurcatio tracheae
  - Zwerchfelldurchtritt

Wandaufbau des Ösophagus

- Mukosa (Schleimhaut)
- Submukosa (Verschiebeschicht) mit Blutgefäßen und Nerven
- Muskularis (Muskelwand), die v. a. unwillkürlich auf Dehnungsreize reagiert
- Adventitia (Hüllschicht)

Kurzcharakteristik und Aufgaben des Magens

Der Magen ist ein Hohlorgan im Epigastrium mit folgenden Aufgaben:

- Vermischung und Zerkleinerung von Speisen
- Desinfektion der Nahrung
- Einleitung der Eiweißverdauung
- Bildung des Intrinsic-Faktors, der für die Resorption von Vitamin B_{12} benötigt wird

Makroanatomie des Magens

- **Lage:** Oberbauch (Epigastrium), vorwiegend links, intraperitoneal
- **Größe und Form:** sackartige, von links nach rechts ziehende Erweiterung der Speiseröhre, 1,5 l Füllungsvermögen
- **Abschnitte:** Kardia (Eingang), Fundus (Kuppel), Korpus (mit kleiner und großer Kurvatur), Antrum und Pylorus („Pförtner")
- **Blutversorgung:**
  - Äste des Truncus coeliacus und der A. mesenterica superior
  - Venöse Drainage über die V. portae

Aufbau der Magenwand

- **Mukosa:** mit spezialisierten, differenzierten Zellen:
  - **Nebenzellen:** Schleim (Mucin) → Schutz der Schleimhaut
  - **Hauptzellen:** Pepsinogen → Vorstufe von Pepsin zur Eiweißspaltung
  - **Belegzellen:** Salzsäure → Aktivierung von Pepsinogen, Denaturierung von Proteinen, „Desinfizierung" der Nahrung, Intrinsic-Faktor → Bindung von Vitamin B_{12} zum Transport und zur Resorption im Dünndarm
  - **G-Zellen** (im Antrum- und Pylorusbereich) → Gastrinproduktion zur Steigerung der Magenbeweglichkeit und Anregung der Produktion von Salzsäure und Verdauungsenzymen
- **Submukosa**
- **Muskularis:** äußere Längsmuskelschicht, mittlere Ringmuskelschicht und innere Schrägmuskelschicht → Anpassung an Füllungszustand des Magens und Nahrungsbeschaffenheit

Steuerung der Magentätigkeit

- **Nerval:** Förderung der Magenbewegung und Magensaftproduktion durch den **N. vagus** (Parasympathikus), Hemmung dieser Vorgänge durch den **Sympathikus**
- **Humoral:** v. a. durch das Hormon **Gastrin,** das im Antrum gebildet wird, von dort über den Blutweg zu den Belegzellen gelangt und die Bildung von Salzsäure anregt
- **Mechanisch:** Auslösung der Magenbewegung durch den Berührungsreiz des Speisebreis mit autonomen Nervengeflechten in der Magenwand

Kurzcharakteristik und Aufgaben des Dünndarms

Der Dünndarm als längster Teil des Darms ist Hauptort für die Verdauung. Seine Aufgaben:

- Spaltung der allermeisten Nahrungsbestandteile
- Rückresorption von Nahrung und Verdauungssäften (durchschnittlich 7 l Flüssigkeit tgl.) über die Darmwand

Makroanatomie des Dünndarms

- **Lage:** mittlerer Bauchraum, Gesamtlänge ca. 4 m, Durchmesser ca. 2,5–4 cm
- **Abschnitte:** Bulbus duodeni (Anschluss an den Magen) → Duodenum → Jejunum → Ileum → Bauhin-Klappe (Übergang zum Dickdarm)
- **Nachbarstrukturen:** Magen, Pankreas, Dickdarm; die äußere Oberfläche ist mit Bauchfell (Peritoneum) überzogen
- **Blutversorgung:** Truncus coeliacus, dessen Abzweig, die A. hepatica communis, das Duodenum versorgt, Äste der A. mesenterica superior

Aufbau der Dünndarmwand

- **Mukosa** mit folgenden Besonderheiten
  - **Kerckring-Falten, Zotten, Krypten und Mikrovilli** → Vergrößerung der inneren Oberfläche bzw. Resorptionsfläche auf ca. 200 m^2
  - **Lieberkühn-Drüsen:** sezernieren alkalischen Verdauungssaft
  - **Brunner-Drüsen:** sezernieren Schleim
  - Endokrine Drüsen: sezernieren Steuerungsenzyme, z. B. Sekretin oder CCK, zur Steuerung der Verdauungsaktivitäten
- **Submukosa**
- **Muskularis:** innere Ring- und äußere Längsmuskulatur; ermöglichen Bewegungen der Segmentation (Vermischung des Darminhalts durch Zusammenziehen und Erschlaffen bestimmter Darmsegmente) und der propulsiven **Peristaltik** (Weitertransport des Darminhalts)
- Im terminalen Ileum befinden sich **Peyer-Plaques** (kleine Lymphfollikel, die der Abwehr dienen)

Kurzcharakteristik und Aufgaben des Dickdarms

Der Dickdarm bildet das Ende des Verdauungstrakts und dient der abschließenden Eindickung des Stuhls durch die Rückresorption von Wasser, der Resorption von Elektrolyten und Vitaminen sowie der Speicherung des Stuhls bis zur kontrollierten Defäkation.

Makroanatomie des Dickdarms

- **Lage:** umrahmt den gesamten Dünndarm
- **Größe:** Länge: 1,5–2 m, Durchmesser ca. 4–5 cm
- **Abschnitte:** Caecum (Blinddarm) mit Appendix (Wurmfortsatz) → Colon ascendens (aufsteigender Dickdarm) → rechte Flexur → Colon transversum (querverlaufender Dickdarm) → linke Flexur → Colon descendens (absteigender Dickdarm) → Sigmoid → Rektum (Mastdarm, Enddarm) mit Ampulle und Hämorrhoidalpolster → Anus
- **Nachbarstrukturen:** Leber, Dünndarm, Milz; bis auf Rektum vom Peritoneum überzogen
- **Blutversorgung:** A. mesenterica inferior und superior

Aufbau der Dickdarmwand

- **Mukosa:** mit Dickdarmkrypten mit schleimbildenden Becherzellen (→ Erhöhung der Gleitfähigkeit des Stuhls)
- **Submukosa**
- **Muskularis:** äußere Längsmuskelschicht, die zu drei Strängen zusammengebündelt ist **(Tänien);** durch Spannung der Tänien und Anspannung der inneren Ringmuskelschicht entstehen in Abständen von einigen Zentimetern Einschnürungen, deren Ausbuchtungen als **Haustren** bezeichnet werden
- Über Dehnungsreize und zentrale neurogene Steuerungsmechanismen werden innerer und äußerer Sphinkter zur **Defäkation** geöffnet

15

15.2 Pathologie

Übersicht

Erstellen Sie sich eigene Übersichten, um sich die Erkrankungen des Verdauungstrakts strukturiert zu erarbeiten. Nutzen Sie dazu die Kopiervorlagen im Anhang (➤ 27.3.2).
Die Crashkurs-Tabelle (➤ 15.3) listet Symptome, Ursachen, Komplikationen sowie Diagnostik und Befunde der prüfungsrelevanten Krankheiten auf.

Prüfungsrelevanz

- Morbus Crohn, Colitis ulcerosa
- Ulcus ventriculi, Ulcus duodeni, alle Tumoren des GIT
- Gastritiden, Appendizitis
- Divertikulitis, Infektionskrankheiten mit Darmbeteiligung

Einteilung

Entzündliche Erkrankungen	• Ösophagitis • Gastritis • Morbus Crohn • Appendizitis • Colitis ulcerosa • Divertikulitis
Ulkuserkrankungen	• Ulcus ventriculi • Ulcus duodeni
Sonstige Erkrankungen	• Achalasie • Hiatushernie • Ösophagusdivertikel • Ösophagusvarizen • Mallory-Weiss-Syndrom • Sprue • Malassimilationssyndrom • Ileus (mechanisch, paralytisch) • Divertikulose (des Dickdarms, v. a. Sigmas)
Tumoren	• Ösophaguskarzinom • Magenkarzinom

	• Dickdarm-, Rektumkarzinom • Karzinoid
Infektionskrankheiten mit Beteiligung des Verdauungstrakts	• Infektiöse Gastroenteritis • Hämolytisch-urämisches Syndrom (HUS) • Norovirus-Infektion • Amöbenruhr • Typhus • Paratyphus • Shigellenruhr • Cholera
Notfälle	Akutes Abdomen (➤ 25.3.1)

15.2.1 Diagnostik Magenerkrankungen

Leitsymptome

- Übelkeit
- Erbrechen
- Leibschmerzen (Bezug zur Nahrungsaufnahme), punktgenaue Druckdolenz
- Hämatemesis (Bluterbrechen, kaffeesatzartig)

Begleitsymptome

- Appetitverlust
- Nahrungsunverträglichkeit
- Teerstuhl
- Singultus (Schluckauf)
- Sodbrennen
- Foetor ex ore (Mundgeruch)
- Ggf. Anämie (z. B. Vitamin B_{12}-, Eisenmangel)

Risikofaktoren

- Noxen (z. B. Alkohol, Tabakkonsum, Nitrosamine)
- Medikamente (z. B. NSAR)
- Stress
- Immunsuppression
- Familiäre Disposition
- Hygienemangel
- Risikoexposition (Infektionskrankheiten)

Relevante Untersuchungen und Befunde

- Inspektion: Blässe, Zungenbelag, Magenfalte (Nasolabialfalte), Virchow-Drüse, Kachexie
- Auskultation: Peristaltik ↓, ø, ↑
- Perkussion: Luftansammlung
- Palpation: Druckdolenz, Abwehrspannung, Resistenzen
- Bildgebende Verfahren, weitere Diagnostik: Gastro(duodeno)skopie mit Biopsie, Röntgen(kontrast), Magensaftanalyse, Test auf okkultes Blut im Stuhl (z. B. Hämoccult®), Schilling-Test, Helicobacter-Nachweis
- Begleitende Organuntersuchungen: Darm, Ösophagus, Blut

MERKE
Die körperliche Untersuchung bei Erkrankungen des Magens ist häufig wenig ergiebig.

15.2.2 Diagnostik Darmerkrankungen

Leitsymptome

- Stuhlveränderungen (➤ Tab. 15.1)
- Obstipation, Diarrhö
- Meteorismus, Flatulenz
- Leibschmerzen, Tenesmen, Koliken: Lokalisation, Charakteristik, Ausstrahlung, Lageabhängigkeit

Begleitsymptome

- Appetitverlust
- Nahrungsunverträglichkeiten
- Miserere (Koterbrechen)
- Fieber, Allgemeinsymptome
- Anämie
- Besondere extraabdominale Symptome (bei bestimmten Grunderkrankungen), z. B. Arthritis, Effloreszenzen, Ophthalmopathie, Steinleiden, Flush mit asthmatischen Beschwerden

Tab. 15.1 Relevante Parameter der Stuhldiagnostik

Parameter	Befunde (Beispiele)
Frequenz	• Verändert • Letztes Mal • Frequenz pro Tag bzw. Woche • Schmerzhaft (akut, vorher, nachher) • Kontrollierbar • Zyklusabhängig
Konsistenz	• Verändert • Breiig, weich, wässrig, geleeartig, hart, wechselnd, klebrig, schwimmend, bleistiftförmig, segmentiert
Farbe	• Verändert • Wechselnd • Dunkel (Teer), entfärbt (acholisch, lehmfarben) • Erst weich, dann rasch erhärtend (Fett)
Geruch	• Stark oder wenig • Faulig
Auflagerungen, Beimengungen	• Schleim • Eiter • Blut (sichtbar, okkult, durchmischt) • Nahrungsreste • Würmer
Abdominale Begleitsymptome	• Schmerzhaft • Gasabgang, Windverhalt • Druckgefühl • Entzündungszeichen
Allgemeinsymptome	• Fieber • Exsikkose • Erbrechen • Schmerzen

MERKE

Bei allen chronischen Magen-Darm-Beschwerden muss ein Karzinom ausgeschlossen werden.

Risikofaktoren

- Verlängerte Darmpassage (Bewegungs-, Ballaststoffmangel, negative Flüssigkeitsbilanz)
- Noxen (z. B. Alkohol, Tabakkonsum)
- Stress
- Familiäre Disposition
- Immunsuppression
- Allergieneigung
- Hygienemangel, Risikoexposition (Infektionskrankheiten)

Relevante Untersuchungen und Befunde

- Inspektion: Einziehungen, Auftreibungen, Fisteln, Hämorrhoiden, Entzündungszeichen, extraabdominale Zeichen
- Auskultation: Peristaltik ↓, ø, ↑, aufgehoben, spritzend-hochgestellte Darmgeräusche
- Perkussion: hyper-, hyposonorer oder tympanitischer Klopfschall
- Palpation (oberflächlich, tief): Druckdolenz, Abwehrspannung, Resistenzen, Aszites, andere Ödeme, rektal-digitale Austastung (Schmerzen, Resistenz, Blutauflagerung), Appendizitis-Zeichen
- Temperaturdifferenz axillar und rektal, Entzündungszeichen
- Bildgebende Verfahren, weitere Diagnostik: Test auf okkultes Blut im Stuhl (z. B. Hämoccult®), Ultraschall, Röntgen(kontrast), Endoskopie und Laparoskopie mit Biopsie, Kultur
- Stuhlanalyse, Serum: v. a. Antikörper-, Erregernachweise, Anämielabor, Entzündungsparameter, BSG, Tumormarker u. a.
- Begleitende Organuntersuchungen: Magen, Leber, Galle, Milz, Niere und ableitende Harnwege, Genitale, extraabdominale Ursachen des akuten Abdomens, Endokrinum, Blut

TIPP

- Die Stuhldiagnostik einschließlich der sorgfältigen Durchführung des Tests auf okkultes Blut im Stuhl sollten Sie besonders gut beherrschen.
- Bedenken Sie, dass der Patient häufig seinen Stuhl für „normal" hält, obwohl er pathologische Befunde aufweist. Hier ist ein sehr genaues Nachfragen für die sichere Diagnose entscheidend.
- Der Test auf okkultes Blut kann falsch positiv sein (z. B. nahrungs- oder menstruationsbedingt) und muss andererseits bei einem negativen Ergebnis bis zu zweimal wiederholt werden.

15.2.3 Ausgewählte Krankheiten, Hinweise und Tipps

Die Erkrankungen des Verdauungstrakts nehmen im Rahmen der Heilpraktikerüberprüfung einen großen Raum ein. Schwerpunktmäßig wenden wir uns in diesem Kapitel den Erkrankungen des Magens und des Darms zu.

Differenzialdiagnostik Morbus Crohn – Colitis ulcerosa

Morbus Crohn und Colitis ulcerosa zählen zu den chronisch entzündlichen Darmerkrankungen, die v. a. jüngere Erwachsene betreffen (Erstmanifestation meist im 20.–30. Lebensjahr). Auch dies ist ein beliebtes „Prüfungspärchen". Gemeinsamkeiten und Unterschiede auf einen Blick zeigt ➤ Tab. 15.2.

MERKE

Die extrabdominalen Begleiterscheinungen treten beim Morbus Crohn häufiger auf als bei der Colitis ulcerosa.

15

Tab. 15.2 Differenzialdiagnostik von Morbus Crohn und Colitis ulcerosa

Parameter	Morbus Crohn	Colitis ulcerosa
Stuhlentleerung (Häufigkeit)	3–7-mal tgl.	Bis zu 20-mal tgl.
Stuhlbeimengungen	Selten Blut, bei Kolonbefall Schleimabgang	Schleim, Eiter, Blut
Weitere Symptome	• Appendizitisähnlich • Schubweises Auftreten • Evtl. tastbarer Tumor	• Tenesmen • Chronisch rezidivierend oder chronisch kontinuierlich
Gemeinsame Symptome	• Malabsorptionssyndrom • Augenentzündungen • „Springende" Arthritiden (evtl. als Reiter-Syndrom) • Evtl. Erythema nodosum • Anämie	
Komplikationen	• Fistel- und Abszessbildung, v. a. im Analbereich • Narbenileus • Perforation • Selten Entartung	• Toxisches Megakolon (akute, massive Dilatation des Kolons mit fulminanter Entzündung und Sepsisgefahr) • Maligne Entartung (nach langjährigem Verlauf)

Appendizitis

Immer wieder werden sowohl in der mündlichen als auch in der schriftlichen Prüfung die Punkte zur Appendizitisdiagnostik abgefragt.

McBurney-Punkt	Druckschmerz in der Mitte zwischen rechtem vorderen oberen Darmbeinstachel und Nabel
Lanz-Punkt	Druckschmerz am rechtsseitigen Drittelpunkt zwischen den beiden vorderen oberen Darmbeinstacheln
Blumberg-Zeichen	Loslassschmerz kontralateral zu Lanz; langsames Eindrücken der Bauchdecke → Schmerzen bei raschem Loslassen als Hinweis auf Beteiligung des Peritoneums
Rovsing-Zeichen	Ausstreichen des Kolons in Richtung Appendix (**cave:** Gefahr der Ruptur)
Psoas-Zeichen	Patient liegt mit gebeugten Beinen und versucht nach Aufforderung, beide Beine zu strecken → nur das linke Bein kann schmerzfrei gestreckt werden
Psoas-Test	Beugung des gestreckten rechten Beins gegen den Druck der auf dem Knie liegenden Hand des Behandlers → Schmerzen im Bereich der Appendix; Variante: passive Streckung des gebeugten rechten Beins → Schmerzen im Appendixbereich (auch „Iliopsoassyndrom")
Lasègue-Test	Passives Anheben des gestreckten rechten Beins beim liegenden Patienten → Schmerzen im Bereich der Appendix

Weitere Untersuchungen bei V. a. eine Appendizitis sind:

- **Rektale Untersuchung**
- **Temperaturdifferenz** rektal zu axillar > 0,8 °C

MERKE

- Denken Sie auch bei älteren Menschen differenzialdiagnostisch an eine Appendizitis, die allerdings häufig unspezifisch verläuft.
- Hinterfragen Sie durch Anamnese und Inspektion (Narbe), ob der Patient überhaupt noch eine Appendix hat.

Akutes Abdomen

Ein akutes Abdomen dürfen Sie keinesfalls übersehen. Es kann verursacht werden durch zahlreiche Erkrankungen des Magen-Darm-Trakts, aber auch (v. a. reflektorisch) durch extraabdominale Geschehen (➤ 25.3.1).

Infektionskrankheiten des Verdauungstrakts im Überblick

Fragen Sie bei Verdacht auf eine infektiöse Darmerkrankung (➤ Tab. 15.3) immer nach Nahrungsaufnahme, Betroffenheit von Personen aus dem Umfeld, hygienischen Bedingungen bei der Zubereitung, Bevorratung etc. der Lebensmittel und diesbezüglich relevanten Auslandsaufenthalten in der jüngsten Vergangenheit.

Tab. 15.3 Infektionskrankheiten des Verdauungstrakts

Krankheit	Leitsymptome
Enteritis infectiosa (Salmonellose, Noro- oder Rota-Virusinfektion)	• Plötzlicher Beginn • Mäßiges Fieber (kann auch fehlen) • Übelkeit, Erbrechen • Bauchschmerzen (oft kolikartig) • Breiige bis wässrige Durchfälle → Exsikkose-Gefahr (Kreislaufversagen) • Bei Virusinfektionen evtl. grippeähnliche Beschwerden
Typhus, Paratyphus	• Langsamer, treppenförmiger Fieberanstieg, dann hohes Fieber, Fieberkontinua (40 °C) • Zunächst Verstopfung, dann erbsbreiartiger Durchfall • Relative Bradykardie • Roseolen der Bauchhaut
Shigellenruhr (Bakterienruhr)	• Blutig, schleimige, eitrige Durchfälle • Darmkrämpfe, Tenesmen
Amöbenruhr	• Himbeergeleeartige Durchfälle • Bauchschmerzen, Tenesmen • Chronisch rezidivierende Kolitis
EHEC	• Klinisches Bild ≻ Shigellenruhr • Bei Komplikation HUS: Nierenversagen und Hämolyse
Cholera	• Reiswasserstühle und Erbrechen (bei schwerem Verlauf) • Rasche Exsikkose und Elektrolytstörung → Kreislaufversagen, Wadenkrämpfe • Untertemperatur

Spickzettel

Wenn Sie in der mündlichen Prüfung einen Fall lösen müssen und bereits einen Organverdacht haben, können Sie mit wenigen Fragen und Untersuchungen dieses Organ „checken“. Sie sollten auch wissen, welche Laborparameter zu dem Organ gehören und welcher Facharzt ggf. zuständig ist.

Ösophagus

- **Anamnese, Leitsymptome:** retrosternale Schmerzen, Schluckbeschwerden, Foetor, Schluckauf, Regurgitation, Passagestörung beim Essen, Sodbrennen, Tabak-, Alkohol-, Kaffeekonsum
- **Inspektion:** Oropharynx-Veränderungen
- **Labor:** ggf. zytologische Untersuchung
- **Weiterführende Untersuchungen:** durch den **Internisten** und **HNO-Arzt** (Endoskopie mit Biopsie, Röntgen, Videoösophagografie)

Magen

- **Anamnese, Leitsymptome:** Übelkeit, Erbrechen, Magenschmerzen, Appetitverlust, Nahrungsunverträglichkeit, Medikamenteneinnahme (z. B. NSAR)
- **Inspektion:** Nasolabialfalte („Magenfalte“), Zungenbelag, Virchow-Drüse
- **Untersuchung:** Auskultation, Palpation (Druckdolenz, Abwehrspannung), Perkussion
- **Labor:** Test auf okkultes Blut im Stuhl, Helicobacternachweis
- **Weiterführende Untersuchungen:** durch den **Gastroenterologen** (Magensaftanalyse, Endoskopie mit Biopsie, Röntgen)

Darm

- **Anamnese, Leitsymptome:** Diarrhö, Obstipation, Stuhlbeimengungen (Blut, Eiter, Schleim), Flatulenz, Leibschmerzen, Tenesmen, Koliken
- **Inspektion:** Ödeme (bei Malabsorption), v. a. Aszites, Fisteln, Hämorrhoiden
- **Untersuchung:** Auskultation, Palpation (Abwehrspannung, Druckdolenz, ggf. Tumoren), rektale Austastung, Appendizitiszeichen
- **Labor:** Test auf okkultes Blut im Stuhl, Antikörpernachweis (bei V. a. Infektionskrankheiten)
- **Weiterführende Untersuchungen:** durch den **Gastroenterologen** (Endoskopie mit Biopsie, Laparoskopie, Röntgen, Stuhlanalyse)

15.3 Crashkurs: Erkrankungen des Verdauungstrakts (➤ Tab. 15.4)

Tab. 15.4 Symptome, Ursachen, Komplikationen, Hinweise und Diagnostik von Erkrankungen des Verdauungstrakts (Abkürzungen ➤ S. VII)

Erkrankung	Symptome	Ursachen, Komplikationen, Hinweise	Diagnostik
Erkrankungen der Ösophagus			
Ösophagitis	• Retrosternale Schmerzen • Sodbrennen, Reflux • Dysphagie • Erbrechen • Besserung tagsüber, Verschlechterung im Liegen und gelegentlich beim Bücken • **Cave:** Notfall bei Verätzung	• **Ursachen:** meist als Reflux-Ösophagitis (durch Insuffizienz der Kardia oder nach Magenresektion) • **Seltene Ursachen:** – Immunsuppression – Verätzung – Strahlentherapie • **Risikofaktoren:** Alkohol, Fette, Medikamente	• Anamnese • Endoskopie
Achalasie (Kardiaspasmus)	• Dysphagie, über Jahre zunehmend • Regurgitation • Retrosternale Schmerzen • Evtl. Symptome der oberen Einflussstauung: Zyanose • Gewicht ↓	• **Ursache** der neuro-muskulären Störung ist unbekannt; evtl. Degeneration des Auerbach-Plexus • **Komplikationen:** Mega-Ösophagus, Ösophagitis, Karziom, Entzündung, Perforation, Fistelbildung, Blutung, Aspirationspneumonie	• Anamnese • Endoskopie • Rö • Manometrie
Hiatushernie	• Oft symptomlos • Epigastrischer Schmerz (lageabhängig, häufig verstärkt beim Bücken) • Singultus, Regurgitation • Selten Dysphagie, Hämatemesis	• **Ursachen:** Bindegewebsschwäche (oft im Alter), Bewegungsmangel, Druck im Bauchraum ↑ • **Formen:** axiale Gleithernie, paraösophageale Hernie und Upside-down Hernie • **Komplikationen:** Druckgeschwür, Inkarzeration → Nekrose	• Anamnese • Rö • Endoskopie • Evtl. Test auf okkultes Blut im Stuhl positiv
Ösophagusdivertikel	• Regurgitation unverdauter Speisen (evtl. nachts Speisereste auf dem Kopfkissen) • Foetor ex ore (faulig) • Dysphagie (mit Hustenreiz) • Gewicht ↓	• **Ursachen:** Pulsations- oder Traktonsdivertikel durch Einstülpung der Ösophaguswand durch Ösophagitis, angelagerte Tumoren, Hiatushernie • **Komplikationen:** Entzündung, Perforation, Fistelbildung, Blutung, Aspirationspneumonie, Ulzeration	• Anamnese • Endoskopie • Rö
Ösophagusvarizen	• **Akut:** – Schwallartige, abrupt beginnende Hämatemesis (venöses Blut) – Schock (oft akut letal) – Übelkeit – Blut im Stuhl • **Subakut:** – Melaena (Blutstuhl) – Anämiesymptome – Fast immer zusätzlich Symptome der Grundkrankheit	• **Ursachen:** Pfortaderhochdruck verschiedener Genese (meist alkoholische Leberzirrhose) • **Komplikationen:** akutes Verbluten	• Anamnese (Vorerkrankungen) • Endoskopie

Tab. 15.4 Symptome, Ursachen, Komplikationen, Hinweise und Diagnostik von Erkrankungen des Verdauungstrakts (Abkürzungen ➢ S. VII) (Forts.)

Erkrankung	Symptome	Ursachen, Komplikationen, Hinweise	Diagnostik
Erkrankungen der Ösophagus			
Mallory-Weiss-Syndrom	• Plötzliche schwallartige Hämatemesis (meist frisches, seltener kaffeesatzartiges arterielles Blut) • Retrosternale Schmerzen	• Längsfissuren in der distalen Ösophaguswand • **Ursachen:** häufiges Erbrechen (Grunderkrankungen z. B. Bulemie, Alkoholkrankheit), Ösophagitis • **Komplikationen:** Schock	• Anamnese • Endoskopie • Test auf okkultes Blut im Stuhl positiv
Ösophaguskarzinom	• Oft lange symptomlos • Dysphagie (zunehmend), evtl. mit Globusgefühl oder Kratzen im Hals • Gewicht ↓ • B-Symptomatik • Spätsymptome: Erbrechen, Regurgitation • Blutung • Evtl. Beteiligung benachbarter Nerven → Heiserkeit, Horner-Trias	• **Ursachen:** Refluxösophagitis (90 %), seltener Achalasie, Sklerodermie, Ösophagitiden anderer Genese • Altersgipfel: häufig 5. LJZ • **Komplikationen:** Aspirationspneumonie, Mediastinitis, Arrodierung (Aorta), frühe Metastasierung (LK, Leber, Lunge, Knochen)	• Endoskopie • Rö • CT • Test auf okkultes Blut im Stuhl positiv
Erkrankungen des Magens			
Akute Gastritis	• Oberbauchschmerzen • Ü + E • Inappetenz, Nahrungsintoleranzen • Hämatemesis • Punktgenaue Druckdolenz	• **Ursachen:** – Exogen: Noxen, Medikamente, Stress – Endogen: Infektionen, Sepsis, Allergien, iatrogen • **Sonderformen:** hämorrhagische Gastritis, Ätz-Gastritis	• Anamnese • Evtl. Test auf okkultes Blut im Stuhl positiv • Atemtest (Nachweis von Helicobacter pylori) • Endoskopie mit Biopsie • Labor: Entzündungsparameter
Chronische Gastritis	• Meist asymptomatisch oder unspezifische Symptomatik (Völlegefühl, Übelkeit, Aufstoßen) • Evtl. Symptome wie akute Gastritis • Evtl. Ausbildung einer perniziösen Anämie, langfristig auch Eisenmangel-Anämie • **Cave:** Notfall bei Komplikationen	• **Formen:** – **Typ A:** autoimmun (Fundus-Korpus-Gastritis), Präkanzerose, neuroendokrine Metaplasien – **Typ B:** bakteriell (Antrum-Gastritis), 50 % > 50. Lj., oft durch Helicobacter pylori – **Typ C:** chemisch-toxisch (Fundus-Gastritis), z. B. durch Gallereflux (v. a. nach Magenresektion oder NSAR) • **Sonderformen:** – Granulomatös (z. B. bei Tbc) – Stauungsgastritis (z. B. bei RHI) • **Komplikationen:** Schock durch Blutung, Ulkus mit Karzinomrisiko	• Druckdolenz • Evtl. Test auf okkultes Blut im Stuhl positiv • Endoskopie mit Biopsie • Atemtest (Nachweis von Helicobacter pylori)

Tab. 15.4 Symptome, Ursachen, Komplikationen, Hinweise und Diagnostik von Erkrankungen des Verdauungstrakts (Abkürzungen ➤ S. VII) (Forts.)

Erkrankung	Symptome	Ursachen, Komplikationen, Hinweise	Diagnostik
Erkrankungen des Magens			
Magengeschwür (Ulcus ventriculi, peptisches Ulkus)	• Oft asymptomatisch • Symptomatik ➤ Gastritis • Schmerzen im Epigastrium meist episodisch auftretend • Leistungsknick • **Cave:** als spritzendes Ulcus ggf. Notfall → Schocksymptomatik	• Tiefe geschwürige Schleimhautläsionen über die Mukosa hinaus, v. a. an der kleinen Kurvatur • **Ursachen:** – Infektion mit Helicobacter pylori (80 %) – NSAR – Prädisponierende Faktoren ➤ Gastritis • **Komplikationen:** Perforation bzw. Penetration mit Peritonitis, Entartung, selten Stenose	• Endoskopie mit Biopsie • Rö, Sono • Labor: Gastrin, Prostaglandin ø/↑, Entzündungsparameter • Evtl. Test auf okkultes Blut im Stuhl positiv
Magenkarzinom	• Häufig asymptomatisch • Uncharakteristische abdominale Symptome ➤ Gastritis, fauliges Aufstoßen, Abneigung gegen Fleisch • B-Symptomatik • Spätzeichen: Erbrechen unverdauter Speisen, Kachexie, palpable Virchow-Drüse	• **Risikofaktoren:** anhaltendes/rezidivierendes Ulkus, familiäre Disposition • **Komplikationen:** Metastasen (Leber, Lunge, Knochen oder als Krukenberg-Tumor)	• Anamnese • Evtl. Test auf okkultes Blut im Stuhl positiv • Endoskopie mit Biopsie • CT • Rö • Labor: Tumormarker
	HINWEISE Bei V. a. Magenkarzinom vgl. auch folgende Differenzialdiagnosen: DD Stuhlverhalten (➤ 25.3.2, ➤ Tab. 25.17), DD Bauchschmerzen (➤ 25.3.1), DD Erbrechen (➤ 25.3.5).		
Erkrankungen des Dünndarms			
Ulcus duodeni (Ulcus pepticus)	• ➤ Ulcus ventriculi • Druckdolenz eher rechts • Schmerzen eher nüchtern	• Häufig vergesellschaftet mit Ulcus ventriculi • **Ursachen:** meist Infektion mit Helicobacter pylori • **Komplikationen:** ➤ Ulcus ventriculi, jedoch keine maligne Entartung	• Endoskopie mit Biopsie • Rö, Sono • Evtl. Test auf okkultes Blut im Stuhl positiv
Morbus Crohn (Enteritis regionalis, Enteritis terminalis)	• Durchfall (bis zu 7-mal/Tag) • Stuhl meist ohne Blut, selten mit Schleim • Abdominale Schmerzen v. a. im rechten Unterbauch, Koliken • Evtl. palpable Resistenz vor der Bauhin-Klappe • Malabsorptionssyndrom (v. a. mit Vitamin B_{12}-Mangel-Anämie und deutlicher Gewichtsabnahme) • Extraabdominale Begleit-Symptome: springende Arthritiden v. a. der großen Gelenke, Fisteln, Erythema nodosum, evtl. Reiter-Trias, Beteiligung der Gallenwege, meist mäßige Entzündungszeichen	• **Ursachen:** unbekannt, familiäre Häufung, evtl. rheumatisch, begünstigt durch Stress, oft mit HLA-B27 assoziiert (und dann gelegentlich vergesellschaftet mit Morbus Bechterew) • Lokalisation: meist terminales Ileum • Verlauf: schubweise, akut oder chronisch einsetzend • **Komplikationen:** Folgen der Malabsorption, Stenosen, komplizierte Fistelbildungen (z. B. Darm-Harnblasenfistel), Abszess, Steinleiden, Entartung	• Endoskopie • Bildgebende Verfahren: Sono, Rö-Kontrast • Labor: – Entzündungsparameter – Evtl. HLA-B27 positiv – Anämie-Labor
	TIPP Die DD zwischen Morbus Crohn und Colitis ulcerosa ist häufig Prüfungsthema (➤ 15.2.3).		

Tab. 15.4 Symptome, Ursachen, Komplikationen, Hinweise und Diagnostik von Erkrankungen des Verdauungstrakts (Abkürzungen ➤ S. VII) (Forts.)

Erkrankung	Symptome	Ursachen, Komplikationen, Hinweise	Diagnostik
Erkrankungen des Dünndarms			
Sprue (= Zöliakie bei Kindern)	• Durchfall: voluminös, fettig, weißlich-stinkend • Bauchschmerzen • Meteorismus • Malabsorptionszeichen • Gewichtsabnahme	Angeborener Enzymmangel in der Dünndarmschleimhaut → AG-AK-Reaktion gegen Gluten und Gliadin (Klebereiweiße in Getreiden)	• Anamnese (Nahrung) • Endoskopie mit Biopsie • IgG, positiver Zoeliakie-Antikörper-Test • Rö
Malassimilationssyndrom (MAS)	• Symptome der Malabsorption und Maldigestion: – 2–3-mal tgl. Stuhlgang mit großen Stuhlmengen, evtl. Diarrhö – Gewicht ↓, Leistung ↓ • Mangel an fettlöslichen Vitaminen und Eiweiß: Nachtblindheit, trockene Haut, Anämie, Ödeme	• Chronische Darmentzündung (z. B. bei Morbus Crohn, Zöliakie) • Laktasemangel	Je nach Ursache
Mechanischer Ileus	• Stuhl- und Windverhalt, Meteorismus • Zunehmende Schmerzen, Koliken • Ü+E • u. U. Miserere	• **Ursachen:** Verlegung oder Abschnürung des Darmlumens durch: – Inkarzeration, Hernie, Würmer, Kotsteine, Tumoren u. a. – Oft vor dem Hintergrund chronisch entzündlicher Darmerkrankungen • **Cave:** Notfall	• Anamnese • Auskultation: Stenosegeräusche, „metallisches Hacken" • Palpation: Abwehrspannung • Bildgebung, z. B. Sono, Rö • Endoskopie • Evtl. Entzündungszeichen
Paralytischer Ileus	➤ Mechanischer Ileus	• **Ursachen:** Lähmung der Darmmuskulatur – Häufig postoperativ – Metabolisch, vaskulär, reflektorisch, toxisch, entzündlich – Oft Folge des mechanischen Ileus • **Komplikationen:** Perforation, Peritonitis mit Sepsis → Schock • **Cave:** Notfall	• Anamnese • Auskultation: (meist) Totenstille • Palpation: keine Abwehrspannung • Bildgebung, z. B. Sono, Rö • Endoskopie

Tab. 15.4 Symptome, Ursachen, Komplikationen, Hinweise und Diagnostik von Erkrankungen des Verdauungstrakts (Abkürzungen ➤ S. VII) (Forts.)

Erkrankung	Symptome	Ursachen, Komplikationen, Hinweise	Diagnostik
Erkrankungen des Dickdarms			
Akute Appendizitis	• Vorzeichen: Inappetenz, Obstipation • Ziehende Schmerzen im Epigastrium oder paraumbilikal (um den Nabel), die sich nach einigen Std. in den rechten Unterbauch absenken • Schonhaltung (Psoas-Zeichen) • Ü + E • Fieber (rektale Temperatur > 0,8 °C über axillar) • Positive Appendizitis-Zeichen-/Tests: Lanz, Blumberg, McBurney, Psoas	• **Ursachen:** meist bakterielle Entzündung, begünstigt durch Verlegung der Appendix (z. B. durch Parasiten, Kotsteine Narben, Knickung) • **Komplikationen:** Abszess, Perforation, Peritonitis, Ileus, Verwachsungen mit Nachbarorganen, Schock	• Anamnese zur DD • Appendizitis-Punkte • Rektal-digitale US • Sono • Rö • Labor: – Entzündungsparameter – Leukos ↑ mit Linksverschiebung
	CAVE Die akute Appendizitis ist ein Notfall. Wenn Sie das Rovsing-Zeichen oder eine tiefe Palpation durchführen, droht eine Perforation. Die relative rektale Temperaturerhöhung spricht für eine Entzündung im Unterbauch, nicht allein für eine Appendizitis. **TIPP** In der Prüfung werden kaum alle bekannten Zeichen der Appendizitis gefragt; die hier genannten sollten Sie in jedem Fall gut beschreiben bzw. durchführen können. Die Appendix weist vielfach Lageanomalien auf. Deshalb sind nicht immer alle Zeichen klassisch am angegebenen Ort auslösbar. Ein Loslassschmerz (positives Blumberg-Zeichen) spricht für eine Beteiligung des Peritoneums.		
Colitis ulcerosa	• Bis zu 20 Stuhlentleerungen tgl. • Stuhl mit Schleim, Eiter, selten Blut • Tenesmen • Malabsorptionssyndrom • Ggf. Beteiligung von Leber und Galle • Extraabdominale Symptome: Erythema nodosum, Arthritis, Venenentzündung	• **Ursachen:** wahrscheinlich Autoimmunprozesse mit psychogener und genetischer Komponente • Verlauf: meist chronisch rezidivierend, schubweise • **Komplikationen:** toxisches Megakolon	• Rö („Fahrradschlauch") • Endoskopie
Dickdarmdivertikel (Divertikulose)	• Meist symptomlos (Zufallsbefund) • Evtl. Obstipation, Meteorismus	• **Ursachen:** Wandschwäche (v. a. alte Patienten mit Übergewicht, Bewegungsmangel und ballaststoffarmer Ernährung) • Häufig Sigmoid (80 %) betroffen • **Komplikationen:** Divertikulitis	Endoskopie
Divertikulitis	• Stuhlunregelmäßigkeiten: Wechsel von Obstipation und Durchfall • Stuhl oft mit Blut und Schleim • Schmerzen (meist linksseitig, sonst ähnlich der Appendizitis), evtl. kolikartig • Evtl. Miktionsbeschwerden durch Mitbeteiligung der Blase	• **Ursachen:** Divertikulose • **Komplikationen:** Abszess, Perforation, Peritonitis, Ileus, Fistelbildung	• Endoskopie • Rö • Labor: Entzündungsparameter

Tab. 15.4 Symptome, Ursachen, Komplikationen, Hinweise und Diagnostik von Erkrankungen des Verdauungstrakts (Abkürzungen ➤ S. VII) (Forts.)

Erkrankung	Symptome	Ursachen, Komplikationen, Hinweise	Diagnostik
Erkrankungen des Dickdarms			
Kolonkarzinom	• Wechsel von Diarrhö und Obstipation • Bleistiftstuhl (durch Verlegung des Rektums) • (Aufgelagertes) Blut im Stuhl • B-Symptomatik • Anämie • Abdominale Schmerzen (ggf. bei Defäkation)	• **Lokalisation:** v. a. im Rektum • **Risikofaktoren:** Colitis ulcerosa, Polyposis (zahlreiche Polypen), Adipositas, langsame Darmpassage, familiäre Disposition • Häufiger Tumor ab dem 50. Lj	• Rektale Untersuchung: palpable blumenkohlartige Resistenz • Test auf okkultes Blut im Stuhl positiv • Koloskopie • CT • Labor: Tumormarker, Anämie
	MERKE Bei Blutauflagerungen und plötzlichen Veränderungen des Stuhlverhaltens muss ein Kolonkarzinom ausgeschlossen werden.		
Karzinoid (Hyperserotonismus, Karzinoid-Syndrom)	• Flush (v. a. Gesicht, Thorax) • Langfristig Teleangiektasien • Durchfall • Dyspnoe, Tachypnoe • Neigung zu Asthma- und Migräneanfällen • Heißhungeranfälle mit Spontanhypoglykämie • Später: v. a. Herz-, Lungen- und Leberproblematik	• Neuroendokriner Tumor, der autonom Serotonin produziert • Lokalisation: einzeln oder multipel meist im Abdomen, seltener Thorax, häufig Metastasen in der Leber • **Komplikationen:** Karzioid-Herz	• Serotoninabbauprodukte im Harn ↑ • Rö • CT • Angiografie
Reizkolon (Colon irritabile)	• Stuhlunregelmäßigkeiten: schafskotartig geformt, Wechsel von Diarrhö und Obstipation • Meteorismus • Druckgefühl bis kolikartiger Schmerz wechselnder Lokalisation • Evtl. palpabler Darmstrang	• **Ursachen:** funktionelle Störung, Auslöser oft psychogen, Ernährung, Z. n. Darminfektion • Die Diagnose „Reizdarm" darf erst nach Ausschluss von Tumoren u. a. gestellt werden	• Anamnese • Palpation • Test auf okkultes Blut im Stuhl • Sono • Rö • Endoskopie
Infektionskrankheiten mit Beteiligung des Verdauungstrakts			
Infektiöse Gastroenteritis (Enteritis infectiosa, Brechdurchfall) als Salmonellose, Noro-, Rotavirus-Infektion	• Breites Verlaufsspektrum zwischen symptomarm und letal • Erbrechen und Diarrhö → Exsikkose • Stuhl: breiig, dann wässrig, ggf. mit Blut- und Schleimbeimengungen • Bei bakteriellem Infekt Fieber, Allgemeinsymptome	• Erreger: Bakterien bzw. deren Toxine, Viren, Protozoen • Übertragung: kontaminierte Nahrung (v. a. Salmonellen-Endotoxine), nosokomial (v. a. Noro-, Rotaviren) • IKZ: 6–72 Std. • Impfung: nein • **Komplikationen:** Kreislaufversagen durch Exsikkose • Evtl. Dauerausscheider bei Salmonelleninfektion	• Klinik • Labor: – Kultur – Agglutinine – Leukos ↑ mit Linksverschiebung
EHEC	• Oft inapparent oder nur leichte Diarrhö • Schwere Verläufe mit blutigen, schmerzhaften Durchfällen	• Infektion mit enterohämorrhagischen E. coli (über Nahrung, Wasser oder keimtragende Tiere) • Vor allem Kinder, alte und immungeschwächte Menschen • **Komplikation: HUS** mit Nierenversagen, thrombotisch-thrombopenischer Purpura, hämolytischer Anämie	Labor: Shiga-Toxin (Stuhl), Shiga-Gen (Blut)

Tab. 15.4 Symptome, Ursachen, Komplikationen, Hinweise und Diagnostik von Erkrankungen des Verdauungstrakts (Abkürzungen > S. VII) (Forts.)

Erkrankung	Symptome	Ursachen, Komplikationen, Hinweise	Diagnostik
Infektionskrankheiten mit Beteiligung des Verdauungstrakts			
Norovirus-Infektion	• Oft inapparent • Schwere Verläufe: – Heftiges Erbrechen – Starke Durchfälle – Abdominale Krämpfe – Stark eingeschränkter AZ	• Meist nosokomial durch Aerosole • Sehr rasch auftretende Symptomatik • Vor allem Kinder, alte und immungeschwächte Menschen • **Komplikation:** Exsikkose, Ausscheider	• Anamnese (Risiko, Umfeld) • Erregernachweis (Stuhl)
Typhus	• Prodromal-Symptomatik: Abgeschlagenheit, katarrhalisches Syndrom • Zunehmende Benommenheit • Treppenförmiger Fieberanstieg, dann Kontinua auf ca. 40 °C • Stuhl: erst Obstipation, dann erbsbreiartiger Durchfall • Relative Bradykardie • Roseolen (am Bauch) • Hepatosplenomegalie	• Erreger: Salmonella typhi (Endotoxine) • Übertragung: oral-fäkal (kontaminiertes Wasser, Nahrung) • IKZ: 10–20 Tage • Impfung: aktiv	• Risikoanamnese • Labor: – Leukos ↓ – Relative Lymphozytose – Aneosinophilie – BSG ↓ – Erreger – AK-Nachweis • Erregernachweis • Harn und Stuhl (Erreger > 10 Tage)
Paratyphus	• **Typhöser Verlauf:** – Bauchtyphus – Hohes Fieberkontinuum – Roseolen (am Bauch) verbreiterter – Splenomegalie • **Gastroenteritischer Verlauf:** wie > Salmonellose	• Erreger: Salmonella paratyphi-B • Übertragung: oral • IKZ: 3–7 Tage • Impfung: nein	• Risikoanamnese • Labor: – Leukos ↓ – Relative Lymphozytose – Aneosinophilie – BSG ↓ – Erreger – AK-Nachweis • Erregernachweis • Harn und Stuhl (Erreger > 10 Tage)
Shigellenruhr (Bakterienruhr)	• Tenesmen • 20–30 Stuhlentleerungen tgl. mit Blut- und Schleimbeimengung • Übelkeit • Fieber, Allgemeinsymptome	• Erreger: Endotoxine von Shigellen • Übertragung: Schmierinfektion • IKZ: Std.–1 Wo. • Impfung: nein • Leichter oder toxischer Verlauf • **Komplikationen:** Exsikkose, Dauerausscheidertum	Labor: • Kultur (körperwarmer Stuhl) • Leukos ↑ mit Linksverschiebung

Tab. 15.4 Symptome, Ursachen, Komplikationen, Hinweise und Diagnostik von Erkrankungen des Verdauungstrakts (Abkürzungen ➤ S. VII) (Forts.)

Erkrankung	Symptome	Ursachen, Komplikationen, Hinweise	Diagnostik
Infektionskrankheiten mit Beteiligung des Verdauungstrakts			
Amöbenruhr	• Subtiler Beginn • Inappetenz, Übelkeit • Tenesmen • Stuhl mit Blut- und Schleimbeimengungen (himbeergeleeartig) • Fieber, Allgemeinsymptome	• Erreger: Entamoeba histolytica • Übertragung: oral-fäkal, Schmierinfektion • IKZ: 1 Tag–4 Wo. • Impfung: nein • **Komplikationen:** Hirn-, Leberabszess, Darmperforation	Kultur (Stuhl)
Cholera	• Ü + E • Reiswasserartiger Stuhl • Graue Blässe • Temperatur ↓ • Atmung ↑ • Folgen der starken Exsikkose	• Erreger: Exotoxine von Vibrio cholerae • Übertragung: fäkal • IKZ: Std.–5 Tage • Impfung: aktiv (geringer Schutz) • **Komplikationen:** Kreislaufversagen durch Exsikkose, Nierenversagen, Herzrhythmusstörungen	• Reiseanamnese • Labor: – Rest-N ↑ – Erys ↑ – Leukos ↑ – Kultur (Stuhl-Schleimflocken, Erbrochenes)

KAPITEL

16 Leber und Gallensystem

16.1 Anatomie und Physiologie

Brainstorming

Bevor Sie mit diesem Kapitel starten, empfehlen wir Ihnen, einmal zu kontrollieren, wieviel Sie ohne Blick in Ihre Bücher zu diesem Thema erläutern können. Machen Sie – am besten mit einem Lernpartner – ein kurzes Brainstorming zu folgenden Themen.

- **Kurzcharakteristik** und **Aufgaben** von Leber und Gallensystem
- **Makroanatomie** von Leber und Gallensystem: Größe, Form, Lage, Strukturen am Leberhilus, Gallenblase, Gallenwege
- **Mikroanatomie:** Aufbau der Leber und Leberläppchen

Kurzcharakteristik und Aufgaben

Die **Leber** ist die größte Drüse des Körpers und übernimmt umfangreiche Funktionen im Ab- und Umbau, der Speicherung sowie der Entgiftung von Stoffen, die der Leber v. a. über die Pfortader zugeführt werden. Unter anderem produziert sie die Gallenflüssigkeit, über die v. a. wasserlösliches Bilirubin (aus dem Hämoglobinabbau) und Gallensäuren (zur Fettverdauung) in den Darm eingespeist werden.

Die Aufgabe des **Gallensystems** (intra- und extrahepatische Gallengänge sowie Gallenblase) ist recht einfach: Es bringt die Gallenflüssigkeit aus der Leber in den Darm und speichert akut nicht benötigten Gallensaft eingedickt in der Gallenblase.

- **Syntheseaufgaben der Leber:**
  - Aminosäuren, Proteine (Albumine, Gerinnungseiweiße, Immunglobuline u. a.)
  - Enzyme
  - Gallenflüssigkeit, über die v. a. wasserlösliches Bilirubin (aus dem Hämoglobinabbau) und Gallensäuren (zur Fettverdauung) in den Darm eingespeist werden
  - Cholinesterase, Cholesterin u. a.
  - Protein-, Fett- und Kohlenhydrat-Umlagerungen
  - Glukoneogenese
  - Blutbildung (beim Embryo)
- **Ab-, Umbau- und Entgiftungsaufgaben der Leber:**
  - Konjugation und Emulgation (schwer oder nicht wasserlösliche Stoffe werden umgebaut zur Ausscheidung über den Harn oder/und den Stuhl; z. B. Bilirubin)
  - Abbau von Hormonen (z. B. Östrogene)
  - Abbau von Alkohol und anderen Noxen
  - Bildung von Harnstoff (aus dem Aminosäurestoffwechsel) und Harnsäure (aus dem Purinstoffwechsel)
- **Speicheraufgaben:**
  - Leber: Speicherung von Eisen, Vitaminen (Vitamin K, B-Vitamine)
  - Gallenblase: eingedickte Gallenflüssigkeit

TIPP

Prägen Sie sich die Funktionen der Leber besonders gut ein. Wenn Sie diese kennen, können Sie das breite Symptomspektrum der Erkrankungen dieses Organsystems herleiten. Damit müssen Sie weniger auswendig lernen und erfassen mehr durch das Verstehen.

Makroanatomie

Leber

- **Größe, Form:** größte Körperdrüse (1.500–2.000 g), Durchmesser auf der Medioklavikularlinie (ermittelbar z. B. über die Kratzauskultation) 7–12 cm
- **Lage:** rechter Oberbauch unter dem Diaphragma, im hinteren Bereich damit verwachsen und durch zwei Bänder an diesem fixiert
- **Strukturen am Leberhilus:**
  - Hinführend: Pfortader (aus allen unpaaren Bauchorganen), A. hepatica
  - Wegführend: Gallengänge, Lymphgefäße, Nerven
- Lebervenen (Vv. hepaticae) münden dorsal direkt aus dem Lebergewebe in die V. cava inferior

Gallensystem

- Gallenblase: birnenförmiger Speichersack, der an der unteren, hinteren Leberseite verwachsen ist
- Ductus hepaticus dexter und sinister → Ductus hepaticus communis → nach Vereinigung mit Ductus cysticus: Ductus choledochus
- Einmündung in das Duodenum i. d. R. gemeinsam mit dem Ductus pancreaticus an der Vater-Papille, verschlossen durch den Sphincter odii

Aufbau der Leber

- Drüsiges Gewebe
- Lappen → Segmente → Leberläppchen (Lobuli hepatis) mit Leberzellen
- Feinstruktur des **Leberläppchens:**
  - Im Zentrum liegende Zentralvene (V. centralis) → V. hepatica → V. cava inferior
  - Periportalfelder (mit Glisson-Trias): Äste der Pfortader, der Leberarterie und der Gallengänge
  - Sinusoide mit Kupffer-Sternzellen (Makrophagen), Dissé-Raum
  - Leberzellen

16.2 Pathologie

Übersicht

Erstellen Sie sich eigene Übersichten, um sich die Erkrankungen von Leber und Gallesystem strukturiert zu erarbeiten. Nutzen Sie dazu die Kopiervorlagen im Anhang (➤ 27.3.2).
Die Crashkurs-Tabelle (➤ 16.3) listet Symptome, Ursachen, Komplikationen und Diagnostik der prüfungsrelevanten Krankheiten auf.

Prüfungsrelevanz

- (Virus-)Hepatitis
- Cholelithiasis
- Leberzirrhose, Leberinsuffizienz

Einteilung

Entzündliche Erkrankungen	• Hepatitis (Virushepatitis, Hepatitis anderer Genese) • Cholezystitis (akut, chronisch) • Cholangitis (akut, chronisch)
Veränderungen des Lebergewebes	• Fettleber • Leberzirrhose
Steinleiden	Cholelithiasis
Tumoren	• Leberzellkarzinom • Gallenblasenkarzinom
Sonstige Erkrankungen	• Akute Leberinsuffizienz
Infektionskrankheiten mit Beteiligung der Leber	• Brucellose • Gelbfieber • Leptospirosen ➤ 8.3 • Virushepatitiden ➤ 16.2.2
Notfälle	• Akute Leberinsuffizienz • Gallenblasenruptur

16.2.1 Diagnostik

Leitsymptome

Leber

- Portale Hypertonie
- Endokrine Auffälligkeiten (➤ Tab. 16.3)
- Neurologische Auffälligkeiten (➤ Tab. 16.3)
- Folgen der Malabsorption (v. a. Proteinmangel-Syndrom und Vitamin-B-Mangel-Syndrome)
- Bei Cholestase Stuhlentfärbung bei gleichzeitiger Braunfärbung des Urins (mit Schüttelschaum) und Ikterus (ggf. lediglich Skleren-, Subikterus)
- Hepatomegalie oder Hepatosplenomegalie
- Dermatologische Symptome (➤ Tab. 16.3)
- Hämorrhagische Diathese
- Druckgefühl im Oberbauch, evtl. nahrungsabhängige Oberbauchbeschwerden
- Evtl. anhaltender Meteorismus
- Müdigkeit, Leistungsminderung
- Juckreiz

Gallensystem

- Leibschmerzen
- Kolikartige Schmerzen im rechten Oberbauch, v. a. in die rechte Schulter ausstrahlend
- Cholestasezeichen: Ikterus, entfärbter Stuhl, bierbrauner Urin, Müdigkeit, Appetitlosigkeit, Übelkeit, Juckreiz

MERKE

Ein Ikterus ist keine Erkrankung, sondern ein Symptom unterschiedlicher Genese. In erster Linie deutet er auf eine Störung des Bilirubinstoffwechsels. Diagnostizieren Sie einen Ikterus, so gilt es, die Ursache zu finden. Bedenken Sie, dass die Ursachen eines prähepatischen (hämolytischen) und posthepatischen (cholestatischen) Ikterus nicht in der Leber zu suchen sind.

Relevante Untersuchungen und Befunde

- Inspektion: Ikterus, Gefäßzeichen, Leberhautzeichen
- Leberpalpation: Konsistenz, Druckschmerz
- Kratzauskultation: Größe der Leber
- Aszites-Untersuchung: z. B. Auslösung einer undulierenden Welle, Auskultation oder Perkussion → wandernde Flankendämpfung bei Wasseransammlung
- Milzpalpation bei V. a. Splenomegalie
- Palpation Murphy-, Courvoisier-Zeichen
- Stuhl-, Urininspektion
- Urinteststreifen: Bilirubin, Urobilinogen zur DD
- Leberlabor (➤ Tab. 16.1): Von größter Bedeutung zur Einschätzung des Geschehens. Ergänzend muss in Erwägung gezogen werden, was zu dem Leberschaden geführt hat und welche Komplikationen erwogen werden müssen. Dementsprechend sind evtl. zusätzliche Laboruntersuchungen angezeigt (z. B. Virusnachweis, Pankreas-Labor, Anämie-, Krebsdiagnostik).
- Cholestaselabor (➤ Tab. 16.2): Ergänzend muss in Betracht gezogen werden, was zum Gallestau geführt hat. Dementsprechend sind evtl. zusätzliche Laboruntersuchungen angezeigt (z. B. Leber-, Pankreas-Labor).
- Stuhl-, Urin- und Serumbefunde bei Lebererkrankungen (➤ Tab. 16.3)

MERKE

Die Palpation der Leber gibt keine klare Auskunft über die Größe der Leber, sondern nur über die Konsistenz des Leberrandes und die Organlage. Eine Kratzauskultation gibt Hinweise auf die Lebergröße.

Tab. 16.1 Labordiagnostik bei V. a. Lebererkrankungen. *Einige Parameter können auch bei Erkrankungen anderer Organe verändert sein; hier wird nur die für Lebererkrankungen relevante Lokalisation angegeben.

Parameter	Kurzbeschreibung	Lokalisation*	Befund
γ-GT	Transpeptidase	(Intrahepatische) Gallengänge	↑ bei Cholestase
AP	Alkalische Phosphatase	(Intrahepatische) Gallengänge	↑ bei Cholestase
GPT	Enzym für den Aminosäure-Stoffwechsel	Zytoplasma der Leberzelle	↑ bei Zerstörung der Hepatozytenmembran (z. B. Hepatitis)
GOT	Enzym für den Aminosäure-Stoffwechsel	Organellen aus dem Leberzellkern	↑ bei Zellzerfall (der Hepatozyten → schwerer Leberschaden, z. B. Zirrhose)
GLDH	Enzym für den Eiweißabbau	Mitochondrien innerhalb der Hepatozyten	↑ bei Zellzerfall (der Hepatozyten → schwerster Leberschaden, z. B. Zirrhose)
ChE	Cholinesterase		↓ bei Leberfunktionsschaden
Gesamt-Eiweiß	z. B. Albumine		↓ bei Leberfunktionsschaden
Gerinnungsfaktoren	z. B. Fibrinogen		↓ bei Leberfunktionsschaden

Tab. 16.2 Labordiagnostik bei V. a. Gallengangserkrankungen mit Cholestase.

Parameter	Kurzbeschreibung	Befund
Blut		
γ-GT	Transpeptidase	↑
AP	Alkalische Phosphatase	↑
Direktes Bilirubin	Bei intakter Leber konjugiertes wasserlösliches Bilirubin	↑
Indirektes Bilirubin	Bei Lebererkrankung nicht konjugiertes nicht-wasserlösliches Bilirubin	(↑)
Urin (Teststreifen)		
Urobilinogen	Im Darm umgewandeltes direktes Bilirubin	↓ (nicht nachweisbar)
Bilirubin	Direktes Bilirubin, nicht über die Gallenwege ausgeschieden	↑↑
Stuhl		
Sterkobilin	Farbstoff, im Darm aus Urobilin und Bilirubin umgewandelt	↓ (heller Stuhl)

Tab. 16.3 Stuhl-, Urin- und Serum-Befunde bei Lebererkrankungen. *Hämolyse: LDH kann erhöht sein; allerdings nicht aus der Leber, sondern aufgrund der Erythrozytenabbaus. **Beweisend für die Hämolyse. ***γ-GT-Erhöhung bei toxischer Ursache.

Parameter	Hämolyse (prähepatischer Ikterus)	Cholestase (intra-/ posthepatischer Ikterus)	Fettleber	Hepatitis	Zirrhose
Serum					
AP, γ-GT (Stauungsparameter)	–	↑	ø/↑***	ø/↑	↑
GPT, GOT, GLDH, LDH (Entzündungs-, Zerfallsparameter)	–/↑*	–/↑	–/(↑)	↑	↑↑
Plasmaproteine, Cholinesterase (Funktionsparameter)	ø	ø	ø	↓	↓↓
Direktes Bilirubin	ø/↑	↑	ø/↑	ø/↑↑	ø/↑
Indirektes Bilirubin	ø/↑	ø	ø	ø	↑
Gesamtbilirubin	↑	ø/↑	ø	ø/↑	↑
Urin					
Bilirubin	ø/↑	↑	ø	ø/↑	↓
Urobilinogen	↑**	ø	ø	ø/↑	↓
Farbe	Dunkler	Dunkler	Normal	Normal/dunkler	Normal
Stuhl					
Farbe	Dunkler	Hell	Normal	Normal/heller	Hell

16.2.2 Ausgewählte Krankheiten, Hinweise und Tipps

Die Erkrankungen von Leber und Gallensystem – oft in Verbindung mit denen des Pankreas – sind vielerorts prüfungsrelevant. Sie kommen häufig vor und eignen sich außerdem sehr gut für ein Fachgespräch. Allein die Leber kann ein kaum vergleichbares Symptomenspektrum anbieten, das in seiner Herleitung ein eindrucksvolles Bild über den Wissenstand des HPA widerspiegeln kann. Wer Anatomie und Funktionen von Leber und auch Pankreas (➤ 17.1) vor Augen hat, muss die Klinik der Krankheiten nicht auswendig lernen – er schlussfolgert aus den möglichen Pathomechanismen, die zwar facettenreich, aber logisch sind.

Leberinsuffizienz (Leberzirrhose)

Nicht alle Symptome (➤ Tab. 16.4) müssen überhaupt oder in voller Ausprägung bei einer Leberzirrhose vorhanden sein. Die komplette Erfragung bei begründetem Verdacht erleichtert aber die Diagnose.

Hepatitis

Die akute Virushepatitis wird häufig in der Prüfung thematisiert, wobei das Augenmerk v. a. auf die Hepatitis A, B und gelegentlich auf die Hepatitis C gelegt wird. Die wichtigsten Unterscheidungsmerkmale sind in ➤ Tab. 16.5 aufgeführt.

Tab. 16.4 Mögliche Symptome bei Leberinsuffizienz (Leberzirrhose)

Symptomgruppe	Einzelsymptome
Stauungszeichen bei portaler Hypertonie (oder RHI)	• Venenzeichnungen auf Thorax und Bauchdecke (Spider naevi) • Hämorrhoiden • Nur final Caput medusae und Ösophagusvarizen
Cholestase-Zeichen	• Fettunverträglichkeit • Oberbauchbeschwerden • Meteorismus • Durchfall mit acholischem Stuhl • (Leichte) Übelkeit • Juckreiz (durch Rückstau der Gallensäuren in das Blut und die Haut) • Evtl. Ikterus und Bilirubinurie (Urinteststreifen; bierbrauner Urin mit Schüttelschaum)
Dermatologische Symptome (v. a. aufgrund des Vitamin B_{12}-Mangels)	• Spider naevi u. a. Gefäßzeichnungen • Palmar- und Plantarerythem • Hautblutungen • Geldscheinhaut (= Vagabundenhaut) • Zungenbelag • Glossitis, Lackzunge, Lacklippen • Café-au-lait- oder ikterisches Hautkolorit • Trommelschlägelfinger • Weißnägel, Uhrglasnägel
Endokrine Symptome (durch verringerten Hormonabbau)	• Gynäkomastie • Abdominalglatze • Erhöhung der männlichen Stimme • Potenz- und Libido ↓ • Hodenatrophie, Spermatogenese ↓ • Menstruationsstörungen
Neurologische Symptome (v. a. toxisch bedingt)	• Polyneuropathie • Flapping Tremor • Peroneusparese (Treppensteig-, Stepper-, Storchengang) • Lippenlecken • Denkstörungen • Hepatische Enzephalopathie • Symptome des hirnorganischen Psychosyndroms (➤ 22.1, ➤ 22.2) und des Leberkomas • Korsakow-Syndrom, Wernicke-Enzepahlopathie
Malabsorptions-Syndrom	• Gewichtsabnahme, Kachexie • Eiweißmangel → hämorrhagische Diathese, Infektneigung, Ödemneigung (final mit Aszites) • Symptome der Eisen- und Vitamin B_{12}-Mangelanämie
Weitere	• Dupuytren-Kontraktur • Bei Virushepatitis prodromal evtl. Gelenkschmerzen

Tab. 16.5 Hepatitisformen

Parameter	Hepatitis A	Hepatitis B	Hepatitis C
Erreger	HAV	HBV	HCV
Inkubationszeit	2–6 Wochen	6 Wochen–6 Monate	3–6 Monate
Übertragung	• Fäkal • Oral (Muscheln) • Sehr selten parenteral	• Sexuell • Parenteral (Blut, kontaminierte Instrumente, gemeinsam benutzte Nadeln von Drogenabhängigen)	• Sexuell • Parenteral
Symptome	• Im Prodromalstadium grippeähnlicher Infekt • Gelenkschmerzen • Gastrointestinale Beschwerden • Inappetenz, Übelkeit • Evtl. Ikterus		• Wie Hepatitis A und B • Zum Teil besonders schwerer Verlauf
Chronischer Verlauf	Nie	10 %	Oft

Spickzettel

Wenn Sie in der mündlichen Prüfung einen Fall lösen müssen und bereits einen Organverdacht haben, können Sie mit wenigen Fragen und Untersuchungen dieses Organ „checken". Sie sollten auch wissen, welche Laborparameter zu dem Organ gehören und welcher Facharzt ggf. zuständig ist.

Leber, Gallenwege

- **Anamnese, Leitsymptome:** Müdigkeit („Müdigkeit ist der Schmerz der Leber"), Obstipation, Meteorismus, Bauchschmerzen (v. a. im rechten Oberbauch)
- **Inspektion:** Ikterus, Subikterus, Zeichen des Pfortaderstaus, Leberhautzeichen, entfärbter Stuhl, bierbrauner Urin
- **Untersuchung:** Leberpalpation, Kratzauskultation, Perkussion, Aszites-Untersuchung (Auslösen einer undulierenden Welle, lageabhängige Perkussion)
- **Labor:** Leberlabor (γ-GT, GPT, GOT, GLDH, AP, Bilirubin, ChE; Laborwerte ➤ Tab. A4 auf der hinteren Umschlaginnenseite)
- **Weiterführende Untersuchungen:** durch den **Internisten** (z. B. ERCP, Laparoskopie, Leberblindpunktion)

Gallenblase

- **Anamnese, Leitsymptome:** Fettunverträglichkeit, kolikartige Schmerzen (oft mit Ausstrahlung in die rechte Schulter)
- **Inspektion:** „fat, fourty, fairy, fertil, female, family"
- **Untersuchung:** Palpation
- **Labor:** Leberlabor
- **Weiterführende Untersuchungen:** durch den **Internisten** (ERCP, Röntgen-Kontrast, Sonografie)

16.3 Crashkurs: Erkrankungen von Leber und Gallensystem (➤ Tab. 16.6)

Tab. 16.6 Symptome, Ursachen, Komplikationen, Hinweise und Diagnostik von Erkrankungen von Leber und Gallesystem (Abkürzungen ➤ S. VII)

Erkrankung	Symptome	Ursachen, Komplikationen, Hinweise	Diagnostik
Erkrankungen der Leber			
Fettleber	• Oft asymptomatisch • Leistung ↓, Müdigkeit • Appetit ↓ • Evtl. Druckgefühl im rechten Oberbauch • Oft Fettunverträglichkeit	• Verfettung von > 50 % Leberzellen • **Ursachen:** – Alkoholabusus – Fehlernährung – Diabetes mellitus – Hepatitis – Morbus Cushing – Medikamente – Toxine	• Palpation: Hepatomegalie • Labor: – Stauungsparameter ↑ – Evtl. Zerfallsparameter (↑) • Sono • Biopsie
Hepatitis (Virushepatitis und Hepatitiden anderer Genese)	• ➤ Fettleber • Zunehmende Zeichen der Leberinsuffizienz • Bei Virushepatitis evtl. zusätzliche Prodromi • Ikterisches Stadium (nicht obligat, je nach Ursache der Hepatitis): – Sklerenikerus – Generalisierter Ikterus – Bilirubinurie – Acholischer (entfärbter) Stuhl – Bilirubinämie – Pruritus	• **Ursachen:** – Fettleber – Viren (Hepatitis-, Epstein-Barr-Virus) – Bakterielle Infekte, (Brucellose, Leptospirose) – Parasiten – Pilze – Noxen, Toxine – Autoimmun-, Speicher krankheiten • **Komplikationen:** Chronifizierung → Zirrhose → maligne Entartung	• Klinik • Palpation • Labor: – Staungs- und Zerfallsparameter ↑ – Funktionsparameter ↓ – Ggf. AG- und/oder AK-Nachweis • Stuhl, Urin • Sono • Biopsie
	TIPP In der mündlichen Prüfung wird die Virushepatitis selten in der kompletten Ausprägung vorgestellt, sondern eher im Prodomalstadium; in der schriftlichen Prüfung werden regelmäßig pathophysiologische Details abgefragt.		
Leberzirrhose	• Kompensierte Leberzirrhose (oft) symptomarm • Beginnende Dekompensation: zunehmende Zeichen des Organversagens mit facettenreichem Erscheinungsbild	• **Ursachen:** meist chronische Entzündung → Vernarbung, bindegewebiger Umbau des Leberfunktionsgewebes • **Komplikationen:** Leberversagen mit hepatischer Enzephalopathie → Leberkoma, Ösophagusvarizenblutung	• Klinik • Palpation: verkleinerte (meist kaum palpable) Leber mit höckerigem Rand • Labor: – ➤ Hepatitis – Entzündungsparameter ↑↑ (GOT > GPT) – Funktionsparameter ↓↓ • Sono • Laparoskopie, Biopsie
	MERKE Der Begriff der Leberzirrhose ist nicht gleichzusetzen mit der alkoholbedingten Hepatitis. Leberzirrhose meint die irreversible Zerstörung des Leberparenchyms. Die Ursachen können unterschiedlich sein.		

Tab. 16.6 Symptome, Ursachen, Komplikationen, Hinweise und Diagnostik von Erkrankungen von Leber und Gallesystem (Abkürzungen ➤ S. VII) (Forts.)

Erkrankung	Symptome	Ursachen, Komplikationen, Hinweise	Diagnostik
Erkrankungen der Leber			
Akute Leberinsuffizienz	➤ Leberzirrhose	**Ursachen:** v. a. akute schwere Hepatitis und Intoxikation (z. B. durch Knollenblätterpilzvergiftung, Medikamente)	• Leberdiagnostik • Labor: ➤ Leberzirrhose
Leberzellkarzinom (hepatozelluläres Karzinom)	• Zunächst unspezifisch, später ➤ Leberzirrhose • Evtl. Schmerzausstrahlung in die rechte Schulter • B-Symptomatik (➤ 25.3.2)	Hintergrund: meist zirrhotische Vorerkrankungen der Leber	• Leberdiagnostik • Tumormarker
	TIPP Häufiger als das bösartige Leberzellkarzinom treten benigne Tumoren, Zysten oder Metastasen im Lebergewebe auf. Sie sind i. d. R. weniger prüfungsrelevant. Ihre Symptomatik hängt ab von Anzahl und Ausbreitung der gewebsveränderten Bereiche.		
Erkrankungen der Gallenwege und Gallenblase			
Akute Cholezystitis	• Beginn meist mit Kolik (evtl. Schmerzausstrahlung in rechte Schulter, Rücken) • Evtl. Charcot-Trias: Fieber > 38,5 °C, Schüttelfrost, Oberbauchschmerzen • Ü + E	• **Ursachen:** meist Cholelithiasis, Erkrankungen der Gallenwege, evtl. Bakterien (oft E. coli oder Salmonellen-Dauerausscheider) • **Komplikationen:** Chronifizierung, Perforation → Sepsis → Schock	• Klinik • Palpation: Murphy-Zeichen positiv, Abwehrspannung • Labor: – Entzündungsparameter – Evtl. Stauungsparameter ↑ • Sono • CT
	MERKE Es gibt auch einen ebenfalls als Charcot-Trias benannten Symptomenkomplex bei Multipler Sklerose.		
Chronische Cholezystitis	• Oft symptomlos • Evtl. Druckgefühl im rechten Oberbauch • Selten Koliken • Evtl. Symptome ähnlich der ➤ Fettleber	• **Ursachen:** ➤ akute Cholezystitis • **Komplikationen:** Perforation → Sepsis → Schock, Empyem, Pankreasbeteiligung, Porzellangallenblase, maligne Entartung	➤ Akute Cholezystitis
Akute (infektbedingte) Cholangitis (oft mit Cholezystitis)	• ➤ Cholezystitis • Charcot-Trias: Fieber > 38,5 °C, Schüttelfrost, Oberbauchschmerzen • Vorübergehender Ikterus	• **Ursachen:** – Infektionen (Dauerausscheider z. B. bei Typhus abdominalis; Lamblien, anderen Protozoen, Würmern) – Immunologisch **Komplikationen:** ➤ Cholezystitis	• Murphy-Zeichen • Labor: – BSG ↑ – Leukos ↑ – Stauungszeichen ↑ • Sono • Rö • ERCP • CT
	MERKE Es gibt auch einen ebenfalls als Charcot-Trias benannten Symptomenkomplex bei Multipler Sklerose.		

Tab. 16.6 Symptome, Ursachen, Komplikationen, Hinweise und Diagnostik von Erkrankungen von Leber und Gallesystem (Abkürzungen ➤ S. VII) (Forts.)

Erkrankung	Symptome	Ursachen, Komplikationen, Hinweise	Diagnostik
Erkrankungen der Gallenwege und Gallenblase			
Chronische Cholangitis	• Rezidivierende Fieberschübe • Oberbauchschmerzen • Glg. Cholestase-Symptomatik	➤ Akute Cholangitis	➤ Akute Cholangitis
Cholelithiasis (Cholezystolithiasis, Choledocholithiasis)	• Häufig symptomlos („stumme Steine") • Diffuse Oberbauchschmerzen mit Übelkeit und Meteorismus • Gallenkoliken mit typischer Schmerzausstrahlung in die rechte Schulter • Cholestase-Symptomatik	• **Ursachen:** Stoffwechselstörungen mit Veränderungen der Gallenflüssigkeit, chronische Entzündungen, Motilitätsstörungen des Gallensystems • **Risikofaktoren:** 6-F-Symptomenkomplex (forty, female, fertile, fat, fair, family), hämolytische Anämie, Diabetes mellitus, Hypercholesterinämie • **Komplikationen:** chronische Cholezystitis, akute Pankreatitis (bei Steinlokalisation an der Vater-Papille)	• Anamnese (Risikofaktoren) • Labor: – Stauungsparameter ↑ – Evtl. Pankreas-Labor – Cholesterin – Bilirubin • Sono • ERCP • CT
	MERKE Am häufigsten treten Steine mit hohem Cholesterinanteil auf, darüber hinaus auch Bilirubinsteine. Steine können ihre Lage verändern und dadurch eine unterschiedliche Symptomatik bzgl. des Gallestaus hervorrufen → intermittierender posthepatischer Ikterus.		
Gallenblasenkarzinom	• Uncharakteristisch • Symptome ähnlich der chronischen Cholezystitis • Evtl. Symptome des Gallestaus • Evtl. Courvoisier-Zeichen positiv • Evtl. Ikterus mit/ohne Bauchschmerzen • Gewicht ↓ • Ü + E • B-Symptomatik	**Ursachen:** meist chronische Gallenblasen- und Gallenwegserkrankungen	• Anamnese: Vorerkrankungen • Courvoisier-Zeichen • Sono • ERCP
Infektionskrankheiten mit Beteiligung der Leber			
Brucellose (Morbus Bang u. a.)	• 90 % der Infektionen verlaufen subklinisch • Remittierendes, wellenartiges Fieber, Fiebergipfel ca. 40 °C • AZ trotz Fieber meist gut • LK ↑ • Typhusähnliche Symptome: Hepatosplenomegalie, Bradykardie, Appetitlosigkeit, erst Verstopfung, dann Durchfall	• Erreger: Brucellen • Übertragung: Milchprodukte von Huftieren (Zoonose) • IKZ: 10–12 Tage • Impfung: aktiv • Septisch-zyklischer Verlauf → systemische Manifestation mit Granulombildung in verschiedenen Organen • **Komplikationen:** Multiorganversagen, Schwangerschaftsabort	• Anamnese (Risikogruppe) • Labor: spezifischer AK-Nachweis im Blut
Gelbfieber (Schwarzes Erbrechen)	• **Prodromalstadium** (wenige Tage): – Plötzlich hohes zweigipfeliges Fieber mit Schüttelfrost – AZ ↓ – Myalgie, Arthalgie, Kopfschmerzen – Symptomarme fieberfreie Latenzphase • **Organstadium** (nach ca. 2 Wochen): Hepatitis, hämorrhagische Diathese, Nephritis	• Erreger: Gelbfiebervirus • Übertragung: Stechmücke • IKZ: 3–6 Tage • Impfung: aktiv • **Komplikationen:** Multiorganversagen, DIC	Labor: Erregernachweis

16

KAPITEL

17 Pankreas

17.1 Anatomie und Physiologie

Brainstorming

Bevor Sie mit diesem Kapitel starten, empfehlen wir Ihnen, einmal zu kontrollieren, wieviel Sie ohne Blick in Ihre Bücher zu diesem Thema erläutern können. Machen Sie – am besten mit einem Lernpartner – ein kurzes Brainstorming zu folgenden Themen.

- **Kurzcharakteristik** und **Aufgaben**
- **Makroanatomie** des Pankreas: Form, Lage, Unterteilung
- **Mikroanatomie:** exo- und endokrines Drüsengewebe

Kurzcharakteristik

Das Pankreas ist ein längliches, gelapptes und drüsiges Organ und hat sowohl eine exokrine als auch endokrine Funktion.

Aufgaben

- **Exokrine Aufgaben:**
  - Regulierung des Darmmilieus (bikarbonatreicher Pankreassaft)
  - Produktion von lebenswichtigen Verdauungsenzymen (Amylasen, Lipasen, Peptidasen), die in das Duodenum abgegeben werden
- **Endokrine Aufgaben:** Bildung von Insulin und Glukagon, zwei Hormonen, die über das Blut entscheidend die Regulierung des Zuckerstoffwechsels sicherstellen

Makroanatomie

- **Form, Gewicht:** längliches, gelapptes Organ mit einem Gewicht von ca. 100 g
- **Lage:** Pankreaskopf liegt in der C-Schlinge des Duodenums
- **Unterteilung:** Kopf, Körper, Schwanz
- Über Ductus pancreaticus, evtl. Ductus accessorius, gelangt Bauchspeichel über die Vater-Papille (mit Sphincter odii) in das Duodenum
- Einmündung des Ductus choledochus häufig mit dem Ductus panceaticus zusammen (anatomische Varianten häufig)

Mikroanatomie

- Exokrines Drüsengewebe mit Acini und Schaltstücken zum Ductus pancreaticus: bilden Pankreassaft mit **Lipasen, Amylasen** und Peptidasen zur Aufspaltung der Nahrungsbestandeile sowie Bikarbonat zur pH-Einstellung des Darminhalts
- Eingelagertes endokrines Drüsengewebe (Langerhans-Inseln) v. a. mit A-Zellen (Produktion von **Glukagon**) und B-Zellen (Produktion von **Insulin**)

17.2 Pathologie

Übersicht

Die Erkrankungen des Pankreas sind überschaubar, aber oft prüfungsrelevant.
Erstellen Sie sich eigene Übersichten, um sich die Erkrankungen des Pankreas strukturiert zu erarbeiten. Nutzen Sie dazu die Kopiervorlagen im Anhang (➤ 27.3.2).
Die Crashkurs-Tabelle (➤ 17.3) listet Symptome, Ursachen, Komplikationen und Diagnostik der prüfungsrelevanten Krankheiten auf.

Prüfungsrelevanz

- Pankreatitis (akut und chronisch)
- Pankreas(kopf)karzinom

17.2.1 Diagnostik

Leitsymptome

- Fettstuhl (weich, klebend, schwimmend, oft entfärbt)
- Fettunverträglichkeit (Meteorismus, Druckgefühl im Oberbauch)
- Folgen der Maldigestion
- Gelegentlich gürtelförmige (in den Rücken strahlende) Schmerzen
- Evtl. Symptome eines zugrundeliegenden Gallsteinleidens
- Bei endokriner Insuffizienz: Symptome des Diabetes mellitus

Relevante Untersuchungen und Befunde

- Anamnese
- Stuhlbefund
- Körperliche Untersuchung selten ergiebig, evtl. Schmerzen am Pankreas-Druckpunkt provozierbar
- Labor: Große Bedeutung (➤ Tab. 17.1). Ergänzend muss bedacht werden, welche Komplikationen zu erwarten sind. Dementsprechend sind evtl. zusätzliche Laboruntersuchungen angezeigt (z. B. BZ-Test, Anämiediagnostik, Gesamteiweiß-Bestimmung).

Tab. 17.1 Labordiagnostik bei V. a. Pankreas-Erkrankungen

Parameter	Kurzbeschreibung	Befund
Blut		
Lipase	Fettspaltendes Enzym des Pankreas	↑ bei Pankreatitis
Amylase	Zuckerspaltendes Enzym, v. a. aus dem Pankreas	↑ bei Pankreatitis
Regelgerechte Eiweiße, Fette	Durch das Pankreassekret regelgerecht gespaltene Nahrungsbestandteile	↓ bei exokriner Insuffizienz
Insulin	Hormon v. a. zur Regulierung (Senkung) des Blutzuckerspiegels	↓ bei endokriner Insuffizienz
Stuhl		
Elastase	Eiweißspaltendes Enzym des Pankreas'	↓ bei exokriner Insuffizienz
Chymotrypsin	Eiweißspaltendes Enzym des Pankreas'	↓ bei exokriner Insuffizienz
Nahrungsbestandteile	Nicht regelrecht gespaltene Fette, Eiweiße und Zucker	↑ bei exokriner Insuffizienz

MERKE

Erkrankungen des Pankreas und des Gallensystems sind aufgrund der anatomischen Zusammenhänge häufig vergesellschaftet. Krankheiten der Bauchspeicheldrüse und der Leber treten vor dem Hintergrund gemeinsamer Risikofaktoren oft gemeinsam auf.

Spickzettel

Wenn Sie in der mündlichen Prüfung einen Fall lösen müssen und bereits einen Organverdacht haben, können Sie mit wenigen Fragen und Untersuchungen dieses Organ „checken". Sie sollten auch wissen, welche Laborparameter zu dem Organ gehören und welcher Facharzt ggf. zuständig ist.

- **Anamnese, Leitsymptome:** gürtelförmiger Bauchschmerz, Fettstühle, Meteorismus, Völlegefühl, Alkoholabusus
- **Inspektion:** evtl. Schonhaltung, „fliegende Thrombosen", diverse Hautsymptome
- **Untersuchung:** elastische Abwehrspannung („Gummibauch"), bis akutes Abdomen
- **Labor:** Amylase, Lipase, Stuhluntersuchung (Laborwerte ➤ Tab. A5 auf der hinteren Umschlaginnenseite)
- **Weiterführende Untersuchungen:** durch Internisten (Sonografie, ERCP, Laparoskopie, Biopsie, Röntgen-Kontrast)

17.3 Crashkurs: Erkrankungen des Pankreas (> Tab. 17.2)

Tab. 17.2 Symptome, Ursachen, Komplikationen, Hinweise und Diagnostik von Erkrankungen des Pankreas (Abkürzungen > S. VII)

Erkrankung	Symptome	Ursachen, Komplikationen, Hinweise	Diagnostik
Akute Pankreatitis	• Plötzliche (meist stärkste) Oberbauchschmerzen (meist gürtelförmig) • Mäßige Abwehrspannung („Gummibauch“) • Evtl. frühzeitig Schock-Symptomatik • Gastrointestinale Symptomatik (v. a. Massenstühle, Obstipation, Meteorismus)	• **Ursachen:** – Meist Verschluss der Vater-Papille durch Gallensteine (nach fett- und/oder alkoholreicher Mahlzeit) – Selten: (Virus-)Infektionen (z. B. Mumps, Hepatitis), Trauma, Medikamente, Stoffwechselerkrankungen • **Komplikationen:** – Selbstverdauung des Organs – Sepsis, Abszess – Folgen des Schocks – **Cave:** hohe Letalität → sofortiges Notfallmanagement	• Anamnese • Klinik • Labor: – Pankreasenzyme ↑ – Cholestaseparameter – BZ • Sono • CT • EKG zur DD
	MERKE Eine wichtige DD der akuten Pankreatitis ist der Herzinfarkt.		
Chronische Pankreatitis	• Meist lange symptomarm • Oberbauchschmerzen (oft gürtelförmig, ausgelöst durch fettreiche Nahrung oder Alkohol) • Rezidivierender posthepatischer Ikterus (evtl. mit Gallenkolik) • Gewicht ↓ • Klebende, übelriechende und massige Fettstühle	• **Ursachen:** – Meist chronischer Alkoholabusus, chronisches Gallensteinleiden – Selten Stoffwechselerkrankungen, Autoimmunprozesse, virale Infekte, Medikamente • **Komplikationen:** Diabetes mellitus, Maldigestionssyndrom, Abszess, Fistelbildung, maligne Entartung	> Akute Pankreatitis
Pankreaskarzinom	• Meist erst im Spätstadium symptomatisch. • **Frühsymptome:** – Bei Pankreaskopfkarzinom: meist schmerzloser Ikterus (Cholestase), evtl. mit palpabler gestauter Gallenblase (Courvoisier-Zeichen) – Bei Korpus- und Schwanzkarzinom: Schmerzen • **Spätsymptome:** Aszites, Pleuraerguss, Ü + E, Schmerzen v. a. durch Metastasierungen • Evtl. („fliegende“) Thrombosen, Lungenembolie, seltener rezidivierende Thrombophlebitis	• **Ursachen:** u. a. chronische Pankreatitis • **Komplikationen:** Penetration (v. a. Magen), Metastasierung (v. a. Leber, Lunge)	> Akute Pankreatitis

KAPITEL

18 Nieren und ableitende Harnwege

18.1 Anatomie und Physiologie

Brainstorming

Bevor Sie mit diesem Kapitel starten, empfehlen wir Ihnen, einmal zu kontrollieren, wieviel Sie ohne Blick in Ihre Bücher zu diesem Thema erläutern können. Machen Sie – am besten mit einem Lernpartner – ein kurzes Brainstorming zu folgenden Themen.

- **Kurzcharakteristik** und **Aufgaben** der Nieren und Harnwege
- **Makroanatomie der Nieren:** Lage, Größe, Form, Nierenhilus, Blutversorgung, innerer Aufbau der Nieren (Nierenbecken, -mark, -rinde)
- **Mikroanatomie** der **Nieren:** Aufbau eines **Nephrons**
- **Makroanatomie der ableitenden Harnwege**
- **Harnbildung**
- **Regulation** der **renalen Durchblutung** (Renin-Angiotensin-Aldosteron-System)

Kurzcharakteristik

Die Nieren sind paarig angelegte Organe, die v. a. das Blut filtern. Dadurch sind sie das zentrale Organ für die Homöostase des Körpers.

Aufgaben

- Regulation des Wasser-, Elektrolyt- und Säure-Basen-Haushalts
- Ausscheidung harnpflichtiger Substanzen (v. a. Kreatinin, Harnsäure, Harnstoff)
- Mitbeteiligung an der Blutdruckregulation (Renin-Angiotensin-Aldosteron-System)
- Bildung von Erythropoetin (EPO) zur Bildung der Erythrozyten

Makroanatomie Nieren

- **Lage:**
  - Retroperitoneal, rechts und links der Wirbelsäule, dicht unterhalb des Zwerchfells
  - Linke Niere vom 11. BWK bis zum 2. LWK, rechte Niere wegen der darüber liegenden Leber etwa einen WK tiefer
- **Größe, Form:** ca. 11 cm lang, 6 cm breit, 2,5 cm dick, 150 g schwer, bohnenförmig
- **Nierenhilus:** Eintrittspforte für Nierenarterie, Nierenvene, Harnleiter, Nerven
- **Blutversorgung:** Aorta → A. renalis dextra und sinistra → Nierenhilus → Zwischenlappenarterien (Aa. interlobares, aufsteigend in den Nierensäulen) → Bogenarterien (Aa. arcuatae, Rindenkapsel) → Aa. interlobulares → Vas afferentia → Glomerulus-Kapillarknäuel → Vasa efferentia und versorgendes Kapillarsystem → paralleles venöses System → V. renalis → V. cava inferior
- **Innerer Aufbau der Nieren (3 Zonen):**
  - **Nierenbecken (Pyelon):** Sammelbecken für den Urin, der über 8–10 Nierenkelche aufgefangen und von dort aus über die Harnleiter in die Harnblase und schließlich in die Harnröhre geleitet wird
  - **Nierenmark (Medulla renalis):** bestehend aus 8–16 Markpyramiden, die parallel verlaufende Kanälchen (Sammelrohre) enthalten und daher längsgestreift erscheinen; die Sammelrohre münden ins Nierenbecken
  - **Nierenrinde (Cortex renalis):** umhüllt das Nierenmark; die Nierensäulen schieben sich mantelförmig um die Markpyramiden bis zum Nierenbecken; jede ummantelte Markpyramide bildet einen Rindenlappen (Lobus renalis)

Mikroanatomie Nieren

Zentrale Funktionseinheit ist das **Nephron,** bestehend aus

- **Nierenkörperchen** (Glomerulum): umschlossen von der Bowman-Kapsel

- **Tubulusapparat:** proximaler konvoluter Tubulus, Henle-Schleife (Pars recta), distaler konvoluter Tubulus

Makroanatomie ableitende Harnwege

- **Zwei Ureteren:**
  - Zuleitung, Speicherung, Abgabe des Harns
  - Peristaltik (Muskelschicht in der Ureterwand: Längs-, Ring-, Längsmuskulatur)
  - Übergangsepithel
  - **3 Engstellen:** unteres Nierenbecken, Kreuzung der Beckengefäße, Eintritt in die Blase
- **Harnblase:**
  - Füllung 300–500 ml
  - Lage: vor den Geschlechtsorganen und dem Darm
- **Urethra**

Harnbildung

- Das gesamte Blutplasma wird etwa 60-mal täglich in den Nieren filtriert
- **Durchblutung der Nieren:** ca. 1,2 l/Min. bzw. 1.700 l/Tag; im Alter nimmt die Filtrationsrate ab
- **Glomeruläre Filtration:** Abpressen von Primärharn
- **Glomeruläre Filtrationsrate:** die Menge Glomerulumfiltrat, die sämtliche Nierenkörperchen produzieren; beim Erwachsenen ca. 120 ml/Min. (170 l Glomerulumfiltrat/Tag)
- **Tubuläre Resorption:** Wasser, Nährstoffe und Elektrolyte
- **Tubuläre Sekretion:** harnpflichtige Substanzen, Medikamente, Gifte u. a.

Regulation der renalen Durchblutung

- Die Nieren benötigen zum Abpressen des Primärharns einen relativ konstanten Blutdruck (etwa 50 mmHg am Glomerulum). Lokal können die Nierenarterien Schwankungen durch Autoregulation ausgleichen.
- Im **juxtaglomerulären Apparat** (mit Macula densa) werden zudem die Drücke in den anliegenden Strukturen (Vas afferens, Bowman-Kapsel, distaler Tubulus) sowie der Natriumgehalt des Blutes gemessen.
- Bei Absinken des Drucks sowie der Osmolarität wird das Enzym Renin ausgeschüttet. Es initiiert das Renin-Angiotensin-Aldosteron-System (➤ Abb. 18.1), der über Gefäßkonstriktion einerseits und Natrium-Rückresorption am distalen Tubulus andererseits den Druck hebt.
- Bei Absinken des arteriellen Drucks im großen Kreislauf **unter 80 mmHg** droht **akutes Nierenversagen.**

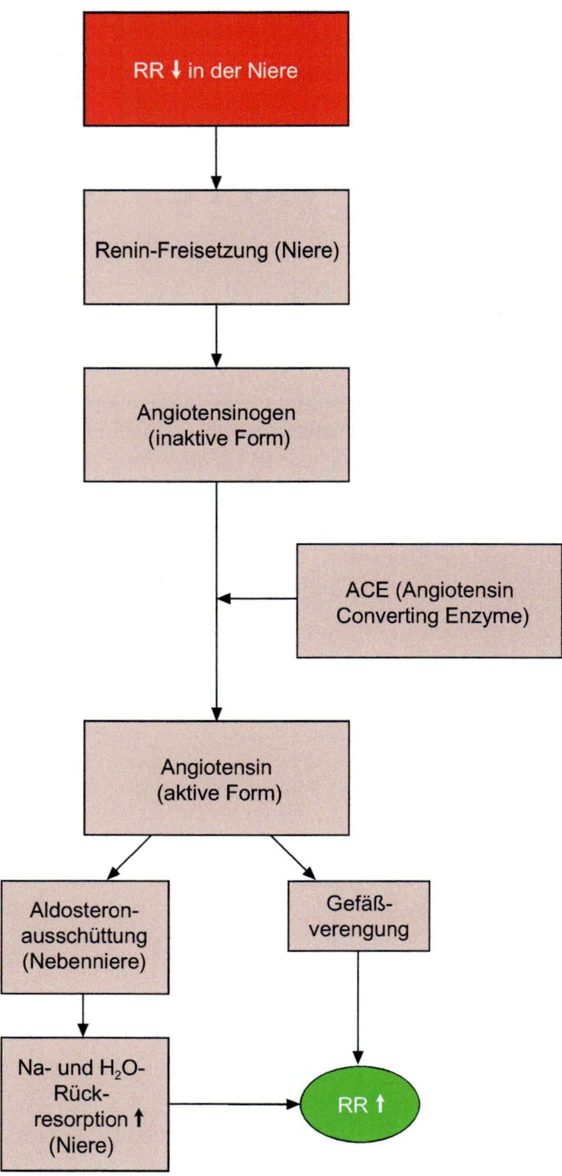

Abb. 18.1 Das RAAS, eine Kaskade verschiedener Hormone und Enzyme, steuert sowohl den Salz- und Wasserhaushalt als auch den Blutdruck.

18.2 Pathologie

Übersicht

Erstellen Sie sich eigene Übersichten, um sich die Erkrankungen der Nieren und ableitenden Harnwege strukturiert zu erarbeiten. Nutzen Sie dazu die Kopiervorlagen im Anhang (➤ 27.3.2).
Die Crashkurs-Tabelle (➤ 18.3) listet Symptome, Ursachen, Komplikationen und Diagnostik der prüfungsrelevanten Krankheiten auf.

Prüfungsrelevanz

- Glomlerulonephritis, Nierenkarzinom, Nierensteine
- Pyelonephritis, Zystitis
- Blasenkarzinom, Nierenbeteiligung bei Plasmozytom

Einteilung

Entzündliche Erkrankungen	• Zystitis, Urethritis • Pyelitis, Pyelonephritis
Glomeruläre Erkrankungen	• Glomerulonephritis • Diabetische Nephropathie • Nephrotisches Syndrom (Eiweißverlustniere)
Veränderungen des Nierengewebes	• Zystenniere, Nierenzysten • Tumoren (Nierenzellkarzinom = Grawitz-Tumor, Hypernephrom, Nephroblastom, Wilms-Tumor)
Sonstige Erkrankungen	• Niereninsuffizienz (akut, chronisch) • Nephro-, Urolithiasis • Nierentuberkulose
Notfälle	• Akutes Nierenversagen • Akuter Harnverhalt

18.2.1 Diagnostik

Leitsymptome (➤ Tab. 18.1)

Tab. 18.1 Gegenüberstellung der Leitsymptome bei Nieren- und Harnwegserkrankungen

	Erkrankungen der Nieren	Erkrankungen der ableitenden Harnwege inkl. Nierenbecken
Wichtige Erkrankungen	Glomerulonephritis, nephrotisches Syndrom, Niereninsuffizienz durch Tbc, Zysten, Kalzifizierung, Tumoren	Pyelonephritis, aufsteigende Infekte
Urinstix-Befund	Proteinurie, Hämaturie	Leukozyturie, Bakteriurie
Miktionsverhalten	Anurie, Polyurie	Dysurie, Strangurie, Pollakisurie, Harninkontinenz, Miktionsstörungen
Schmerzen	Klopfschmerzen im Nierenlager, meist beidseitig	Eventuell einseitiger Flankenschmerz
Allgemeinsymptome	–	Entzündungszeichen, Fieber, Schüttelfrost
Symptome	• Diastolische Hypertonie (Verdacht ab 100 mmHg diastolisch) • Evtl. Protein-Mangel-Symptome: (morgendliche) (Lid-)Ödeme, evtl. generalisierte Ödeme (eindrückbar) • Infektanfälligkeit • Blutungsneigung • Kopfschmerz, Müdigkeit, Abgeschlagenheit • Symptome der Urämie: schmutzig-blasses Hautkolorit (Café-au-lait-Farbe), Foetor uraemicus, Pruritus • Eventuell Anämie-Symptomatik • Folgen der Urämie, z. B. neurologische Störungen, kardiale Störungen, urämische Gastritis	

Relevante Untersuchungen und Befunde (> Tab. 18.2)

Tab. 18.2 Diagnostik bei Nieren- und Harnwegserkrankungen

	Nierenerkrankung	Harnwegserkrankung
Anamnese	• Harnauffälligkeiten: z. B. Anurie, Nykturie, Polyurie • Vorausgegangener Streptokokken-Infekt (z. B. Scharlach) bei V. a. Glomerulonephritis • Familiäre Disposition bei V. a. Nierenkarzinom oder Zysten • Schmerzmittelabusus bei V. a. Analgetikaniere • Vorerkrankungen: Diabetes mellitus, Rechtsherzinsuffizienz, Störungen des Kalziumstoffwechsels	• Harnauffälligkeiten: Dysurie, Miktionsstörungen, Pollakisurie, Inkontinenz • Möglichkeit der sexuellen Übertragung (Partner-Anamnese) bei V. a. STD • Psychiatrische Störungen bei V. a. habituelle Oligurie
Untersuchung	• Perkussion der Nierenlager: ein- oder beidseitiger Klopfschmerz • Auskultation der A. renalis: Strömungsgeräusch • Blutdruckmessung (diastolisch betonte Hypertonie)	• Perkussion der Nierenlager (einseitiger oder kein Klopfschmerz) bei V. a. Pyelonephritis • Palpation der Blase: Schmerzen, Füllung • Fiebermessung
Urinteststreifen	• Proteine • Blut • Leukozyten	• Nitrit • Leukozyten • Blut
Urinsediment	• Zylinder • Evtl. Kristalle	• Keine Zylinder • Evtl. Kristalle
Labor	• Kreatinin, Harnsäure, Harnstoff • Elektrolyte (v. a. Kalium, Kalzium) • Proteine (Gesamteiweiß, Elektrophorese) • Glomeruläre Filtrationsrate • Blutfette, Cholesterin, Cystatin • ASL-Titer, Anti-DNase • Parathormon • BZ • Evtl. Anämie-Diagnostik	• Evtl. Erregernachweis • Uricult
Bildgebende Verfahren	• Sonografie • Röntgen • CT, MRT • Angiografie	Sonografie

MERKE

Bei jeder Hämaturie ist ein Nierenkarzinom auszuschließen.
Das Fortschreiten einer Niereninsuffizienz ist meist wesentlich früher an der Kreatinin-Clearance als am klinischen Bild abzulesen.
Bei Urogenitaltuberkulose und Gonorrhoe ist Nitrit beim Urinteststreifen negativ (sog. sterile Leukozyturie).

Nierenrelevante Parameter des Urinteststreifens

Wichtige **Ursachen** für positive Ergebnisse bzw. erhöhte oder erniedrigte Werte bei den **nierenrelevanten Parametern:**

Erythrozyten ↑	Glomerulonephritis, Nieren-, Harnwegssteine, Tumoren, Zysten, Nekrosen, Trauma, Urogenital-Tbc, hämorrhagische Diathese, körperliche Belastung, Menses (**cave:** pathologische Blutungen aus dem Genitaltrakt)
Proteine ↑	Glomerulonephritis, nephrotisches Syndrom, akuter Harnwegsinfekt, Pyelonephritis, Fieber, Sport-, Marschproteinurie
Leukozyten ↑	Infektionen (Pyelonephritis, Harnwegsinfekt, Begleitinfektion, Gonorrhö), Umgebungsinfektion (Kolitis, Appendizitis, Zystitis, Prostatitis), Stauung und Entleerungsstörungen (Tumoren, neurologische Störungen)
Nitrit positiv	Bakterielle Besiedlung der ableitenden Harnwege (**cave:** sterile Leukozyturie)
pH-Wert	• ↑: ernährungsbedingte oder metabolische Azidose oder Alkalose, Proteinabbau • ↓: infektbedingt (Bakterienbesiedlung), ernährungsbedingt

TIPP

Den Urinstreifentest müssen Sie auf jeden Fall interpretieren und die einzelnen Parameter ihren Organen zuordnen können. Speziell über die nierenrelevanten Parameter und ihre diagnostische Aussagen sollten Sie Bescheid wissen.

- Erythrozyten
- Leukozyten
- Proteine
- Nitrit
- ph-Wert
- Spezifisches Gewicht
- Glukose: Blutzuckerspiegel über der Nierenschwelle
- Ketone: Glukoneogenese (entgleister Diabetes mellitus oder hoher akuter Energiebedarf)
- Bilirubin: Cholestase, starke Hämolyse
- Urobilinogen: Hämolyse

CAVE

Die Einnahme von ASS (z. B. Aspirin®) kann die Ergebnisse für Nitrit, Bilirubin, Erythrozyten und Glukose verfälschen.

18.2.2 Ausgewählte Erkrankungen, Hinweise und Tipps

Die Erkrankungen der Niere sind vergleichsweise einfach zu erfassen: Einerseits ist ihre Anzahl recht überschaubar, andererseits – und das ist für den Lernenden wichtig – sind sie leicht nachvollziehbar für den, der die Anatomie und Physiologie des Organs und seiner Peripherie (ableitende Harnwege) vor Augen hat. Funktionsfehler und andere Erkrankungen leiten sich aus der Logik der Nierenfunktion ab. Vergleichen wir z. B. das Organ mit einer Kläranlage, können wir mit diesem Bild leicht nachvollziehen, dass Probleme dann entstehen, wenn die Klärfilter verstopfen oder lädiert, die ein- oder ausführenden Kanäle und Leitungen verlegt oder beschädigt sind oder der Filterdruck nachlässt.

Nephrotisches Syndrom

Das nephrotische Syndrom (Eiweißverlustniere) gehört sicher zur Hitliste der Prüfungsthemen. Die **Ursachen** für den glomerulären Proteinverlust sind zahlreich:

- 80 % primär glomeruläre Erkrankungen (Glomerulonephritis)
- 20 % sekundär glomeruläre Schädigung v. a. bei Diabetes mellitus, Systemerkrankungen (z. B. SLE, Sarkoidose), Infektionen, Medikamenten (Gold, Penicillamin, NSAR, Probenecid, Captopril).

Die **Leitsymptome** sind jedoch recht eindeutig:

- Allgemeinsymptome und Zeichen der Grunderkrankung
- Proteinurie → Hypoproteinämie → massive Ödeme (Anasarka)
- Hyperlipoproteinämie, Hypercholesterinämie
- Thromboseneigung (durch Verlust von Antithrombin III)

Nierenversagen

- Das Nierenversagen (Niereninsuffizienz) ist keine Erkrankung an sich, sondern **Folge** anderer pathologischer Geschehnisse (z. B. Schock, Entzündung, Abflussbehinderung). Insofern zeigt es keine einheitliche Symptomatik.
  - Sie können es unterteilen in **akutes** und **chronisches** Nierenversagen.
  - Die zugrunde liegenden Ursachen können Sie zur Übersichtlichkeit am besten einteilen in **prä-, intra- und postrenale Ursachen.**
  - **Hauptursache** des akuten Nierenversagens ist der **Schock** (Schockniere oder Niere im Schock).
- Der Verlauf eines Nierenversagens stellt sich in aller Regel folgendermaßen dar:
  - **Auslösende Vorschädigung**
  - **Oligo-, anurische Phase:** mit Harnretention, Elektrolytverschiebungen, neurologischen Beeinträchtigungen, Hautzeichen
  - **Polyurische Phase:** als überschießender Kompensationsversuch mit Exsikkose und den Folgesymptomen eines Kalium- und Kalziumverlusts
  - **Abheilung** oder **Komplikationen (Urämie)**

MERKE

Beim Nierenversagen steigt der Kreatininwert im Blut, da die glomeruläre Filtration eingeschränkt ist. Grob können Sie sich merken, dass der Serumkreatininwert bei einer gesunden Niere unter 1 mg/dl liegen sollte.

Glomerulonephritis und Pyelonephritis

Die Glomerulonephritis (GN) und Pyelonephritis (PN) sind zentrale Themen vieler Prüfungsämter – und sie treten ebenso häufig im Praxisalltag auf. Sie sollten die zentralen Merkmale zur Differenzierung sehr gut kennen (➤ Tab. 18.3).

Tab. 18.3 Differenzialdiagnostik von Glomerulonephritis und Pyelonephritis

Parameter	Glomerulonephritis	Pyelonephritis
Ursache	• Abakteriell • Meist streptokokkenallergisch (AG-AK-Komplexe → Anlagerung an Basalmembran)	Bakteriell (oft E. coli)
Fieber	Mäßig oder keines	↑ ↑, Schüttelfrost
(Klopf-)Schmerzen des Nierenlagers	• Beidseitig • Vor allem Klopfschmerz	• Einseitig • Klopf- und Flankenschmerz
Allgemeinsymptome	Ggf. Allgemeinsymptome (Glieder-, Kopfschmerzen)	Spezifische Symptome einer Zystitis (Brennen, Pollakisurie, Tenesmen)
Weitere Symptome	• Ggf. nephrotisches Syndrom → Ödeme (Lid, Handrücken) • Proteinurie • Hyperlipidämie (Triglyzeride, Cholesterin)	–
BSG	(↑)	↑↑
Blutdruck	↑↑	Normal
Harn	Diurese (↓)	–
Harnbefund	• Hämaturie • Proteinurie • Ery-Zylinder	• Leukozyturie • Eventuell Leukozyten-Zylinder • Bakteriurie (Nitrit) • Eventuell Hämaturie
Typische Laborbefunde	• Hb ↓, Ery ↓ • Rest-N etc. ↑ • Eiweiß-Elektrophorese • ASL-Titer ↑, Anti-DNase	Entzündungsparameter
Chronische Begleitsymptome	Entkalkung der Knochen (durch Kalziumverlust)	–

18

Urämie (urämisches Syndrom)

Als **Folge** eines **terminalen Nierenversagens** treten (akut nach 5–10 Tagen) die Zeichen einer Harnvergiftung (Urämie) auf. Diese sollten Sie kennen und in ihrer Kombination als urämisches Syndrom erkennen:

- **Azidose**
- Kreatinin, Harnstoff, Harnsäure, organische Säuren, Kalium, Magnesium, Phosphat ↑ ↑
- Natrium, Bikarbonat, Kalzium ↓ ↓
- **Gastrointestinale Beschwerden:** Übelkeit, Erbrechen, Durchfall
- **Herz-Kreislauf-Beschwerden:** Hypertonie, Herzrhythmusstörungen, Karditis
- **Neurologische Symptome:** Herzrhythmusstörungen, Hyperreflexie, Polyneuropathie, Restless-Legs-Syndrom, Konzentrationsfähigkeit ↓, Krampfneigung, Somnolenz (Coma uraemicum)
- **Ödeme**
- **Pulmonale Beschwerden:** evtl. Fluid Lung, Pleuritis
- **Dermatologische Symptome:** Juckreiz, trockene Haut, Foetor uraemicus
- **Hämatologische Störungen:** Anämie, Thrombozytopenie, Mangel an Gerinnungseiweißen (→ Blutungsneigung)
- Renale Osteopathie
- Renale Anämie

Spickzettel

Wenn Sie in der mündlichen Prüfung einen Fall lösen müssen und bereits einen Organverdacht haben, können Sie mit wenigen Fragen und Untersuchungen dieses Organ „checken". Sie sollten auch wissen, welche Laborparameter zu dem Organ gehören und welcher Facharzt ggf. zuständig ist.

- **Anamnese, Leitsymptome:** Auffälligkeiten beim Wasserlassen (Polyurie, Dysurie, Nykturie, Pollakisurie, Oligurie), Harnbefunde (Hämaturie, Trübung, Geruch, Farbe), Flankenschmerz (ein- oder beidseitig), Kopfschmerzen, Hypertonie, ggf. Anämiesymptome, Juckreiz
- **Inspektion:** Ödeme (v. a. morgendliche Lidödeme, Handrücken, Fußrücken), schmutzig fahles Hautkolorit (Café-au-lait-Farbe)
- **Untersuchung:** Perkussion der Nierenlager (seitenvergleichend, Klopfschmerz), Blutdruck
- **Labor:** Urinstix, Harnsediment, Urikult, Harnsäure und Kreatinin im Serum (Laborwerte ➤ Tab. A6 auf der hinteren Umschlaginnenseite)
- **Weiterführende Untersuchungen:** durch den **Urologen** (Kreatinin-Clearence, Röntgen, CT, Angiografie, urodynamische Untersuchung)

18.3 Crashkurs: Erkrankungen der Nieren und ableitenden Harnwege (> Tab. 18.4)

Tab. 18.4 Symptome, Ursachen, Komplikationen, Hinweise und Diagnostik von Erkrankungen von Nieren und ableitenden Harnwegen (Abkürzungen > S. VII)

Erkrankung	Symptome	Ursachen, Komplikationen, Hinweise	Diagnostik
Entzündliche Erkrankungen			
Zystitis, Urethritis	• Dysurie, Pollakisurie • Unterbauchschmerzen (Blasentenesmen v. a. bei Kindern) • Nur selten Fieber	**Ursachen:** • Erreger v. a. E. coli aus dem Darm, insbesondere bei Hygienemangel • Anatomisch prädisponiert bei Frauen • Abflussbehinderung durch Prostatavergrößerung, Harnröhrenstriktur oder Lageanomalien • Neurologische Erkrankungen mit Blasenentleerungsstörung	• Urinteststreifen: Nitrit, Leukos • Blut: Entzündungsparameter
	CAVE Der HP darf gemäß IfSG keine Kulturen anlegen.		
Akute Pyelonephritis	• (Einseitige) Rücken- und Flankenschmerzen • Akutes Krankheitsbild (AZ ↓) • Fieber > 38 °C (teilweise mit Schüttelfrost) • Dysurie, Pollakisurie, evtl. Pyurie und Hämaturie • Ü + E	• **Ursachen:** – Aszendierender Infekt – Obstruktion mit Reflux (z. B. durch Steine, Tumoren, vergrößerte Prostata) • **Komplikationen:** interstitielle Nephritis, akutes Nierenversagen	• Urinteststreifen: Nitrit, Leukos • Harnsediment: Leukozyten-Zylinder • Labor: Entzündungsparameter • Sono
	MERKE Bei der Pyelonephritis sind auch Interstitium und Kelchsystem betroffen. Die reine Beckenentzündung heißt Pyelitis und tritt eher selten auf.		
Chronische Pyelonephritis	• Uncharakteristische Allgemeinsymptome • Leichte Pyurie, Hämaturie, Bakteriurie • Moderates Fieber, schubweise, intermittierend oder schleichend	• **Ursachen:** – Häufig nach sekundärer Pyelonephritis – Schrumpfniere • **Komplikationen:** Niereninsuffizienz	• > Akute Pyelonephrits • Antibiogramm

Tab. 18.4 Symptome, Ursachen, Komplikationen, Hinweise und Diagnostik von Erkrankungen von Nieren und ableitenden Harnwegen (Abkürzungen ➤ S. VII) (Forts.)

Erkrankung	Symptome	Ursachen, Komplikationen, Hinweise	Diagnostik
Glomeruläre Erkrankungen			
Akute Glomerulonephritis	• Zuerst Allgemeinsymptome (Gliederschmerzen, Fieber) • RR ↑ (diastolisch > 100 mmHg) • Ödeme (v. a. morgens an Augenlidern und Handrücken) • Beidseitiger Klopfschmerz der Nierenlager • Mikro-, Makrohämat-, Proteinurie	• **Ursachen:** meist Autoimmunreaktion gegen AG-AK-Komplexe nach Streptokokkeninfekt • **Komplikationen:** nephritisches bzw. nephrotisches Syndrom mit Niereninsuffizienz	• Urinteststreifen: Proteine, Erys, Leukos • Harnsediment: Ery-, Leuko-Zylinder • Labor: – Kreatinin-Clearance ↓ – GFR ↓ – Elektrophorese: Gesamteiweiß ↓ – Lipoproteine, Blutfette, HDL-, LDL-Cholesterin, Cystatin C ↑ – Kalium ↑ – Entzündungsparameter – ASL ↑, AntiDNAse ↑ • Sono
	MERKE Ein Anstieg des diastolischen Blutdrucks auf über 95 mmHg sollte Sie an eine Nierenerkrankung (und insbesondere an eine GN) denken lassen. **HINWEISE** Gelegentlich wird zwischen dem nephritischen und dem nephrotischen Syndrom als Folge der GN unterschieden. Beim nephritischen Syndrom stehen Hämaturie und Hypertonie im Vordergrund; beim nephrotischen Syndrom die Proteinurie und die Hyperlip(oprotein)ämie.		
Chronische Glomerulonephritis	• Unspezifisch • RR ↑ (diastolisch > 100 mmHg) • Ödeme (v. a. morgens an Augenlidern und Handrücken) • Langfristig Symptome der chronischen Niereninsuffizienz (nephritisches, nephrotisches Syndrom)	• Glomerulär-nephrotisch mit Durchlässigkeit der Glomerulumfilter ↑ → Albuminurie • Vaskulär-nephritisch mit Durchflussbehinderung → RR ↑ • Sekundäre GN (v. a. bei diabetischer Glomerulopathie = Kimmelstiel-Wilson; Erkrankung des rheumatischen Formenkreises)	➤ Akute Glomerulonephritis
Nephrotisches Syndrom (Eiweißverlustniere)	• Ödeme an Lidern, Gesicht, Fußrücken und Unterschenkel, später generalisiert (inkl. Lungen und Pleuraerguss) • Proteinurie (mit Hypoproteinämie) • Hyperlipoproteinämie • Infektanfälligkeit durch Immunglobulinverlust • Neigung zu venösen Thrombosen, akutem arteriellem Verschluss, Thromboembolie • Blutungsneigung • Anämie	**Ursachen:** • 80 % primäre glomeruläre Erkankung (GN) • 20 % sekundäre glomeruläre Schädigung (Permeabilitätsstörung der Glomeruliwände): Diabetes mellitus, SLE, Infekte, Medikamente • Intoxikation • Infektionen • Plasmozytom • Kollagenosen	• Urinteststreifen: Proteine, Erys, Leukos • Harnsediment: Ery-, Leuko-Zylinder • Labor: – Kreatinin-Clearance ↓ – GFR ↓ – Elektrophorese: Gesamteiweiß ↓ – Lipoproteine, Blutfette, HDL-, LDL-Cholesterin, Cystatin C ↑

Tab. 18.4 Symptome, Ursachen, Komplikationen, Hinweise und Diagnostik von Erkrankungen von Nieren und ableitenden Harnwegen (Abkürzungen ➤ S. VII) (Forts.)

Erkrankung	Symptome	Ursachen, Komplikationen, Hinweise	Diagnostik
Glomeruläre Erkrankungen			
Diabetische Nephropathie (Kimmelstiel-Wilson-Syndrom)	➤ Glomerulonephritis	• Sklerosierung der Glomeruli • Glomeruläre Hyperfiltration	• ➤ Akute GN • Diabetes-Diagnostik (BZ, HbA_{1c})
Veränderungen des Nierengewebes			
Zystenniere	• Hämaturie • Zunehmende Symptome der Niereninsuffizienz • Symptome meist nach dem 30. Lj.	• Zahlreiche Zystenbildungen durch fehlende Anbindung distaler Tubuli an das Sammelrohr • Meist angeboren (Familienanamnese)	• Sono • CT
	HINWEISE Fehlbildungen der Nieren und ableitenden Harnwege gehören zu den häufigsten Fehlbildungen überhaupt.		
Nierenzyste	• Oft symptomlos • Einseitig • Symptome je nach Lage und Größe	• Oft Einzelzyste • Meist erworben • Auch als „falsche Zyste" nach intrarenalem Niereninfarkt, PN, Tbc	• Sono • CT
Nierenzellkarzinom (Grawitz-Tumor, Hypernephrom bei Erwachsenen, Wilms-Tumor, Nephroblastom bei Kindern)	• Hämaturie • Evtl. palpabler Tumor • Evtl. Flankenschmerzen • Ggf. B-Symptomatik (➤ 25.3.2) • RR ↑/↓	**Ätiologie** ungeklärt (evtl. Zusammenhang mit Schmerzmittel- und Nikotinabusus, Strahlen, familiärer Disposition)	• Urinteststreifen: evtl. Hämaturie • Labor: Blutbild, Harnstoff, Kreatinin, GFR, Elektrolyte • Sono • CT, MRT • Arteriografie • Metastasensuche
Sonstige Erkrankungen			
Akute Niereninsuffizienz (ANV)	• Zu Beginn asymptomatisch, Symptome der Grunderkrankung • Später: Oligurie, Anurie (zunehmend), rasche Ermüdung, Übelkeit, Somnolenz • Fieber → Tachykardie • Symptome der Rückvergiftung • **Cave:** Notfall	**Ursachen:** • Prärenales ANV: septischer Schock • Renales ANV: Intoxikation, allergische Schädigung • Postrenales ANV: Abflussstörungen, z. B. durch Steine, Tumorkompression, Prostatavergößerung	• Anamnese (Grunderkrankungen, Risiken) • Labor: – Blutbild – Kreatinin, Harnstoff, Harnsäure – Kalium – GFR – Erythropoetin • Urin: Proteine, Erys • Sono • Rö • EKG • Biopsie

Tab. 18.4 Symptome, Ursachen, Komplikationen, Hinweise und Diagnostik von Erkrankungen von Nieren und ableitenden Harnwegen (Abkürzungen ➤ S. VII) (Forts.)

Erkrankung	Symptome	Ursachen, Komplikationen, Hinweise	Diagnostik
Sonstige Erkrankungen			
Chronische Niereninsuffizienz (CNV)	• Stadium I: Hypertonie, Kopfschmerzen • Stadium II (kompensierte Retention): uncharakteristische Beschwerden (Leistungsschwäche, Müdigkeit, häufig normochrome Anämie) • Stadium III (dekompensierte Retention): beginnende Urämiesymptomatik • Stadium IV (terminale Insuffizienz): **Urämie, urämisches Syndrom**	• **Ursachen:** – Diabetes mellitus (ca. 40 %) – Arterielle Hypertonie (ca. 30 %) – Chronische GN, PN (ca. 10 %) – Zystennieren – Gichtniere – Plasmozytom – Hyperparathyreoidismus • Die terminale Nierenisuffizienz ist dialysepflichtig und evtl. Indikation für eine Transplantation	➤ Akute Niereninsuffizienz
Steinleiden (Nephro-, Urolithiasis)	• Häufig symptomlos (bei „ruhigen" Nierensteinen) • bei Steinmobilisation heftigste ziehend-stechende Koliken in Leiste, Genitalien und Innenseite der Oberschenkel • Evtl. reflektorisch Erbrechen, Stuhl-, Windverhalt • Oligurie, Hämaturie • Selten klopfschmerzhafte Nierenlager	• **Ursachen:** – **Prärenal:** Stoffwechselstörung, Trinkmenge ↓, pH-Wert ↑/↓, Hyperparathyreoidismus, Gicht – **Postrenal:** Keime, Obstruktion • Steinzusammensetzung: – Kalziumhaltige Steine (ca. 75 %;): Kalziumoxalat, Kalziumphosphat – Nicht-kalziumhaltige Steine: z. B. Struvit (Magnesium-Ammonium-Phosphat), Harnsäure, Urat, Zystin	• Sono • Rö • CT • i. v.-Pyelografie • Elektrophorese • Evtl. Untersuchung des Steinmaterials • Uricult • Urinstreifen: Hämaturie, evtl. Leukozyturie • Sediment: Epithelien, Kristalle
Nieren-Tuberkulose	• Unspezifische Allgemeinsymptome • Ggf. B-Symptomatik (➤ 25.3.2) • Ggf. Hämat-, Py-, Dys-, Nykturie, sterile Leukozyturie • Bei schwerem Verlauf Anämie, Kachexie	• Erreger-Streuung (nach Primär-Tbc) meist in rindennahes Parenchym, Kelchzerstörung • Auslöser oft Immunschwäche, Superinfektion mit Tbc • **Komplikationen:** bei schwerem Verlauf Niereninsuffizienz	• Anamnese (Primär-Tbc) • Urinstreifen: sterile Leukozyturie, Harnschau (Trübung) • Labor: Erregernachweis (Urin) • Sono • Zystoskopie • Rö • CT

KAPITEL

19 Männliche und weibliche Geschlechtsorgane

19.1 Anatomie und Physiologie

Brainstorming

Bevor Sie mit diesem Kapitel starten, empfehlen wir Ihnen, einmal zu kontrollieren, wieviel Sie ohne Blick in Ihre Bücher zu diesem Thema erläutern können. Machen Sie – am besten mit einem Lernpartner – ein kurzes Brainstorming zu folgenden Themen.

- **Kurzcharakteristik** und **Aufgaben** der Geschlechtsorgane
- **Männliche Geschlechtsorgane:** primäre und sekundäre Geschlechtsorgane und ihre Funktionen
- **Weibliche Geschlechtsorgane:** primäre und sekundäre Geschlechtsorgane und ihre Funktionen
- **Weibliche Brust**
- **Menstruationszyklus**

Kurzcharakteristik und Aufgaben

Die Geschlechtsorgane dienen der Sexualität, Fortpflanzung, Sicherung der Arterhaltung sowie der Produktion von Hormonen. Die in den Geschlechtsorganen gebildeten Hormone beeinflussen teilweise auch erheblich die psychische Verfassung des Menschen. Primäre Geschlechtsorgane dienen direkt der Fortpflanzung und sind von Geburt an angelegt, sekundäre entwickeln sich im Verlauf der Pubertät.

Männliche Geschlechtsorgane

Primäre Geschlechtsorgane

- **Hoden** (Testis):
  - Eiförmige, sowohl **endokrine** als auch **exokrine Drüsen,** die im Hodensack (Scrotum) liegen
  - Unterteilung in **Hodenläppchen,** in deren **Hodenkanälchen** die Entwicklung der **Spermien** stattfindet (exokriner Teil)
  - In das Bindegewebe eingebettete **Leydig-Zwischenzellen** bilden wichtigstes männliches Hormon **Testosteron** (endokriner Teil)
- **Hodensack:**
  - Ausstülpung der Bauchhaut
  - Die Temperatur ist dort niedriger als im Bauchraum, was zur Reifung der Spermien unabdingbar ist
- **Nebenhoden** (Epididymis):
  - Liegen dem oberen hinteren Teil der Hoden an
  - Dienen als **Speicher der Spermien**
  - Bestehen aus Kopf, Mittelteil und Schwanz, wobei der **Kopf** den Zellkern mit den **Chromosomen** enthält und somit der väterliche **Erbträger** ist
- Beim **Samenerguss** (Ejakulation) werden die Spermien in den ca. 50 cm langen **Samenleiter** ausgetrieben, der durch die Prostata zieht und von dort bis zu seiner Einmündung in die Harnröhre **Ausspritzgang** (Ductus ejaculatorius) heißt. Anschließend vereinigt er sich mit der Harnröhre zu einer kombinierten Harn-Samen-Röhre.
- **Prostata** (Vorsteherdrüse):
  - Kastanienförmig
  - Umschließt die Harnröhre direkt unterhalb der Blase
  - Sezerniert ein alkalisches Sekret, das die Spermien beweglich macht und sie vor dem sauren Milieu der männlichen Harnröhre und der weiblichen Scheide schützt
- **Cowper-Drüsen:** geben bei sexueller Erregung ein Sekret ab, das die Gleitfähigkeit gewährleistet
- **Penis:**
  - Besitzt die Fähigkeit zur **Erektion** (Versteifung, Verlängerung und Verdickung) und kann so den Samen tief in die Scheide bis vor die Öffnung der Gebärmutter einbringen
  - Erektion entsteht durch eine Stauung des Bluts in den drei länglichen Schwellkörpern, die sich im Penis befinden
  - Am Ende des Penis befindet sich die leicht vorgewölbte **Eichel** (Glans penis), die von der **Vorhaut** umgeben ist

Sekundäre Geschlechtsorgane

- Spezifische Körperbehaarung (v. a. Bart)
- Tiefe Stimme
- Spezifischer Körperbau (v. a. Muskelstrukturen)

Weibliche Geschlechtsorgane

Primäre Geschlechtsorgane

- **Eierstöcke (Ovarien):**
  - Pflaumengroße, paarig angeordnete Drüsen mit **endokrinem** (Produktion von **Östrogen** und **Progesteron**) und **exokrinem** Anteil (Ei-Produktion)
  - Aufhängung mit Bändern im kleinen Becken zwischen Gebärmutter und Beckenwand
  - Nach der Geburt liegen in jedem Eierstock ca. 200.000 Eizellen vor, die von Follikeln umgeben sind; von diesen reifen bei der Frau zwischen Pubertät und Menopause ca. 400–500 heran
- **Eileiter (Tubae uterinae):** zwei dünne Schläuche, die das Ei nach dem Eisprung mit Hilfe ihres Fransentrichters auffangen und über Flimmerzellen von den Eierstöcken bis zur Gebärmutter transportieren
- **Gebärmutter (Uterus):**
  - Birnenförmig
  - Liegt zwischen Blase und Mastdarm
  - Wird von Mutterbändern im Becken gehalten
  - Drei Abschnitte: Gebärmuttergrund (Fundus uteri), Körper (Corpus uteri) und Gebärmutterhals (Cervix uteri), der mit dem Gebärmuttermund abschließt
  - Wandaufbau:
    - Endometrium: innere Schleimhautschicht, in die sich das befruchtete Ei einnistet und die hormonell gesteuerten Auf- und Abbauprozessen unterliegt
    - Myometrium: Muskelschicht, die zu starken Kontraktionen (Geburtswehen) in der Lage ist
    - Perimetrium: Überzug aus Bauchfell
- **Scheide (Vagina):**
  - Mit Schleimhaut ausgekleideter, ca. 10 cm langer Kanal, der vor dem Mutterhals endet
  - **Jungfernhäutchen (Hymen)** begrenzt als ringförmige Schleimhautfalte die äußere Scheidenöffnung; damit das Menstruationsblut abfließen kann, hat es auch im unversehrten Zustand eine Öffnung
- **Vulva** (äußere Geschlechtsorgane):
  - Schamberg (Venusberg): Fettpolster über der Schambeinfuge, der nach Eintritt der Pubertät behaart ist
  - Große Schamlippen: mit Fett unterpolsterte Hautfalten, in die Bartholin-Drüsen eingelagert sind (Produktion von Sekret zur Steigerung der Gleitfähigkeit)
  - Kleine Schamlippen: mit Nerven und Schwellkörpern durchzogene Hautfalten
  - Kitzler (Klitoris): hochempfindliches, erbsenförmiges Organ, das im Scheidenvorhof liegt und für die sexuelle Erregung der Frau große Bedeutung hat
  - Damm: Muskelregion zwischen Scheidenöffnung und After

Sekundäre Geschlechtsorgane

- Brüste
- Spezifische und geringere Körperbehaarung
- Hohe Stimme
- Spezifischer Körperbau (beispielsweise Fettverteilung, Beckenknochen)

Weibliche Brust (Mamma)

- Paarig angelegte Brust- oder Milchdrüsen liegen über dem M. pectoralis
- Ausführungsgänge (Milchgänge) enden an der Brustwarze
- Eine Drüse besteht aus ca. 15 Einzeldrüsen, wobei das eingelagerte Fettgewebe die Größe der Brust bestimmt
- Wird durch Bindegewebe in Form gehalten
- Entwicklung der Brust wird durch die Hormone Östrogen und Progesteron geregelt

Menstruationszyklus

Der weibliche Zyklus wird durch die Hypophysenhormone FSH und LH (➤ 7.1) und durch die in den Ovarien gebildeten Hormone Östrogen und Progesteron geregelt.

19.2 Pathologie

Übersicht

Erstellen Sie sich eigene Übersichten, um sich die Erkrankungen der männlichen und weiblichen Geschlechtsorgane strukturiert zu erarbeiten. Nutzen Sie dazu die Kopiervorlagen im Anhang (➤ 27.3.2).
Die Crashkurs-Tabelle (➤ 19.3) listet Symptome, Ursachen, Komplikationen sowie Diagnostik und Befunde der prüfungsrelevanten Krankheiten auf.

Prüfungsrelevanz

- Mammatumoren, Endometriose
- Prostatakarzinom, Prostatahyperplasie, Hodentorsion

Einteilung

Erkrankungen der Eierstöcke und Eileiter	• Eileiterentzündung • Eierstockentzündung • Eierstockzysten • Ovarialkarzinom
Erkrankungen der Gebärmutter	• Uterusmyom • Zervix-, Korpuskarzinom • Endometriose • Gebärmuttersenkung, Uterusprolaps • Zervizitis
Erkrankungen der äußeren Geschlechtsorgane der Frau	• Bartholinitis • Bartholinizyste
Erkrankungen der äußeren Geschlechtsorgane der Frau und der weiblichen Brust	• Benigne Mammatumoren • Mammakarziom • Mastitis
Funktionelle Störungen der Frau	• Klimakterisches Syndrom • Prämenstruelles Syndrom (PMS)
Erkrankungen der Hoden und Nebenhoden	• Lageanomalien • Hoden-, Nebenhodenentzündung • Hodentorsion • Varikozele • Hydrozele • Hodenkrebs
Erkrankungen des Penis	• Phimose, Paraphimose • Balanitis • Peniskarzinom
Erkrankungen der Prostata	• Prostatitis • Benigne Prostatahyperplasie (BPH) • Prostatakarzinom
Erkrankungen der männlichen Brust	• Mammakarzinom • Gynäkomastie
Funktionelle Störungen (Mann)	• Ejakulationsstörungen (z. B. Ejaculatio praecox) • Erektionsstörungen (z. B. erektile Dysfunktion, sexuelle Unlust)
Infektionskrankheiten mit Beteiligung der Geschlechtsorgane	• Gonorrhö (Tripper), Lues (Syphilis) • Ulcus molle (Weicher Schanker), Lymphogranuloma inguinale (➤ 6.3)
Notfälle	Hodentorsion

19.2.1 Diagnostik

Nach unseren Erfahrungen haben viele HPA in der mündlichen Prüfung Hemmungen, Fragen rund um die Sexualität zu stellen. Sie sollten jedoch bei jeder Patientin die Menstruation als elementaren Bestandteil der vegetativen Anamnese hinterfragen, da hier umfangreiche Diagnoseansätze auch für andere Organsysteme aufgedeckt werden können (z. B. Endokrinum, Anämie). Zudem fallen den Patienten Antworten am leichtesten, wenn Sie als Therapeut mit diesem Bereich genauso selbstverständlich umgehen wie mit allen anderen Themen.

Gleichwohl gilt: Die Frage z. B. nach wechselnden Partnern ist nicht immer ergiebig, weil Patienten hier nicht immer aufrichtig antworten, der Interpretationsspielraum für einen „Wechsel" Unklarheiten mit sich bringen kann und Ihnen die Antwort des Patienten selbst noch keinerlei Hinweise auf das Sexualverhalten des beständigen Partners des Patienten liefert. Fragen Sie bei Anhaltspunkten für eine Erkrankung in diesem Bereich durchaus sensibel, aber detailliert und offenherzig nach.

Leitsymptome

Männliche Geschlechtsorgane

- Beschwerden beim Wasserlassen: unwillkürlicher Urinabgang, schwacher Harnstrahl, Dysurie, Nykturie, „Harnstottern"
- Schmerzen beim Geschlechtsverkehr und/oder bei Masturbation
- Schmerzen beim Stuhlgang
- Spannungs- oder Druckgefühl in der Dammregion
- Ausfluss („Bonjour-Tropfen")

Weibliche Geschlechtsorgane

- Menstruationsstörungen (> Tab. 19.1), Zwischenblutungen: Fragen Sie genau nach dem Zyklus einer Patientin; dies ist – unabdingbar bei Hinweisen auf pathologische Vorgänge im Endokrinum und der Genitalien
- Unterleibs- und Kreuzschmerzen
- Spannungsgefühl in der Brust
- Schmerzen und knotige Veränderungen in der Brust
- Schmerzen beim Geschlechtsverkehr
- Fertilitätsstörungen, Sterilität (unerfüllter Kinderwunsch)
- Ausfluss (Farbe, Menge, Geruch)
- Schwangerschaften, Aborte

MERKE
Eine ausbleibende Menstruation ist ebenso wenig ein sicheres Zeichen für eine Schwangerschaft wie eine Menstruation bedeutet, dass die Patientin nicht schwanger ist. Erst eine Sonografie (Strukturen, Herzaktivität des Fetus) oder ein sicher durchgeführter β-HCG-Nachweis belegen eine Schwangerschaft.

Tab. 19.1 Anamnestische Fragen bei Zyklusstörungen

Parameter	Beispiele für Fragen
Frequenz	• Regelmäßig, unregelmäßig • (Neuerdings) verändert • Ausbleibend
Habitus	• Schmerzhaft • Mit Begleitsymptomen verbunden (Druckgefühl, Kreislauf etc.) • Zwischenblutungen • Fluor • Sexualanamnese • Schwangerschaftssymptomatik
Konsistenz	• Viel, wenig Blut • Genaue Farbe • Beimengungen • Geruch
Allgemeine Symptome	• Entzündungszeichen • Anämie • PMS-Symptomatik • Hinweise auf endokrine Hintergründe • Wasserlassen, Stuhlgang

Relevante Untersuchungen und Befunde

Männliche Geschlechtsorgane

- **Inspektion:**
  - Hodenschwellung
  - Ulzera und Effloreszenzen im Genitalbereich
  - Brust: Einziehungen, neue Asymmetrien, Gynäkomastie
  - Behaarung
  - Verlagerung des Harnröhrenausganges
  - Transillumination (= Diaphanoskopie) des Hodensacks
- **Palpation:**
  - Harnblase: Schmerz, Füllungsstand
  - Hodensack: Schmerz, Schwellung
  - Penis: Verhärtung der Schwellkörper
  - Rektale Untersuchung: druckschmerzhafte und/oder vergrößerte bzw. oberflächenveränderte Prostata
  - Beweglichkeit der Vorhaut
  - Lymphknotenstatus
- **Labor:**
  - Urinteststreifen
  - Hormonstatus
  - Erregernachweise (**cave:** IfSG)
  - Prostataspezifische saure Phosphatase
  - Prostataspezifisches Antigen (PSA)
  - Tumormarker
- **Weiterführende Untersuchungen:** durch den Urologen (Urinstatus, Harnröhrenabstrich, Blasenspiegelung, weitere bildgebende Verfahren)

Weibliche Geschlechtsorgane

- **Inspektion:**
  - Brust: Form-, Haut-, Proportionsveränderungen, Sekretion von Blut oder Eiter
  - Effloreszenzen im Genitalbereich
  - Behaarung, Virilisierung
- **Palpation:**
  - Abdomen
  - Harnblase
  - Leistenlymphknoten
  - Brust mit axillären Lymphknoten
- **Labor:**
  - Urinteststreifen
  - Anämielabor
  - Hormonstatus
  - Erregernachweise (cave: IfSG)
  - Tumormarker
- **Weiterführende Untersuchungen:** durch den **Gynäkologen** (Spekulumuntersuchung, Mammografie, Abstrich, Hysteroskopie, Blasenspiegelung, weitere bildgebende Verfahren, vaginale Palpation)

HINWEIS

Bei gynäkologischen Untersuchungen durch den männlichen Heilpraktiker sollte möglichst eine dritte (weibliche) Person anwesend sein.

19.2.2 Ausgewählte Krankheiten, Hinweise und Tipps

- Erkrankungen der Geschlechtsorgane sind nicht gleichzusetzen mit sexuell übertragbaren Erkrankungen (STD = sexually transmitted diseases). STD können sich an den Geschlechtsorganen manifestieren (z. B. Ulcus molle, Pilzinfektion), müssen es aber nicht (z. B. Hepatitis).
- Nicht alle genitalen Krankheiten sind übertragbar (z. B. Peniskarzinom). Dieses ist wichtig für Ihren sicheren Umgang hinsichtlich des Behandlungsverbotes für HP nach § 24 IfSG. Nach dem IfSG dürften Sie also z. B. ein Peniskarzinom oder eine Mastitis behandeln, sie sollten jedoch stets die Sorgfaltspflicht im Auge behalten und die Grenzen Ihrer Diagnostik- und Behandlungsmöglichkeiten entsprechend einordnen.

TIPP

Bei jeder sexuell übertragbaren Erkrankung sollte der Patient auf die Gefahr einer Infektion des Partners und über ein entsprechendes Handeln aufgeklärt werden. Für viele Prüfer gehört diese zu den vorrangigen Maßnahmen des HP.

Spickzettel

Aufgrund der Kürze und der Struktur dieses Kapitels finden Sie hier keinen Spickzettel.

19.3 Crashkurs: Erkrankungen der männlichen und weiblichen Geschlechtsorgane (> Tab. 19.2)

Tab. 19.2 Symptome, Ursachen, Komplikationen, Hinweise und Diagnostik von Erkrankungen der männlichen und weiblichen Geschlechtsorgane (Abkürzungen > S. VII)

Erkrankung	Symptome	Ursachen, Komplikationen, Hinweise	Diagnostik
Erkrankungen von Hoden und Nebenhoden			
Hodenentzündung (Orchitis), **Nebenhodenentzündung** (Epididymitis)	• **Orchitis:** starke Schmerzen, Rötung und teilweise immense Schwellung des Skrotums, evtl. Fieber • **Epididymitis:** meist langsam zunehmende Schmerzen mit Ausstrahlung entlang des Samenstrangs bis zur Leiste • Lagebehinderung (Sitzen) • Allgemeinsymptome, Fieber	• **Ursachen:** – **Orchitis:** meist hämatogene Streuung (Mumps, Pneumokokken, Brucellen) – **Epididymitis:** aufsteigende Sekundärinfektion bei Prostatitis, Urethritis, iatrogen, evtl. psychische Komponente • **Komplikationen:** Unfruchtbarkeit	• Anamnese • Palpation • Prehn-Zeichen positiv • Sono • Labor: evtl. Erregernachweis
	CAVE Da die Hodenentzündung (Orchitis) zur Sterilität führen kann, muss sie fachärztlich behandelt werden.		
Hodentorsion	• Plötzlich, häufig auch nachts einsetzender stärkster Schmerz (Vernichtungsschmerz) im Hoden bis in die Leiste • Schwellung und Rötung von Skrotalhaut und hochstehendem Hoden • **Cave:** Notfall	• **Ursachen:** abnorme Bewegung oder Trauma (jeweils mit Drehung des Hodens um seinen Gefäßstil) • **Komplikationen:** Nekrose, Unfruchtbarkeit	• Palpation • Prehn-Zeichen negativ • Sono • Bakterielle Untersuchung zur DD
	CAVE Da eine Nekrose droht, muss die manuelle Manipulation des Hodens oder eine OP innerhalb von 6 Stunden erfolgen.		
Varikozele	• Im Stehen prall gefüllte venöse Gefäße der befallenen Skrotalhälfte (meist links) • Evtl. Schmerzen	• **Ursachen:** v. a. bei ungünstiger Einstrombahn oder Wandschwäche der Gefäße, Kremasterschwäche, Atonie des Skrotums, linksseitig evtl. Raumforderung an der Niere oder Verdrehung der großen Nierengefäße • Altersgipfel: meist zwischen 15. und 25. Lj.	• Anamnese • Inspektion
	CAVE Bei Jungen vor der Pubertät und älteren Männern muss ein Wilms-Tumor bzw. Hypernephrom bei linksseitiger Varikozele als Ursache ausgeschlossen werden.		
Hodenkrebs	• Schmerzlose Hodenschwellung und Schweregefühl (derb-harter, vergrößerter indolenter Hoden) • Evtl. Gynäkomastie oder verspätete Pubertät bei endokriner Ursache • Spätzeichen: B-Symptomatik, Rückenschmerzen und Abdominalbeschwerden	• **Ursachen:** Ätiologie unbekannt • Evtl. endokrin bedingt	• Palpation • Negative Diaphanoskopie • Sono • CT • Rö • Labor: Tumormarker

Tab. 19.2 Symptome, Ursachen, Komplikationen, Hinweise und Diagnostik von Erkrankungen der männlichen und weiblichen Geschlechtsorgane (Abkürzungen ➤ S. VII) (Forts.)

Erkrankung	Symptome	Ursachen, Komplikationen, Hinweise	Diagnostik
Erkrankungen der Prostata			
Prostatitis	• Pollakis-, Dysurie, ggf. Hämaturie • Ausfluss aus der Harnröhre • Harnverhalt • Defäkationsprobleme, Druckgefühl in der Dammregion • Hohes Fieber, Schüttelfrost, ausgeprägtes Krankheitsgefühl bei Bakteriämie	**Ursachen:** • Meist aszendierende bakterielle Infektion z. B. nach Harnröhrenstriktur, iatrogen (Katheterbehandlung) • Sehr selten Übergreifen einer Entzündung der Nachbarorgane	• Anamnese • rektal-digitale Untersuchung • Abstrich, Kultur
	TIPP Die rektal-digitale Untersuchung der Prostata sollten Sie exakt erklären können. **CAVE** HP dürfen keine Kultur (Abstrich) anlegen.		
Benigne Prostatahyperplasie (BPH), **Prostatakarzinom**	• Irritative Symtpomatik: erhöhte Miktionsfrequenz, schmerzhafte Miktion, imperativer Harndrang, Inkontinenz, Restharngefühl • Obstruktive Symptomatik: abgeschwächter Harnstrahl, verlängerte Miktionszeit, Harnstottern, Nachträufeln, Restharn	• **Ursachen:** Ätiologie unbekannt • Evtl. hormonelle Einflussfaktoren	• Anamnese • Palpation (holzharte, unregelmäßig konturierte Prostata) • Labor: PSA ↑ • Sono • Rö • Ggf. Szinti • Endoskopie mit Biopsie
Erkrankungen von Eierstöcken, Eileitern und Gebärmutter			
Eileiter- und Eierstockentzündung (Adnexitis)	• Fluor • Evtl. Schmierblutung • Mäßiger Unterleibsschmerz • Starker, akuter Schmerz bei Komplikationen (Ruptur, Stildrehung) mit reduziertem AZ, Temperatur ↑ ↑	• **Ursachen:** Keimaszension z. B. bei Chlamydieninfektion (40 %) • **Begünstigende Faktoren:** geöffneter Muttermund z. B. bei Menstruation, Wochenbett, Zervixriss, Zervixpolyp, Spirale, Myom • **Komplikationen:** Eileiterverklebung (→ Sterilität), Chronifizierung, Endometritis, Abszess	• Palpation • Gynäkologische Abklärung (insb. Sono)
Eierstockzyste	• Zyklusstörungen • Mäßiger andauernder Unterleibsschmerz • Starker, akuter Schmerz	• **Ursachen:** Adnexitis • Oft Rückbildung • **Komplikationen:** Zystenruptur, Stildrehung	➤ Eileiter- und Eierstockentzündung
	CAVE Alle Ovarialzysten, rezidivierenden Ovarialentzündungen und eine Endometriose erfordern eine fachärztliche Abklärung (Ovarialkarzinom).		

Tab. 19.2 Symptome, Ursachen, Komplikationen, Hinweise und Diagnostik von Erkrankungen der männlichen und weiblichen Geschlechtsorgane (Abkürzungen ➤ S. VII) (Forts.)

Erkrankung	Symptome	Ursachen, Komplikationen, Hinweise	Diagnostik
Erkrankungen von Eierstöcken, Eileitern und Gebärmutter			
Karzinome von Ovarien, Uterus, Zervix und Gebärmutterkorpus	• Zyklusstörungen • Mäßiger bis deutlicher Unterleibsschmerz • Fremdkörpergefühl • Sekundäre Druckschmerzen • Darm- und Harnprobleme • Akuter Schmerz bei Komplikationen (Tumorruptur, Stildrehung) • Bei Ulzeration fleischwasserfarbener, süßlich riechender Ausfluss • Ggf. blutiger, eitriger Ausfluss, Kontaktblutung • B-Symptomatik (➤ 25.3.2) • Ovarialkarzinom: späte Symptome v. a. durch frühe Metastasierung → plötzlich schweres Krankheitsgefühl, AZ ↓, diffuse (Ober)Bauchbeschwerden, Aszites (Peritonealkarzinose), Kachexie	• **Ursachen:** meist unbekannte Ätiologie, prädisponierend evtl. familiäre Disposition, Infektion (Papilloma-, Parvoviren), Hygiene (z. B. Smegma), Östrogenstörung • **Risikofaktoren:** Adipositas, Hypertonie, Diabetes mellitus	• Anamnese • Palpation Eierstock • Hormonstatus (Östrogen ↑) • Sono
	HINWEISE Erfragen Sie bei jeder Patientin die Modalitäten der Menstruation. Diese können nicht nur Hinweise geben auf Erkrankungen der Geschlechtsorgane, sondern auch auf eine evtl. Anämie, endokrine Erkrankungen oder eine Schwangerschaft, die evtl. zahlreiche Symptome erklären kann.		
Endometriose	• Zyklusabhängige Beschwerden, Schmerz meist kurz vor der Periode • Dysmenorrhö, ggf. Hypermenorrhö • Dysurie • Ggf. Makrohämaturie und Blut im Stuhl • Evtl. Sterilität • Je nach Lokalisation: sehr starker therapieresistenter (Dauerdruck-)Schmerz auch extragenital möglich (z. B. im Rektalbereich, Bauchraum, Rücken, koital)	Zyklusabhängiges Wachstum von Gebärmutterschleimhaut außerhalb des Organs unbekannter Genese	• Anamnese • FOBT • Spekulumbefund: blaue knotige Vaginaverdickungen • Palpation: zyklusabhängige Verdickungen • Laparoskopie, Endoskopie
Erkrankungen der weiblichen Brust			
Brustentzündung (Mastitis)	• Druckschmerzhafter Knoten • Massives Spannungsgefühl • Harte Brust • Entzündungssymptome mit hohem Fieber und starkem Krankheitsgefühl • Axilläre LK ↑	**Ursachen:** • 50 % Mastitis puerperalis (im Wochenbett) • Häufig Staphylokokken-Infekt bei kleinen Verletzungen oder Milchstau • Hygienemangel	• Palpation • Inspektion

Tab. 19.2 Symptome, Ursachen, Komplikationen, Hinweise und Diagnostik von Erkrankungen der männlichen und weiblichen Geschlechtsorgane (Abkürzungen ➤ S. VII) (Forts.)

Erkrankung	Symptome	Ursachen, Komplikationen, Hinweise	Diagnostik
Erkrankungen der weiblichen Brust			
Mammakarzinom	• Nicht oder wenig schmerzhafter, unverschieblicher, einseitiger Knoten (meist oberer äußerer Brustquadrant) • Neu auftretender einseitiger Brustschmerz • Axillärer LK-Befall • Lokale Hauterscheinungen (Rötung, Lymphödem, Einziehungen, Ekzeme, Ulzerationen) • Selten Mamillensekretion (wässrig, blutig) • Übermäßige und/oder neue Asymmetrie der Brüste • Bei fortgeschrittenem Karzinom B-Symptomatik	• **Ursachen:** genetische Disposition (Verwandte 1. Grades) • **Risikofaktoren:** andere Tumoren, Adipositas, Diabetes mellitus, späte Menopause, späte Gravidität, keine Gravidität, frühe Menarche	• Anamnese • Palpation inkl. LK • Sono • Rö • Histologie
	TIPP Das Mammakarzinom ist ein häufiges Prüfungsthema. Es wird nicht selten über Metastasen (LK-Befunde) oder eine Pleuritis nach Mastektomie eingeführt. Sie sollten die Palpation der Mamma durchführen können und über die häufigsten Lokalisationen des Mammakarzinoms Bescheid wissen.		
Funktionelle Störungen der Frau			
Prämenstruelles Syndrom (PMS)	• Psychische Verstimmungen • Kreislauflabilität • Spannungsgefühl (Beine, Mamma) • Verdauungsstörungen mit Ü + E • Schlafstörungen • Ödembildung, Gewicht ↑ • Schmerzen des Bewegungsapparates	**Ursachen:** nicht abschließend geklärt, evtl. Progesteronstörung	Anamnese: mit dem Zyklus korrelierender Symptomenkomplex (meist ca. 10 Tage vor Menstruation)
Infektionskrankheiten mit Beteiligung der Geschlechtsorgane			
Gonorrhö (Tripper)	• Oft asymptomatisch • Evtl. Fieber • Evtl. Reiter-Trias • Mann: Urethritis, Zystitis mit Dysurie, Pollakisurie, Hämaturie, Eiter („Bonjour-Tropfen"), evtl. Prostatitis • Frau: Vaginitis, Adnexitis, Bartholinitis, Epididymitis, Eiter	• Erreger: Neisseria gonorrhoeae • Übertragung: sexuell, konnatal • IKZ: 3–7 Tage • Impfung: nein • **Komplikationen:** Sterilität, Iritis, Arthritis, Sepsis, Endokarditis, Pleuritis, Meningitis	• Anamnese (Symptome, Risiko, Partner) • Labor: Erregernachweis

Tab. 19.2 Symptome, Ursachen, Komplikationen, Hinweise und Diagnostik von Erkrankungen der männlichen und weiblichen Geschlechtsorgane (Abkürzungen ➢ S. VII) (Forts.)

Erkrankung	Symptome	Ursachen, Komplikationen, Hinweise	Diagnostik
Infektionskrankheiten mit Beteiligung der Geschlechtsorgane			
Lues (Syphilis)	• Evtl. asymptomatisch (latente Syphilis) • Primärstadium (3 Wo.): Ulcus durum (schmerzlose, münzgroße Ulzeration an der Eintrittspforte), regionäre indolente LK ↑ • Sekundärstadium (nach ca. 10 Wo.): Fieber, Kopfschmerzen, LK ↑, Condyloma lata, vielgestaltige Hauteffloreszenzen, Syphilide, Alopezie, Hepatitis, Karditis, Nephritis • Tertiärstadium: Gummen an Haut, Knochen • Quartärstadium = Neurosyphilis: progressive Paralyse, Pupillenstarre, Tabes dorsalis, psychiatrische und neurologische Symptome	• Erreger: Treponema pallidum • Übertragung: sexuell, Bluttransfusion, konnatal • IKZ: ca. 3 Wo. • Impfung: nein	• Inspektion (Primärläsion: Ulcus durum) • Erregernachweis
Ulcus molle (Weicher Schanker)	• Schmerzhafte, weiche Geschwüre an der Eintrittspforte (v. a. Penis, Scheide, Schamlippen) • LK ↑ (schmerzhaft, einseitig, ggf. aufbrechend)	• Erreger: Haemophilus ducreyi • Übertragung: sexuell • IKZ: 2–10 Tage • Impfung: nein	Erregernachweis

KAPITEL

20 Haut

20.1 Anatomie und Physiologie

Brainstorming

- **Kurzcharakteristik** und **Aufgaben** der Haut
- **Aufbau** der Haut und Schleimhaut
- **Anhangsgebilde** der Haut
- **Rezeptoren** der Haut

Kurzcharakteristik

Die Haut ist unsere äußere Hülle und grenzt den Organismus gegen die Umwelt ab.

Aufgaben

- Schutz gegen das Eindringen von Krankheitskeimen und gegen Strahlen
- Regelung des Wärme- und Wasserhaushalts
- Sinnesorgan

Aufbau der Haut (Dermis)

- **Oberhaut (Epidermis):** mehrschichtiges, verhornendes Plattenepithel; stärker ausgebildete Hornschicht an beanspruchten Stellen; enthält keine Blutgefäße, Ernährung durch Diffusion aus der darunter liegenden Lederhaut; besteht aus **fünf Schichten:**
  - Basalzellschicht
  - Stachelzellschicht: zusammen mit Basalzellschicht auch als „Keimzellschicht“ bezeichnet, da hier die Zellteilung stattfindet; Einlagerung von Melaninzellen zum Abfangen ultravioletter Lichtstrahlen
  - Körnerzellschicht: Zellen enthalten Keratohyalinkörnchen (Vorstadium von Horn)
  - Glanzschicht: enthält Elidin, eine Zwischenform von Keratohyalin zu Horn
  - Hornschicht: besteht aus platten, kernlosen Zellen, die mit Keratin (Hornstoff) gefüllt sind → guter Schutz gegen Eindringen von Krankheitskeimen
- **Lederhaut (Corium, Dermis):** Bindegewebe mit elastischen Fasern, Nerven, Blut- und Lymphgefäßen, Haarfollikeln, Talgdrüsen
- **Unterhaut (Subcutis):** enthält Fettzellen zur Nahrungsreserve, Wärmeisolierung und Polsterung

Schleimhaut (Mukosa, Tunica mucosa)

- Innenauskleidung von Körperhohlräumen und Sinnesorganen
- Enthält reichlich Becherzellen, die Schleim absondern
- **Aufbau:**
  - Epithelgewebe
  - Bindegewebe
  - Muskelschicht (im Verdauungstrakt)

Anhangsgebilde der Haut

- **Haare:**
  - Haarwurzel reicht bis ins Unterhautgewebe
  - Jedes Haar ist von einem Haarfollikel umgeben, in den eine Talgdrüse mündet, die Haut und Haare fettet
  - Jedes Haar ist mit einem kleinen Muskel (M. arrector pili) versehen, der die Haare bei Kälte oder Erregung aufrichtet („Gänsehaut“)
- **Nägel:**
  - Von der Oberhaut gebildete Hornplatten
  - Dienen dem Schutz der Fingerspitzen
- **Schweißdrüsen:**
  - Sind über den gesamten Körper verteilt
  - Finden sich v. a. in Achselhöhlen, an Stirn, Handflächen und Fußsohlen
  - Ein Ausführungsgang befördert den Schweiß zur Oberfläche und endet dort in einer Pore

Rezeptoren der Haut

- **Mechanorezeptoren:**
  - Meißner-Tastkörperchen → Berührung
  - Merkel-Tastscheiben → Druck
  - Vater-Pacini-Körperchen→ Tiefensensibilität, Vibrationsempfinden
  - Ruffini-Körperchen → Druck, Dehnung
  - Krause-Endkolben → Druck
- **Thermorezeptoren:** freie Nervenendigungen für Kälte- und Wärmeempfinden
- **Schmerzrezeptoren:** freie Nervenendigungen, die in fast allen Körperregionen vorkommen

20.2 Pathologie

Übersicht

Prüfungsrelevanz

- Neurodermitis, Psoriasis
- Erysipel, Impetigo contagiosa, exanthematöse Kinderkrankheiten, maligne Hauterkrankungen
- Erythema nodosum

Einteilung

Ekzematöse Hauterkrankungen	• Neurodermitis (atopisches Ekzem) • Psoriasis (Schuppenflechte) • Kontaktdermatitis
Allergische Hauterkrankungen	• Kontaktekzem • Neurodermitis • Urtikaria
Mykosen	• Dermatophyten (Fadenpilze) • Hefepilze (v. a. Candida)
Maligne Hauterkrankungen	• Basaliom • Spinaliom • Malignes Melanom
Weitere Hauterkrankungen	• Erythema nodosum (keine Krankheit, sondern ein Symptom) • Acne vulgaris • Warzen
Bakterielle Hauterkrankungen	• Erysipel • Impetigo contagiosa (➤ 21.3) • Gasbrand • Milzbrand
Virale Hauterkrankungen	• Herpes simplex • Herpes zoster (Gürtelrose)

20.2.1 Diagnostik

Leitsymptome

- Jegliche Effloreszenzen
- Missempfindungen (z. B. Pruritus, Schmerz, Parästhesien)

Einflussfaktoren

- Familiäre Disposition
- Atopische Konstitution
- Lebensphasen hormoneller Umstellungen (Säugling, Pubertät, Schwangerschaft, Menopause)
- Gestörte Melaninbildung unterschiedlicher Genese

20

- Reizungen der Haut durch Toxine, Allergene (Kleidung, Kosmetika, Berufsnoxen), thermische Belastung (Sonnenbrand, Verbrennungen, Kälte), chemische Belastung (Laugen, Säuren), Bakterien (z. B. Streptokokken), Strahlen, Licht, Windeln, synthetische Kleidung
- Medikamente, Alkohol, Stress, Bettlägerigkeit
- Neigung zur Fehlbildungen der Gefäße (Hämangiom [Feuermal])
- Zu häufiges Waschen

Relevante Untersuchungen und Befunde

- **Inspektion:**
  - Effloreszenzen jeglicher Art
  - Hautkolorit
  - Entzündungszeichen
  - Veränderungen der Haut
  - Fingernägel (z. B. Ölflecken, Tüpfel-, Glanznägel, Malabsorptionszeichen)
  - Parasitenbefall
  - Pruritus
  - Zusätzliche Unterlidfalte (Atopikerfalte)
  - Herthoge-Zeichen (Ausfall der seitlichen Partien der Augenbrauen z. B. bei atopischem Ekzem)

MERKE

Bedenken Sie, dass die Haut als Entgiftungsorgan (neben Niere und Leber) wirkt und schlecht heilende Läsionen, Herpes-Infektionen und Candidosen auf eine Immunschwäche hinweisen können.

- **Palpation:**
  - Verschieblichkeit, Überwärmung von Exanthemen
  - Ödemkonsistenz (Stemmer-Zeichen)
  - Dermographismus
  - Konsistenz der Effloreszenz
  - Schmerzen (Haut, Bewegungsapparat)
  - Krepitation
- **Labor:**
  - IgE (Allergie, Parasitenbefall)
  - Abstrich zum Erregernachweis

Effloreszenzenlehre

Trotz der Vielzahl an Hauterkrankungen gibt es eine begrenzte Zahl unterschiedlicher Reaktionsmuster der Haut. Man unterscheidet:

- **Erythem:** entzündliche Hautrötung
- **Exanthem:** entzündliche Hauterscheinungen auf großen Teilen der Haut mit bestimmter zeitlicher Abfolge (Beginn, Höhepunkt, Ende); klassisch z. B. bei Masern, Scharlach, Windpocken, Röteln
- **Ekzem:** nicht kontagiöse Entzündungsreaktion der Haut mit Juckreiz (Juckflechte)
- **Enanthem:** entzündliche Veränderung im Bereich der Schleimhäute

Die Einzelelemente, Effloreszenzen (lat. „Aufblühen") genannt (➤ Tab. 20.1), werden unterteilt in:

- **Primäre Effloreszenzen:** unmittelbar durch die Hauterkrankung hervorgerufen
- **Sekundäre Effloreszenzen:** entwickeln sich auf dem Boden von Primäreffloreszenzen, z. B. durch Entzündung

Tab. 20.1 Wichtige Fachbegriffe der Dermatologie

Effloreszenz	Definition
Primäre Effloreszenzen	
Fleck (Macula)	Umschriebene Veränderung im Hautniveau (durch Durchblutungsänderung, Änderung des Melaningehalts, Einblutung etc.), nicht erhaben
Papel (Papula)	Erhabene, kleiner als erbsengroße Verdickung der Haut durch Zunahme der Zellzahl oder Ablagerungen
Knoten (Nodus)	Erhabene, bis 1 cm große Hautveränderung
Tumor	Erhabene Hautveränderung, größer als 1 cm (Geschwulst, Knolle)
Quaddel (Urtika)	Kleines, umschriebenes Ödem (wie nach Brennnesselkontakt), juckend
Bläschen (Vesikula)	Mit Flüssigkeit gefüllte Erhebung der Haut, kleiner als erbsengroß
Blase (Bulla)	Mit Flüssigkeit gefüllte Erhebung der Haut, größer als erbsengroß
Pustel (Pustula)	Eiterbläschen
Zyste	Vorgeformter Hohlraum mit unterschiedlichem Inhalt (meist Drüsenprodukte)
Sekundäre Effloreszenzen	
Erosion (Erosio)	Oberflächlicher Defekt der Epidermis, der ohne Narbe abheilt
Exkoriation	Verlust des Oberflächenepithels, sichtbar als Blutung (Abschürfung, Kratzer)
Geschwür (Ulkus)	Bis in tiefe Hautschichten (Dermis) reichender Defekt, der schlecht und mit Narbenbildung abheilt
Schuppe (Squama)	Ablösbare Hornzellenkomplexe
Fissur, Rhagade	Einriss in die Haut, Schrunde; an Haut als Fissur, an Schleimhäuten als Fissur bezeichnet
Kruste	Auflagerung von Blut oder eingetrocknetem Serum
Narbe	Bindegewebiger Umbau von verletztem Gewebes

20.2.2 Ausgewählte Krankheiten, Hinweise und Tipps

- Bei Hauterkrankungen ist die Blickdiagnostik wichtig. Auch in der Prüfung werden häufig Abbildungen gezeigt. Deshalb sollten Sie sich frühzeitig mit entsprechenden Bildern vertraut machen. Es gibt zahlreiche Bücher, mit denen Sie dies üben können.
- Auf Fotos, die in Prüfungen gezeigt werden, ist oft nicht eindeutig zu erkennen, um welche Hauterscheinung es sich handelt: Lichteinflüsse oder Unschärfen des Bilds können dazu beitragen. Sprechen Sie daher zunächst ganz allgemein von einer „Effloreszenz".
- Bei Unklarheiten sollten Sie zunächst genau beschreiben, was Sie sehen, um dann ggf. Zustimmung oder Unterstützung vom Prüfer zu erhalten.

Neurodermitis – Psoriasis (> Tab. 20.2)

Tab. 20.2 Differenzialdiagnostik von Neurodermitis und Psoriasis

	Neurodermitis	Psoriasis
Ursachen	Häufig aufgrund einer atopischen Disposition	• Häufig bei hellhäutigen Menschen • Erbliche Vorbelastung
Symptome	• Beginn meist im frühen Kindesalter • Juckreiz • Rötung • Nässen • Schuppung • Krustenbildung	• Scharf begrenzte, rötliche, mit silberweißen Schuppen bedeckte Herde, häufig juckend • Bei Ablösung der oberen Schuppen erscheint dünne Epidermis („letztes Häutchen"), bei deren Entfernung es zu einer punktförmigen Blutung kommt („blutiger Tau", Auspitz-Phänomen)
Prädilektionsstellen	• Beim Kleinkind v. a. Wangen und behaarter Kopf (Milchschorf) • Ab 2. Lj. zunächst Streckseiten der Extremitäten, später Gelenkbeugen, Gesäß • Bei Erwachsenen: Gelenkbeugen, Gesicht, Hals, Nacken, Schulter und Brust	• Ellenbogen • Knie • Behaarter Kopf • Kreuzbeingegend
Weitere Hauterscheinungen	• Weißer Dermographismus (sichtbare weiße „Hautschrift" nach Reizung mit spitzem Gegenstand) • Atopiker-Falte • Glanznägel (durch häufiges Kratzen abgenutzt)	• Tüpfelnägel (stecknadelkopfgroße, napfförmige Einziehungen) • Ölflecknägel (gelbliche Verfärbungen) • Krümelnagel (Zerstörung der Nagelplatte)

Bösartige Hauterkrankungen (> Tab. 20.3)

Tab. 20.3 Differenzialdiagnostik maligner Hauterkrankungen

Parameter	Basaliom	Spinaliom	Malignes Melanom
Lokalisation	Vor allem Gesicht (Augenumfeld ca. 90 %)	• Chronisch entzündete, lichtexponierte und strahlengeschädigte Haut • Häufig an Übergangstellen zwischen Haut und Schleimhaut (Lippen, After, Penis, Vulva)	Entwickeln sich aus Muttermalen oder auf gesunder Haut
Wachstum	• Langsam • Geschwürbildung • Zerstörerisches Wachstum in die Umgebung	Zerstörerisches Einwachsen in das Gewebe	• In die Tiefe • Horizontal
Aussehen	• Hautfarbenes, glänzendes Knötchen • Später eingesunkener Tumor mit Randwall (perlmuttartig) und Teleangiektasien	• Harter Tumor • Schmerzlos	• Weiche, dunkelbraune, violette, bläuliche oder schwarze Knoten • Ggf. mit entzündlichem Hof
Metastasierung	Kaum Metastasierung (semimaligner Tumor)	Lymphogen	Lymphogen und hämatogen
Prognose	Gut bei schneller Behandlung	Schlecht	Sehr bösartig

20

Folgende Symptome sind malignomverdächtig und müssen immer von einem Hautarzt abgeklärt werden:

- Hautveränderungen mit schnellem Wachstum und schlechter Abheilung
- Schnelle Größenzunahme eines Muttermals
- Entzündeter Hof um ein Muttermal
- Zunehmende Pigmentierung
- Geschwürbildung, Blutung
- Anschwellen lokaler Lymphknoten
- Jucken, Schmerzen oder Parästhesien in der Geschwulst (Wunde „arbeitet")

Erysipel

- **Ursachen:** Infektion mit β-hämolysierenden Streptokokken der Gruppe A auf vorgeschädigter Haut (kleine Läsionen, Ulcus cruris, Fußpilz, Lymphödem)
- **Symptome:**
  - Hohes Fieber, evtl. mit Schüttelfrost
  - Kopfschmerzen
  - Erbrechen
  - Starke Rötung des betroffenen Hautbezirks (später evtl. mit flammenförmigen Ausläufern), oft scharf begrenzt
  - Schwellung, Schmerzen
  - Lokalisation: v. a. Gesicht und Unterschenkel

MERKE

Das Erysipel müssen Sie von anderen Hautrötungen auf jeden Fall abgrenzen können. Der Erreger des Erysipels fällt unter § 34 IfSG, somit besteht Behandlungsverbot für Heilpraktiker.

Erythema nodosum

Das Erythema nodosum ist eine akute allergische Reaktion der Haut, die im Zusammenhang mit verschiedenen Erkrankungen auftritt. Es handelt sich um bis 5 cm große, leicht erhabene, rötlich bläuliche (manchmal auch gelb-grüne) Knoten, die v. a. symmetrisch an den Unterschenkelstreckseiten auftreten. Sie sind druckschmerzhaft.

MERKE

Denken Sie bei einem Erythema nodosum v. a. an Tbc, Streptokokkeninfekte, Lymphogranuloma inguinale, Sarkoidose und Morbus Crohn.

Spickzettel

Wenn Sie in der mündlichen Prüfung einen Fall lösen müssen und bereits einen Organverdacht haben, können Sie mit wenigen Fragen und Untersuchungen dieses Organ „checken". Sie sollten auch wissen, welche Laborparameter zu dem Organ gehören und welcher Facharzt ggf. zuständig ist.

- **Anamnese, Leitsymptome:** jegliche Effloreszenzen, Reizungen, Pruritus, Entwicklung der Effloreszenz
- **Inspektion:** Hautkolorit, Fingernägel (z. B. Ölflecken, Tüpfel), Parasitenbefall, Atopie-Falte
- **Untersuchung:** Dermographismus, Konsistenz der Effloreszenzen
- **Labor:** IgE (Allergie, Parasitenbefall), Abstrich (z. B. Mykose)
- **Weiterführende Untersuchungen:** durch den **Dermatologen** (Dermatoskopie, Biopsie)

20.3 Crashkurs: Hauterkrankungen (> Tab. 20.4)

Tab. 20.4 Symptome, Ursachen, Komplikationen, Hinweise und Diagnostik von Erkrankungen der Haut (Abkürzungen > S. VII)

Erkrankung	Symptome	Ursachen, Komplikationen, Hinweise	Diagnostik
Ekzematöse Erkrankungen			
Neurodermitis (atopische Dermatitis)	• Frühsymptome beim Kleinkind: Nässen und Krustenbildung v. a. an Wangen und behaartem Kopf (Milchschorf) • Hauttrockenheit mit Juckreiz, Rötung, Schuppung (v. a. Gelenkbeugen und häufig Gesäß, LWS-Bereich) • Beim Erwachsenen auch Gesicht, Hals, Nacken, Schulter und Brust betroffen • Haut glanzlos und trocken, Oberflächenrelief vergröbert (→ Lichenifizierung) • Weißer Dermographismus • Atopiker-Falte • Glanznägel durch Kratzen	• **Ursachen:** nur zum Teil bekannt: – Immunologische Dysregulation der Haut – Psycho- und neurovegetative Störungen – Genetische Veranlagung – Umweltfaktoren (Allergene, Winter, Frühjahr) • **Komplikationen:** Superinfektionen der Effloreszenzen	• Anamnese (Lokalisation, Familie, Auslöser) • Labor: – IgE ↑ – Eosinophile ↑ – Allergie-Tests
Psoriasis (Schuppenflechte)	• Meist scharf begrenzt • Juckend • Erythematös, zunächst (hell)rötlich, dann silberweiße Schuppung • Beginn: oft Ellenbogen mit Ausdehnung v. a. auf Streckseiten der Extremitäten, Knie, Kreuzbeingegend, behaarten Kopf • Phänomen des letztes Häutchens, des blutigen Taus (= Auspitz-Phänomen) und Kerzenfleck-Phänomen • Nagelveränderungen (Tüpfel-, Ölfleck-, Krümelnägel) • Evtl. vergesellschaftet mit Arthritis (Knie, Hand)	• Epidermisbildung ↑ • Allergene • **Auslöser:** evtl. fieberhafte Infekte, Trauma, Stress • Familiäre Häufung	• Familienanamnese • Auslöser • Labor: Allergie-Tests • Histologie
Kontaktdermatitis	• **Akutes Kontaktekzem:** – Erythem – Ödem – Bläschen – Erosionen bei sich ablösenden Bläschendecken – Pruritus – Spannungs- und Wärmegefühl • **Chronisches Kontaktekzem:** – Lichenifizierung – Hyperkeratose – Rhagadenbildung	• **Toxisches Kontaktekzem:** direkt (nicht allergisch) durch schädigende Substanz, z. B. UV-Licht (Sonnenbrand), Chemikalien (v. a. Kosmetika, Baustoffe) • **Allergisches Kontaktekzem, Photodermatitis:** Immunreaktion vom Spättyp, evtl. erst nach Lichtexposition • **Toxisch-degeneratives Ekzem:** toxisches Kontaktekzem auf vorgeschädigter Haut	• Anamnese • Epikutantest

Tab. 20.4 Symptome, Ursachen, Komplikationen, Hinweise und Diagnostik von Erkrankungen der Haut (Abkürzungen ➤ S. VII) (Forts.)

Erkrankung	Symptome	Ursachen, Komplikationen, Hinweise	Diagnostik
Neoplasien			
Basaliom	• Meist Lokalisation im Gesicht (Augenumfeld) • Blutung, schlechte Heilung von Effloreszenzen an den betroffenen Stellen • Vorwiegend hell-rötlich oder blass • Teleangiektasien am Rand der Läsion • **Oberflächliches und Rumpfhaut-Basaliom:** – Flach rötlich – ø 3–4 cm – Leicht schuppend – Selten isoliert • **Knotiges Basaliom:** – Perlschnurartiger Rand – Mitte eingedellt – Gefäßzeichnung (v. a. am Rand) • **Sklerodermieformes und sklerosierend wachsendes Basaliom:** – Schnell wachsend – Blasse, gespannte Haut – Nah versprengte maligne Zellen – Seltene Metastasierung	• **Ursachen:** – Langsam wachsend (semimaligne) – Sonnenexposition ↑ – Arsenexposition • **Komplikationen:** Ulcus rodens (Ulzeration in die Tiefe)	• Anamnese (Sonne, Risiken, Veränderungen der Tumorherds) • Auflichtmikroskopie • Histologie • Rö (Metastasen?) • Knochenszinti • Sono
Spinaliom (spinozelluläres Karzinom, Stachelzellkarzinom)	• Gelblich-braune Hyperkeratose • Zuerst kleiner schmerzloser Knoten • Schuppig-verhornend • Schnell wachsend, ulzerierend • Frühzeitige lymphogene Metastasierung	• **Ursache:** Wucherung der Stachelzellen • **Verhornendes Spinaliom:** – Meist auf chronisch entzündeter Haut – Sonne – Rö – Narben • **Nicht-verhornendes Spinaliom:** – Meist auf Schleimhäuten – Bei Pfeifenrauchern (→ Lippe) – Vaginalkarzinom • **Komplikationen:** Metastasierung → Leber, Lunge, Hirn, LK	• Anamnese (Sonne, Risiken, Veränderungen der Tumorherds) • Auflichtmikroskopie • Histologie • Rö (Metastasen?) • Knochenszinti • Sono

Tab. 20.4 Symptome, Ursachen, Komplikationen, Hinweise und Diagnostik von Erkrankungen der Haut (Abkürzungen ➤ S. VII) (Forts.)

Erkrankung	Symptome	Ursachen, Komplikationen, Hinweise	Diagnostik
Neoplasien			
Malignes Melanom (MM)	• Rasches (meist vertikales) Wachstum • Zunahme der Pigmentierung (meist blauschwarze Verfärbung mit rötlich-entzündlichem Hof) • Bräunliche Pigmentierung am Rand des Tumors • Gelegentlich amelanotisch (hautfarben) • Höckerige Oberfläche, oft bizarre Form • Leicht verletzlich mit Blutungsneigung der Effloreszenz → Ulzeration • Regionäre LK-Metastasen (→ Satelliten-Knötchen) • Parästhesien (Schmerzen, Juckreiz, „es arbeitet in der Geschwulst") • **Noduläres MM:** – Unregelmäßig pigmentiert – Manchmal amelanotisch • **Superfiziell-spreitendes Melanom (SSM):** – Weit horizontal wachsend – Unregelmäßig pigmentiert, ggf. rosa-weiß (amelanotisches Melanom) – Kleine Papeln	**Ursachen:** • Meist von Melanozyten, ggf. Mukosa, Choroidea oder Meningen ausgehender Tumor • Lentigo maligna-Melanom (LMM): langsames, flächenhaftes Wachstum im hohen Alter	• Anamnese (Sonne, Risiken, Veränderungen der Tumorherds) • Auflichtmikroskopie • Histologie • Rö (Metastasen?) • Knochenszinti • Sono
Weitere Erkrankungen			
Erythema nodosum	• Roter, bis 5 cm großer, unscharf begrenzter und nur gering erhabener druckschmerzhafter Knoten • Teigig-derbe Konsistenz • Livid-rötlich bis gelb-grün • Symmetrisch an Unterschenkelstreckseiten, Knie- und Fußgelenk, seltener Unterarmen und LWS • Häufig Krankheitsgefühl • Kopf- und Gelenkschmerzen • Mäßiges Fieber	• Immunkomplexvaskulitis • Begleitend v. a. bei Tbc, Streptokokken-Infekt, Lymphogranuloma inguinale, Ornithose, Yersiniosen, Sarkoidose, Morbus Crohn	• Blutbild • BSG ↑

Tab. 20.4 Symptome, Ursachen, Komplikationen, Hinweise und Diagnostik von Erkrankungen der Haut (Abkürzungen ➤ S. VII) (Forts.)

Erkrankung	Symptome	Ursachen, Komplikationen, Hinweise	Diagnostik
Weitere Erkrankungen			
Acne vulgaris	• Unterschiedliche Schweregrade • Insbesondere auf Gesicht, Schulter, Rücken, Brust • Pusteln • Komedonen (Mitesser) • Lokale Entzündung • Ausbreitung über weite Teile des Körpers	• **Ursachen:** – Bakterielle und chemische Reizung – Zerstörung der epidermalen Zellen und Narbenbildung – Androgen-Wirkung auf die Talgdrüsen der Haarfollikel • **Altersgipfel:** häufig als Pubertätsakne (> 80 %) • **Auslöser:** evtl. diverse Nahrungs- und Genussmittel, Klimaeinwirkungen, Menses, Vitaminmangel, psychogene Faktoren, Immunsuppression	• Anamnese • Inspektion
Infektionskrankheiten mit Beteiligung der Haut			
Erysipel (Wundrose)	• Fieber, Schüttelfrost • Evtl. Erbrechen • Erythem: – Rasch ausbreitend – Schmerzhaft – Scharf begrenzt – Feuerrot – Ggf. Ödem- und Blasenbildung • Lokalisation: v. a. Unterschenkel, Gesicht, Unterarm, einseitig • Regionäre LK ↑	• Erreger: v. a. β-hämolysierende Streptokokken der Gruppe A • Übertragung: Kontakt-, Schmierinfektion einer Wunde oder kleinen Hautläsion • IKZ: wenige Stunden • Impfung: nein • **Komplikationen** (je nach Lokalisation): Gangrän, Nekrose, Glottisödem, Lymphangitis, Glomerulonephritis, Sinusvenenthrombose, Sepsis	• Blutbild: Leukos ↑ • BSG ↑ • CRP ↑ • ASL ↑
Gasbrand (Gasödem)	• Begrenzte feuchte Gangrän mit Luft-Ödem • Bräunliches, übel riechendes Sekret • Zuerst lokale Wundinfektion → Generalisierung • Toxine → massive Hämolyse, Zyanose, Fieber, Schock	• Erreger: Clostridium perfringens • Übertragung: Schmierinfektion • IKZ: 1–5 Tage • Impfung: nein • **Komplikationen:** Multiorganversagen	• Palpation: Krepitation • Erregernachweis im Abstrich
Milzbrand (Anthrax)	• **Hautmilzbrand:** – Karbunkel, meist an Hand, Vorderarm, Gesicht → Nekrose → schwarzer Schorf – Lymphangitis bzw. -adenitis • **Lungenmilzbrand** (selten) • **Darmmilzbrand** (sehr selten)	• Erreger: Bacillus anthracis • Übertragung: Kontakt mit Tierhäuten, Fell, Nahrungsmittel • IKZ: 1–7 Tage • Impfung: nein • **Komplikationen:** Sepsis, hochfieberhafte Pneumonie, Darm-, Milzgeschwulste	• Inspektion • Sputum, Stuhl, Urin, Blut → Erregernachweis, AK

Tab. 20.4 Symptome, Ursachen, Komplikationen, Hinweise und Diagnostik von Erkrankungen der Haut (Abkürzungen ➤ S. VII) (Forts.)

Erkrankung	Symptome	Ursachen, Komplikationen, Hinweise	Diagnostik
Infektionskrankheiten mit Beteiligung der Haut			
Herpes simplex	• Meist an Lippen, Naseneingang, Genitalien • Zunächst Juckreiz, Spannungsgefühl • Später gruppierte Bläschen mit klarem Inhalt auf gerötetem Grund • Lokaler Schmerz • Später Krustenbildung • Evtl. regionale LK ↑ • **Formen:** – Mundbereich: als Primärinfektion **Stomatitis aphthosa** (Mundfäule), als Rezidiv **Herpes labialis** – **Herpes genitalis**	• Erreger: Humanes-Herpes-Virus • Übertragung: Tröpfchen-, Kontakt-, Schmierinfektion, perinatal • IKZ: 1–10 Tage • Impfung: nein • Reaktivierung von in Ganglien persistierenden Viren → fakultativ neurotrope Viruserkrankung • Reaktivierung meist bei Immunsuppression • Oft inapparent, jedoch auch letale Verlaufsformen	• Inspektion • Anamnese • Virusnachweis
Herpes Zoster (Gürtelrose)	• Lokales, leicht schmerzendes Erythem, meist halbseitig → Ausbreitung im Dermatom → Bläschen • Schmerzhafte LK • Anhaltende neuritis-artige Schmerzen • Sonderformen: Gesichtszoster durch Ausfälle der Hirnnerven (Zoster ophthalmicus, Zoster oticus)	• Erreger: Varizella-Zoster-Virus • Übertragung: endogene Reinfektion • IKZ: 1–2 Wo. • Impfung: aktiv • Reaktivierung ist häufig Folge einer Immunsuppression	• Klinik • AK im Blut
	MERKE Herpes, Leukoplakien und Candidosen aller Art weisen häufig auf eine Immunsuppression hin. Schließen Sie z. B. eine Leukämie, eine HIV-Infektion oder andere gravierende Erkrankungen stets aus.		

KAPITEL

21 Das kranke Kind

21.1 Allgemeine Hinweise

Zunehmend legen Eltern Wert auf eine naturheilkundliche und/oder ganzheitliche Behandlung Ihrer Kinder. Welches Kind hat nicht schon einmal „Kügelchen" bei Halsschmerzen bekommen oder wurde etwa bei unklaren Schreiattacken einem osteopathisch arbeitenden Heilpraktiker vorgestellt? Seit einigen Jahren bieten viele Versicherer Zusatzversicherungen für Heilpraktikerbehandlungen an, die gerade für Kinder sehr günstig sind, sodass der Besuch beim Heilpraktiker eine attraktive Alternative zum Kinderarzt geworden ist. Wir möchten Sie in diesem Kapitel auf einige Besonderheiten hinweisen, die bei der Untersuchung des Kindes zu beachten sind. Bei der Auswahl der dargestellten Krankheiten haben wir natürlich wieder auf Prüfungsrelevanz geachtet und in diesem Zusammenhang weisen wir Sie auch hier auf Grenzen hin, die Sie als Heilpraktiker beachten müssen.

21.2 Pathologie

Übersicht

Erstellen Sie sich eigene Übersichten, um sich die Kinderkrankheiten strukturiert zu erarbeiten. Nutzen Sie dazu die Kopiervorlagen im Anhang (➤ 27.3.2).
Die Crashkurs-Tabelle listet Symptome, Ursachen, Komplikationen und Diagnostik der prüfungsrelevanten Krankheiten auf.

Prüfungsrelevanz

- Otitis media, Infektionskrankheiten (v. a. „Kinderkrankheiten" und Meningitis)
- Pseudokrupp, Epiglottitis
- Akute lymphatische Leukämie, Läusebefall

Einteilung

Allgemein	• Säuglingskoliken • Fieberkrampf • „Schreikinder" • Neugeborenenikterus • Rachitis
Infektionskrankheiten	• Masern • Mumps • Röteln • Windpocken • Scharlach • Keuchhusten • Impetigo contagiosa • Läusebefall • Meningitis • Skabies
Angeborene Herzfehler	• Ventrikelseptumdefekt, Vorhofseptumdefekt • Offener Ductus Botalli

Atemwege	• Pseudokrupp • Epiglottitis • Asthma bronchiale • Aspiration • Pneumonie
HNO	Otitis media
Harnapparat	Harnwegsinfekt
Magen-Darm-Trakt	• Pylorusstenose • Nahrungsunverträglichkeiten • Akute Appendizitis
Bösartige Erkrankungen	• Wilms-Tumor (Nierentumor) • Akute lymphatische Leukämie • Gehirntumor • Ewing-Sarkom

21.2.1 Diagnostik

Kinder können – je nach Alter – oft noch nicht deutlich artikulieren, was ihnen fehlt. Deshalb muss man sich bei der Anamnese auf die Aussagen der Eltern stützen. Darüber hinaus sollten bei einem kranken Kind auf jeden Fall folgende Untersuchungen durchgeführt werden:

- Fiebermessung (Entzündung, Infekt?)
- Otoskopie (Otitis media?)
- Inspektion, Palpation und Perkussion der Bauchdecke (Blähungen, Koliken, Nabelbruch?)
- Palpation der Lymphknoten (lokale Schwellung bei akutem Infekt?)
- Auskultation von Herz und Lunge (angeborener Herzfehler, bronchialer Infekt?)
- Neurologischer Status (Krampf, Lähmung?)
- Inspektion (Trauma?)
- Blutdruck- und Pulsmessung

Je nach Befund und betroffenen Organen können weiterführende Untersuchungen hilfreich sein, die in den entsprechenden Kapiteln aufgeführt sind.

MERKE

Beachten Sie, dass bei Kindern und Säuglingen andere Normwerte gelten, als bei Erwachsenen.
- Säuglinge: RR 80–90/50 mmHg, Puls 140/Min.
- Kinder: RR 90/60 mmHg, Puls 100–120/Min.

Besonderheiten bei Säuglingen

Neben der körperlichen Untersuchung gibt es einige Signale, die wir beim Säugling beachten müssen und die wir von den Eltern auch erfragen können (➤ Tab. 21.1).

Tab. 21.1 Fragen für die Anamnese bei Säuglingen

Anamnese	Hinweis auf …
Trinkt der Säugling genug? Erbricht er nach dem Trinken? Gedeiht er gut?	Mit diesen Fragen bekommen Sie erste Hinweise auf das Allgemeinbefinden des Säuglings.
Ist er wach oder apathisch? Schläft er außergewöhnlich viel?	
Krümmt oder überstreckt er sich?	Säuglingskoliken
Ist der Säugling schreckhaft?	Rachitis
Schreit er ohne erkennbaren Anlass?	Halswirbelblockade (während der Geburt erworben), Säuglingskoliken

21.2.2 Ausgewählte Krankheiten, Hinweise und Tipps

Grenzen des Heilpraktikers

Es gibt viele harmlose Beschwerden im Säuglingsalter, die gut vom Heilpraktiker behandelt werden können. Einige Beispiele dafür sind: Säuglingskoliken, Zahnungsbeschwerden, Einschlafstörungen, leichte Fälle von Verstopfung und Durchfall (cave: bei Durchfall besteht beim Säugling rasch die Gefahr der Austrocknung), Hautprobleme wie Kopfgrind, Wundsein, Hitzepickel. Wir gehen aber in diesem Kapitel nicht weiter darauf ein, denn wir möchten Sie – auch mit Blick auf Ihre Prüfung – besonders auf Ihre Sorgfaltspflicht und Ihre Grenzen hinweisen. Gerade bei Kindern bedarf es einiger Erfahrung bei der Untersuchung und Behandlung und Sie sollten auch in der Prüfung deutlich machen, dass Sie den Kinderarzt nicht ersetzen möchten. ➤ Tab. 21.2 listet einige Krankheiten auf, die auf jeden Fall in schulmedizinische Hände gehören.

Tab. 21.2 Krankheiten, die in die Hände des Kinderarztes bzw. Schulmediziners gehören

Krankheit	Leitsymptome	Erforderliche Maßnahmen des Kinderarztes
Neugeborenenikterus	• Gelbfärbung der Haut • Schläfrigkeit • Einschlafen bei Trinken	UV-Bestrahlung (i. d. R. im Krankenhaus)
Nabelinfektion (Neugeborenes)	Eitriges Sekret aus dem Bauchnabel (kann zur Sepsis führen)	Antibiotikagabe
Herzfehler (Neugeborenes, Säugling)	• Schwäche • Zu schlapp zum Trinken • Häufige Atemwegsinfekte • Evtl. Zyanose • Pathologisches Herzgeräusch (➤ 12.2, ➤ 12.3)	Überweisung zum Kinderkardiologen, ggf. Operation
Pylorusstenose (Magenpförtnerkrampf; Säugling)	• Schwallartiges Erbrechen nach jeder Nahrungsaufnahme • Bauchkrämpfe • Häufiges Schreien	Nicht jedes „Speikind" hat eine Pylorusstenose, doch wenn es dem Kind dabei schlecht geht und es schlecht gedeiht, muss der Kinderarzt hinzugezogen werden.
Fieberkrampf	• Hohes Fieber • Krampfanfall meist bei Fieberanstieg • Dauer des Krampfes bis zu 15 Min.	Diagnostik, Ausschluss von Epilepsie u. a. neurologischen Erkrankungen, Gabe von Diazepam (verschreibungspflichtig)
Meningitis (bakterielle)	• Hohes Fieber • Extreme Reizempfindlichkeit (Licht, Lärm, Berührung) • Schwallartiges Erbrechen • Evtl. Apathie	Stationäre Behandlung erforderlich
Krankheiten mit Atemnot (Erstickungsgefahr)		
Pseudokrupp	• Atemnot, Stridor • Bellender Husten • Mäßiges Fieber • Heiserkeit • Unruhe	Gabe von Glukokortikoiden und anderen verschreibungspflichtigen Medikamenten
Epiglottitis	• Atemnot, Stridor • Hohes Fieber • Kloßige Sprache • Schluckstörung • Speichelfluss • Halsschwellung	Stationäre Behandlung, Antibiotikagabe, evtl. Intubation
Akuter Asthma-Anfall bronchiale	• Husten • Atemnot, Tachypnoe • Tachykardie • Zyanose • Unruhe	Gabe von krampflösenden, schleimlösenden, abschwellenden Mitteln (Glukokortikoide und andere verschreibungspflichtige Medikamente)
Aspiration	• Atemnot • Inspiratorischer Stridor	Arzt erforderlich, wenn das Aspirierte durch kopfüber Halten und Klopfen auf den Rücken nicht ausgespuckt bzw. erbrochen wird.

Masern, Röteln, Windpocken, Scharlach

Die meisten der typischen Kinderkrankheiten dürfen vom Heilpraktiker **nicht behandelt werden,** da sie unter das Behandlungsverbot (§ 24 IfSG) und die Meldepflicht fallen. Zu ihnen zählen: Masern, Windpocken, Scharlach, Röteln, Mumps, Keuchhusten, infektiöse Borkenflechte und der Befall von Läusen. Auch wenn wir diese Krankheiten nicht behandeln dürfen, müssen wir sie ggf. erkennen. Bei den vier Krankheiten Masern, Röteln, Windpocken und Scharlach kann anhand des Hautausschlages leicht eine Differenzierung vorgenommen werden (➤ Tab. 21.3).

Impetigo contagiosa (Borkenflechte)

Die Borkenflechte ist eine recht häufig auftretende Erkrankung bei Kindern. Wichtiges Differenzierungsmerkmal, z. B. zu Windpocken, ist die **Lokalisation:** Die Ausbreitung der Borkenflechte umfasst v. a. diejenigen Bereiche, die von den

21

Tab. 21.3 Differenzialdiagnostik von Hautexanthemen bei Kinderkrankheiten

Parameter	Masern	Windpocken	Scharlach	Röteln
Exanthem	• Makulo-papulös • Konfluierend • Beginn mit 2. Fieberanstieg hinter den Ohren • Ausbreitung über Gesicht und Körper	• Ausbruch mit Krankheitsbeginn • Verschiedene Stadien (Fleck, Bläschen, Pustel, Kruste) über Körper verteilt („Sternenhimmel") • Auch Kopfhaut und evtl. Schleimhaut befallen • Stark juckend	• Stecknadelkopfgroße, dicht stehende Flecke, samtartig • Ausbreitung v. a. in Leisten- und Achselgegend • Beginn am 2. Krankheitstag	• Linsengroße, wenig erhabene blassrote Flecke • Nicht konfluierend • Beginn im Gesicht, dann Ausbreitung über Körper • Exanthem kann fehlen
Symptome	• Hohes Fieber, zweigipfliger Verlauf • Verrotzt, verheult, verquollen • Häufig mit Konjunktivitis • Koplik-Flecken an Wangenschleimhaut	• Mäßiges Fieber • Quengelige Kinder (wegen des starken Juckreizes) • Meistens harmlos	• Plötzlich hohes Fieber • Halsschmerzen • Zunge zunächst weiß belegt, am 3. Tag „Himbeerzunge" • Periorale Blässe	• Meist harmloser Verlauf • Geschwollene LK im Nacken, evtl. andere LK-Regionen • Subfebrile Temperatur, evtl. kein Fieber

Händen erreicht werden können (Verbreitung v.a. durch Kratzen im Gesicht, am Kopf und den Händen).

Impfung und Impfberatung

Bei diesem Thema können Sie in der Prüfung leicht auf Glatteis geraten. Auf der einen Seite ist eine Impfung durch den Heilpraktiker rechtlich problematisch, auf der anderen Seite gibt es unter den Eltern oft große Unsicherheit bei der Impfentscheidung und sie fragen ihren Heilpraktiker um Rat.

Wir dürfen als Heilpraktiker hinsichtlich dieser Frage beraten und es ist uns auch erlaubt, eine kritische Haltung zu diesem Thema zu haben. Wenn Sie beabsichtigen, Kinder in Ihrer Praxis zu behandeln, dann ist es unumgänglich, sich möglichst objektiv mit dem Für und Wider von Impfungen auseinanderzusetzen. Informieren Sie sich auch über die Empfehlungen der ständigen Impfkommission (STIKO) und weisen Sie auf eine zusätzliche Beratung durch den Kinderarzt hin. Ziel einer Beratung sollte immer sein, die Eltern zu einer eigenen Entscheidung zu befähigen.

21.3 Crashkurs: Erkrankungen bei Kindern (➤ Tab. 21.4)

Tab. 21.4 Symptome, Ursachen, Komplikationen, Hinweise und Diagnostik von Erkrankungen bei Kindern (Abkürzungen ➤ S. VII)

Erkrankung	Symptome	Ursachen, Komplikationen, Hinweise	Diagnostik
Impetigo contagiosa (Borkenflechte)	• Lokalisation: oft Gesicht, Hals, Hände • Pruritus • (Hellrote) Makulae → < 1 cm eitrige Pustulae • Rasches Platzen → Verkrustung (honiggelb bis braun) • Ggf. Ulzerationen	• Erreger: Staphylokokken, Streptokokken der Gruppe A • Übertragung: direkter Kontakt • IKZ: 2–10 Tage • Impfung: nein • **Komplikationen:** Sekundärinfekte (Glomerulonephritis)	• Anamnese (Umfeld, Eintrittspforte, Entwicklung der Effloreszenz) • Klinik
Keuchhusten	➤ 14.3		
Masern (Morbilli)	• **Prodromalstadium:** – Husten, Fieber: 38–40 °C – Konjunktivitis, Lichtscheuheit – Verstimmung – Enanthem (Koplik-Flecken) • Fieberfreies Intervall (1–2 Tage) • Erneuter Fieberanstieg bis ca. 40 °C • **Organstadium:** – Exanthem: Beginn hinter den Ohren (großfleckig → konfluierend → generalisiert) – Evtl. kleieförmige Abschuppung	• Erreger: Masernvirus (Morbillivirus) • Übertragung: Tröpfcheninfektion • IKZ: 10–14 Tage • Impfung: aktiv • **Komplikationen:** – Meningoenzephalitis – Bronchopneumonie – Otitis media	Klinik
Mumps (Parotitis epidemica, Ziegenpeter)	• **Prodromalstadium:** Fieber 38–39 °C • **Organstadium:** – Parotisschwellung, meist einseitig – Fieber ↑ ↑ – Ödeme – LK ↑ – Rückgang nach 5–8 Tagen	• Erreger: Mumpsvirus (Paramyxovirus) • Übertragung: Tröpfcheninfektion • IKZ: 14–24 Tage • Impfung: aktiv • **Komplikationen:** – Orchitis → Sterilität – Meningitis – Neuritis (N. VIII) – Pankreatitis	• Klinik • Rachenabstrich • Blut • Erregernachweis • AK-Titer
Ringelröteln (Erythema infectiosum)	• 50 % symptomlos, oft ohne Fieber • Meist akuter Beginn mit Exanthem, selten Prodromi • Exanthem auf Wangen („Ohrfeigenexanthem“), ringelförmig, später konfluierend • Exanthem wandert, erscheint an einer Stelle, blasst ab, erscheint dann an anderer Stelle und breitet sich von oben nach unten aus • Periorale Blässe	• Erreger: Parvovirus • Übertragung: Tröpfcheninfektion • IKZ: 1–2,5 Wo. • Impfung: nein • **Nicht meldepflichtig**	• Klinik • AK-Nachweis

Tab. 21.4 Symptome, Ursachen, Komplikationen, Hinweise und Diagnostik von Erkrankungen bei Kindern (Abkürzungen ➤ S. VII) (Forts.)

Erkrankung	Symptome	Ursachen, Komplikationen, Hinweise	Diagnostik
Röteln (Rubeola)	• Evtl. Fieber 38–38,5 °C • Häufig inapparenter Verlauf • Exanthem: hellrot, fein, einzelstehend, linsengroß, hinter den Ohren beginnend → generalisiert, rasch verblassend • Nacken-LK ↑, perlschnurartig	• Erreger: Rötelnvirus (Rubellavirus) • Übertraung: Tröpfcheninfektion • IKZ: 14–16 Tage • Infektiös: 1 Wo. vor bis 1 Wo. nach Exanthem • Cave: konnatale Infektion führt zu Rötelnembryopathie → schwere Schäden am ZNS, Herzfehler, Schwerhörigkeit u. a.	Klinik
Scharlach	• Plötzlicher Beginn: – Hohes Fieber (bis 40 °C) – Angina – LK (Kieferwinkel) ↑ • Rötung der Mundschleimhaut • Erst weiße, dann Himbeerzunge (2.–4. Tag) • Exanthem am 2. Tag: fein, dicht, blassrosa; Hals, Brust, Leiste, Achseln, generalisiert, Gesicht frei, aber rot • Periorale Blässe • 2. Woche: großlamellige Abschuppung an Händen und Füßen • Evtl. Petechien	• Erreger: β-hämolysierende Streptokokken der Gruppe A • Übertragung: Tröpfcheninfektion • IKZ: 2–7 Tage • Impfung: nein • **Komplikationen:** – Glomerulonephritis – Akutes rheumatisches Fieber – Rheumatische Endokarditis – Otitis media – Sepsis	Erregernachweis (Nasen-, Rachenabstrich)
Windpocken (Varizellen)	• **Prodromalstadium (Rötung):** subfebrile Temperaturen (38–38,5 °C), Kopf-, Hals-, Gliederschmerzen, evtl. Vorexanthem • **Exanthemstadium (Bläschen):** – Winzig, roter Fleck →, rasches Wachstum → mit Flüssigkeit gefülltes Bläschen →, Verkrustung (in überlappenden Schüben → „Sternenhimmel") – Stark juckend – Lokalisation: Stamm, obere Extremität, Rücken → generalisiert – LK ↑ • **Abheilungsphase:** Eintrocknen der Bläschen und Schorfentwicklung	• Erreger: Varizella-Zoster-Virus • Übertragung: Tröpfcheninfektion • IKZ: 10–21 Tage • Impfung: aktiv • Komplikationen (selten): Sekundärinfektion, Hepatitis, Pneumonie, Enzephalitis	Klinik

KAPITEL

22 Psychiatrie

22.1 Einführung und Klassifikation

Die Psychiatrie als Teildisziplin der Medizin befasst sich mit der Diagnostik, Therapie und Prophylaxe psychischer und psychiatrischer Erkrankungen. Das Fachgebiet wird von vielen zunächst als unübersichtlich und verwirrend empfunden, da in die Definition bestimmter Störungen und Krankheitsbilder auch soziologische, psychologische oder pädagogische Erklärungsmuster einfließen. Da zudem viele Krankheiten des Gehirns mit psychischen Störungen einhergehen (z. B. Hirntumoren, Zustand nach Schädelverletzungen, Epilepsie), ist die Psychiatrie auch eng mit der Neurologie verknüpft.

Lassen Sie sich dadurch nicht entmutigen. In den Prüfungen wird nicht das gesamte Fachgebiet der Psychiatrie abgefragt, vielmehr werden weitgehend unstrittige Begriffsbestimmungen sowie ausgesuchte Krankheitsbilder thematisiert, die Heilpraktiker erkennen und unterscheiden können müssen.

TIPP

- Fragen Sie vor der Prüfung bei Ihrem Prüfungsamt nach, welchen Stellenwert das Fachgebiet Psychiatrie hat und welche Krankheitsbilder bevorzugt Thema sind.
- Wichtig ist zu erkennen, ob eine psychiatrische Erkrankung vorliegt, die zwingend von einem Psychiater behandelt werden muss.
- Obwohl psychosomatische Aspekte in der Heilpraktikerpraxis eine große Rolle spielen (können), sind psychosomatische Erkrankungen selten Prüfungsthema.

Klassifizierung der psychiatrischen Erkrankungen

Die Probleme und oft facettenreichen Symptomenkomplexe eines psychiatrischen Patienten genau einzuordnen, fällt naturgemäß selbst Fachleuten oft nicht leicht. Gleichwohl drängt es den Therapeuten – und sei es zur Dokumentation eines Falles – nach Definitionen und Zuordnungen. Früher waren die Begriffsbestimmungen in der Psychiatrie überschaubar; man benutzte das „duale System“ und unterschied zwischen Neurosen und Psychosen. Während das nachfolgende „triadische System“ diese Definitionen nur wenig weiter aufbohrte, ist das heute gültige ICD-10-System sehr detailliert, aber auch schwerer zu durchschauen. Die Begriffe **„Neurose“** und **„Psychose“** (➤ Tab. 22.1), die vormals an das psychoanalytische Gedankengebäude geknüpft waren, werden in den aktuellen internationalen Klassifikationssystemen (ICD-10 und DSM IV) nicht mehr verwendet, wenngleich auch die Adjektive „neurotisch“ und „psychotisch“ beibehalten wurden. Am ehesten wird heute von Störungen (z. B. Angststörung) gesprochen, wobei die Krankheit eines Patienten durchaus verschiedene Störungen als Syndrom vereinen kann.

Tab. 22.1 Unterscheidung von Neurose und Psychose

Parameter	Neurose	Psychose
Definition	Psychische Störung ohne nachweisbare organische Ursache	Schwerwiegende Störung im Realitäts- und Eigenbezug, i. d. R. mit nachweisbaren körperlichen Veränderungen (oft Stoffwechsel)
Einteilung	• Symptomneurosen, bei denen die Symptome klar vom sonstigen Charakter abgegrenzt sind (zwanghaftes Handeln, Phobien) • Charakterneurosen, die sich in der Gesamtpersönlichkeit zeigen (schwer von Persönlichkeitsstörungen abgrenzbar)	• Affektive Störungen (Depression, Manie) • Schizophrene Störungen (Schizophrenie); die strenge Abgrenzung gegenüber Neurosen, Persönlichkeitsstörungen oder abnormen Erlebnisreaktionen ist nicht immer möglich
Ursachen und Verlauf	• Symptome sind Folge eines (un)bewussten, oft in der Kindheitsentwicklung verwurzelten seelischen Konflikts • Die Störung ist meist in die Persönlichkeit integriert • Symptomfreie Intervalle	• Exogene Psychose: Folge einer Schädigung des Gehirns • Endogene Psychose: keine organische Schädigung; genetische Disposition, soziale Einflüsse und geringe Belastungstoleranz werden als Faktoren vermutet • Die Störung ist oft aus dem Ich-Bewusstsein ausgegrenzt
Symptome	Häufig vegetative Auffälligkeiten	Häufig Wahnvorstellungen, Halluzinationen, Ich- und Denkstörungen
Therapie	Psychotherapie (z. B. Verhaltenstherapie)	Psychiatrische Behandlung erforderlich

Die alten Begrifflichkeiten finden in der Praxis jedoch nach wie vor im Sprachgebrauch Anwendung und werden nach unseren Erfahrungen auch in Heilpraktikerüberprüfungen weiterhin so verwendet. Aus diesem Grund haben wir die „alten" Bezeichnungen hier beibehalten.

Eine Psychose ist eine schwere psychiatrische Störung, die meist stationär behandelt werden muss. Eine Neurose hingegen ist als vergleichsweise leichtes Störungsbild charakterisiert, das unmittelbare Folge und (oder) symbolischer Ausdruck eines psychischen Konflikts ist. Nach klinischer Ausprägung werden Angst-, Zwangs- und Konversionsneurose unterschieden. Trotzdem lässt sich eine strenge Abgrenzung zwischen Psychosen einerseits und Neurosen, Persönlichkeitsstörungen oder abnormen Erlebnisreaktionen andererseits nicht immer vornehmen.

22.2 Pathologie

Schizophrene Störung

Die schizophrene Störung ist eine Erkrankung aus der Gruppe der Psychosen mit charakteristischen Änderungen von Denken, Wahrnehmung, Willen, Leistungsfähigkeit, Psychomotorik und Affekt. Es lassen sich verschiedene Syndrome beschreiben, welche die gesamte Persönlichkeit betreffen, jedoch nicht die intellektuellen Fähigkeiten herabsetzen. Die Krankheit tritt familiär gehäuft auf (meist zwischen dem 18. und 35. Lebensjahr) und kann akut, chronisch und schubweise verlaufen. Die Symptome der schizophrenen Psychose werden eingeteilt in eine Positiv- und eine Negativsymptomatik.

- **Positivsymptomatik:** Verhaltensweisen, die ein Übermaß oder eine Verzerrung normaler Funktionen darstellen. Diese Symptome werden auch als produktiv bezeichnet. Zu den Positivsymptomen zählen Wahn, Halluzinationen, formale und inhaltliche Denkstörungen. Es kommt zur Entwicklung typisch psychotischer und chaotischer Verhaltensweisen.
- **Negativsymptomatik:** Krankheitszeichen, bei denen das Verhalten des Kranken im Vergleich zum Gesunden Defizite aufweist. Die Patienten sind in der Weise auffällig, dass sie stark in sich zurückgezogen wirken. Sie sind still, apathisch, antriebs- und affektarm.

Mit den heute verfügbaren Therapiemöglichkeiten (Psychopharmaka kombiniert mit psychotherapeutischen Verfahren) lässt sich der Verlauf bei vielen Patienten günstig beeinflussen.

Manie

Die Manie wie auch die Depression wird den affektiven Störungen bzw. den affektiven Psychosen zugeordnet (Störung des Affekts, d. h. der Stimmung). Eine Manie verläuft meist als bipolare Störung in Form einer manisch-depressiven Erkrankung, selten (5 % der Fälle) tritt eine Manie als unipolare Störung, d. h. als ausschließliche Manie auf.

Symptome einer Manie sind: gehobenes Lebensgefühl, Affektsteigerung, Euphorie, Tatendrang, exzessives Verhalten, Enthemmung, Größenwahn, Ideenflucht und gesteigertes körperliches Wohlbefinden.

Depression

Als Depression wird eine psychische Störung bezeichnet, die mit trauriger Verstimmung, gedrückter, pessimistischer Stimmungslage, Antriebsminderung, leichter Ermüdbarkeit sowie eventuell mit Angst und Selbsttötungsneigung einhergeht. Ältere Definitionen unterschieden eine endogene und exogene Depression. Diese Unterscheidung soll nach ICD-10 aufgegeben werden, ist aber in der Praxis relevant (➤ Tab. 22.2). Heute werden Depressionen nach ihrem Schweregrad unterschieden.

Tab. 22.2 Differenzialdiagnostik von endogener und exogener Depression

Parameter	Endogene Depression	Exogene Depression
Ursache	• Keine eindeutig erkennbaren Auslöser (keine körperliche Krankheit, kein äußerer seelischer Anlass) • Genetische Faktoren werden vermutet	Eindeutig bestimmbarer Auslöser, z. B. als Begleitsymptom einer organischen Erkrankung (hirnorganische Krankheit, Arteriosklerose, Hirnverletzung, Allgemeinerkrankung)
Therapie	Psychiatrische Behandlung möglichst stationär mit Psychopharmaka	Therapie der Grunderkrankung

Denkstörungen

Formale Denkstörungen

Formale Denkstörungen sind Störungen des **Denkablaufes.** Der Zusammenhang und die Geschwindigkeit des Denkens sind verändert. Formale Denkstörungen sind nicht krankheitsspezifisch, sondern werden meist subjektiv empfunden. Einige Störungen des Gedankenablaufs können auch bei Gesunden in bestimmten Situationen auftreten, z. B. vor einer Prüfung (Grübeln), nach Übermüdung (Denkverlangsamung) oder bei Ablenkung (Denksperre).

- **Ideenflucht:** sprunghaftes, unkontrolliertes Denken, Zusammenhangslosigkeit; typisch für Manie, Drogenkonsum
- **Perseveration:** ständiges Kreisen um den gleichen Gedanken, um das gleiche Wort; typisch für schizophrene Störung
- **Sperrung des Denkens, Gedankenabreißen:** plötzliches Abreißen des Gedankenstroms; typisch für schizophrene Störung
- **Gedankenarmut**

Inhaltliche Denkstörungen

Bei inhaltlichen Denkstörungen ist der **Denkinhalt** nicht realitätsbezogen. Ein **Wahn** stellt beispielsweise eine inhaltliche Denkstörung dar. Es kommt zu einer Fehlbeurteilung der Realität, an der mit subjektiver Überzeugung festgehalten wird, auch wenn die Denkinhalte im Widerspruch zur Wirklichkeit und den Überzeugungen der Umwelt stehen. Inhaltliche Denkstörungen treten z. B. auf bei Schizophrenien, organischen Psychosen, Manie und schweren Depressionen.

Beispiel: Man zeigt einem Patienten ein Bild. Bei einer formalen Denkstörung kann es dem Patienten z. B. schwer fallen, den Inhalt zu beschreiben, ihm fehlen bestimmte Begrifflichkeiten oder er schweift bei der Beschreibung ab. Bei einer inhaltlichen Denkstörung kann der Inhalt als lebend oder gefährlich erlebt werden – oder das Bild wird sogar gar nicht als solches erkannt.

Psychosyndrom

Mit dem Begriff Psychosyndrom werden **psychische Störungen nicht näher bestimmter Art** bezeichnet, die sich aufgrund einer organischen Ursache entwickelt haben. Drei Formen werden unterschieden: das endokrine, hirnlokale und hirnorganische Psychosyndrom (➤ Tab. 22.3).

Alkoholismus

Einteilung der fünf Trinker-Typen nach Jellinek

- Alpha-Trinker: Konflikttrinker → trinkt, um seelische Belastungen besser zu ertragen; es besteht keine körperliche Abhängigkeit
- Beta-Trinker: Gelegenheitstrinker → trinkt z. B. auf Feiern jeglicher Art; ist suchtgefährdet
- Gamma-Trinker: Suchttrinker → Kontrollverlust schon durch den ersten Schluck Alkohol; physische und psychische Abhängigkeit
- Delta-Trinker: Spiegeltrinker → benötigen eine Mindestmenge Alkohol zum Wohlfühlen
- Epsilon-Trinker: Dipsomanie (Quartalstrinker) → Wechsel zwischen Abstinenz und Alkoholexzessen

Kriterien zur Diagnose „Alkoholismus" nach ICD-10

3 von 6 Kriterien müssen vorliegen:

1. Starker Wunsch oder Zwang, Alkohol zu trinken
2. Kontrollverlust in Bezug auf die Menge, den Beginn oder das Ende des Konsums
3. Körperliche Entzugserscheinungen bei Konsumstopp oder Konsumreduktion
4. Entwicklung von mehr Toleranz gegenüber der Alkoholholwirkung
5. Vernachlässigung anderer Tätigkeiten, um stattdessen zu konsumieren, Alkohol zu beschaffen oder sich vom Konsum zu erholen
6. Trotz nachgewiesener körperlicher Spätfolgen weiterer Alkoholkonsum

Tab. 22.3 Differenzialdiagnostik des Psychosyndroms

Parameter	Endokrines Psychosyndrom	Hirnlokales Psychosyndrom	(Hirn-)organisches Psychosyndrom
Ursachen	Folge endokriner Störungen, z. B. bei Erkrankungen von Schilddrüse, Nebennieren, Hypophyse	Durch örtlich begrenzte Hirnschäden ausgelöste Störungen (Trauma, Blutung, Tumor)	Bei diffusen Schädigungen, die das gesamte Gehirn betreffen (z. B. Vergiftung, Enzephalopathie, Sauerstoffmangel)
Symptome	• Verminderung oder Steigerung von Durst, Hunger, Schlafbedürfnis • Stimmungslabilität • Verminderte intellektuelle Fähigkeiten • Verminderte Merkfähigkeit	• Ähnlich dem endokrinen Psychosyndrom • Bei älteren Menschen eher Antriebsschwäche, bei jüngeren eher gesteigerte Triebe • Ggf. aggressives Verhalten	Symptomentrias: • Orientierungsstörungen • Denkstörungen • Merkfähigkeitsstörungen

Kriterien zur Diagnose „Alkoholismus" nach CAGE-Interview

2 von 4 Kriterien müssen vorliegen:

1. **C** = Cut down: „Haben Sie (erfolglos) versucht, Ihren Alkoholkonsum einzuschränken?"
2. **A** = Annoyed: „Haben andere Personen Ihr Trinkverhalten kritisiert und Sie damit verärgert?"
3. **G** = Guilty: „Hatten Sie schon Schuldgefühle wegen Ihres Alkoholkonsums?"
4. **E** = Eye Opener: „Haben Sie jemals schon gleich nach dem Aufstehen getrunken, um „in die Gänge zu kommen" oder sich zu beruhigen?"

Wernicke-Enzephalopathie

- Pseudoenzephalitis (durch nichtentzündliche Gefäßwandschäden) bei Thiaminmangel (Vitamin B_1-Mangel) nach chronischem Alkoholabusus oder Maldigestion, z. B. nach Magenresektion
- Symptomtrias:
  - Desorientiertheit
  - Gangataxie
  - Augenmuskelstörung

Korsakow-Syndrom (amnestisches Syndrom)

- Gedächtnisstörung, v. a. bei Alkoholkrankheit (auch als Stadium bei Exzess- oder Entzugsdelir), aufgrund des Vitamin B_1-Mangels (Thiamin)
- Symptom-Trias:
  - Merkfähigkeitsstörungen
  - Konfabulationen
  - Desorientierung (zeitlich und örtlich)

22.3 Crashkurs: Psychiatrische Erkrankungen (> Tab. 22.4)

Tab. 22.4 Symptome, Ursachen, Komplikationen, Hinweise und Diagnostik von psychiatrischen Erkrankungen (Abkürzungen > S. VII)

Erkrankung	Symptome	Ursachen. Komplikationen, Hinweise	Diagnostik
Neurosen	Formen und Symptome: • **Charakterneurose:** Neurotisierung des Verhaltens (schizoide, depressive, zwanghafte oder „hysterische" Ausprägung) • **Angstneurose:** erhöhte Angsterwartung, Angstanfälle mit vegetativen Symptomen • **Zwangsneurose:** Zwangsgedanken, -vorstellungen (z. B. Putzwahn, Kleptomanie) • **Konversionsneurose** (hysterische Neurose): Störungen körperlicher Symptome (Konversionssymptome, z. B. Lähmungen, Sehstörungen)	• Unbewältigtes psychisches Trauma • Abwehr gegen Triebwünsche • Psychose • Be- und Entlastungssituation • Cave: Bewältigungsstratgien gegenüber einer neurotischen Störung können eine Suchtgefahr bedingen (z. B. Alkohol, Beruhigungsmittel)	Anamnese
Primäre, hirnorganische Psychose und **sekundäre, symptomatische Psychose**	• **Akute exogene Psychose:** – Bewusstseinsveränderungen – Halluzinationen, Wahnvorstellungen – Fehlende räumliche, zeitliche und persönliche Orientierung – Euphorie und Kritiklosigkeit • **Chronische exogene Psychose:** – Wesensveränderungen – Gedächtnisstörungen, Konfabulationen – Störungen des Gefühlslebens – Evtl. Demenz	• Diffuse Hirnschädigung • Lokale Hirnschädigung (hirnlokale Psychosyndrome, z. B. Parkinson) • Degenerative Hirnveränderungen • Akute und chronische Intoxikationen • Durchgangssyndrom	• Anamnese • CT • Stoffwechsel
Schizophrenie	• **Plussymptomatik:** – Halluzinationen – Wahnvorstellungen – Denkstörungen: Beeinflussungsideen – Psychomotorische Störungen: katatone Erregungszustände (z. B. Bewegungssturm, Rede-, Essdrang, Gewalttätigkeit) – Ich-Störungen: Depersonalisation, zerfahrenes Handeln und Denken • **Minussymptomatik:** – Störungen der Affektivität: Affektminderung. z. B. als Antriebsverlust, Rückzug, Introvertiertheit, Autismus – Psychomotorische Störungen: katatoner Stupor (Muskeltonus ↑ → Wärme, Fieber) – Spracharmut (Mutismus) – Dynamische Insuffizienz (Bewegungstrieb ↓)	• Stoffwechselstörungen im Gehirn, v. a. von Serotonin (Hauptursache unklar) • Außergewöhnliche Belastungen (positiver, negativer Stress) • Genetische Disposition	• Anamnese • Symptome der Grunderkrankung

Tab. 22.4 Symptome, Ursachen, Komplikationen, Hinweise und Diagnostik von psychiatrischen Erkrankungen (Abkürzungen ➢ S. VII) (Forts.)

Erkrankung	Symptome	Ursachen. Komplikationen, Hinweise	Diagnostik
Alkoholdelir, Alkoholentzugsdelir, Delirium tremens	• **Amentielles Syndrom** (Verwirrtheit): – Desorientierung und Amnesie für die Dauer des Stadiums – Delir (oft nachts; 2–7 Tage) – Tremor, Ataxie – (Vor allem nächtliche) epileptische Krampfanfälle mit Einnässen – Hochrotes Gesicht, RR ↓ – Starke Unruhe, Lippenlecken – Halluzinationen (v. a. optische), Wahn – Ggf. Kreislaufversagen (Notfall) • **Korsakow-Syndrom (Korsakow-Psychose):** – Merkfähigkeitsstörungen (Pseudomnesie, jedoch keine Beeinträchtigung des Ultrakurzgedächtnisses) – Konfabulationen – Desorientierung (zeitlich und örtlich)	Alkoholexzess oder Alkoholentzug	• Anamnese • Foetor • Alkoholspiegel im Blut
	MERKE Suchtkranke müssen einer stationären Therapie zugeführt werden. Ein HP darf keine Suchtkranken behandeln, solange ein Entzug medikamentös unterstützt werden muss.		
Affektive Störungen			
Depression	• Depressive Verstimmung: Antriebslosigkeit, traurige Verstimmtheit, Gefühl der Gefühllosigkeit, Bewegungsarmut, emotionale Unbeteiligtheit, Gefühlsarmut, Sinn- und Hoffnungslosigkeit, schwere Schuldgefühle • Ängstliche Grundstimmung • Soziale Dynamik, Energie, Konzentration ↓ • „Leibnahe Symptome" (vegetative Dynamik ↓): Appetit, Gewicht, Sprache, Sexualität ↓ • Ein-, Durchschlafstörungen, frühes Erwachen • Suizidgefährdung, v. a. im Schub oder zu Beginn einer medikamentösen Therapie (← Aminosäurenstoffwechsel)	• Erlernte Hilflosigkeit • Überschuss biogener Amine • Katecholamin-Ungleichgewicht • Adrenerg-cholinerge Dysbalance • Genetische Faktoren • Kritische Lebensereignisse • Körperliche Erkrankungen	• Anamnese • Psychologische Tests
Manie	• Stimmungshoch • Gesteigerter Antrieb (z. B. Handlungs-, Rededrang, Sexualtrieb), Enthemmung • Ideenflucht: rasche Ablenkbarkeit, Oberflächlichkeit • Wahn • Schlafverkürzung bei körperlichem Wohlbefinden	• Genetische Faktoren • Neurochemische Faktoren	Anamnese

Tab. 22.4 Symptome, Ursachen, Komplikationen, Hinweise und Diagnostik von psychiatrischen Erkrankungen (Abkürzungen > S. VII) (Forts.)

Erkrankung	Symptome	Ursachen. Komplikationen, Hinweise	Diagnostik
Essstörungen			
Anorexia nervosa (Magersucht)	• **Psychopathologische Symptome:** – Extreme Belastungen des eigenen Körpers und selbstinduzierte Gewichtsabnahme v. a. durch intensivste sportliche Betätigung, Reduzierung der Kalorienzufuhr, Laxantienabus – Krankheitsverleugnung – Bei ausgeprägter Kachexie ggf. psychomotorische Verlangsamung – Evtl. „Suchtpersönlichkeit" (Alkohol, Nikotin u. a.) • **Somatische Symptome:** – Untergewicht – Folgen v. a. des Fett- und Eiweißmangels: Kachexie, Anämie, Amenorrhö, Malabsorptionssyndrom – Folgen des Erbrechens: Ösophagitis, schlechter Zahnstatus, Mallory-Weiss-Syndrom – Folgen des Kaliummangels: Muskelschwäche, Obstipation, Herzrhythmusstörungen	• **Ursachen:** – Soziokulturelle Faktoren (z. B. Probleme mit sozialen Rollenzuweisungen, Geschlecht oder Körperkontakt) – Oft familiär-biographisches Trauma (z. B. früher Kontaktentzug, Entpersonalisierung) • **Komplikationen:** – Hohe Letalität – Stoffliche Sucht (z. B. Alkohol) – Weitere körperliche Belastung bei Missbrauch von Schilddrüsenhormonen (Thyroxin)	• Anamnese • Feststellung der Folgen der Mangelernährung
Bulimie	• Essanfälle mit Aufnahme von unnatürlich großen Nahrungsmengen • Willentlich herbeigeführtes Erbrechen • Medikamentenmissbrauch (Laxantien, Thyroxin) • Diäten und Fasten: den Essanfällen folgen Phasen begrenzter Nahrungsaufnahme • Störungen des Körperschemas • Sozialer Rückzug • Meist Krankheitseinsicht	• Soziokulturelle und psychodynamische Auslöser (z. B. multiple neurotische Störungen) • Begünstigend: genetische Faktoren • Mischformen aus Anorexie und Bulimie sind häufig	Anamnese

22

KAPITEL

23 Gesetzeskunde inklusive Infektionsschutzgesetz

23.1 Gesetzeskunde im Überblick

Zugegeben, ein angehender Heilpraktiker hat vielleicht andere Interessen, als sich mit trockenen Gesetzestexten auseinanderzusetzen, doch so schwierig und komplex wie es manche Kollegen und Schulen darstellen, ist das Thema auch wieder nicht. Grob strukturiert lässt sich die für Heilpraktiker relevante Gesetzeskunde in **drei „Säulen"** aufteilen (➤ Tab. 23.1).

Das Heilpraktikergesetz (vom 17.2.1939) sowie die 1. Durchführungsverordnung (18.2.1939, zuletzt geändert am 10.5.1988) und 2. Durchführungsverordnung (3.7.1941) sind die **rechtlichen Grundlagen** des Heilpraktikerberufs. Sie formulieren die Voraussetzungen, die gegeben sein müssen, damit die Erlaubnis zur Ausübung der Heilkunde ohne ärztliche Approbation erteilt werden kann.

Die **Tätigkeitesverbote** für Heilpraktiker sind niedergelegt in Berufsordnungen verschiedener anderer Berufsgruppen (z. B. Ärzte, Zahnärzte, Hebammen), aber auch im Infektionsschutzgesetz (➤ 23.2) und in der Strafprozessordnung. Mit der Ausübung des Heilpraktikerberufs sind auch diverse **Pflichten** verbunden.

TIPP

Wenn Sie sich die wesentlichen Elemente der Gesetzeskunde (➤ Tab. 23.1) einprägen, haben Sie einen guten Überblick. Es gibt allerdings Prüfungsämter, die großen Wert auf fundierte Kenntnisse in der berufsspezifischen Gesetzeskunde legen. Erkundigen Sie sich bei Ihrem Prüfungsamt, welchen Stellenwert dieses Thema einnimmt. Zur Vertiefung des Stoffes lassen sich die Gesetzestexte und die allgemeinen Regeln zur Berufsausbildung für Heilpraktiker problemlos im Internet finden (www.gesetze-im-internet.de).

Tab. 23.1 Für Heilpraktiker relevante Gesetze: gesetzliche Grundlagen zur Ausübung des Heilpraktikerberufs, Tätigkeitsverbote und Pflichten

Voraussetzungen zur Berufsausübung	Bestimmungen zur Ausübung des Heilpraktikerberufs	
	Tätigkeitsverbote	Pflichten
• **Heilpraktikergesetz (HPG)** – Fordert die staatliche Erlaubnis zur Ausübung der Heilkunde – Verbietet die Ausübung der Heilkunde im Umherziehen – Regelt Maßnahmen bei Verstoß gegen das Gesetz • **1.** und **2. Durchführungsverordnung (DVO):** regeln die Voraussetzungen zur Zulassung zum HP-Beruf: – Vollendung des 25. Lebensjahres – Polizeiliches Führungszeugnis – Körperliche und psychische Gesundheit – Hauptschulabschluss	• **Infektionsschutzgesetz:** Behandlungsverbot für verschiedene Infektionskrankheiten • **Arzneimittelgesetz, Betäubungsmittelgesetz:** keine Verordnung von verschreibungspflichtigen Medikamenten und Betäubungsmitteln • Gesetz zur Ausübung der **Zahnheilkunde:** keine Behandlung von Zahn-, Mund- und Kieferkrankheiten • **Hebammengesetz:** keine Ausübung von Geburtshilfe, außer im Notfall • **Strafprozessordnung:** – Keine Entnahme von Blutproben im Rahmen eines Strafprozesses – Keine Leichenschau oder Ausstellung eines Totenscheinens – Keine Einträge in Impfausweise • **Embryonenschutzgesetz:** keine künstliche Befruchtung oder sonstiger Umgang mit Embryonen • **Röntgenverordnung:** keine Berechtigung zum Röntgen, es sei denn, sie wurde vor dem 1.1.1988 erworben • **Kastrationsgesetz**	• **Behandlungspflicht** gilt für den Heilpraktiker im Gegensatz zum Arzt **nur im Notfall** (wie für jeden Bürger), es besteht jedoch eine sittliche Behandlungspflicht, wenn kein Arzt oder anderer HP zu erreichen ist • **Infektionsschutzgesetz:** Meldepflicht • Betreiben von **Werbung:** ist möglich, jedoch an das Heilmittelwerbegesetz und das Gesetz gegen den unlauteren Wettbewerb gebunden • Beachtung der allgemeinen Regeln zur **Hygiene, Desinfektion** und **Sterilisation** • **Sorgfaltspflicht** • **Beratungs- und Aufklärungspflicht** • **Dokumentationspflicht** • **Schweigepflicht** (laut Berufsordnung)

23.2 Infektionsschutzgesetz

Das Infektionsschutzgesetz ist für alle HPA unumgänglicher Prüfungsstoff. Für Heilpraktiker relevant sind nur einige Paragrafen, die wir im Folgenden zusammengestellt haben. Sie sollten auf jeden Fall den Zweck des Gesetzes (§ 1) kennen und mit den Begrifflichkeiten (§ 2) vertraut sein. Darüber hinaus müssen Sie über Meldepflichten (§§ 6, 7, 34) und das Behandlungsverbot (§ 24) Bescheid wissen.

TIPP

Das Inhaltsverzeichnis gibt einen Überblick darüber, welche verschiedenen Bereiche vom Infektionsschutzgesetzt betroffen sind. Außerdem empfehlen wir, sich die relevanten Paragrafen im Originaltext durchzulesen (www.rki.de).

23.2.1 Zweck (§ 1) und Definitionen wichtiger Begriffe (§ 2)

Nach **§ 1** IfSG ist der **Zweck** des Gesetzes eigentlich schon im Namen impliziert: Es dient dazu, die Menschen vor Infektionen mit übertragbaren Krankheiten zu schützen und deren Verbreitung zu verhindern.

In **§ 2** IfSG werden für das Gesetz relevante **infektiologische** und **epidemiologische Begriffe** definiert.

Gesetzestext § 1 IfSG (Zweck des Gesetzes)

(1) Zweck des Gesetzes ist es, übertragbaren Krankheiten beim Menschen vorzubeugen, Infektionen frühzeitig zu erkennen und ihre Weiterverbreitung zu verhindern.

(2) Die hierfür notwendige Mitwirkung und Zusammenarbeit von Behörden des Bundes, der Länder und der Kommunen, Ärzten, Tierärzten, Krankenhäusern, wissenschaftlichen Einrichtungen sowie sonstigen Beteiligten soll entsprechend dem jeweiligen Stand der medizinischen und epidemiologischen Wissenschaft und Technik gestaltet und unterstützt werden. Die Eigenverantwortung der Träger und Leiter von Gemeinschaftseinrichtungen, Lebensmittelbetrieben, Gesundheitseinrichtungen sowie des Einzelnen bei der Prävention übertragbarer Krankheiten soll verdeutlicht und gefördert werden.

Gesetzestext § 2 IfSG (Begriffsbestimmungen)

Im Sinne dieses Gesetzes ist:

1. **Krankheitserreger:** Ein vermehrungsfähiges Agens (Virus, Bakterium, Pilz, Parasit) oder ein sonstiges biologisches transmissibles Agens, das bei Menschen eine Infektion oder übertragbare Krankheiten verursachen kann.
2. **Infektion:** Die Aufnahme eines Krankheitserregers und seine nachfolgende Entwicklung oder Vermehrung im menschlichen Organismus.
3. **Übertragbare Krankheit:** Eine durch Krankheitserreger oder deren toxische Produkte, die unmittelbar oder mittelbar auf den Menschen übertragen werden, verursachte Krankheit.
4. **Kranker:** Eine Person, die an einer übertragbaren Krankheit erkrankt ist.
5. **Krankheitsverdächtiger:** Eine Person, bei der Symptome bestehen, welche das Vorliegen einer bestimmten übertragbaren Krankheit vermuten lassen.
6. **Ausscheider:** Eine Person, die Krankheitserreger ausscheidet und dadurch eine Ansteckungsquelle für die Allgemeinheit sein kann, ohne krank oder krankheitsverdächtig zu sein.
7. **Ansteckungsverdächtiger:** Eine Person, von der anzunehmen ist, dass sie Krankheitserreger aufgenommen hat, ohne krank, krankheitsverdächtig oder Ausscheider zu sein.
8. **Nosokomiale Infektion:** Eine Infektion mit lokalen oder systemischen Infektionszeichen als Reaktion auf das Vorhandensein von Erregern oder ihrer Toxine, die im zeitlichen Zusammenhang mit einer stationären oder einer ambulanten medizinischen Maßnahme steht, soweit die Infektion nicht bereits vorher bestand.
9. **Schutzimpfung:** Eie Gabe eines Impfstoffes mit dem Ziel, vor einer übertragbaren Krankheit zu schützen.
10. **Andere Maßnahmen der spezifischen Prophylaxe:** Die Gabe von Antikörpern (passive Immunprophylaxe) oder die Gabe von Medikamenten (Chemoprophylaxe) zum Schutz vor Weiterverbreitung bestimmter übertragbarer Krankheiten.
11. **Impfschaden:** Die gesundheitliche und wirtschaftliche Folge einer über das übliche Ausmaß einer Impfreaktion hinausgehenden gesundheitlichen Schädigung durch die Schutzimpfung; ein Impfschaden liegt auch vor, wenn mit vermehrungsfähigen Erregern geimpft wurde und eine andere als die geimpfte Person geschädigt wurde.
12. **Gesundheitsschädling:** Ein Tier, durch das Krankheitserreger auf Menschen übertragen werden können.
13. **Sentinel-Erhebung:** Eine epidemiologische Methode zur stichprobenartigen Erfassung der Verbreitung bestimmter übertragbarer Krankheiten und der Immunität gegen bestimmte übertragbare Krankheiten in ausgewählten Bevölkerungsgruppen.
14. **Gesundheitsamt:** Die nach Landesrecht für die Durchführung dieses Gesetzes bestimmte und mit einem Amtsarzt besetzte Behörde.

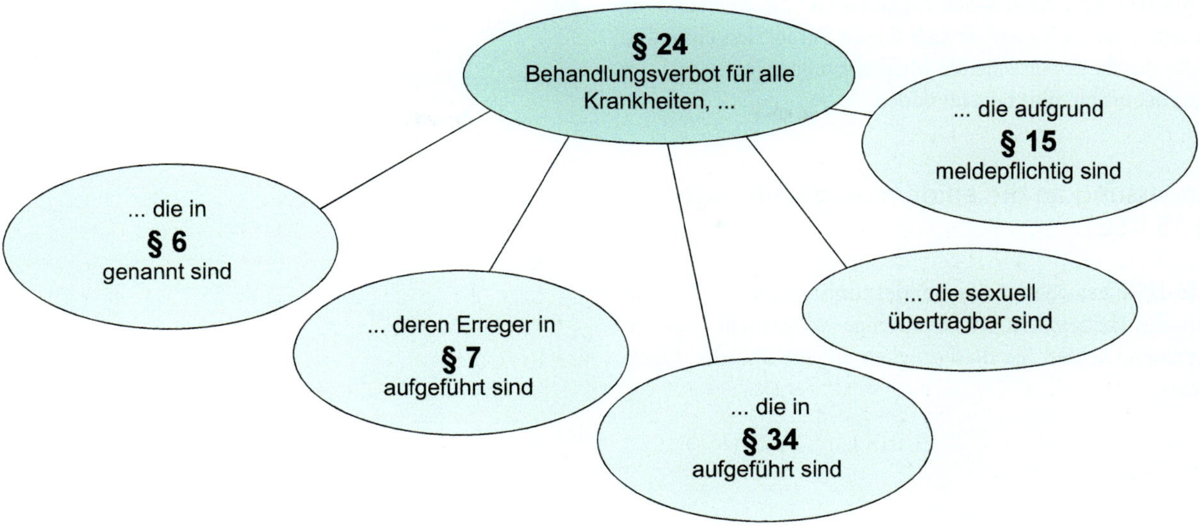

Abb. 23.1 § 24 IfSG als Dachparagraf

23.2.2 Behandlungsverbot und Meldepflicht

Im Hinblick auf das **Behandlungsverbot** und die **Meldepflichten** für Heilpraktiker ist der **§ 24** IfSG eine Art **„Dachparagraf"** (> Abb. 23.1). Die dort aufgeführten Paragrafen (und implizierten Krankheiten) müssen Sie – zum Teil auch auswendig – kennen. Die wichtigsten Krankheiten sind in den Crashkurstabellen der jeweiligen Organe beschrieben.

§ 6 IfSG

§ 6 IfSG ist für Heilpraktiker besonders wichtig, da die hierunter fallenden **Krankheiten nicht behandelt** werden dürfen und sie zudem auch **gemeldet** werden müssen. Lernen Sie diese Krankheiten am besten auswendig (evtl. Aktualisierungen sind den Veröffentlichungen des Robert-Koch-Instituts zu entnehmen: www.rki.de).

Bitte achten Sie auf Länderverordnungen und Aktualisierungen des IfSG. Seit Inkrafttreten des Gesetzes sind einige Ergänzungen und mehr als ein Dutzend Länderverordnungen verabschiedet worden, die teilweise voneinander abweichen. Informieren Sie sich hierzu bitte bei Ihrem zuständigen Gesundheitsamt.

§ 7 und § 34 IfSG

§ 7 IfSG müssen Sie u. E. nicht auswendig lernen. In diesem Paragrafen werden **Erreger genannt,** für die eine Meldepflicht für Labors (nicht für Ärzte und Heilpraktiker) besteht. Allerdings besteht für die durch diese Erreger verursachten Krankheiten ein **Behandlungsverbot.**

§ 34 IfSG (Schulparagraf) regelt den Umgang mit Infektionskrankheiten in Gemeinschaftseinrichtungen, wobei in diesem Zusammenhang v. a. Einrichtungen gemeint sind, in denen überwiegend Säuglinge, Kinder oder Jugendliche betreut werden. Der Paragraf beinhaltet derzeit im Wesentlichen die unter §§ 6 und 7 schon genannten Krankheiten.

Menschen, die in einer solchen Gemeinschaftseinrichtung arbeiten oder betreut werden, dürfen im Falle einer Erkrankung im Sinne dieses Paragrafen die Einrichtung erst wieder mit einer ärztlichen Gesundheitsbescheinigung betreten.

Gemeldet werden müssen diese Krankheitsfälle vom Leiter der Einrichtung. Für den Heilpraktiker besteht **Behandlungsverbot.**

MERKE

Da der § 34 IfSG Kitas, Kindergärten und Schulen betrifft, haben Infektionskrankheiten, die vorwiegend im Kindesalter auftreten, hier besondere Bedeutung:

- Borkenflechte (Impetigo contagiosa)
- Keuchhusten (Pertussis)
- Krätze (Scabies)
- Ziegenpeter (Mumps)
- Scharlach (Scarlatina)
- Windpocken (Varizellen)
- Verlausung

Wer meldet (§ 8 IfSG) und wie wird gemeldet (§ 9 IfSG)?

§ 8 IfSG regelt, **wer** zur Meldung verpflichtet ist. Dies betrifft v. a. Ärzte, Leiter von Laboratorien, Leiter von Gemeinschaftseinrichtungen, aber auch Luftfahrzeugführer und Kapitäne. Im Fall des § 6 Abs. 1 ist der Heilpraktiker zur Meldung verpflichtet.

§ 9 IfSG gibt die genauen **Angaben** vor, die eine Meldung enthalten muss. Lesen Sie sich diesen Paragrafen einmal in Ruhe durch. Entsprechende Meldeformulare lassen sich im Internet problemlos herunterladen.

TIPP

Es ist insgesamt empfehlenswert, vor der Prüfung die Tagespresse zu verfolgen, um über evtl. neu auftretende Infektionskrankheiten oder Epidemien informiert zu sein.

Anpassung an die epidemiologische Lage (§ 15 IfSG)

§ 15 IfSG bemächtigt das Bundesministerium für Gesundheit, die Meldepflicht an die jeweilige epidemische Lage anzupassen. Achten Sie diesbezüglich auf die aktuelle Tagespresse.

KAPITEL

24 Infektionskrankheiten

24.1 Infektionskrankheiten in der Prüfung

Immer wieder erleben wir, dass HPA Angst haben, eine Infektionskrankheit (gemäß IfSG) zu übersehen und deshalb durchzufallen, weil sie etwa „Gesetze missachten" würden. Machen Sie sich bitte klar: Erstens sind die meisten (in Westeuropa prüfungs- und lebensrelevanten) Erkrankungen keine Infektionskrankheiten und zweitens sind diese gar nicht so leicht zu erkennen. Zum Beispiel nimmt die akute Virushepatitis unter den hiesigen Leberentzündungen keineswegs eine Top-Position ein und die meisten fiebrigen Infekte entstehen hierzulande nicht auf dem Boden einer meldepflichtigen Erkrankung. Befürchten Sie stets, dass ein vorgestellter Patient eine Erkrankung laut IfSG hat, dann brauchen sie gar nicht erst eine Praxis zu eröffnen.

Im großen Reigen der infektiösen Erkrankungen gibt es nur wenige, die sich eher schleichend und unklar präsentieren. Die meisten zeigen eine rasche und klare Symptomatik, der Patient erkennt ähnliche Symptome im Umfeld oder bringt seinen Zustand in Zusammenhang mit dem Auslöser und kommt gar nicht zum Heilpraktiker, sondern geht angesichts der akuten Lage direkt zum Arzt oder in die Klinik. Das weiß auch ein Prüfer bzw. eine Prüferin.

Viele Infektionskrankheiten können Sie selbst gar nicht eindeutig erkennen. Das geht dem Allgemeinmediziner nicht anders: Ob ein Patient mit z. B. einer interstitiellen Pneumonie an Q-Fieber, Ornithose oder Legionellose erkrankt ist, bleibt so lange Spekulation, bis ein Erregernachweis erfolgreich ist. Den dürfen Sie als HP gar nicht machen – also müssen Sie überhaupt nicht zur definitiven Diagnose kommen, sondern nur erkennen, wo Ihre Behandlungsgrenzen liegen (nicht aus gesetzlicher Sicht, sondern vor dem Hintergrund Ihres Verantwortungsbewusstseins).

Somit können Sie den großen facettenreichen Pool der „Infektionskrankheiten" didaktisch-strategisch zielführend und praxisorientiert in einzelnen Päckchen lernen. Das erleichtert die Prüfungsvorbereitung enorm.

24.2 Effektive Lernstrategien

Wenn wir uns über die Pathogenese der wichtigen Erkrankungen einen Überblick verschaffen, dann stoßen wir auch auf Krankheiten, die durch eine Infektion mit Bakterien, Viren oder Mikroorganismen ausgelöst werden. Einige dieser Erkrankungen sind im Infektionsschutzgesetz berücksichtigt und unterliegen dann einer Meldepflicht oder/und einem Behandlungsverbot. Gerade dieser Zusammenhang provoziert nach unseren Erfahrungen unnötige (weil irrationale) Lernblockaden.

Häufig werden die im IfSG genannten Erkrankungen in einem großen, sehr heterogenen Pool zusammengefasst. Dabei wird übersehen, dass dies weder praktisch noch prüfungsstrategisch klug und angemessen ist – der Patient kommt nicht zu Ihnen und sagt „Ich habe eine Infektionskrankheit", sondern mit einer Symptomatik, die ihn belastet. Dies kann z. B. ein „Durchfall" sein. Hier ist es erheblich sinnvoller, zunächst differenzialdiagnostische Überlegungen zu Erkrankungen mit Darmproblemen anzustellen als über Paragrafen, Meldepflichten oder Verbote nachzudenken. Das heißt praktisch: Lösen Sie diesen Pool auf und verteilen sie den Inhalt auf die primär betroffenen Organsysteme. Das macht die Sache erheblich überschaubarer und lebensnäher. Dies wissen i. d. R. auch die Prüfer zu schätzen.

TIPP

Immer wieder berichten uns HPA, dass sie sich verzweifelt im Dschungel der Infektionskrankheiten verirren. Effektive Lernstrategien helfen Ihnen, die vielen verschiedenen Erkrankungen besser zu strukturieren und sich die Charakteristika zu erarbeiten.

Es ist denkbar, folgende Kriterien zur Aufteilung zu wählen:

- **Gruppierungen:** Zuordnung nach primär betroffenem Organsystem wie GIT, Leber, Nervensystem, Haut, Genitalien etc.
- **Erregerart:** z. B. Bakterien, Viren, Mikroorganismen
- **Inkubationszeit:** z. B. Stunden, Tage, Wochen, Monate bis Jahre
- **Leitsymptome:** z. B. Exanthem, Hepatosplenomegalie, Ikterus, Durchfall
- **Fieberverlauf:** z. B. intermittierend, treppenartig, dromedarartig

Wir haben uns in der aktuellen Ausgabe dieses Buches entschieden, die Infektionskrankheiten nicht mehr gesondert in einem Kapitel zusammenzufassen. Vielmehr sind sie dort verortet, wo sie eigentlich hingehören: bei den Organen und Organsystemen, an denen sie sich vornehmlich zeigen. Diese Zuordnung gelingt fast durchgängig. Lediglich bei einigen eher systemischen Erkrankungen fällt dies schwer. Dann jedoch erreicht man die Strukturierung über die Patientengruppe – denn die schwer zuzuordnenden Krankheiten betreffen fast ausschließlich Kinder. Das in dieser Buchausgabe neue Kapitel „Pädiatrie" deckt diese ab.

Nach Prioritäten lernen – Kurzzeitgedächtnis nutzen Machen Sie sich zu Beginn des Lernparcours nicht zu einem „Auswendiglerner" aller Infektionskrankheiten: Memorieren Sie keinesfalls Listen mit Namen, Symptomen und gesetzesrelevanten Informationen aller Erkrankungen, denn Auswendiglernen ist etwas für das Kurzzeitgedächtnis. Machen Sie sich stattdessen klar, dass Sie die wichtigsten Infektionskrankheiten bereits aus der Zuordnung zu den Organsystemen kennen (z. B. Tuberkulose aus dem Kapitel Atemwegserkrankungen). Die Zeit für Listen und Zuordnungen ist vor der Prüfung meist kurz. Deswegen müssen Sie Prioritäten setzen: Sie können beispielsweise zunächst Listen der allerwichtigsten Erkrankungen erstellen, also der in § 6 IfSG genannten und anschließend der in § 34 IfSG genannten. Wenn Sie dann noch Ressourcen für die Erkrankungen des § 7 IfSG haben, … bitteschön …

Aktuelle Relevanz checken Schauen Sie auf die Internet-Seiten des zuständigen Gesundheitsamts oder des Robert-Koch-Instituts und ermitteln Sie, welche Infektionskrankheiten aktuell im Blickpunkt stehen (Statistik, Impfempfehlungen, Info-Headliner). Achten Sie kurz vor der Prüfung auch auf die Medien: Ist eine eher seltene Erkrankung wieder aufgeflammt? Haben Urlauber eine Infektion mit nach Deutschland gebracht? Gibt es eine neue Impfdiskussion? In diesen Fällen sollten Sie Ihr Augenmerk nochmals auf diese Erkrankung(en) richten. Übrigens: Eine gute HP-Schule weist Sie darauf hin.

Eselsbrücken – nicht immer verbindend Für das Auswendiglernen der Erkrankungen der §§ 6 und 7 IfSG werden immer wieder Eselsbrücken in Form von Gedichten oder Liedern erstellt. Spüren Sie genau nach, ob diese Lernhilfe zu Ihnen passt oder ob Sie nur unter Mühen hilft – in diesem Fall sollten Sie diese Art der Lernhilfe vernachlässigen. Im Hinblick auf die gesetzlichen Bestimmungen raten wir Ihnen, sich zunächst auf den § 6 IfSG zu stürzen und sich die Aussagen des § 7 IfSG erst dann anzueignen, wenn sie definitiv über freie Erinnerungsressourcen verfügen. Denn die dort genannte Meldepflicht betrifft das Laborpersonal und nicht den Heilpraktiker. Außerdem sind viele dort aufgeführte Erkrankungen bereits in § 6 IfSG genannt. Ansonsten: An dieser Stelle Mut zur Lücke, es sei denn, Ihr Prüfungsamt ist bekannt dafür, dass es diese Kenntnis einfordert.

Behandlungsverbot: vom Groben zum Feinen Obwohl das Behandlungsverbot sowie die Meldepflicht für Heilpraktiker in verschiedenen Abschnitten des IfSG angesprochen sind, ist der § 24 IfSG eine Art „Dachparagraf". Sollten Sie sich mit der Aneignung von Details schwer tun, sind Sie mit dem Wissen über die Inhalte dieses Dachparagrafen weitgehend im grünen Bereich. In der sich anschließenden Feinarbeit sollten Sie sich mit den darunter zusammengefassten weiteren Abschnitten des Gesetzes (§§ 6, 7, 15, 34, 46) sowie den sexuell übertragbaren Erkrankungen befassen.

Machen Sie sich ein Bild, üben Sie sich in Blickdiagnostik Schauen Sie sich verschiedene Bilder über die charakteristischen Zeichen der Infektionskrankheiten an oder vergegenwärtigen Sie sich die pathognomonischen Zeichen. In vielen Prüfungen spielt die Blickdiagnostik eine große Rolle.

24.3 Beliebte Prüfungsthemen

Prüfungsfrage: Wie melden Sie? Wenn Sie danach gefragt werden, auf welche Art die Meldung gemäß § 6 IfSG erfolgen soll, sollten Sie sofort das gesamte „Kommunikationsprogramm" (Mail, Fax, Anrufbeantworter etc.) benennen. Nur dann ist sichergestellt, dass die Meldung auch ankommt, wenn der Prüfer einen fiktiven Fall auf einen „Freitagnachmittag nach Dienstschluss des Gesundheitsamtes" ansetzt. Wichtig ist, dass die Meldung innerhalb von 24 Stunden erfolgt.

Kritisches Thema: Impfung Wenn Sie gefragt werden, wie Sie zu Impfungen stehen oder ob Sie diese durchführen, lassen Sie sich bitte nicht auf Diskussionen über Sinn oder Unsinn von (Mehrfach-)Impfungen ein, sondern verweisen Sie auf Ihre Sorgfaltspflicht und Ihre Aufklärungskompetenz z. B. gegenüber Eltern, denen Sie die Entscheidung letztlich selbst überlassen. Sie selbst führen keine Impfungen durch, weil die Impfstoffe verschreibungspflichtig sind und Sie den wichtigen Eintrag ins Impfbuch laut Gesetz nicht vornehmen dürfen. Informieren Sie sich vor der Prüfung über die aktuellen Imfpempfehlungen der STIKO (www.rki.de).

Exkurs: Was sind sexuell übertragbare Erkrankungen? Sexuell übertragbare Erkrankungen (STD= Sexual Transmittable Diseases) sind nicht gleichzusetzen mit Erkrankungen der Geschlechtsorgane oder Geschlechtserkrankungen. Sie können sexuell übertragbar sein, sich aber an anderen Organen zeigen (z. B. Lues, Hepatitis, HIV). Ebenso können Erkrankungen der Geschlechtsorgane (wie Ovarialzysten, Tumoren, Hodenentzündung) auch ohne sexuelle Übertragung entstehen.

24.4 Infektionskrankheiten in diesem Buch

Die nachfolgende Übersicht zeigt Ihnen, wo welche Infektionserkrankungen eingeordnet sind:

- **Blut** (➤ 6.3):
  - HIV-Infektion (AIDS)
  - Malaria
  - Mononukleose (Pfeiffer-Drüsenfieber, Kissing-Desease)
  - Virusbedingte hämorrhagische Fieber (Ebola-, Lassa-, Marburg-, Hanta-Fieber u. a.)
  - Lymphogranuloma inguinale (Lymphogranuloma venereum)
- **Nervensystem** (➤ 8.3):
  - Botulismus
  - Borreliose
  - FSME
  - Leptospirosen
  - Meningitis, Meningoenzephalitis, Enzephalitis
  - Poliomyelitis
  - Tetanus
  - Tollwut
  - Toxoplasmose
- **Atemapparat** (➤ 14.3):
  - Diphtherie
  - Influenza
  - Keuchhusten (Pertussis)
  - Legionellose
  - Ornithose
  - Tuberkulose (Tbc)
- **Gastrointestinaltrakt** (➤ 15.3):
  - Infektiöse Gastroenteritis (Salmonellose, Rotavirus-Infektion)
  - EHEC, hämolytisch-urämisches Syndrom (HUS)
  - Norovirus-Infektion
  - Typhus abdominalis
  - Paratyphus
  - Bakterienruhr, Shigellose
  - Amöbenruhr
  - Cholera
- **Leber und Gallensystem** (➤ 16.3):
  - Akute Virushepatitis
  - Brucellose
  - Gelbfieber
- **Geschlechtsorgane** (➤ 19.3):
  - Gonorrhö (Tripper)
  - Lues (Syphilis)
  - Ulcus molle (Weicher Schanker)
- **Haut** (➤ 20.3):
  - Erysipel
  - Gasbrand
  - Milzbrand
  - Herpes simplex
  - Herpes zoster (Gürtelrose)
- **Kinderkrankheiten** (➤ 21.3):
  - Masern
  - Scharlach
  - Röteln
  - Windpocken
  - Mumps
  - Impetigo contagiosa

Wir haben in diesem Buch bei den Erkrankungen bewusst auf eine Kommentierung hinsichtlich des IfSG verzichtet. Zum einen möchten wir Sie darin unterstützen, sich auf die Pathophysiologie zu konzentrieren. Erfahrungsgemäß wird das erschwert, wenn daneben ein gesetzlicher Zusammenhang „droht". Zum anderen ändert sich die Gesetzeslage immer wieder. Zudem werden einzelne Erkrankungen (z. B. die Borreliose) auf Länderebene unterschiedlich gehandhabt. Wir laufen also Gefahr, falsche Informationen aufzunehmen, wenn wir dem nicht Rechnung tragen. Folglich bitten wir Sie, sich regelmäßig zu informieren, wie sich die Nennung von Infektionserkrankungen (insbesondere bzgl. des § 6 IfSG) jeweils aktuell darstellt. Die zuverlässigste Informationsquelle ist das dafür zuständige Robert-Koch-Institut (www.rki.de).

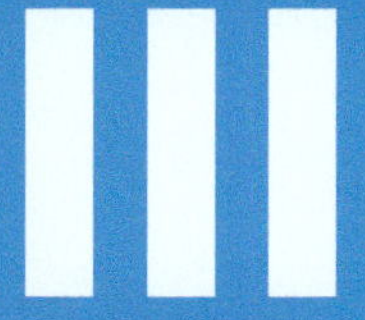

Differenzialdiagnostik und Anamnese

KAPITEL

25 Differenzialdiagnostik

25.1 Differenzialdiagnosen und Leitsymptome

Das Wort **Differenzialdiagnostik** umschreibt treffend, um was es geht: um „unterscheiden" (differenzieren) und „erkennen" (diagnostizieren). Eine erfolgreiche Differenzialdiagnostik grenzt ab und identifiziert eine bestimmte Krankheit innerhalb einer Gruppe symptomatisch ähnlicher oder übereinstimmender Krankheiten. Zum einen ist sie Voraussetzung für eine zutreffende Diagnose, zum anderen kann das differenzialdiagnostische Vorgehen Sie wie eine Art Geländer durch Situationen leiten, in denen Aufregung oder Unsicherheit durch planvolles Handeln überwunden werden müssen.

In Prüfung und Praxis werden Sie mit den verschiedensten **Leitsymptomen** zu tun haben. Die Patienten berichten beispielsweise, dass sie *Rückenschmerzen* haben. Rückenschmerz ist ein vielseitiges Symptom, hinter dem sich von vergleichsweise harmlosen Verspannungen bis hin zum Osteosarkom zunächst alles verbergen kann. Es ist nun Ihre Aufgabe, die Ursache dieses Symptoms herauszufinden. Häufig kommen Patienten bereits mit einer „fertigen" Diagnose. Da manche Diagnosen nicht gesichert, manchmal sogar falsch sind oder auch von Patienten nicht richtig verstanden wurden, kommen Sie auch hier nicht umhin, Ihre eigene Diagnose zu stellen oder eben einen vorgegebenen Befund zu bestätigen.

TIPP

Wenn in der Prüfung ein „Patient" eine fertige Diagnose vorstellt, sollten Sie diese unbedingt überprüfen. Beispiel: „Ich habe immer mal wieder eine Gastritis und würde da gerne mal homöopathisch etwas unternehmen." Oft steckt dahinter eine „Falle", z. B. eine neu eingetretene Komplikation (ein Ulkus o. Ä.) oder eine noch nicht geklärte Ursache (etwa eine endokrine Erkrankung oder ein bösartiger Tumor).

In ➤ Kapitel 26 gehen wir ausführlich auf die **Anamneseführung** ein. Um eine Anamnese zielgerichtet durchzuführen, sind eine gute **Kenntnis der Leitsymptome** sowie die Fähigkeit, **differenzialdiagnostisch denken** zu können, wichtige Voraussetzungen. Dass diese Fähigkeit in Ihrer späteren Praxis unentbehrlich ist, erklärt, warum Differenzialdiagnosen auch in der Prüfung eine zentrale Rolle spielen: So sollten Ihnen bei einer Frage nach den Ursachen für Rückenschmerzen auf Anhieb mehrere mögliche betroffene Organe und zugrunde liegende Ursachen einfallen.

TIPP

- Nutzen Sie auch dieses Kapitel für ein Brainstorming der wichtigen Symptome. (Wir führen die wichtigsten Leitsymptome auf.)
- Benennen Sie zunächst die nahe liegenden Ursachen und gehen Sie erst danach auf marginale Möglichkeiten ein. Ein selbst gesetztes Zeitlimit (z. B. von zwei Minuten) verhilft Ihnen dazu, dass Ihnen nur die wichtigsten Differenzialdiagnosen einfallen und Sie sich nicht im Wald der Unwahrscheinlichkeiten verlaufen. Arbeiten Sie mit bestimmten Ordnungskriterien, die Sie ggf. auch in Kombination einsetzen können: z. B. Vorgehen nach Organsystemen, nach dem Kopf-zu-Fuß-Schema, nach der Art der Erkrankungen (z. B. Entzündungen, Traumen, degenerative Erkrankungen, maligne Erkrankungen, Notfälle).

Diese **Systematisierung** hilft Ihnen beim Lernen und dient Ihnen in der Prüfung als Erinnerungshilfe. Außerdem ist es für den Prüfer angenehm, einer strukturierten Darlegung zu folgen, und er kann ggf. eine bessere Hilfestellung anbieten. Wenn Sie beim Symptom Rückenschmerz z. B. zunächst ausführen, dass Sie an Erkrankungen der Knochen, der Muskeln, des Stoffwechsels, an hämatologische Erkrankungen oder Erkrankungen des rheumatischen Formenkreises denken, belegen Sie erst einmal verschiedene „Startlöcher". Führt ein zunächst gewählter Weg nicht zum Erfolg, gehen Sie zurück zu Ihrer „Startbasis" und verfolgen den nachfolgend wahrscheinlichsten Weg. Verlieren Sie in der Prüfung die Orientierung, können die Prüfer Ihnen wieder auf die Spur helfen, sofern Sie vorab eben diese Ausgangspunkte benannt haben.

TIPP

Notieren Sie bei einer Falldiskussion während der Prüfung Ihre Eingangsideen zur Differenzialdiagnostik auf einem Blatt. Werden Sie später nervös und verlieren eventuell die Orientierung, geben Ihnen diese Notizen wichtige Anhaltspunkte für einen Neustart.

In ➤ Kapitel 25.2 haben wir wichtige Symptomenkomplexe, die Sie für die Anamnese und Befunderhebung parat haben sollten, zusammengefasst. Ausführliche Differenzialdiagnosen mit weiterführenden Aspekten der Befunderhebung finden Sie in ➤ Kapitel 25.3, „kleinere" Differenzialdiagnosen in ➤ Kapitel 25.4.

Sie werden feststellen, dass bei allen Symptomen verschiedene Einteilungen vorgenommen wurden. Diese sind als Vorschläge gedacht. Welche Möglichkeit der Gruppierung Sie im jeweiligen Fall wählen, entscheiden Sie je nach Ihrer Strategie oder der jeweiligen Ausgangslage.

Die in diesem Kapitel aufgeführten Leitsymptome erheben keinen Anspruch auf Vollständigkeit. Vielmehr beruhen Auswahl und vorgenommene Gewichtung auf der Erfahrung zahlreicher Prüfungen und Anamnesetrainings.

25.2 Symptomenkomplexe

Brainstorming

Bevor Sie mit diesem Kapitel starten, empfehlen wir Ihnen zu überlegen, welche Symptome zu den folgenden Symptomenkomplexen gehören. Verwenden Sie dazu auch die im Anhang eingefügte Kopiervorlage (➤ 27.3.4).

- Anämie
- Akutes Abdomen
- B-Symptomatik
- Einflussstauung
- Hirndruckzeichen
- Hypoxie, chronische
- Meningismus
- Schock

Im Kapitel Pathophysiologie nutzen wir – anstatt einzelne Krankheitszeichen zu benennen – beschreibend den Begriff „Symptomenkomplexe". Damit bezeichnen wir Symptomengruppen – seltener auch als Syndrome bezeichnet –, die häufig gemeinsam auftreten und auf bestimmte Pathomechanismen hindeuten. Sie bestimmen noch nicht ein einzelnes Krankheitsbild, sind jedoch für die Anamnese in Prüfung und Praxis wichtig, um eine Orientierung für das weitere Vorgehen zu vermitteln.

25.2.1 Anämie

Die Anämie ist zwar eine wichtige Verdachtsdiagnose, aber meist nur eine „Zwischenstation". Liegen Anhaltspunkte für eine Anämie vor, so versuchen Sie, die Art der Anämie zu spezifizieren und die Ursachen zu ergründen. Vorgehen bei der Verdachtsdiagnose Anämie:

Ausgangslage → Verdacht auf Anämie?
→ Suche nach Anämiesymptomen → Diagnose: Anämie
→ Suche nach *spezifischen* Anämiesymptomen → Diagnose: Anämie*form*
→ Suche nach den *Ursachen* dieser Anämieform → Diagnose

Allgemeine Anämiezeichen

- Symptome der **Minderversorgung:**
  - Haut: Frieren, Blässe der Haut und der Schleimhäute (Konjunktiven, Mundschleimhäute)
  - Muskulatur, Lunge, Herz: leichte Ermüdbarkeit
  - Lunge, Herz: Leistung ↓, Dyspnoe
  - Gehirn: Konzentrationsprobleme, Schwindel, Konzentration ↓
- Symptome der **Kompensation:**
  - Tachykardie
  - Funktionelle systolische Herzgeräusche
- Spezifische Symptome bei **Eisenmangelanämie:**
  - Haarausfall
  - Mundwinkelrhagaden
  - Löffelfingernägel

MERKE

- Suchen Sie bei einer Eisenmangelanämie nach Ursachen: verminderte Zufuhr, Verwertung, Transport, Speicherung oder erhöhter Bedarf.
- Denken Sie auch an eine Tumoranämie und Hypermenorrhö sowie an chronische innere Blutungen.

- **Spezifische Symptome bei Vitamin-B_{12}-Mangelanämie:**
  - Neurologische Ausfälle, Polyneuropathie
  - Schleimhautläsionen (z. B. Schluckbeschwerden)
  - Lackzunge (Glossitis)
  - Ggf. gastrointestinale Beschwerden
  - Hepatosplenomegalie, Symptome des hämolytischen Ikterus

MERKE

Klären Sie bei einer Vitamin-B_{12}-Mangel-Anämie die Ursachen ab: insbesondere Resorptionsstörungen durch Magen- oder/und Darmerkrankungen, ggf. auch Lebererkrankungen.

25.2.2 Akutes Abdomen

Der Begriff „akutes Abdomen" bezeichnet einen Zustand mit folgenden Symptomen:

- Starke Schmerzen im Bauch- und Beckenbereich
- Abwehrspannung („brettharter Bauch")

- Veränderungen der Darmperistaltik
- Funktionsstörung (z. B. Entleerungsstörung)
- Rasche Verschlechterung des Allgemeinzustands bis hin zum Schock
- Evtl. Peritonitis

CAVE

Denken Sie auch an extraabdominale Ursachen, z. B. an ein akutes Glaukom oder einen Herzinfarkt.
Bei einer akuten Pankreatitis ist der Bauch nicht „bretthart", sondern er zeigt sich als „Gummibauch".

25.2.3 B-Symptomatik

Die B(egleit)-Symptomatik umfasst unspezifische Zeichen einer Aktivierung des Vegetativums bzw. des Immunsystems. Sie deutet auf ein Malignom oder auf andere zehrende Erkrankungen (z. B. Tbc) hin. Nicht immer tritt der gesamte Symptomenkomplex auf. Erfragen Sie bei einem entsprechenden Verdacht jedoch zur Diagnoseabsicherung stets alle möglichen B-Symptome:

- Nachtschweiß („Kleidung muss gewechselt werden")
- Subfebrile Temperatur (oder Fieber unbekannter Genese): 37,5–38 °C
- Gewicht ↓ (ungewollt mind. 10 % des Ausgangsgewichts innerhalb von 3 Monaten)
- Appetit ↓
- Leistung ↓
- Infektanfälligkeit

Bei vorhandener B-Symptomatik ist auch eine Anämie auszuschließen und der Status der Lymphknoten zu ermitteln – auf diesem Weg lässt sich Ihr Verdacht auf eine konsumierende Erkrankung oftmals effektiv untermauern.

TIPP

Manchmal erscheint der Symptomenkomplex logisch und wird deshalb unterbewertet: „Ich habe natürlich Gewicht abgenommen, weil ich wegen der Infekte keinen rechten Appetit mehr habe und mich so abgeschlagen fühle." Übersehen Sie dabei nicht die B-Symptomatik.

25.2.4 Einflussstauung

Eine Einflussstauung entsteht durch die verringerte Aufnahmefähigkeit bzw. Pumpleistung des rechten Herzens, die evtl. durch eine obstruktive Lungenerkrankung bedingt sein kann.

- **Zeichen der oberen Einflussstauung:** lageunabhängig gefüllte, sichtbare Halsvenen, gestaute Unterzungenvenen
- **Zeichen der unteren Einflussstauung:** Stauungsleber (Druckgefühl, positiver Palpationsbefund), Stauungsgastritis, Ödeme in den unteren Extremitäten

25.2.5 Hirndruckzeichen

Die Druckerhöhung im Gehirn ist die Folge einer Volumenzunahme oder Raumforderung unterschiedlicher Ursache (Schädel-Hirn-Trauma, Tumoren, Sauerstoffmangel, Hirnödem etc.). Ein erhöhter Hirndruck kann sich akut, aber auch langsam über Monate entwickeln. Zu Beginn können gastrointestinale Beschwerden auftreten, welche die zugrunde liegende Symptomatik „verschleiern". Symptome sind:

- Zunehmende Kopfschmerzen, evtl. mit Meningismuszeichen (➤ 25.2.7)
- Bewusstseinsstörung bis zur Bewusstlosigkeit
- Wesensveränderungen (bei langsamer Drucksteigerung)
- Atemstörungen
- Opisthotonus, Streckkrämpfe der Gliedmaßen
- Pupillenstörung (Anisokorie, Miosis, Mydriasis mit fehlender Lichtreaktion)
- Stauungspapille
- Druckpuls (Blutdruckanstieg mit gleichzeitiger Bradykardie)
- Zerebrales Fieber
- Erbrechen (im Schwall)

CAVE

Das Auftreten von Hirndruckzeichen verlangt im Prüfungsfall die sofortige Verständigung des Notarztes.

25.2.6 Hypoxie, chronische

Eine chronische Hypoxie entwickelt sich v. a. infolge einer Lungenerkrankung, Herzinsuffizienz oder Anämie. Symptome sind:

- Zyanose
- Trommelschlägelfinger
- Uhrglasnägel
- Kurzatmigkeit

25.2.7 Meningismus (= meningeales Syndrom)

Meningismus bezeichnet einen Symptomenkomplex, nicht die Meningitis als Erkrankung. Er kann bei unterschiedlichen Beeinträchtigungen der Hirnhäute auftreten.

- Kopfschmerzen
- Hyperpathie: Überempfindlichkeit der Haut und der Sinnesorgane gegenüber jeglichen Reizen (v. a. Lichtintoleranz)
- Vegetative Störungen: z. B. Bradykardie, Erbrechen
- Opisthotonus, Nackensteifigkeit
- Evtl. psychische Veränderungen
- Positive Tests: Brudzinski-, Kernig-, Lasègue-Zeichen, Dreifuß-Phänomen, Kniekuss-Phänomen

25

25.2.8 Schock

Allen Schockformen liegt eine Zentralisierung des Herz-Kreislauf-Geschehens mit nachfolgender Minderdurchblutung der Peripherie und des Gewebes zugrunde.

Gemeinsame Symptome

- Hypotonie (RR systolisch < 90 mmHg → fliehender Puls); Ausnahme: bei kardiogenem Schock kann der Blutdruck normal sein
- Tachykardie
- Tachy- bzw. Dyspnoe
- Ggf. Bewusstseinsstörungen
- Blässe und Kaltschweißigkeit (bei Hypovolämie)

TIPP

Diagnostizieren Sie den Schock v. a. anhand der klinischen Symptomatik. Der rechnerisch ermittelte „Schock-Index" erlaubt keinen sicheren Befund. Achten Sie vielmehr auch auf die Veränderung der Vitalzeichen (meist: RR-Entwicklung ↓, Puls-Entwicklung ↑).

Um die unterschiedlichen Schockarten gegeneinander abzugrenzen, achten Sie auf die spezifischen (zusätzlichen) Symptome:

Spezifische Symptome

- **Hypovolämischer Schock:**
  - Ursachen: sichtbares oder inneres Trauma, Flüssigkeitsverlust durch Erbrechen, Durchfall, Verbrennung, Verletzung
  - Symptome: starker Durst, ggf. kalter Schweiß, Blässe
- **Kardiogener Schock:**
  - Ursachen: kardiales Geschehen (akute Herzinsuffizienz, Infarkt, Rhythmusstörungen)
  - Symptome: Brustschmerzen, Dyspnoe, Angst, sitzende Position des Patienten, „Brodeln" über der Lunge beim Auskultieren
- **Septischer Schock:**
  - Ursachen: Abwehrschwäche, bakterielle Infektion (v. a. der ableitenden Harnwege)
  - Symptome: anfangs warme, später kalte, bläuliche Haut, Einblutungen in die Haut
- **Neurogener/psychogener Schock:**
  - Ursachen: Rückenmarksverletzung, Vergiftungen, akutes psychisches Trauma
  - Symptome: Bewusstseinstrübung, warmschweißige Haut, neurologische Ausfälle
- **Anaphylaktischer Schock:**
  - Ursachen: Allergenkontakt
  - Symptome: Kribbeln, Jucken (v. a. in Rachen oder Handflächen), Urtikaria, Ödem (Quincke-Ödem), Hautrötung, Flush

MERKE

Beim kardiogenen Schock wird der Patient mit erhöhtem Oberkörper gelagert, bei allen anderen Schockarten in der Schocklage (Autoinfusion). Zeigt ein bewusstloser Patient Schockzeichen, lagern Sie ihn möglichst in kombinierter Schräg-Seitenlage.

25.3 Vom Leitsymptom zum Organsystem – ausführliche Differenzialdiagnostik

Die Differenzierung eines (Leit)symptoms benötigt Kategorien bzw. passend beschriftete Schubladen zur weiteren „Aufsplittung". Sinnvoll ist zunächst die weitere Untergliederung nach Organsystemen. Eine solche Gliederung kann auch grafisch dargestellt werden (Kopiervorlage im Anhang ➤ 27.3.5). Zur Verdeutlichung haben wir bei einigen Symptomen eine Abbildung hinzugefügt. Es ist auch möglich, das Symptom selbst weiter zu differenzieren, z. B. indem bei Schmerzen die genauen Beschwerde*charakteristika* erfasst werden.

Brainstorming

Bevor Sie mit diesem Kapitel starten, empfehlen wir Ihnen zu überlegen, welche Organsysteme beim genannten (Leit)symptom betroffen sein könnten. Verwenden Sie dazu auch die im Anhang eingefügte Kopiervorlage (➤ 27.3.5).

- Bauchschmerzen, akutes Abdomen
- Durchfall und Obstipation
- Dysphagie
- Dyspnoe
- Erbrechen
- Fieber
- Gewichtsveränderungen
- Kopfschmerzen
- Ödeme
- Rückenschmerzen
- Thoraxschmerz

25.3.1 Bauchschmerzen, akutes Abdomen

Bauchschmerzen sehen wir hier erst einmal ganz allgemein. Nehmen Sie jedoch in der Prüfung eine Differenzierung nach genauer Lokalisation und Schmerzcharakter vor. Der Begriff „Bauch" ist eher schwammig – manche assoziieren damit den Magen, andere eher den Unterleib, andere das gesamte Abdomen. Lassen Sie sich daher in der Prüfung die Schmerzlokalisation genau zeigen.

Eine **Komplikation** ist das **akute Abdomen.** Aus diesem Grund trennen wir an dieser Stelle nicht den „normalen" Bauchschmerz von dieser dramatischen Zuspitzung des Geschehens.

Überlegen Sie sich eine Ihnen angenehme und Ihrem Denken entgegenkommende grafische Darstellung der in Frage kommenden Organsystem und Funktionen. Für Bauchschmerzen bzw. das akute Abdomen ist exemplarisch eine Mind Map abgebildet (➤ Abb. 25.1). Wichtige Organe sind dunkel unterlegt, weniger wahrscheinliche Aspekte in die zweite Reihe gerückt. Wenn Sie ein Schema für sich gewählt haben, können Sie evtl. eine Blankomaske anfertigen und diese für jede weitere DD zugrunde legen. Oder Sie benutzen die Kopiervorlagen im Anhang (➤ 27.3.7).

Anamnese und Untersuchung

- Schmerzanamnese: Progredienz, Zeiten, Körperlage, Lokalisation (Quadrantenaufteilung)
- Stuhlbefund: vgl. DD des Stuhlbefundes (➤ Tab. 25.2) und DD bei Blut im Stuhl (➤ Tab. 25.17)
- Abdomenuntersuchung
- Schocksymptomatik
- AZ ↓
- **Notfälle:** innere Blutung (z. B. nach Trauma), endogene Intoxikationen und Reizungen (z. B. nach Organperforation), extraabdominale Ursachen (z. B. Herzinfarkt), Ileus (mechanisch und paralytisch), Beteiligung des Peritoneums oder der (Mesenterial-)Gefäße auf dem Boden verschiedenster Ursachen

CAVE

Das akute Abdomen ist immer ein Notfall. Beziehen Sie auch extraabdominale Ursachen mit in Ihre differenzialdiagnostischen Überlegungen ein.

Ursachen von Bauchschmerzen

Da der Bauchschmerz als Leitsymptom einerseits wichtig, andererseits sehr breit differenzialdiagnostisch aufzufächern ist, zeigen wir Ihnen an diesem Beispiel eine umfangreiche Übersicht (➤ Tab. 25.1). Diese bietet gleichzeitig einen weiteren Vorschlag, wie Sie ihre Überlegungen dokumentieren können. Spätere Tabellen sind nochmals anders aufgebaut, um Sie dazu anzuregen, eigene Muster zu entwickeln. Eine Kopiervorlage finden Sie auch im Anhang (➤ 27.3.7).

25.3.2 Durchfall und Obstipation

- Gerade die Stuhldiagnostik (➤ Tab. 25.2) ist ein „klassisches Heilpraktikerfeld". Zur genauen Differenzierung ➤ 15.2.1, ➤ Tab. 15.1.
- **Notfälle:** massiver Flüssigkeitsverlust (z. B. bei Noro-Infektion, Salmonellose), Ileus, schmerzhafte Zustände des Unterbauchs (z. B. Appendizitis)

CAVE

Die Komplikation eines massiven Durchfalls liegt im Flüssigkeits- und Elektrolytverlust, insbesondere bei gleichzeitigem Erbrechen (z. B. bei Cholera). Bei drohender Exsikkose oder bei einem Schock liegt ein Notfall vor.

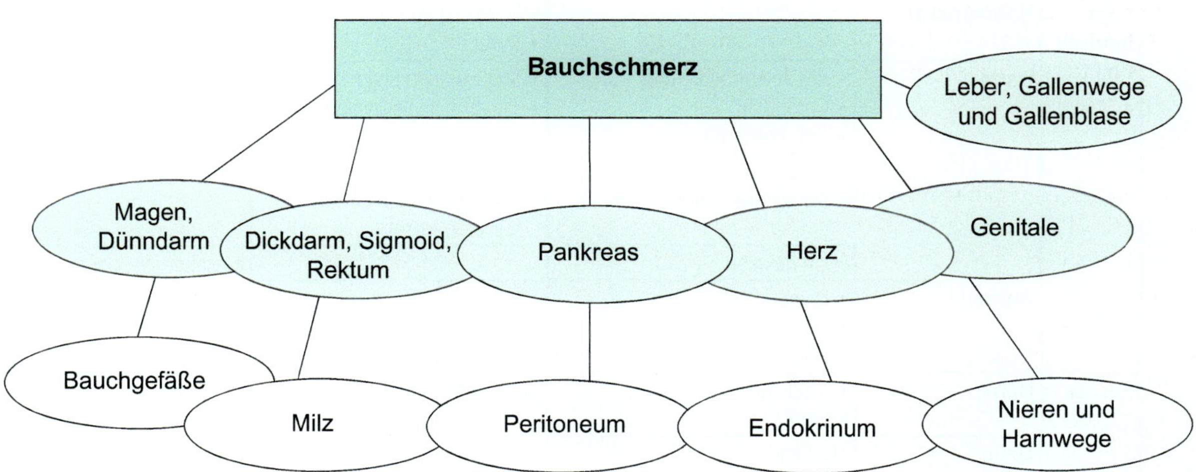

Abb. 25.1 Mögliche Ursachen von Bauchschmerzen

Tab. 25.1 Ursachen von Bauchschmerzen

Lokalisation		Organ(system)	Schmerzcharakteristik	Begleitsymptome	Mögliche Erkrankung
Oben	**Links**	**Magen**	• Nahrungsabhängig, wann nach dem Essen (früh/spät) • Punktdruckdolenz	• Übelkeit • Erbrechen • Blutung • Vitamin B_{12}-Anämie	• Gastritis • Ulkus
			Ohne	• B-Symptomatik • Kachexie • Virchow-Drüse ↑	Karzinom
			Lageabhängig	Reflux	Hernie
		Pankreas	• Gürtelförmig → Rücken • Pankreasdruckpunkt • Nahrungsabhängig	• Meteorismus • Stuhlveränderungen	Chronische Pankreatitis
			• Nahrungsabhängig • Stark	• Übelkeit • Erbrechen • Schock	Akute Pankreatitis
		Milz	• Dumpf • Sekundär auf Magen	Primäre Erkrankung	Splenomegalie
				Schock	Milzruptur, -infarkt
		Weitere	Herzinfarkt, phrenischer Abszess, Pleuritis, Pyelitis, hochsitzende Nephrolithiasis		
	Links/ rechts	**Darm**	Rasch intermittierend	• Stuhlveränderungen • Typische Begleitsymptome	Morbus Crohn
		Weitere	Angina pectoris, Herzinfarkt, Pleuritis, Ösophagusperforation		
	Rechts	**Leber, Galle**	Druckdolenz	Hepatitis-Symptome	Hepatitis
			• Dumpf • Dauer	• Hepatitis-Symptome • Fettleber-Symptome	• Hepatitis • Fettleber • Ruptur
			• Stechend • Kolikartig • Ausstrahlung Schulter	• Fettverdauungsstörung • Ggf. Peritonitis-Zeichen	• Cholelithiasis • Cholezystitis • Perforation
		Weitere	Phrenischer Abszess, Pankreatitis, Ulkusperforation, Appendizitis, hochsitzende Nephrolithiasis, Pyelitis		
Unten	**Links**	**Darm**	• Diffus • Sekundärer Druckschmerz	B-Symptomatik	Karzinom (Sigmoid)
			Diffus bis anfallsartig	Blut und Schleim im Stuhl	Divertikulitis
			Lageabhängig veränderlich	Ggf. Defäkationsprobleme (lageabhängig variabel)	Hernie
		Weitere	Rektumkarzinom, Hodentorsion, Adnexitis, Ovarialzyste, Tubargravidität, Ureterstein		
	Mittig oder beidseitig	**Genitalien, Harnapparat**	Evtl. zyklisch	• Dysmenorrhö • Fluor • Dysurie	• Endometriose • Zysten
		Darm	• Rasch intermittierend • Chronisch • Ggf. kolikartig	• Stuhlveränderungen • Typische Begleitsymptome	• Colitis ulcerosa • Morbus Crohn
			• Diffus • Sekundärer Druckschmerz	• B-Symptomatik • Evtl. Obstipation und Durchfall im Wechsel	Karzinom
			Nicht definiert		Mechanischer Ileus
		Aorta	• Dumpf • Diffus • Sekundärer Druckschmerz	• RR ↓ • Auskultation: Strömungsgeräusch	Aneurysma
	Rechts	**Darm**	• Stechend • Stark	Appendizitis-Zeichen	Appendizitis
		Galle	Stechend	• Übelkeit • Evtl. Peritonitis-Symptome	Gallenblasenperforation
		Weitere	Hodentorsion, Adnexitis, Ovarialzyste, Tubargravidität, Ureterstein		

Ursachen von Durchfall und Obstipation

Tab. 25.2 Ursachen von Durchfall und Obstipation

Pathomechanismus	Organ(system), Ursache	Mögliche Erkrankung
Durchfall (Diarrhö; > 3 Stühle/Tag, dünnflüssig)		
Akut (meist infektiös)	GIT	• Gastroenteritis • Shigellenruhr, Enteritis durch Rota-Viren, Yersinien, Campylobacter jejuni, Norovirus u. a. Amöbenruhr, Typhus, Paratyphus, Staphylokokken-Enteritis, Bilharziose, Cholera • Tbc • HIV/AIDS
Chronisch (meist nicht infektiös)	GIT	• Morbus Crohn, Colitis ulcerosa • Divertikulitis • Darmtumor • Zöliakie, Sprue, Allergie, Malabsorptionssyndrom • Gallen-, Lebererkrankung, Pankreaserkrankung (Zollinger-Ellison-Syndrom) • Karzinoid
	Endokrinum	• Hyperthyreose, thyreotoxische Krise • Morbus Addison, Addison-Krise
	Intoxikation, Medikamente	• Botulismus • Blei, Arsen, Quecksilber • Laxanzien, Antibiotika, Zytostatika
	Vegetativ, psychogen	Colon irritabile
Obstipation		
Mechanisch	Stenose	• Colonkarzinom • Divertikulitis • Ileus
Neurologisch	z. B. traumatisch	• Akute Pankreatitis • Appendizitis • Immobilität • Postoperativ, posttraumatisch
Habituell		• Ältere Patienten • Reizkolon • Analerkrankungen
Endokrin		• Hypothyreose • Diabetes mellitus • Morbus Conn
Metabolisch	Elektrolytstörung	• Hypokaliämie • Hyperkalzämie
Weitere		• Typhus (nur anfangs) • Divertikulitis • Reizkolon • Darmkarzinom • Parasiten
Medikamentös	• Laxanzien • Psychopharmaka • Antazida	–

25.3.3 Dysphagie (Schluckbeschwerden)

CAVE

Bei Schluckbeschwerden sollten Sie an einen **Notfall** denken, insbesondere wenn
- diese sehr akut und/oder mit einem Stridor auftreten,
- der Patient akut zyanotisch wirkt,
- (weitere) neurologische Auffälligkeiten bestehen.

Anamnese und Untersuchung

- Schmerzcharakter, -auslöser: Nahrungsaufnahme (bei fester Nahrung eher Lumenstörung, bei flüssiger eher nervale Störung), Entzündung (mit Fieber, lokaler Rötung etc.)
- Schmerzlokalisation
- Zeitraum: intermittierend, akut, chronisch, progressiv
- Foetor
- Nikotin u. a. Noxen
- Krebsanamnese
- Heiserkeit
- Sodbrennen
- Sonografie, Röntgen, Endoskopie, Szintigrafie, FOBT
- **Notfälle:** Glottisödem (bei Anaphylaxie), akute Epiglottitis, Pseudokrupp, Intoxikation (→ Lähmung, Krampf)

Ursachen der Dysphagie (> Tab. 25.3)

Tab. 25.3 Ursachen einer Dysphagie

Organ(system), Ursache	Mögliche Erkrankungen	Begleitsymptome, Zusatzbefunde
Mund, Rachen	• Entzündung (z. B. Aphthen) • Angina (z. B. Scharlach, Mononukleose) • Pharyngitis	• Infektionen, Infektanfälligkeit • Foetor
Kehlkopfbereich	• Laryngitis • Epiglottitis • Allergisches Geschehen, Glottisödem • Verlegung durch Fremdkörper • Diphtherie (Krupp) • Raumforderungen: Kehlkopf-, Bronchialkarzinom, Aneurysma, Struma	• Atopische Konstitution • Auslöser • B-Symptomatik • Symptome der Grunderkrankung • Stridor
Ösophagus	• Divertikel • Ösophagitis • Verätzung • Candidose • Ösophaguskarzinom • Narbige Stenosen • Achalasie • Verlegung durch Fremdkörper	• Foetor • Auslöser im Zusammenhang mit Schmerzcharakter • Infektanfälligkeit
Mediastinum mit Nachbarorganen	• Tumoren • Kompression von außen (massive LHI, Lungenödem) • Hiatushernie	• B-Symptomatik • Auslöser (insbesondere Nahrungsaufnahme) im Zusammenhang mit Schmerzcharakter
Nervensystem, Muskeln	• ZNS • Myasthenia gravis (dann oft auch Artikulationsprobleme) • Intoxikationen: Tollwut, Botulismus • Morbus Parkinson • Multiple Sklerose • Tetanie • Hypokaliämie	• Weitere neurologische Symptome • Weitere Symptome der Grunderkrankung
Diverse	• Struma, Thyreoiditis • Psychogene Ursachen (Globus hystericus) • Eisenmangelanämie (Plummer-Vinson-Syndrom) • Kollagenosen (Sklerodermie, Sjögren-Syndrom)	–

25.3.4 Dyspnoe

Als Dyspnoe wird eine **erschwerte Atemtätigkeit** bezeichnet. In der Regel geht sie mit einer spürbar oder sichtbar verstärkten Atemarbeit einher. Diese zeigt sich durch Erhöhung der Atemfrequenz (Tachypnoe), durch vertiefte Atmung (Hyperpnoe) oder aber auch durch eine mit Schmerzen verbundene (und deshalb eventuelle auch flacher gehaltene) Atmung (Kurzatmigkeit).

Teilen Sie zur besseren Übersichtlichkeit die Dyspnoe z. B. folgendermaßen ein:

- Nach Lokalisation der Ursache (> Abb. 25.2, > Tab. 25.4)
- Akut oder chronisch (> Tab. 25.5)
- Nach Atemtyp und Art der Dyspnoe (z. B. Kussmaul-Atmung, Stridor, Belastungsdyspnoe)

CAVE

Bei Dyspnoe sollten Sie an einen **Notfall** denken, wenn diese plötzlich und/oder zunehmend bzw. nicht als Belastungsdyspnoe, sondern als Atemnot oder Kurzatmigkeit in Ruhe auftritt.

Anamnese und Untersuchung

- Vorerkrankungen
- Noxen
- Belastungsabhängigkeit der Beschwerden
- Husten, Auswurf
- Komplette Lungen-, Herz-, Thoraxuntersuchung (Inspektion, Auskultation, Perkussion, Palpation)
- Röntgen, EKG
- **Notfälle:** Herzinfarkt, Lungenembolie, Lungenödem (akutes), Asthma bronchiale (Status asthmaticus), Atemlähmung (z. B. nach Intoxikation)

Ursachen einer Dyspnoe (> Tab. 25.4, > Tab. 25.5)

Tab. 25.4 Ursachen einer Dyspnoe

Organ(system), Ursache	Mögliche Erkrankungen	Begleitsymptome, Zusatzbefunde
Herz	• Herzinfarkt • Angina-pectoris-Anfall • Akute Linksherzinsuffizienz (Asthma cardiale, Lungenödem) • Klappenvitien • Kardiomyopathie • Perikarderguss • Roemheld-Syndrom	• Tachykardie • Husten • Orthopnoe • (Akro-)Zyanose • Nykturie
	Cor pulmonale (Rechtsherzinsuffizienz)	• Symptome der oberen und unteren Einflussstauung • Nykturie
Atemapparat	• Asthmaanfall, Status asthmaticus • Akutes Lungenemphysem • Lungenembolie • Lungenödem (unterschiedlicher Ursache) • Pneumonie • Lungenfibrose (Morbus Boeck, Sarkoidose, SLE) • Lungeninfarkt • Lungenabszess • Lungenmykose • Tbc • Krupp, Pseudokrupp • Larynx(ödem), Glottisödem, Epiglottitis • Fremdkörperaspiration • Tracheastenose • Pneumothorax • Pleuraerguss • Lungentumor, Pleuramesotheliom • Thoraxwandaffektion	• Stridor • Atopische Konstitution • Weitere Symptome der Grunderkrankung • Schonhaltung • Eingeschränkte Atemexkursion • Fassthorax • B-Symptomatik • Sputumbefund
Nervensystem	• Hyperventilationssyndrom • ZNS-bedingte Atemstörung; Beeinträchtigung der Hirnfunktion • Intoxikation (z. B. Botulismus)	Weitere neurologische Störungen

Tab. 25.4 Ursachen einer Dyspnoe *(Forts.)*

Organ(system), Ursache	Mögliche Erkrankungen	Begleitsymptome, Zusatzbefunde
Blut	• Anämie • Ursache für Anämie • Polyzythämie • Polyglobulie	• Symptome der Anämie • Symptome einer speziellen Anämieform • Symptome der Grunderkrankung
Bewegungs- und Stützapparat	• Muskuläre Störung • Polymyositis • Beeinträchtigung der Wirbelsäule (z. B. Morbus Bechterew) • Thoraxdeformation • Rippenfraktur	Eingeschränkte Wirbelsäulen-, Thoraxbeweglichkeit
Gastrointestinaltrakt	• Hiatus-, Zwerchfellhernie • Roemheld-Syndrom • Karzinoid(-Syndrom) • Massive Volumenzunahme im Abdomen (Tumor, Aszites)	Flush-Symptomatik
Weitere	• Milzinfarkt, Milzschwellung • Subphrenischer Abszess • Mediastinitis, Mediastinalprozess • Diabetisches Präkoma • Myxödem-Koma • Struma • Pickwick-, Schlafapnoe-Syndrom • Physiologische und psychische Belastungssituationen	–

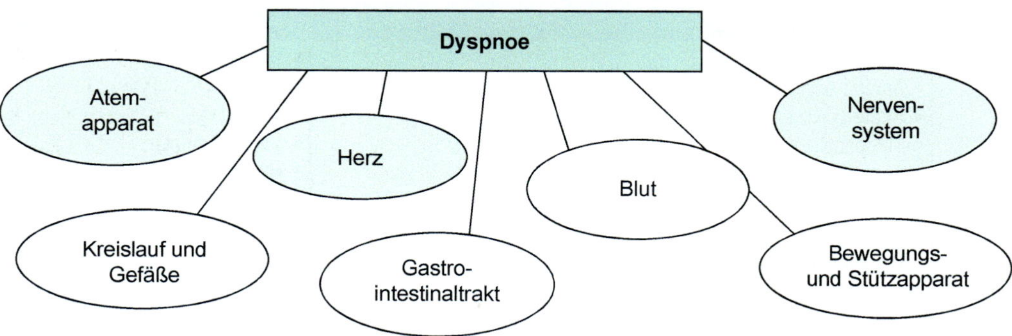

Abb. 25.2 Mögliche Ursachen von Dyspnoe

Tab. 25.5 Ursachen einer Dyspnoe: differenziert nach zeitlichem Auftreten

Zeitliches Auftreten	Organ(system)	Mögliche Erkrankungen
Akut	Atemapparat	Pneumothorax, Lungenembolie, Lungenödem, Asthma-Anfall, Krupp, Pseudokrupp, akutes Lungenemphysem, Larynxödem, Glottisödem, Epiglottitis, Fremdkörperaspiration, Tracheastenose
	Nervensystem	Hyperventilationssyndrom, ZNS-bedingte Atemstörung
	Herz	Herzinfarkt, Angina pectoris, Schock, akute Linksherzinsuffizienz
	Bewegungsapparat	Muskuläre Störung
Subakut (Stunden bis Tage)	Atemapparat	Pleuritis, Pleuraerguss, Pneumonie
	Herz	Linksherzinsuffizienz, Asthma bronchiale
	Stoffwechsel	Metabolische Störungen (z. B. diabetisches Koma)
Chronisch	Atemwege und Lungen	Bronchitis (COLE), Pleuraerguss
	Blut, Hormonsystem	Anämie (Belastungsdyspnoe), Struma
	Herz	Herzinsuffizienz
Chronisch über Jahre	–	Tumor, Lungenfibrose, pulmonale Hypertonie, Thoraxwandaffektion

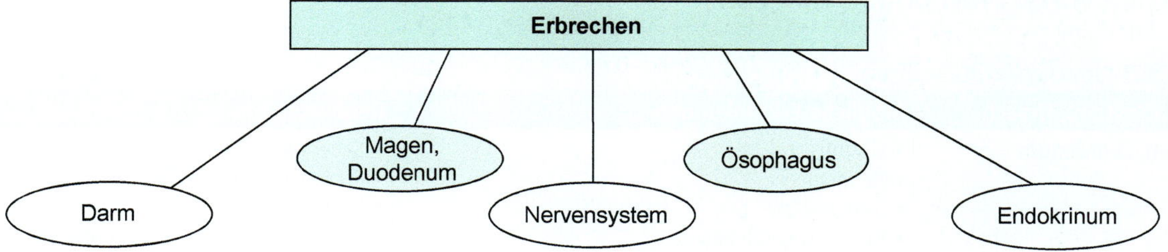

Abb. 25.3 Mögliche Ursachen von Erbrechen

25.3.5 Erbrechen

Beim Erbrechen denkt man möglicherweise zunächst an ein vom Magen ausgehendes Geschehen. Bedenken Sie auch, dass Erbrechen neurologisch oder psychogen bedingt sein kann (➤ Abb. 25.3). Zudem muss es abgegrenzt werden gegen das Aushusten von z. B. Blut oder Aspiriertem.

CAVE

Bei Erbrechen sollten Sie an einen Notfall denken, wenn
- größere Mengen Blut erbrochen werden,
- Hinweise auf neurologische Zusammenhänge (Intoxikation, Hirndruck) auftreten,
- in Kombination mit Durchfall ein Volumenmangel mit Kreislaufinsuffizienz (Schock) droht.

Anamnese und Untersuchung

- Art des Erbrechens (➤ Tab. 25.6): mit/ohne Würgen, schwallartig
- Art des Erbrochenen: (un)verdaut, Menge, Geruch (sauer, fäkulent), Blut(beimengungen)
- Indizien für Intoxikation
- Infektionskrankheit (Auslandsaufenthalt, Umfeld, Speisen)
- Stuhlbefund: Menge, Konsistenz, Farbe, Beimengungen, Auflagerungen, Frequenz, Wechsel (paradoxe Diarrhö)
- Schmerzanamnese: Progredienz, Zeiten, Körperlage, Lokalisation
- Foetor ex ore, Inappetenz, Regurgitation, Sodbrennen, Flatulenz
- Abdomenuntersuchung: Druckpunkte, Peristaltik
- Schocksymptomatik: V. a. reflektorisches Erbrechen
- **Notfälle:** Ruptur eines Magenulkus, Schockgeschehen (→ reflektorisches Geschehen), Hirndruck ↑, thyreotoxische Krise, Infektionserkrankungen, die Sie nach IfSG nicht behandeln dürfen (z. B. Salmonellose)

Tab. 25.6 Differenzialdiagnostik Erbrechen

Art des Erbrochenen		Art des Erbrechens	Mögliche Ursachen	Mögliche Erkrankungen
Nahrung	**Verdaut**	• Schwallartig • Ohne primäre gastrointestinale Symptome	• Zerebrales Geschehen • Reflektorisch	• Hirndruck ↑ • Schmerzen (z. B. Myokardinfarkt) • Psychogen
		Mit primär gastrointestinalen Symptomen	Magen	• Gastritis • Reizmagen
	Unverdaut	–	• Ösophagus • Mageneingang	• Ösophagitis • Achalasie • Stenose
Gallenflüssigkeit			• Magen • Duodenum	• Gastritis • Salmonellose
Kot (Miserere)			Darm	Ileus (paralytisch, mechanisch)
Blut	**Frisch (rot)**	Mit Würgereiz	Magen	• Gastritis • Salmonellose
		Ohne Würgereiz	• Ösophagus • Rachen • Respirationstrakt	• Ösophagusvarizen • Stenose (z. B. Tumor) • Mallory-Weiss-Syndrom
	Geronnen (schwarz)	–	Magen	• Ulcus ventriculi • Gelbfieber • Hämorrhagische Diathese • Magenkarzinom

Ursachen von Erbrechen (➤ Tab. 25.7)

Tab. 25.7 Ursachen von Erbrechen

Organ(system), Ursache	Mögliche Erkrankungen	Begleitsymptome, Zusatzbefunde
Magen, Duodenum	• Gastritis • Reizmagen • Salmonellose • Mageneingangsstenose • Hiatus-, Zwerchfellhernie • Duodenalstenose	• Sauer riechende, verdaute Nahrung • Punktgenaue Druckdolenz • Reflux-Problematik • Aufnahme verdorbener Nahrung (Art, Zeitbezug, weitere Betroffene)
Ösophagus	• Divertikel • Ösophagusstenose • Ösophagusvarizen • Mallory-Weiss-Syndrom • Achalasie	• Foetor ex ore • Alkoholmissbrauch • Retrosternale Schmerzen
Darm	• Infektionskrankheiten: Typhus, Paratyphus, (Shigellen-)Ruhr, Amöbenruhr, Cholera, infektiöse Gastroenteritis, Gelbfieber • Ileus • Peritonitis	Reiseanamnese (weitere Betroffene)
Nervensystem	• Hirndruck ↑ • Trauma (SHT) • Meningitis, Meningoenzephalitis • Migräne • Intoxikation • Hypertensive Krise • Morbus Menière • Psychogenes Erbrechen • Reflektorischer Impuls (z. B. bei Herzinfarkt, akutem Glaukomanfall, Appendizitis, Schmerzzuständen)	• Weitere neurologische Symptome • Weitere Symptome der Grunderkrankung
Endokrinum	• Thyreotoxische Krise • Morbus Addison, Addison-Krise	Weitere Symptome der Grunderkrankung
Weitere	• Bronchiektasen • Pneumonie (→ Hämoptoe, Hämoptysen) • Aspiration • Gravidität	• Weitere Symptome der Grunderkrankung • Stridor

25.3.6 Fieber

Dieses Allgemeinsymptom kann die verschiedensten Ursachen haben. Deshalb ist eine zielgerichtete Vorgehensweise notwendig, um zwischen einem harmlosen Infekt und einer schwerwiegenden Erkrankung differenzieren zu können. In den meisten Fällen erleichtern weitere Symptome die Diagnose. Allerdings müssen Sie in der Prüfung und in der späteren Praxis auch bei unklarem Fieber in der Lage sein, möglichen Ursachen auf die Spur zu kommen.

MERKE
Beachten Sie ggf. Behandlungsverbot und Meldepflicht, wenn Sie den Verdacht auf eine Infektionskrankheit haben.

Anamnese und Untersuchung

- Akut, chronisch, schubweise (➤ Tab. 25.8)
- Berufsanamnese
- Auslandsaufenthalt
- Tierkontakt
- Auftreten gleicher Symptome im sozialen Umfeld
- Impfungen
- Medikamentenanamnese
- Chirurgische Eingriffe, Zahnbehandlungen
- B-Symptomatik
- Hautinspektion: Abszess, Exanthem, Zeckenbiss
- Inspektion der Ohren und des Rachenraumes (v. a. bei Kindern)
- Lymphknotenvergrößerung, klopfschmerzhafte Nasennebenhöhlen, Herz- und Lungenauskultation, Leber- oder Milzvergrößerung, Abwehrspannung des Abdomens, klopfschmerzhafte Nierenlager

- Urinstatus
- Trinkverhalten und Appetit
- Regelmäßige Fiebermessungen
- **Notfälle:** Sepsis → intermittierendes Fieber mit Fieberzacken, Fieberkrampf bei Kindern (ist meist schon vorbei, wenn der Arzt eintrifft, das Kind muss jedoch einem Neurologen vorgestellt werden, um eine Epilepsie auszuschließen; bei bekannter Krampfneigung sollte bereits leichtes Fieber gesenkt werden)

Tab. 25.8 Charakteristika verschiedener Fiebertypen

Fiebertyp	Charakteristika	Vorkommen
Kontinua	Temperatur gleichbleibend hoch, max. Schwankung 1 °C	• Typhus • Viruspneumonie • Scharlach • Erysipel
Remittierendes Fieber	Temperatur abends höher als morgens, max. Schwankung 1,5 °C	• Tbc • Pyelonephritis • Sepsis • Akutes rheumatisches Fieber
Intermittierendes Fieber	Im Tagesverlauf wechseln hohe Temperaturen mit fieberfreien Intervallen, bei schnellem Anstieg evtl. Schüttelfrost	• Pyelitis • Pleuritis • Sepsis
Rekurrierendes Fieber (Rückfallfieber)	Fieberschübe über mehrere Tage, wechselnd mit 2–15 tägigen fieberfreien Intervallen	• Malaria • Cholangitis • Cholezystitis • Borreliose
Undulierendes Fieber	Wellenförmig mit langsamem Anstieg, hohem Fieber über mehrere Tage, Fieberabfall und fieberfreiem Intervall über mehrere Tage, dann Wiederholung	• Morbus Hodgkin • Tumoren • Brucellose
Biphasisches Fieber (Dromedartyp)	Zweigipflige Fieberkurve	• Viruserkrankungen (Masern, Polio, FSME) • Meningokokkensepsis

Fieberursachen (➤ Tab. 25.9)

Tab. 25.9 Fieberursachen

Ursachen	Mögliche Erkrankungen	Begleitsymptome, Zusatzbefunde
Infektionskrankheiten	• Bakterielle und virale Infektionen (z. B. Tbc, Hepatitis, Malaria, Typhus) • Pilzinfektion • Nosokomiale Infektion	• Zusammenhang mit Beruf • Auslandsaufenthalt • Tierkontakt • Zusammenhang mit Nahrungsaufnahme • Mögliche Ansteckung
Entzündungen	Lokale Entzündung	• Weitere organbezogene Symptome • Entzündungsparameter ↑
Tumoren	• Leukämie • Lymphom • Hypernephrom • Leberzellkarzinom • Kolonkarzinom	• Lymphknotenschwellung • B-Symptomatik • Organbezogene Symptome
Autoimmunerkrankungen	• Vaskulitis • Kollagenosen (z. B. SLE)	• BSG ↑ • Antinukleäre Antikörper
Sonstige	Medikamentenfieber	Medikamentenanamnese
	Resorptionsfieber	• Chirurgischer Eingriff • Hämatome, Blutungen
	Vorgetäuschtes Fieber	Überwachte Temperaturmessungen

25.3.7 Gewichtsveränderungen

Wir haben die Erfahrung gemacht, dass zunächst häufig nur der Gewichtsverlust das Interesse vieler HPA weckt, v. a. vor dem Hintergrund einer zehrenden Erkrankung. Wichtige Hinweise gibt aber ebenso eine Gewichtszunahme.

MERKE

Gewichtsveränderungen sollten immer auf ihre Ursache hin überprüft werden. Auch eine Dysbalance zwischen Gewicht, Appetit und Nahrungsaufnahme sollte Sie aufhorchen lassen.

Anamnese und Untersuchung

- Gewichtsabnahme: um welchen Faktor, in welchem Zeitraum?
- Gewollte/ungewollte Gewichtsabnahme: bei gewollter Gewichtsabnahme durch Diät → Motive für die Diät, bei erklärbarer Gewichtsabnahme durch Appetitverlust → Hintergründe?
- Ödeme
- Proportionierte Gewichtszunahme (Stammfettsucht?)
- Stuhlverhalten
- Malabsorptionszeichen
- B-Symptomatik
- **Notfälle:** eine fortgeschrittene Anorexia nervosa ist nicht immer als akuter Notfall einzustufen, aber unbedingt fachärztlich behandlungsbedürftig, weil die Letalität vergleichsweise hoch ist

Ursachen einer Gewichtsabnahme (➤ Tab. 25.10)

Tab. 25.10 Ursachen einer Gewichtabnahme

Organ(system), Ursachen	Mögliche Erkrankungen	Begleitsymptome, Zusatzbefunde
Schilddrüse	Hyperthyreose	• Vegetative Anregung • Durchfall
Magen-Darm-Trakt	• Chronische Gastritis • Malabsorption • Chronische infektiöse Darmerkrankungen	• Magen-Darm-Symptome • Malabsorptionszeichen
Tumoren, zehrende Erkrankungen	• Tumor • Tbc • Leberzirrhose • Diabetes mellitus	• B-Symptomatik • Stoffwechsellage • Symptome der Grunderkrankung
Psychische Ursachen	• Anorexia nervosa • Stress • Trauer	• Psychische Belastung • Malabsorptionszeichen
Sonstige	• Diät • Laxanzienabusus	• Unverträglichkeiten (Hintergrund?) • Psychische Belastung • Malabsorptionszeichen (v. a. Kalium)

Ursachen einer Gewichtszunahme (➤ Tab. 25.11)

Tab. 25.11 Ursachen einer Gewichtszunahme

Organ(system), Ursachen	Mögliche Erkrankungen	Begleitsymptome, Zusatzbefunde
Schilddrüse	Hypothyreose	• Vegetative Hemmung • Obstipation
Psychische Ursachen	• Stress • Trauer	• Vegetative Begleitsymptome • Symptome der Komplikationen (v. a. Sucht, Suizidalität)
Sonstige	• Schwangerschaft • Ödeme	Je nach Ursache der Ödeme

25.3.8 Kopfschmerzen

Anamnese und Untersuchung

- Trauma
- Infektion
- Schmerzcharakter: einseitig, diffus, plötzlich beginnend, schleichend, stechend
- Auslösende Situationen, Stoffe oder Faktoren
- Hirndruckzeichen
- Meningismuszeichen (Brudzinski, Kernig, Lasègue)
- Begleitende Organuntersuchungen
- **Notfälle:** SHT, Meningitis, Apoplex, akuter Glaukomanfall

Ursachen von Kopfschmerzen (➤ Tab. 25.12)

Tab. 25.12 Ursachen von Kopfschmerzen

Organ(system), Ursachen		Begleitsymptome, Zusatzbefunde	Mögliche Erkrankungen
Trauma	**Raumforderung**	Hirndruckzeichen	• Subdurales Hämatom • Epiduralblutung • Subarachnoidalblutung
	Erschütterung	• Hirndruckzeichen • Blutung aus Nase und Ohren • Brillenhämatom	• Commotio, Contusio, Compressio cerebri • Schädelbasisbruch
Raumforderung (nicht traumatisch bedingt)		• Hirndruckzeichen • Persönlichkeitsveränderungen	• Tumor (primär, Metastase) • Ödem
Epilepsie, Anfallsleiden		• Hirndruckzeichen • Anamnese (z. B. familiäre Disposition)	Hirndruckerhöhung (z. B. SHT)
Entzündung		• Meningismus • Fieber	• Meningitis • Enzephalitis • Hirnabszess • Sinusvenenthrombose
Toxine		Anamnese	• Endogen • Exogen

Tab. 25.12 Ursachen von Kopfschmerzen (Forts.)

Organ(system), Ursachen		Begleitsymptome, Zusatzbefunde	Mögliche Erkrankungen
Blut		• Hämorrhagische Diathese • Anämiesymptome • B-Symptomatik • Prähepatischer Ikterus • Splenomegalie	• Hämolytische Anämie • Polyzythämie • Plasmozytom
Gefäßesystem	**Blutdruck**	• Schwindel • Ohrensausen	• Hypertonie, Hochdruckkrise • Hypotonie
	Andere	• Bewusstseinsstörung • Lähmungen • Pyramidenbahnzeichen	Apoplex
		• Temporale Kopfschmerzen • Visusverlust • Kauschmerzen • Geschwollene Gelenke • Entzündungsparameter ↑	• Morbus Horton • Arteriitis temporalis
		• Wiederholt, halbseitige Kopfschmerzen • Ü+E • Lichtempfindlichkeit • Stress	• Migräne • Spannungskopfschmerzen
Niere		Veränderungen im Urin	Hypertonie
		• Wesensveränderungen • Ü+E • Krampfneigung • Konzentration ↓	Urämie
Lunge		• Pfeifende Atmung • Chronischer Husten • Fassthorax • Zyanose, Trommelschlägelfinger • Zwerchfellmotilität ↓	Lungenemphysem
Bewegungsapparat		• Gelenk- und Knochenschmerzen • Ggf. ausstrahlende Schmerzen	• HWS-Syndrom • Wirbelsäulenarthrose
Auge		• Farbensehen • Harter Bulbus • Rotes Auge • Meist einseitig • Akutes Abdomen • Erbrechen	Glaukom
		Blitze-, Wolken-Sehen	Netzhautablösung
		Anamnese	Überlastung durch Computer, falsche Brille
Nerven	Reflektorisch	Anamnese	• HNO-Erkrankungen • Zahn-, Kiefererkrankungen • Sinusitits
	–	• Einseitig stechend • Attackenweise • Schmerzhafte Nervenaustrittspunkte	Störung des N. trigeminus (V)

Tab. 25.12 Ursachen von Kopfschmerzen (Forts.)

Organ(system), Ursachen	Begleitsymptome, Zusatzbefunde	Mögliche Erkrankungen
Metabolisch-endokrin	• Zittern • Schwindel	• Hypoglykämie • Hunger
	• Adynamie • Appetit, Gewicht ↓ • RR ↓ • Hyperpigmentierung, ggf. Vitiligo • GIT-Symptome	Morbus Addison
	• Polydipsie • Hypertonie • Muskelschwäche • Obstipation • Tetanie • Poly-, Nykturie	Conn-Syndrom
	• Hypertonie (anfallsweise) • Tetanie, Tremor • Stoffwechsel ↑ • Obstipation	Phäochromozytom
Diverse	–	• Hirndruck ↑ • Schlafmangel • Infektionen • Allergien

25.3.9 Ödeme

Anamnese und Untersuchung

- Akut, chronisch
- Entzündungszeichen
- Lokalisation: generalisiert oder lokal
- Konsistenz: eindrückbar (wenn es nach kräftigem Eindrücken des Ödems mit den Fingern zu einer zunächst bleibenden Eindellung kommt), teigig, derb
- Zeit: morgens, abends, an keine Zeiten gebunden
- Auslöser (z. B. Verletzung, Operation, Schwangerschaft)
- Druck-, Spontanschmerzen
- Weitere, organbezogene Symptome (Leber, Niere, Magen-Darm-Trakt, Schilddrüse)
- Medikamenteneinnahme
- Familienanamnese
- Nahrungsbilanz
- **Notfälle:** Glottisödem (anaphylaktischer Schock), Epiglottitis, Quincke-Ödem (anaphylaktischer Schock)

CAVE

Ein **akutes allergisches Ödem** kann **lebensgefährlich** sein:
- wenn es im Rahmen eines anaphylaktischen Schocks auftritt (Quincke-Ödem) und/oder
- die Atemwege verlegt.

Ursachen von Ödemen (➤ Tab. 25.13)

Tab. 25.13 Ursachen von Ödemen

Organ(system), Ursachen		Mögliche Erkrankungen	Begleitsymptome, Zusatzbefunde
Eiweißverlust, Eiweißmangel	**Nieren** (v. a. Lidödeme, Hand-, Fußrückenödem, generalisiert)	• Glomerulonephritis • Nephrotisches Syndrom • Diabetische Nephropathie	• Auffälligkeiten beim Urinstreifentest • Leitsymptome von Nierenerkrankungen
	Leber (v. a. Aszites)	• Leberzirrhose • Fettleber	• Leberhautzeichen • Leberlabor
	Magen-Darm-Trakt (v. a. Aszites, generalisiert)	Malabsorption bei • Zöliakie, Sprue • Morbus Crohn	Stuhlveränderungen
	„Hungerödem"	• Unterernährung • Anorexia nervosa	• Soziale Verhältnisse • Psychische Verfassung

Tab. 25.13 Ursachen von Ödemen *(Forts.)*

Organ(system), Ursachen	Mögliche Erkrankungen	Begleitsymptome, Zusatzbefunde
Herz (v. a. abendliche Knöchelödeme)	Herzinsuffizienz unterschiedlicher Genese	• Nykturie • Symptome der Rechts- und/ oder Linksherzinsuffizienz
Gefäßsystem	Chronisch venöse Insuffizienz	• Varizen, Varikosis • Thrombose, postthrombotisches Syndrom • Ulcus cruris
	Lymphödem	• Positive Familienanamnese • Z. n. Operation, Bestrahlung
Schilddrüse (v. a. generalisiertes Myxödem, prätibiales Myxödem)	• Hypothyreose • Morbus Basedow	• Symptome der Hypothyreose • Merseburger Trias
Entzündliches Ödem (lokal begrenzt)	• Arthritis • Thrombose • Erysipel • Verbrennung (abakterielle Entzündung) • Trauma • Rheumatologische Erkrankung	Entzündungsparameter
Allergisches Ödem	• Quincke-Ödem • Insektenstich	• Allergenkontakt • Atopische Disposition
Weitere	• Inaktivitätsödem • Schwangerschaftsödem	–

25.3.10 Rückenschmerzen

CAVE

Das Aortenaneurysma (Ruptur → Schmerzen zwischen den Schulterblättern) ist ein Notfall

Anamnese und Untersuchung

- Trauma
- Plötzliche oder langsame Entwicklung
- Schmerzcharakter: Dauer-, Ruheschmerz, bewegungsabhängig
- Vorerkrankungen: Osteoporose, rheumatische Erkrankungen
- Begleitsymptomatik → Hinweise auf andere Organsysteme
- Palpation und Perkussion der Dornfortsätze
- Symmetrie der Wirbelsäule
- Beweglichkeit der Wirbelsäule
- Schober-, Ott-Zeichen
- Untersuchung der betroffenen Organe

Ursachen von Rückenschmerzen (➤ Tab. 25.14)

Tab. 25.14 Ursachen von Rückenschmerzen

Organ(system), Ursachen	Mögliche Erkrankungen	Begleitsymptome, Zusatzbefunde
Wirbelsäule	• Trauma • Bandscheibenprolaps, Ischialgie, Lumbago • Skoliose • Morbus Scheuermann • Morbus Bechterew • Osteoporose, Osteomalazie • Arthrose der Wirbelgelenke • Tumor	• Druckdolenz • Schwellung • Sensible Ausfälle • Positiver Lasègue • Reflexe • Alter, Belastung
Nieren	• Pyeolonephritis • Glomerulonephritis • Nierensteine • Nierenkarzinom	• Leitsymptome der Nierenerkrankungen • Nierenlager klopfschmerzhaft • Auffälligkeiten bei Urinteststreifen, Sono
Pankreas	Chronische oder akute Pankreatitis	• Gürtelförmiger Schmerz • Fettstühle • Amylase, Lipase ↑

Tab. 25.14 Ursachen von Rückenschmerzen *(Forts.)*

Organ(system), Ursachen	Mögliche Erkrankungen	Begleitsymptome, Zusatzbefunde
Gynäkologische Erkrankungen	• Menstruationsbeschwerden • Eileiterschwangerschaft • Schwangerschaft • Tumor	• Gynäkologische Untersuchung auffällig • Zyklusauffälligkeiten
Prostata	• Prostatitis • Prostatahyperplasie • Prostatakarzinom	• Beschwerden beim Wasserlassen und Stuhlgang • Schmerzhafte digitale Austastung
Darmerkrankungen	• Morbus Crohn, Colitis ulcerosa • Darmkrebs (Knochenmetastasen)	Stuhlbeschaffenheit
Sonstige	• Infektionskrankheiten (Prodromalstadium) • Gallenleiden • Verspannungen	–

25.3.11 Thoraxschmerzen

CAVE

Bei **Thoraxschmerzen** sollten Sie (v. a. in der Prüfung) immer an einen Notfall denken, insbesondere wenn diese
- auf einer bestehenden KHK basieren,
- plötzlich und/oder zunehmend auftreten,
- mit Dyspnoe einhergehen (DD Dyspnoe).

Anamnese und Untersuchung

- Schmerzanamnese: Dauer, Art, Lokalisation (einseitig?), Ausstrahlung, bewegungs-, atem-, belastungs-, nahrungs-, lageabhängig, Tagesprofil, Wiederholung
- Vorerkrankungen: KHK, Angina pectoris, Diabetes mellitus, Arteriosklerose, Tuberkulose, Operationen
- Medikamente
- RR (Differenzen zwischen Seiten sowie Ober- und Unterkörper), Pulsqualität
- Herz- und Lungenuntersuchung: Inspektion (Haltung, Haut, Zyanose), Auskultation; Perkussion, Palpation
- EKG (ST-Anhebung?)
- Röntgen, Sonografie, Endoskopie
- **Notfälle:** Herzinfarkt, Angina-pectoris-Anfall, Lungenembolie, Pneumothorax

Ursachen von Thoraxschmerzen (➤ Tab. 25.15)

Tab. 25.15 Ursachen von Thoraxschmerzen

Organ(system), Ursachen	Mögliche Erkrankungen	Begleitsymptome, Zusatzbefunde
Herz	• KHK • Angina pectoris • Herzinfarkt • Herzinsuffizienz • Klappenvitien • Herzrhythmusstörungen	• Vorangegangene Infarkte • Risikofaktoren für KHK • Belastungsdyspnoe • Herzrhythmusstörungen • Angina pectoris
Lunge	• Bronchitis • Pneumonie • Lungenembolie • Pneumothorax • Tbc	• Husten, Auswurf • Belastungsdyspnoe • Atemabhängige Schmerzen
Pleura, Mediastinum	• Pleuritis sicca • Tumor	• Atemabhängige Schmerzen • Schonhaltung
Ösophagus	• Ösophagitis • Karzinom • Divertikel	• Dysphagie • Retrosternale Schmerzen • Singultus
Kreislauf und Gefäße	Aortenwandriss	Auffällige Befunde bei der Blutdruckmessung
Bewegungsapparat	• Rippen (Trauma, Tumor) • Skoliose, Kyphose • Verspannungen • Neuralgie	• Bewegungsabhängige Schmerzen • Auffällige Inspektionsbefunde
Gastrointestinaltrakt	• Zwerchfellhernie • Achalasie • Meteorismus	• Typische Gastritis-Symptome • Reflux • Lageabhängige Schmerzen
Diverse	• Erkrankungen der Mammae • Lymphadenopathie • Psychovegetative Ursache (z. B. Hyperventilation) • Hauterkrankungen im Thoraxbereich	–

25.4 Weitere Leitsymptome

Die folgenden Leitsymptome werden unseren Erfahrungen nach nicht so häufig geprüft. Wir haben deshalb hier auf ausführliche Überlegungen zu Zusatzbefunden und Anamnesevorgehen verzichtet. Gleichwohl sollten Sie auch hierzu wieder jeweils ein Brainstorming durchführen: Überlegen Sie, welche Organsysteme beim folgenden (Leit-)Symptom betroffen sein könnten: Blutungsneigung, Blut im Stuhl, Veränderungen der BSG, Gangunsicherheit, Gelenkschmerzen, grippale Symptome, Hypertonie, Heiserkeit, Ikterus, Immunschwäche, Knochenschmerzen, Konjunktivitis, Leistungsabfall, Lymphknotenvergrößerungen, Nasenbluten, Pruritus, Pulsauffälligkeiten, Splenomegalie, Schwindel und Tremor.

25.4.1 Blutungsneigung

- Eine Disposition zu Blutungen weist meist auf ein schwerwiegendes Geschehen hin.
- Zur ersten Einordnung sollten Sie stets zwischen *isolierten* Hämatomen und *umfassenden* Blutungsorten (multiplen oder generalisierten Petechien oder Purpura) unterscheiden.
- Auch bei durch Bagatelltraumen verursachten Hämatomen müssen Sie an eine systemische Erkrankungen denken.
- Die Bluterkrankheit (Hämophilie) zeigt i. d. R. keine sichtbaren Einblutungen; im Vordergrund stehen hier Schwellungen, v. a. im Gelenkbereich (z. B. Knie).

CAVE

- Akute Symptome einer Blutungsneigung deuten immer auf einen Notfall hin.
- **Notfälle:** Sepsis (Waterhouse-Friderichsen-Syndrom), akute Medikamentenallergie, virusbedingte hämorrhagische Fieber.

Ursache	Mögliche Erkrankungen
Defektkoagulopathie	Mangel an Gerinnungsfaktoren
Plasmatisch (Koagulopathien)	• Medikamente (z. B. Cumarine) • Therapie mit Fibrinolytika • Immunkoagulopathie (auch als erworbener Defekt), Hämophilie A oder B • Allergien • Monozyten-, Makrophagen-Defekt • Prothrombin-Mangel durch – Resorptionsstörungen – Vitamin K-Synthese-Störung • Postoperativ
Thrombozytär	Thrombopenie, Thrombopathie
Vaskulär	• Vasopathie • Hämolytisch-urämisches Syndrom • Waterhouse-Friderichsen-Syndrom • Schock
Mangelzustände u. a.	• Leberparenchymdefekt • Niereninsuffizienz

25.4.2 Blut im Stuhl

Denken Sie auch an eine Fehldiagnose bei Aufnahme von rohen Fleischanteilen mit der Nahrung, bei Konsum von oralen Eisenpräparaten oder entsprechenden Nahrungsmitteln sowie bei einer starken Menstruation.

Art des Stuhls	Mögliche Ursachen
Teerstuhl (bei Blutungen im oberen Verdauungstrakt, d. h. Mund bis Duodenum)	• Ulzera • Erosive Gastritis • Ösophagusvarizen • Mallory-Weiss-Syndrom
Aufgelagertes Blut	• Hämorrhoiden • Darmpolypen • Karzinom • Entzündung im unteren Darmbereich • Bei sehr starken Blutungen im Magenbereich kann das Blut auch als aufgelagert oder durchmischt erscheinen
Okkultes Blut (nicht sichtbar, nur geringe Blutungsquelle)	• Entzündung im gesamten Darmbereich • Ulzera • Karzinom

25.4.3 Blutsenkungsgeschwindigkeit (BSG)

Veränderung	Mögliche Erkrankungen
Verlangsamt	• Hämorrhoiden • Bluterkrankungen: Polyglobulie, Polycythaemia vera, Sichelzellanämie • Exsikkose • Lebererkrankung • Glukokortikoidtherapie • Psychovegetatives Syndrom • Bestimmungsfehler
Mäßig erhöht (bis 50 mm in der 1. Std.)	• Entzündungen aller Art • Anämie • Lebererkrankung • Nierenerkrankung • Schwangerschaft, prämenstruell, Kontrazeptiva • Postoperativ, nach Schock • Tumorerkrankungen
Stark erhöht (50–100 mm in der 1. Std.)	• (Meist bakterielle) Infektion • Leukämie • Fortgeschrittene Tumorerkrankung (Metastasierung) • Hämolytische Anämie • Chronische Lebererkrankung • Chronische Niereninsuffizienz • Gewebsnekrose • Rheumatoide Arthritis, Kollagenosen, Vaskulitis
Sturzsenkung (> 100 mm in der 1. Std.)	• Sepsis • Peritonitis • Rheumatisches Fieber • Polymyalgia rheumatica, andere Vaskulitiden • Plasmozytom (außer Bence-Jones-Plasmozytom)

25.4.4 Gangunsicherheit

Organsystem	Mögliche Erkrankungen
Gefäße	• pAVK • Varikosis
Nervensystem	• Multiple Sklerose • Morbus Parkinson • Apoplex, Hemiparese • Polyneuropathie, Alkoholkrankheit, Diabetes mellitus • Trauma, z. B. Bandscheibenläsion, Ischialgie, Lumbago, Kauda-Syndrom • Restless-Legs-Syndrom • Psychiatrische Erkrankungen • Intoxikation • Polymyalgia rheumatica, Myasthenie, Myalgie
Bewegungsapparat	Trauma

25.4.5 Gelenkschmerzen

- Gelenkschmerzen weisen vorrangig auf eine primäre Erkrankung des Bewegungsapparats hin.
- Insbesondere in der Prüfung sollten Sie stets daran denken, dass auch andere Ursachen vorliegen können.
- Der Patient äußert häufig „Schmerzen an den Gelenken". Wie auch bei anderen Symptomen, die den Bewegungs- und Stützapparat betreffen, sollten Sie durch genaues Hinterfragen und Untersuchen feststellen, ob sich das Symptom auf Knochen, Gelenke, Muskeln, Sehnen oder Bänder bezieht.

Organsystem, Ursache	Mögliche Erkrankungen
Bewegungsapparat: Gelenke bei rheumatischen Erkrankungen	• ARF, Chronische Polyarthritis und andere Arthritiden • Morbus Bechterew • Silikose • Sjögren-Syndrom • Morbus Reiter
Bewegungsapparat: rheumatischer Formenkreis (Kollagenosen, Weichteile)	• SLE • Bursitis • Tendopathie
Bewegungsapparat: nicht-rheumatisch	• Arthritis, Arthrose • Hämophilie • Gicht • Trauma
Begleitende Arthritis bzw. Gelenkläsion	• Morbus Crohn, Colitis ulcerosa • Sarkoidose • Löfgren-Syndrom
Infekte	• Virushepatitis • Scharlach • Gonorrhö • Typhus • Tbc

25.4.6 Grippale Symptome

Ursache	Mögliche Erkrankungen
Influenzaviren	Grippe, grippaler Infekt
Bakterielle Infektionskrankheiten	• Tbc • Scharlach • Typhus • Diphtherie
Virale Infektionskrankheiten	• Poliomyelitis • FSME • Tollwut • Masern
Immunschwäche	• Leukämie • HIV/AIDS • Mononukleose

25.4.7 Heiserkeit

CAVE
Bei Aspiration und Epiglottitis keine Inspektion mit dem Laryngoskop vornehmen, da sonst ein Laryngospasmus mit Verschluss der Luftwege droht.

Ursache	Mögliche Erkrankungen
Entzündung	• Entzündungen im Mund- und Rachenraum (Laryngitis, Pharyngitis, Angina, Epiglottitis) • Bronchitis • Tracheitis
Raumforderung	• Ösophaguskarzinom • Ösophagusdivertikel • Struma • Bronchialkarzinom
Läsion des N. recurrens (innerviert die Stimmbänder)	• Kehlkopfkarzinom u. a. Tumoren bzw. Metastasen im Kehlkopfbereich • Postoperativ
Sonstige	Aspiration

25.4.8 Immunschwäche

Ursache	Mögliche Erkrankungen
Allgemeine Ursachen	• Neugeborene • Alte Menschen • Frisch Operierte
HIV-Infektion	AIDS
Erkrankungen des Blutes	• Leukämie • Polyzythaemia vera • Plasmozytom
Medikamente	• Chemotherapie • Kortison • Immunsuppressiva
Psychogen	Stress

25.4.9 Hypertonie

- In den meisten Fällen liegt eine essentielle Hypertonie vor, d. h. es ist keine Ursache erkennbar. Dennoch müssen organische Ursachen ausgeschlossen werden.
- Die Differenzierung erfolgt nach **Organsystemen.**

Organsystem, Ursache	Mögliche Erkrankungen
Herz, Gefäße	• Arteriosklerose • Aorten-, Aortenklappenfehler • Polyzythämie • Herzinsuffizienz
Endokrinum	• Morbus Cushing, Cushing-Syndrom • Hyperthyreose • Phäochromozytom • Conn-Syndrom
Nervensystem	• Kraniale Raumforderung (z. B. durch Hirntumor) • (Meningo-)Enzephalitis • Intoxikation • Psychogen
Niere	• Glomerulonephritis • Glomerulosklerose verschiedener Ursachen • Chronische Pyeolonephritis • Zystenniere
Andere	• Medikamente • Fieber • Paraneoplastisches Syndrom

25.4.10 Ikterus

Sie müssen in der Lage sein, den hämolytischen, hepatozellulären und cholestatischen Ikterus zu differenzieren (Urin, Milz, Leber, Blutbild; ➤ 16.3.1).

Organsystem, Ursache	Mögliche Erkrankungen
Leber	• Fettleber • Hepatitis • Zirrhose
Gallenblase	Gallensteine
Pankreas	• Akute Pankreatitis • Pankreaskopfkarzinom
Blut	Hämolytische Anämie
Infektionskrankheit	• Hepatitis • Malaria

25.4.11 Knochenschmerzen

Wenn Patienten äußern, dass ihnen „die Knochen weh tun", sollten Sie genau hinterfragen und untersuchen, woher der Schmerz rührt: von den Knochen oder anderen Teilen des Stütz- und Bewegungsapparats (Muskeln, Sehnen, Bänder, Gelenke).

Organsystem, Ursache	Mögliche Erkrankungen
Tumorerkrankungen	• Leukämie • Plasmozytom • Ewing-Sarkom • Metastasen
Stoffwechsel	• Morbus Cushing, Cushing-Syndrom • Kortisontherapie • Hyperparathyreoidismus • Malabsorption • Niereninsuffizienz
Bewegungsapparat	• Osteoporose, -malazie • Osteomyelitis • Morbus Bechterew • Protusio, Prolaps • Tbc • Periostitis • Trauma
Infekt, Infektionskrankheit	Grippaler Infekt

25.4.12 Konjunktivitis

Ursache	Mögliche Erkrankungen
Infektion	• Masern • Grippaler Infekt • Diphtherie • Trachom
Allergie	Pollinose
Chemische und physikalische Reize	–
Neurologisch	Fazialislähmung (beeinträchtigter Lidschlag)
Rheumatische Erkrankung	Morbus Reiter

25.4.13 Leistungsabfall

Organsystem	Mögliche Erkrankungen
Allgemein	• Bösartige und/oder andere zehrende Erkrankungen (z. B. HIV, Leukämie, Lymphom, Tbc) • Entzündungen • Infektionen
Herz	Herzinsuffizienz jeglicher Genese
Leber	• Leberzirrhose • Chronische Hepatitis
Niere	• Niereninsuffizienz • Renale Anämie
Atemwege	Sauerstoffunterversorgung durch chronische obstruktive oder restriktive Lungenerkrankungen
Blut	Anämie
Endokrinum	• Morbus Addison • Hypothyreose

25.4.14 Lymphknotenvergrößerung

Ursache	Mögliche Erkrankungen
Tumorerkrankung	• Leukämie (ALL, CLL) • Lymphome • Metastasen • Mammakarzinom (v. a. axillär), Magenkarzinom (Virchow-Drüse)
Virale Infektion	• Mononukleose • HIV-Infektion/AIDS • Hepatitis • Röteln (nuchal) • Malaria
Bakterielle Infektion	• Streptokokkeninfekt • Staphylokokkeninfekt • Tbc
Sexuell übertragbare Krankheiten	• Lymphgranuloma inguinale (einseitig, hart) • Lues (erst lokal, später generalisiert)

25.4.15 Nasenbluten

Organsystem, Ursache	Mögliche Erkrankungen
Blut	• Hämophilie • Thrombopenie • Leukämie • Polyglobulie, -zythämie
Leber	Leberzirrhose (Gerinnungsfaktoren ↓)
Allgemein	• Hypertonie • Läsionen der Nasenschleimhaut („Nasepopeln", Fremdkörper u. a.) • Schnupfen
Medikamente	Antikoagulanzien (z. B. Marcumar)

25.4.16 Sehstörungen

Art der Störung	Mögliche Erkrankungen
Doppelbilder	• Botulismus • Störung der Hirnnerven III, IV und VI • Multiple Sklerose • Alkoholkrankheit
Farbensehen	• Digitalisintoxikation • Glaukomanfall (Farbringe um Lichtquellen) • Psychiatrische Erkrankungen
Gesichtsfeldausfall	Tumor (→ Chiasma-Syndrom)
Blitze-Vorhang	Netzhautablösung
Sehstörungen allgemein	• Retinopathie • Hypertonie • Diabetes mellitus • Morbus Bechterew

25.4.17 Pruritus

Ursache	Mögliche Erkrankungen
Primäre Hauterkrankung	• Psoriasis • Atopisches Ekzem
Allergien	• Kontaktekzem • Atopisches Ekzem • Urtikaria
Infektiöse Hauterkrankung	• Impetigo contagiosa • Exanthematöse Infektionskrankheit (z. B. Windpocken) • Mykose • Parasitenbefall (Läuse, Flöhe, Milben)
Endogene Intoxikation	• Urämie • Ikterus (Bilirubinablagerung in der Haut) • Bösartige Erkrankung des Blutes (Zelluntergang → vermehrtes Freiwerden von Nukleinsäuren)
Stoffwechselstörung	Diabetes mellitus
Sonstige	• Psychogen • Medikamentös

25.4.18 Schwindel

Organsystem, Ursache	Mögliche Erkrankungen
Neurologisch	• SHT • Tumor (z. B. Akustikusneurinom) • Vestibularisstörung • HWS-Syndrom
Orthostatisch	Orthostatische Dysregulation
Zerebrale Hypoxie	• Zerebrale Arteriosklerose • Anämie • Herz-, Lungenerkrankungen
Ohr	• Morbus Menière • Vestibularisstörung
Augen (okulärer Schwindel)	• Tumor • Ischämie • Diabetische Neuropathie • Multiple Sklerose
Kreislauf, Gefäße	• Hypertonie, Hypotonie • Kinetose
Psychogen	Phobie, z. B. Höhenangst
Stoffwechsel	• Hypo-, Hyperglykämie • Urämie • Coma hepaticum • Thyreotoxische Krise
Wirbelsäule	HWS-Syndrom

25.4.19 Synkope (Ohnmacht, Bewusstlosigkeit)

- Beim bewusstlosen Patienten immer die Vitalzeichen überprüfen.
- Bei vorhandener Atmung und vorhandenem Puls Lagerung in der stabilen Seitenlage.
- Bei fehlender Atmung und Pulslosigkeit Anwendung der ABC-Regel.

Organsystem, Ursache	Mögliche Erkrankungen
Gehirn	• Trauma • Ischämie • Apoplex • Raumforderung
Intoxikation	• Endogen: Niereninsuffizienz, Leberkoma • Exogen: Medikamente, Gase, Alkohol
Stoffwechsel	• Diabetes mellitus: Hyperglykämie, Hypoglykämie, Ketoazidose • Urämisches Koma • Hepatisches Koma
Endokrinum	• Hypophysäres Koma • Myxödemkoma • Addisonkrise
Gefäße	• Karotissinussyndrom • Aortenstenose

25.4.20 Pulsauffälligkeiten

Auffälligkeit	Mögliche Erkrankungen
Fliehender Puls, leichter Puls	• Hypotonie • Schock • Herzinsuffizienz • Herzrhythmusstörungen • Aortenklappenstenose • pAVK • Evtl. bei Anämie • Hypothyreose
Harter Puls („Wasserhammerpuls", pulsus celer et altus)	• Aortenklappeninsuffizienz • Fieber • Offener Ductus Botalli • Septumdefekt • Schwere Hypertonie • Evtl. bei Schock • Evtl. bei Anämie • Hyperthyreose
Pulsus paradoxus (Inspiration ↓, Exspiration ↑)	• Pericarditis constrictiva • Herztamponade • Perikarderguss • Mediastinitis • Asthma bronchiale
Arrhythmischer Puls	Herzrhythmusstörungen (Extrasystolen verschiedener Genese)
Pulsdefizit	Schwere Herzrhythmusstörungen (AV-Block)

25.4.21 Splenomegalie

- Eine Milzvergrößerung resultiert meist aus Veränderungen des Blutbilds, die z. B. durch hämolytische Prozesse oder Infektionen hervorgerufen werden.
- Ein relevantes Prüfungsthema zur Milz ist die (traumatische) **Milzruptur** (z. B. beim Motorradunfall). Denken Sie in diesem Zusammenhang an die *zweizeitige* Ruptur. Bei Verdacht müssen Sie den Bauchumfang in kurzen Zeitabständen messen und diesen Befund dokumentieren. Der Verdacht ist als **Notfall** zu behandeln.

Organsystem, Ursache	Mögliche Erkrankungen
Milz	• Tumor: Abszess, Zyste, Sarkom • Trauma
Infektionen	• Sepsis • Endokarditis
Infektionskrankheiten	• Tbc • Typhus • Hepatitis • Mononukleose • HIV/AIDS • Malaria
Blut und Knochenmark	• Leukämie • Lymphom • Polycythaemia vera • Septische Prozesse
Blut	• Hämolytische Anämie • Hämosiderose
Pfortader	• Portale Hypertension • Thrombose, Budd-Chiari-Syndrom
Kollagenosen	• SLE • Sarkoidose • Polymyalgia rheumatica • Still-Syndrom
Endokrinum	Akromegalie

25.4.22 Tremor

Organsystem, Ursache	Mögliche Erkrankungen
Stoffwechselstörung	• Leberinsuffizienz → Flapping Tremor • Urämie → Flapping Tremor
Schilddrüse	Hyperthyreose → feinschlägiger (Finger-)Tremor
Nervensystem	• Morbus Parkinson → Ruhetremor • Multiple Sklerose → Intentionstremor
Noxen	• Chronischer Alkoholmissbrauch → Flapping Tremor • Medikamente
Essentiell	• Idiopathisch • Familiär
Sonstige	• Seniler Tremor • Psychogener, vegetativer Tremor

KAPITEL

26 Anamnese und Befunderhebung

26.1 Die Fallbesprechung in der mündlichen Prüfung

Die Analyse eines Falls bildet sehr häufig das „Herzstück" der mündlichen Prüfung. Das ist durchaus sinnvoll, weil eine Fallbesprechung den Prüfern einen umfassenden Eindruck von Ihrem Wissen vermitteln kann und weil sie das „tägliche Brot" der Praxis ist.

Gelegentlich wird der „Patient" in der Prüfung als „dritte Person" dargestellt, manchmal aber schlüpft auch der Prüfer in diese Rolle hinein (zum Umgang damit ➤ 2.2.2). Weitere Gegebenheiten der Fallbesprechung in der mündlichen Prüfung sind im Folgenden aufgeführt.

26.1.1 Der Weg ist das Ziel

- Es kommt vielfach nicht darauf an, dass Sie einen Fall komplett aufklären. Vielmehr soll ersichtlich werden, dass Sie nachvollziehbar und kompetent mit einer Ausgangssituation umgehen, die der Patient Ihnen präsentiert. Denken Sie daran, dass auch in der Realität nicht jedes Symptom sofort ergründet und jeder Patient umfassend diagnostiziert werden kann. Oft können erst zahlreiche Untersuchungen und die Ideen verschiedener Therapeuten eine Diagnose erbringen.
- Sie dürfen sich Zeit lassen mit Fragen, Überlegungen und Untersuchungen, wenn Sie dieses schlüssig begründen können. Entscheidend ist, dass Sie Sorgfalt walten lassen und Ihre Kompetenz deutlich wird.
- Denken Sie laut. Nur so zeigen Sie dem Prüfer, wie vielfältig Ihre Gedanken und wie breitbandig Ihr Wissen ist. Nur so erlauben Sie dem Prüfer, helfend einzugreifen, wenn Sie einmal nicht weiter wissen.

26.1.2 Flexibilität

- Jeder Heilpraktiker, Therapeut und Arzt hat sein eigenes Schema für die Befunderhebung; jede Situation erfordert evtl. ein individuelles Vorgehen. Es ist sicher gut, wenn Sie ein System für Ihre Befunderhebung und Abfragefolge haben. Es kann aber ebenso notwendig sein, Abfolgen und Schwerpunkte der Anamnese den jeweiligen Gegebenheiten anzupassen. (Beispiel: Sie müssen mit der Untersuchung nicht warten, bis Sie alles gefragt haben. Sie müssen nicht die Fragen zu Vorerkrankungen stets vor die Berufsanamnese setzen – je nach Situation kann eher das eine oder das andere Erfolg versprechender sein.) Sie dürfen jederzeit alles fragen und untersuchen, wenn es schlüssig und sachlich begründbar ist.
- Wenn Sie im Verlauf einer Anamnese in eine Sackgasse geraten, ist es kein Beinbruch, von vorne zu beginnen und alle bereits hinterfragten Aspekte nochmals detailliert zu beleuchten.

26.1.3 Bausteine zur Befunderhebung

Vergleichen Sie die Anamnese mit einem Krimi: Eingangs nimmt der Kommissar ein kleines Foto von einem Hund auf dem Kaminsims nur unterbewusst zur Kenntnis. Erst viel später fällt ihm im Laufe der Ermittlungen dieses Foto wieder ein, weil es angesichts der zwischenzeitlich gewonnenen Erkenntnisse Bedeutung gewinnt. Erst jetzt macht es Sinn, zum entsprechenden Ort zurückzukehren und dieses Detail unter die Lupe zu nehmen.

In den Kapiteln 4 bis 25 hatten Sie Gelegenheit, den umfangreichen Lernstoff in kompakter Form zu wiederholen und Sicherheit in der Differenzierung von Leitsymptomen zu gewinnen. Um nun einen Fall zu analysieren, ist es notwendig, das erworbene Fachwissen in eine gute Struktur zu bringen.

Unsere Erfahrung zeigt, dass viele HP-Anwärter oft gute Ideen zu einem Symptom oder einer Sachlage haben, aber zunächst nicht in der Lage sind, diese zu ordnen und den Fall zu einer sicheren (Verdachts-)Diagnose zu führen. Deshalb ist es gut, sich zu vergegenwärtigen, welche Bausteine Sie hierzu benötigen.

TIPP

Bausteine zur Befunderhebung:

- Anamnese
- Inspektion
- Differenzialdiagnostische Überlegungen
- Körperliche Untersuchung
- Laborwerte
- Untersuchungen durch Dritte (Ärzte, Klinik)

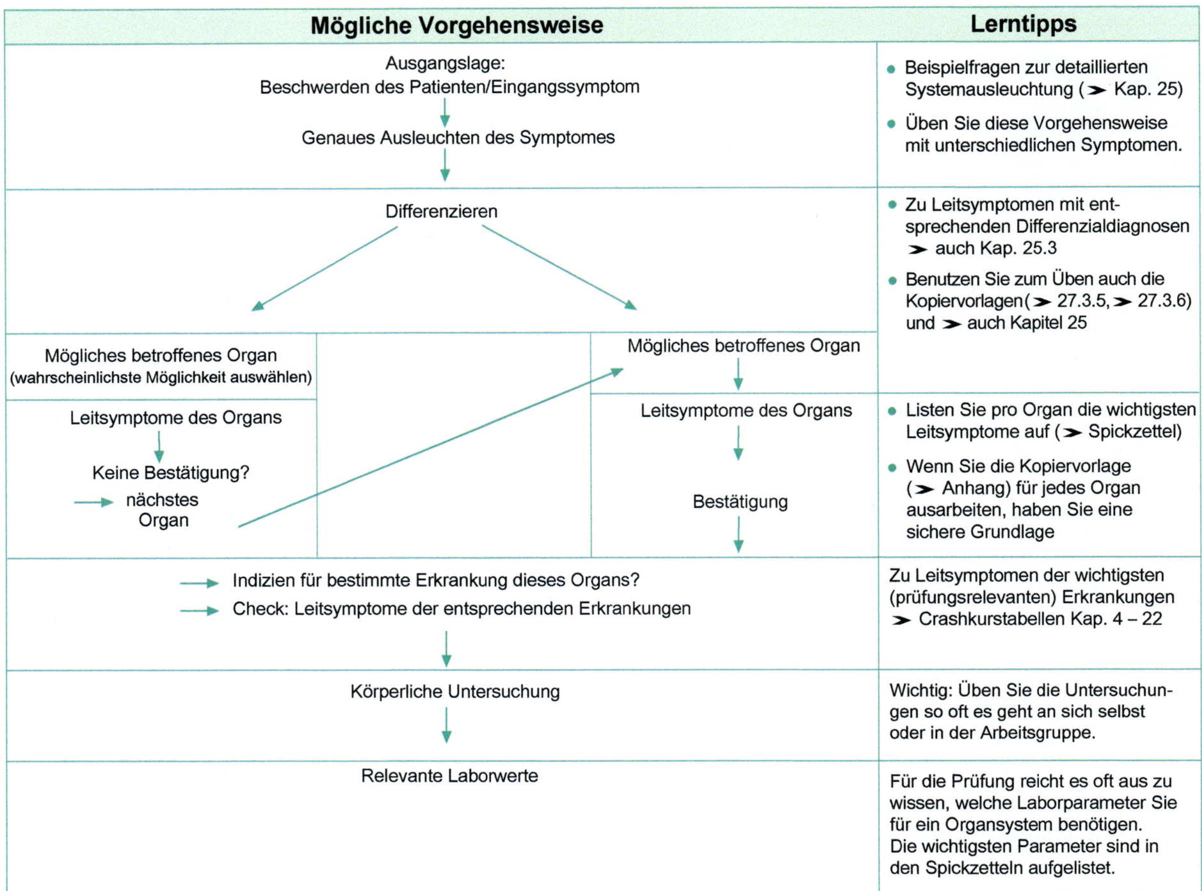

Abb. 26.1 Schema zur Befunderhebung

In der Prüfung bekommen Sie häufig nur ein Symptom genannt, mit dem der „Patient" in ihre Praxis kommt. Um weitere Anhaltspunkte zu bekommen, müssen Sie während der **Anamnese** weitere Informationen sammeln (➤ 26.2.1). Die Anamnese und weitere Befunderhebungen (z. B. **Inspektion**) können ineinander greifen.

Wenn Sie nun nach Nennung einer Ausgangslage eine Idee haben, welche Organe betroffen sein könnten, ist es wichtig, die entsprechenden Leitsymptome gezielt abzufragen, um ein Organ gegen andere zu **differenzieren** um im Folgenden eine Krankheit zu diagnostizieren.

Sie müssen wissen, welche **Untersuchungen** Sie als Heilpraktiker durchführen können, um diese Diagnose zu sichern. Gegebenenfalls sollten Sie **Laborparameter** hinzuziehen, um Ihre Verdachtsdiagnose zu erhärten. In ➤ Abb. 26.1 wird eine mögliche Vorgehensweise bei der Befunderhebung schematisch dargestellt. Gleichzeitig erhalten Sie in dieser Übersicht noch einmal Tipps, wie Sie sich anhand dieses Buches auf diese Vorgehensweise vorbereiten können.

26.2 Organsysteme als erste Orientierung

Jedes Organ(system) hat seine anatomischen und physiologischen Besonderheiten und entwickelt bei Störungen mehr oder weniger typische Symptome, die meist jedoch **nicht krankheitsspezifisch** sind, sondern als Hinweis auf eben eine Störung in diesem **Organ(system)** zu werten sind. Oft lässt sich dieser „Organverdacht" durch gezielte Fragen oder kleine Untersuchungen „krankheitsspezifischer" konkretisieren. In vielen Fällen sichern die abschließende Laboruntersuchung oder bildgebende Verfahren die Diagnose. Genau bis zu diesem Punkt sollten Sie in der Heilpraktikerprüfung kommen können.

HINWEIS

- Prüfer erwarten nicht unbedingt, dass Sie strikt und punktgenau auf die Lösung eines gestellten Falls zugehen, denn eine exakte Diagnose gelingt einem Arzt oder einem Heilpraktiker auch in der Praxis selten auf Anhieb. Zudem lebt die Heilkunde nicht nur vom Faktenwissen, sondern auch von der Erfahrung des Behandlers.

Das weiß auch jeder Prüfer. Vielmehr geht es also darum, umsichtig und unter Berücksichtigung der verschiedenen Möglichkeiten die Situation des Patienten sorgfältig zu betrachten.
- Wenn Sie zunächst Organsysteme benennen, die bei einem oder zwei Ausgangssymptom(en) betroffen sein können, hat dies folgende Vorteile: Sie gehen folgerichtig vor, geben eine erste Orientierung und sind gleichzeitig in der Wahl der weiteren Wege noch völlig frei.

Eine gute Anamnese und Differenzialdiagnostik bringt Ihnen in der Prüfung wesentlich mehr Anerkennung als ein Durchfahren der Zielgerade, ohne dass deutlich geworden wäre, wie Sie genau dorthin gekommen sind.

TIPP

Wir empfehlen Ihnen, sich vorab ein eigenes Arbeitsblatt dazu zu erstellen. Sie können zu diesem Zweck die Vorlage (➤ 27.3.3) sowie die „Spickzettel" in den jeweiligen Pathologie-Abschnitten nutzen.

26.3 Krankheitsrelevante Symptome

Für den Heilpraktikeranwärter ist es oftmals ziemlich schwierig, eine Unterscheidung zu treffen zwischen den spezifischen Krankheitssymptomen, die vorrangig nachgefragt werden sollen, und den nur gelegentlich auftretenden Begleitsymptomen. Deshalb empfehlen wir, eine klare Gewichtung der Symptome vorzunehmen.

TIPP

- Lernen Sie Symptome nach ihrer Wichtigkeit.
- Erfassen Sie eine Erkrankung zunächst in groben Zügen. Das gibt Orientierung und schafft zudem Sicherheit in der Prüfung und beim Lernen.
- Arbeiten Sie zunächst die Symptome heraus, die wirklich typisch sind für diese Erkrankung (z. B. Erythema migrans bei Lyme-Borreliose). Damit kommen Sie zielgerichtet zur richtigen (Verdachts-)Diagnose.
- Stellen Sie Allgemeinsymptome zunächst zurück (z. B. Schwäche, Fieber, Kopfschmerzen) – es sei denn, diese weisen deutlich auf das Geschehen hin (z. B. Kopfschmerzen bei zerebralen Prozessen oder Plasmozytom).
- Bedenken Sie, dass nicht alle charakteristischen Symptome sofort während des Krankheitsverlaufs auftreten. So tritt beispielsweise bei Typhus zunächst eine Obstipation auf, erst danach entwickelt sich der typische Erbsbreistuhl.
- Berücksichtigen Sie, dass manche Symptome zwar typisch sind, aber statistisch gesehen eher selten auftreten (z. B. Alkoholschmerz bei Lympogranulomatose). Damit vermeiden Sie eine Fixierung auf eine „spektakuläre" Information und einen vorzeitigen Ausschluss zu berücksichtigender Aspekte.

26.4 Durchführung der Anamnese

Ihr erstes und wichtigstes Handwerkszeug ist eine gezielte Anamnese. In vielen Büchern werden die dafür notwendigen Aspekte aufgezeigt und an guten Schulen ist die Durchführung einer Anamnese auch Teil der Ausbildung. Um in der Prüfung, wenn Stress und Aufregung dazukommen, mit all dem Gelernten nicht ins Schwimmen zu geraten, sollten Sie sich ein gut strukturiertes **Anamneseschema** erstellen, an dem Sie sich entlanghangeln können. Auch für Ihre spätere Tätigkeit hilft Ihnen eine gute Struktur in der Anamneseführung.

26.4.1 Aufbau einer Anamnese

Grundsätzlich müssen Sie unterscheiden zwischen einer Notfallanamnese, der ausführlichen Anamnese sowie der Fremdanamnese. Auf alle drei Formen gehen wir im Folgenden ein, ebenso auf die Frage nach dem Abbruch der Anamnese bei Weiterüberweisung an Fachärzte oder Kliniken. In der Prüfung kann es manchmal sinnvoll sein, die Anamnese abzukürzen. Auch hierfür finden Sie im Folgenden ein Beispiel.

Notfallanamnese

Die Notfallanamnese zeichnet sich durch eine rasche Einschätzung und Abklärung der Symptomatik sowie durch das gezielte Einleiten von Erst- und Notfallmaßnahmen aus. Geprüft werden neben Ihrem Fachwissen auch Ihre Krisenfestigkeit und Ihre Selbsteinschätzung.

Einen Notfall dürfen Sie in der Prüfung nicht übersehen. Das ist den meisten Prüflingen auch klar – und gerade deshalb eignet sich die Situation, in der es nach einem „Notfall riecht", gut dazu, den HPA zu verunsichern. Man möchte auf keinen Fall etwas falsch machen und wird leicht nervös. Wenn Sie folgende grundsätzlichen Aspekte eines Notfalls benennen, bewegen Sie sich im grünen Bereich.

Aspekte eines Notfalls

- Plötzliches Auftreten der Symptome: z. B. „seit heute Morgen Sehstörungen"
- Rasche Zunahme bzw. Veränderung der Beschwerden: z. B. „mir wird immer schwindeliger"
- Entgleisung bekannter Symptome: z. B. „kenne ich, aber so noch nicht"
- Klare Notfallsymptome:
  - Bewusstlosigkeit
  - Atem- oder/und Kreislaufstillstand
  - Schocksymptomatik

   - Anhaltende Anurie
   - Exsikkosezeichen → drohende Kreislaufinsuffizienz
   - Plötzliche Paresen ← Intoxikation?
   - Zunehmende Schmerzen
   - Zunehmende Dyspnoe
   - Neue oder gravierende Herzrhythmusstörungen
- Nach Trauma droht Verlust von Leben, einem Körperteil oder einer Körperfunktion (z. B. Hodentorsion)

Maßnahmen und Vorgehensweisen

- Rasche Überprüfung der Vitalfunktionen (Blutdruck, Puls, Atmung)
- Rasche Abklärung des Symptoms (Anamnese und Untersuchung)
- Einleitung der allgemeinen Notfallmaßnahmen

Beispiel einer Notfallanamnese

P: Zu Ihnen kommt ein junger 28-jähriger Mann, der seit einer Stunde kurzatmig ist.

HPA: Was war vor einer Stunde? Kann er sich die Kurzatmigkeit erklären?

P: Er hat seiner Frau beim Fensterputzen geholfen und hat plötzlich einen Schmerz auf der rechten Seite hinter den Rippen verspürt.

HPA: Trat der Schmerz nach einer bestimmten Bewegung auf?

P: Ja, als er den rechten Arm weit nach oben gestreckt hat.

HPA: Wenn ich den Thorax inspiziere, kann ich dann eine nachschleppende Atmung feststellen?

P: Ja, ebenfalls auf der rechten Seite.

HPA: Ich habe den Verdacht auf einen Spontanpneumothorax, da dieser v. a. bei jungen Männern auftritt und durch eine falsche Bewegung ausgelöst werden kann. Ich beginne sofort mit der körperlichen Untersuchung. Bei der Auskultation erwarte ich ein aufgehobenes Atemgeräusch an der schmerzhaften Seite, bei der Perkussion einen hypersonoren Klopfschall.

P: Bestätigt beide Untersuchungsbefunde.

HPA: Mein Verdacht bestätigt sich und ich rufe den Notarzt. Je nach Zustand des Patienten leite ich Notfallmaßnahmen ein.

Ausführliche (Langzeit- oder Alltags-) Anamnese

Zu Ihrer eigenen Absicherung sollten Sie, sobald Sie zu einer ausführlichen Anamnese übergehen, mit allem Nachdruck formulieren, dass Sie „akut keinen Anlass sehen, an einen Notfall zu denken". Sie schließen mit einer solchen Formulierung noch nicht aus, dass dennoch ein verstecktes Notfallgeschehen vorliegen könnte, und geben zudem dem Prüfer die Möglichkeit nachzufragen, wenn er die Sachlage anders einschätzt.

TIPP

- Manchmal ist es – wie an dieser Stelle – gut, wenn Sie „sprachliche Weichspüler" eingeübt haben, die z. B. eine Möglichkeit wie den Notfall nicht ausschließen, aber den Weg in eine andere Richtung begründen können.
- Mit solchen Formulierungen halten Sie sich (auch bei anderen Aspekten wie z. B. einem Behandlungsverbot nach IfSG) immer eine Hintertür offen, zeigen den Prüfern aber, dass Sie diese Möglichkeiten im Auge behalten.

Beispiele für „sprachliche Weichspüler":
- „Ich stelle die Möglichkeit eines Notfalls zunächst zurück."
- „Nach den vorliegenden Befunden sehe ich derzeit keine Veranlassung, an ein akutes Geschehen zu denken."
- „Das, was ich bislang über den Patienten weiß, deutet nicht auf eine Situation hin, in der ich den Notarzt und den Rettungswagen rufen müsste."
- „Zum jetzigen Zeitpunkt präsentiert sich ein Patient mit stabilen Vitalfunktionen ohne Bedrohung für sein Leben oder einzelne Körperfunktionen."

Elemente der Alltagsanamnese

Eine umfassende Alltagsanamnese sollte folgende Elemente enthalten:
- **Aktuelle Beschwerden:**
   - W-Fragen: Seit wann? Wo? Wodurch ausgelöst, bewusst provozierbar? Verändert? Wie? Was begleitet die Beschwerden?
   - Bei Schmerzen: Ausstrahlung, Bewegungsabhängigkeit, Ruheschmerz, Tageszeitenabhängigkeit, Provozierbarkeit, Auslöser, Besserungsmöglichkeiten, Schmerzcharakter, unwillkürliche Veränderung, Verlagerung?
   - Zusammenhang mit körperlicher oder psychischer Belastung (Herz-Kreislauf, Lungen), Essen (Verdauungstrakt)
- **Vegetative Anamnese:**
   - Appetit, Durst
   - Stuhlgang, Stuhlbeschaffenheit
   - Miktionsverhalten, entsprechende Trinkmenge
   - Schlaf
   - Gewichtsverlauf
   - Vitalität

MERKE

Die vegetative Anamnese umfasst die vitalen Grundfunktionen eines Menschen. Sie kann in sehr vielen Fällen entscheidende Hinweise auf das Geschehen geben. Bei einer allgemeinen Anamnese hat sie neben der Ausgangssymptomatik oberste Priorität.

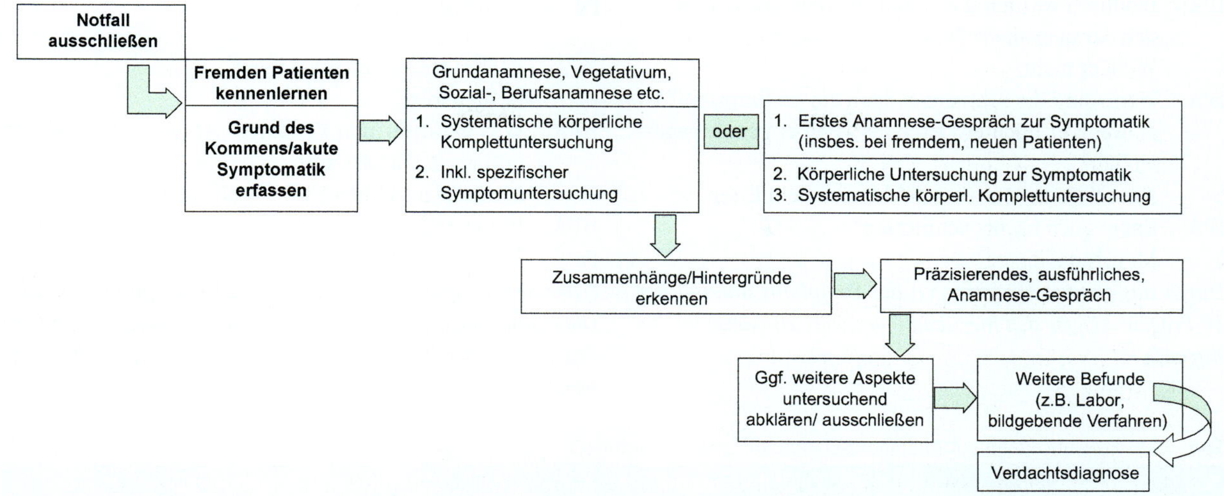

Abb. 26.2 Anamneseschema: grundlegendes Vorgehen mit Notfallausschluss, Anamnese und Untersuchung

- **Vorerkrankungen, Erkrankungen in der Familie:**
  - Risikoerkrankungen: z. B. Diabetes mellitus, Arteriosklerose
  - Frühere Erkrankungen, Operationen
  - Allergien
  - Gehäuftes familiäres Auftreten von bösartigen Erkrankungen, psychischen Erkrankungen
- **Gynäkologische Anamnese, Sexualanamnese** (➢ 17.2.1)
- **Medikamentenanamnese:** genaue Mengenangaben im Lebensverlauf
- **Genussmittel- und Noxenanamnese:** Zigaretten, Alkohol, Kaffee, Drogen (genaue Mengenangaben im Lebensverlauf)
- **Berufs- und Freizeitanamnese:**
  - Möglichkeit einer Berufskrankheit, Berufsnoxen
  - Berufstätigkeit, Ruhestand, Hobby (Stress, Noxen, andere Risikofaktoren)
  - Soziale Kontakte, Besonderheiten im Umfeld

Nicht in jedem Fall müssen alle Elemente angesprochen werden, vielmehr sollten Sie Ihre Anamnese der Prüfungssituation und dem jeweiligen Fall anpassen. Doch sowohl für Prüfung als auch Praxis ist eine umfassende Anamneseführung unabdingbar.

MERKE

Vielleicht sind Sie bereits geübt in einer gesonderten Anamneseführung (z. B. homöopathische oder osteopathische Anamnese). Vermeiden Sie in der Prüfung eine Vermischung und konzentrieren Sie sich auf die klassischen Aspekte.

Als Vorschlag und Gedächtnisstütze möchten wir Ihnen mögliche Anamneseschemata vorstellen (➢ Abb. 26.2 und ➢ Tab. 26.1). Sie dienen nur als Anregung, und es ist Ihnen überlassen, sie abzuwandeln, voll zu übernehmen oder sich ein eigenes Schema zu entwickeln. Ein solches Schema kann eine Orientierung geben, letztendlich kommt es aber darauf an, mit dem Erlernten spielerisch umzugehen und es dem jeweiligen Fall entsprechend anzuwenden.

Anamnesebeispiele

An zwei Beispielen soll verdeutlicht werden, dass eine Anamnese anhand dieses Schemas unterschiedlich aussehen kann.

Ausführliche Anamnese

In manchen Fällen bietet es sich an, die einzelnen Punkte Schritt für Schritt abzufragen. Dies sollten Sie tun, wenn Sie in der Prüfung aufgefordert werden, eine gründliche Anamnese durchzuführen, mit allem, was dazu gehört, aber auch, wenn Sie es mit einer chronischen Erkrankung zu tun haben und sich für die Anamnese Zeit nehmen können.

A – Aktuelles Symptom

P: Ein Patient, 56 Jahre, kommt zu Ihnen mit Bauchschmerzen.

HPA: Seit wann hat er die Bauchschmerzen?

P: Seit etwa drei Wochen.

HPA: Haben sich die Schmerzen akut verschlimmert oder warum kommt der Patient gerade heute? *(Diese Frage ist wichtig, um einen Notfall zu erkennen bzw. zunächst auszuschließen.)*

P: Nein, die Schmerzen sind akut nicht schlimmer geworden, seine Frau schickt ihn, um sich deshalb behandeln zu lassen.

HPA: Wo genau sind denn die Schmerzen?

P: Zeigt auf das Epigastrium.

HPA: Wodurch wurden die Schmerzen ausgelöst? Kann er sich daran erinnern?
P: Weiß er nicht.
HPA: Wann sind die Schmerzen denn am schlimmsten? Ist es, wenn er nüchtern ist, oder wenn er gerade gegessen hat?
P: Am schlimmsten ist es direkt nach dem Essen.
HPA: Hat er auch nachts Schmerzen?
P: Manchmal ja.
(Durch das genaue Hinterfragen des Symptoms anhand der „W-Fragen" zeigen sich hier schon wertvolle Hinweise für die Diagnose.)

N – „Nebensymptome"

HPA: Ist ihm auch manchmal übel?
P: Ja, ab und zu.
HPA: Was heißt für den Patienten „ab und zu" – wie oft und wann tritt das auf?
P: Meistens nach dem Essen, egal wann.
HPA: Hat er Blähungen?
P: Nein, eher selten.
(Hier werden gezielte Fragen nach Nebensymptomen gestellt. Diese sind wichtig, denn in der Prüfung erhalten Sie auf die Frage: „Hat der Patient noch andere Symptome?" möglicherweise keine befriedigende Antwort.)

Tab. 26.1 Eselsbrücke für ein Anamneseschema: Akronym „Anamnese"

	Bedeutung	Tipps und Beispiele
A – Aktuelles Symptom	• Symptome, mit denen der Patient in die Praxis kommt • Geeignet zur genauen Befragung sind die klassischen „W-Fragen": – Wann bzw. seit wann bestehen die Beschwerden? – Wo sind sie lokalisiert? – Wie sind die Beschwerden? (z. B. bewegungsabhängig, bei Husten mit oder ohne Auswurf, anfallsweise) – Wodurch werden sie ausgelöst?	• Da Prüfer erfahrungsgemäß sparsam mit Symptomangaben umgehen, sollten Sie sich ein Repertoire an Fragen aneignen (Arbeitsblatt ➤ 27.3.7). • Denkt man an dieser Stelle bereits an ein bestimmtes Organsystem, können Leitsymptome gezielt erfragt werden (Übungen dazu ➤ 25.3).
N – „Nebensymptome"	Symptome, die der Patient nicht nennt, weil sie ihm nicht wichtig scheinen oder weil er sie nicht mit seinen aktuellen Beschwerden in Verbindung bringt	• Fragen Sie Nebensymptome ggf. nach dem Kopf-zu-Fuß-Schema ab. • Beispiel: Ein Patient kommt in die Praxis, weil er seit heute Morgen kurzatmig ist und die Treppe nicht mehr hoch kommt. Dass er aber seit einigen Wochen Magenschmerzen und 4 kg abgenommen hat, scheint ihm zunächst nicht erwähnenswert.
A – Allgemeinbefinden	Vegetative Anamnese: • Schlaf • Stuhlgang • Wasserlassen • Trinkverhalten, Appetit • Leistungsminderung • B-Symptome (Gewichtsabnahme, Nachtschweiß, subfebrile Temperatur)	• Dieser Punkt wird wichtig, wenn die Symptome noch kein Krankheitsbild ergeben. • Beispiel: Eine HP-Anwärterin hat während eines Coachings lange an einem unspezifischen Diabetes-Fall herumgerätselt, bis sie nach Wasserlassen und Trinkverhalten fragte. Danach fiel der Groschen.
M – Medikamente/Genussmittel	• Medikamenteneinnahme: dauerhaft oder punktuell • Nikotin, Kaffee, Alkohol: seit wann, wie viel pro Tag	Diese oft vergessene Frage ist bei vielen Erkrankungen, v. a. chronischen Lungen- oder Magenerkrankungen, wichtig.
N – „Neigungen"	• Berufsanamnese • Freizeitanamnese	• Diese zu einer vollständigen Anamnese gehörenden Rubriken müssen nur berücksichtigt werden, wenn sie für das Krankheitsbild von Bedeutung sind. • Langweilen Sie Ihre Prüfer nicht mit zu weitschweifenden Fragen. Wenn Ihr Patient Atemnot und retrosternale Schmerzen hat, interessiert es niemanden, ob es Oma auch schon mit dem Herzen hatte …
E – Erkrankungen	Vorerkrankungen bzw. bestehende Erkrankungen, z. B. Bluthochdruck, Diabetes mellitus, Allergien	
S – „Sippe"	Familiär gehäuft auftretende Erkrankungen, wie Diabetes mellitus, Krebs	
E – Ende	Machen Sie am Ende einen „Punkt" – schließen Sie mit einem Resümee ab.	

A – Allgemeinbefinden

HPA: Wie ist denn sein Appetit?
P: Naja, geht so.
HPA: Heißt das, dass der Appetit mäßig ist oder dass er nachgelassen hat?
P: Er hat etwas nachgelassen.
HPA: Hat der Patient an Körpergewicht abgenommen?
P: Nein.
HPA: Schwitzt er nachts?
P: Nein.
HPA: Fühlt er sich leistungsfähig?
P: Die Schmerzen schränken ihn schon etwas ein.
HPA: Ist ihm beim Stuhlgang etwas aufgefallen? Hat sich zum Beispiel die Farbe des Stuhls verändert?
P: Der Stuhl sieht dunkler aus als früher.

(Man fragt hier sicher genauer nach und könnte der Vollständigkeit halber auch nach dem Wasserlassen fragen. Da allerdings der Verdacht auf ein Geschehen im Verdauungstrakt nahe liegt, sollte – so hat es sich bewährt – bei Prüfungen zielgerichtet vorgegangen werden.)

HPA: Ich habe den Verdacht, dass es sich um ein Ulcus ventriculi oder Ulcus duodeni handeln könnte. Ich würde nun einen Test auf okkultes Blut im Stuhl (z. B. Hämoccult®) veranlassen, da der dunkle Stuhl auf eine Blutung hindeuten kann. Auf jeden Fall muss ich diesen Patienten zur Gastroduodenoskopie schicken. Wenn sich mein Verdacht bestätigt, wird der Patient auf Helicobacter pylori untersucht – die häufigste Ursache für einen Ulkus. Im Vorfeld kann ich aber noch weitere mögliche Ursachen erfragen und fahre deshalb mit meiner Anamnese fort.

(Diese Vorgehensweise ist sehr geschickt: Zum einen zeigt der HPA, dass er seine Diagnosemöglichkeiten ausschöpft – Test auf fäkales okkultes Blut, Fortführung der Anamnese –, zum anderen macht er auch deutlich, dass er seine Grenzen kennt und diesen Patienten zum Facharzt überweist. Gleichzeitig führt er seine Kenntnisse über die vorliegende Krankheit an.)

M – Medikamente/Genussmittel

HPA: Trinkt der Patient viel Kaffee?
P: Nein, gar nicht.
HPA: Rauchen, Alkohol?
P: Kaum.
HPA: Wie viel raucht und trinkt er denn?
P: Zwei Zigaretten am Abend, noch nie mehr. Und gelegentlich ein Glas Wein.
HPA: Und wie viele Gelegenheiten gibt es dazu?
P: Nein, kein Alkoholabusus.
HPA: Nimmt der Patient irgendwelche Medikamente?
P: Ja, er bekommt von seinem Hausarzt regelmäßig ein Rheumamittel verordnet.
HPA: Oh, der Patient hat eine rheumatische Erkrankung?
P: Ja, seine Fingergelenke machen ihm zu schaffen, aber deshalb ist er in ärztlicher Behandlung.
HPA: Welches Medikament bekommt er denn?
P: Ibuprofen.
HPA: Und wie lange nimmt er es schon?
P: Seit etwa drei Jahren, aber in den letzten Wochen hat er es nur noch selten eingenommen, weil er das Gefühl hat, es nicht mehr so gut zu vertragen.

(Hier äußert der HPA gegenüber dem Prüfer, dass nicht-steroidale Antirheumatika – NSAR, zu denen auch Ibuprofen gehört – langfristig ein Magengeschwür verursachen können, was die Diagnose „Ulcus ventriculi" wahrscheinlich macht. Es ist sinnvoll, dem Prüfer diese Gedankengänge mitzuteilen, damit er die Vorgehensweise nachvollziehen und auch Ihr Fachwissen erkennen kann.)

N – „Neigungen"

HPA: Was macht der Patient beruflich? Hat er viel Stress?
P: Er ist Gärtner. Das ist zwar anstrengend, bereitet ihm aber keinen Stress.

E – Erkrankungen

HPA: Da der Patient mir nicht auf Anhieb von seinem Rheuma erzählt hat, frage ich ihn, ob es noch weitere Erkrankungen gibt, wie Diabetes, Bluthochdruck, Arteriosklerose …
P: Nein, gibt es nicht.

S – „Sippe"

HPA: Mit Blick darauf, dass ein Ulcus ventriculi in wenigen Fällen auch entarten kann und ein Magenkarzinom auf jeden Fall ausgeschlossen werden muss, frage ich noch nach Krebserkrankungen in der Familie.
P: Sind nicht bekannt.

E – Ende

HPA: Mit Verdacht auf ein Ulcus ventriculi schicke ich den Patienten nun weiter zum Gastroenterologen. Das Ulkus könnte durch die lange Einnahme von NSAR entstanden sein. Auf jeden Fall muss auch ein Magenkarzinom ausgeschlossen werden. Ich biete dem Patienten an, dass ich ihn, wenn seine Diagnose gesichert ist, gerne begleitend behandle.

Kurze Anamnese

Aktuelles Symptom

P: Zu Ihnen kommt ein Patient mit Rückenschmerzen.
H: Seit wann hat er denn die Rückenschmerzen?
P: Seit einigen Wochen.
HPA: Kann er sich an einen Auslöser erinnern? Hat er sich z. B. verletzt?
P: Weiß er nicht.
HPA: Wo genau befinden sich denn die Schmerzen?

P: Zeigt auf den unteren Bereich des Rückens (L5/6, S1).
HPA: Wann hat er die Schmerzen, bestehen sie dauerhaft, oder gibt es bestimmte Tageszeiten?
P: Am schlimmsten sind sie frühmorgens, er wacht oft davon auf.
HPA: Wird es dann, wenn er aufgestanden ist und etwas umhergelaufen ist, besser?
P: Ja, eigentlich schon.

Nebensymptome
HPA: Hat der Patient auch Schmerzen an den Fersen?
P: Ja, jetzt, wo sie es erwähnen …
HPA: Hat er auch ab und zu gerötete Augen?
P: Woher wissen Sie das denn? …
HPA: Ich habe den Verdacht, dass es sich hier um einen Morbus Bechterew handelt und würde den Patienten gerne körperlich untersuchen.

Um die Diagnose Morbus Bechterew zu erhärten, müssten nun die körperliche Untersuchung (Schober-, Ott-, Mennell-Zeichen etc.), die Röntgenaufnahme (Bambusstabwirbelsäule) und das Labor (HLA-B27) folgen. Der Prüfer hat in diesem Fall aber abgewinkt und den Fall als gelöst angesehen.

Wir wollen Sie an dieser Stelle nicht zu Nachlässigkeit animieren, jedoch zeigt es sich in vielen Prüfungen, dass der Prüfer erkennen möchte, ob Sie die Leitsymptome einer Krankheit zuordnen und schnell zu einer Diagnose kommen können. Hier sollte man nicht das ganze Anamneseschema von oben bis unten durchexerzieren, sondern schnell eine Verdachtsdiagnose stellen.

Beispielfragen für eine detaillierte Symptomenausleuchtung

Wenn Sie bei der Anamnese ein Symptom als wichtig erachten oder das Gespür haben, dass mehr hinter einer oberflächlichen Aussage steckt, dann fragen Sie detailliert nach (vgl. auch Tipps im folgenden Abschnitt und ➤ Tab. 26.2).

Fremdanamnese

In einigen Fällen kann eine Fremdanamnese wichtig sein. Dies ist dann z. B. der Fall, wenn

- der Patient nicht ansprechbar ist (Somnolenz, Demenz, Bewusstlosigkeit u. Ä.),
- der Patient ein Trauma mit Amnesie erlitten hat und Sie den Vorgang durch Zeugen genauer beleuchten müssen (z. B. „wie, auf welche Stelle gefallen" oder „welche Äußerungen vor einem Krampfanfall gezeigt"),
- ein Patient eher widerwillig z. B. von einem Familienangehörigen gebracht wird und eine geringe Kooperationsbereit-

Tab. 26.2 Mögliche Fragen zur detaillierten Symptomausleuchtung. Nachdem Sie das Symptom durch Erfragen der Modalitäten genauer bestimmt haben, können Sie Begleitsymptome und vegetative Symptome erfragen.

Modalität	Spezifikation	Beispiele
Auftreten des Symptoms	Zeit	• Seit wann besteht das Symptom? • Dauert es an oder verschwindet es zwischendurch? • Ist es früher schon einmal ähnlich, genauso oder an einer anderen Stelle des Körpers aufgetreten? • Wie oft tritt es auf? In welchen Zyklen (Jahreszeiten, Monatszyklus, Tageszeiten, Arbeits- oder Ruhezeiten etc.)?
	Auslöser	• Hat der Patient selber eine Idee, warum das Symptom auftritt? • Ist es abhängig von Körperlage, Witterung, Nahrungsaufnahme, Art der Nahrung, Situationen (z. B. Aufregung, Ruhe), natürlichen Auslösern (z. B. Pollen), Noxen (Medikamente, Nikotin, andere Drogen), Umweltgiften (z. B. Stäuben) oder Bewegung? • Gibt es eine familiäre Disposition für das Symptom oder tritt es auch im sozialen Umfeld des Patienten auf?
	Besserung	Gibt es Auslöser für Besserung oder Verschwinden des Symptoms?
Art des Symptoms	Subjektives Gefühl	• Äußerst sich das Symptom als Unwohlsein, Schmerz, Druck, Funktionseinschränkungen, psychische Verstimmung o. a.? • Wenn Schmerz, wie stark auf einer relativen Skala?
	Objektive Aspekte	• Gibt es sichtbare Zeichen (Schwellungen, Rötungen, abnorme Stellungen o. a.)? Wenn ja, wo und wie? • Haben sich diese Zeichen verändert? Wenn ja, wie?
		• Bei Stuhlauffälligkeiten, Auswurf oder Austritt von Körperflüssigkeiten: Geruch, Farbe, Menge, Konsistenz? • Wechseln oder verändern sich diese Aspekte?
	Verbreitung	Tritt das Symptom lokal, an multiplen Herden oder generalisiert auf?

schaft (Compliance) zeigt. Hier muss ggf. der anwesende Angehörige ins Anamnesegespräch eingebunden werden.

- ein Angehöriger anruft und die Beschwerden seines Familienmitglieds schildert, weil dieser selber nicht anrufen mag oder kann,
- ein Angehöriger bei einem Termin in Ihrer Praxis über einen Familienangehörigen berichtet und um Hilfe bittet.

CAVE

- Sie dürfen keine Ferndiagnose stellen und keine Spekulationen über einen Ihnen unbekannten Patienten abgeben.
- Sie müssen die Schweigepflicht wahren.
- Sie müssen die Privatsphäre des Patienten respektieren.

Den Patienten verweisen oder abgeben

Immer wieder ergeben sich Situationen, in denen Sie den Patienten aus Gründen der Sorgfaltspflicht oder für apparative Diagnoseverfahren, die Sie nicht selbst durchführen können, zu einem Facharzt verweisen müssen. Wir empfehlen Ihnen, mit diesem Schritt sehr bewusst umzugehen. Verweisen Sie einen Patienten nicht allzu rasch. Prüfungen wurden bereits negativ beschieden mit der Begründung, dass der Prüfling gar keine eigene Praxis eröffnen müsse, weil er „eh alle Patienten weiterschicke". Wir raten dazu, die notwendigen Spezialtests und -untersuchungen in einer Klinik oder einer Facharztpraxis in jedem Fall zu benennen (z. B. Endoskopie, Röntgen, CT). Gleichwohl sollten Sie den Patienten damit nicht „aus der Hand geben" – verweisen Sie für die Untersuchung und übernehmen Sie den Patienten danach wieder.

In der Prüfung können Sie so vorgehen, dass Sie zunächst die Verdachtsdiagnose stellen und verdeutlichen, dass diese durch einen Facharzt bestätigt werden muss. Oder Sie berichten, dass der Patient zwischenzeitlich z. B. eine Endoskopie durchlaufen müsse, fragen den Prüfer nach dem Ergebnis dieser Untersuchung und benennen dann erst ihre (Verdachts-)Diagnose. Im zweiten Fall haben Sie den Patienten immer noch (virtuell) vor sich.

HINWEIS

Der Patient in der Fallbesprechung ist Ihre Chance, Ihr Wissen zu präsentieren. Geben Sie ihn ab, vergeben Sie auch größte Teile dieser Chance.

Sie können immer noch ein erneutes Verweisen anstreben, aber flankierend eigene Möglichkeiten aufzeigen. Viele HPA möchten zunächst den Krebspatienten rasch „loswerden". Bedenken Sie, dass Sie in fast allen Fällen Ihre naturheilkundlichen therapeutischen Fähigkeiten für den Patienten einsetzen können – z. B. durch begleitende Lebensberatung, Psychotherapie, Stärkung des Immunsystems, Behandlung der Begleiterkrankungen oder Prophylaxe der Folgeerkrankungen.

Einen Notfallpatienten geben Sie natürlich umgehend zunächst via Notarzt in die Obhut einer Klinik oder eines Facharztes.

Problematisch kann es werden, wenn Sie sich nicht sicher sind, ob Sie einen Patienten laut Infektionsschutzgesetz überhaupt behandeln *dürfen*. Bereits der Verdacht auf z. B. eine Virushepatitis muss Sie streng genommen dazu veranlassen, alle weiteren Maßnahmen fallen zu lassen. Ausgeschlossen sind selbstverständlich Notfallmaßnahmen und die (möglichst spätere) Behandlung anderer Beschwerden des Patienten (es besteht kein personenbezogenes Behandlungsverbot).

In der Prüfung sollten Sie solch einen Verdacht nicht explizit formulieren; sprechen Sie zunächst nur den Verdacht auf ein entzündliches Geschehen der Leber aus. Ob es sich um eine Hepatitis B handelt, lassen Sie offen und haben so weiter freie Hand, Ihr Wissen zu präsentieren.

Bei Brechdurchfall kann es sich natürlich um eine Salmonellose mit Behandlungsverbot nach § 6 IfSG handeln. Das können Sie als einen möglichen Grund auch anführen. Genauso gut kann der Patient einen stressinduzierten Magen-Darm-Infekt haben oder schlichtweg zu sehr dem Essen, Trinken und Rauchen zugesprochen haben. Das gilt es zu präzisieren, bevor man den Patienten durch die Paragrafen-Tür aus der Praxis bittet.

26.4.2 Hinweise und Tipps

Fallstricke der Anamnese

Erwarten Sie nicht immer den Lehrbuch-Patienten-Fall. Nicht immer wird Ihnen eine Krankheit in klassischem Vollbild präsentiert. Es können durchaus untypische Symptome und Verläufe thematisiert werden. In der Regel werden allerdings die wichtigen Leitsymptome zum Tragen kommen.

Äußern Sie Verdachtsmomente und die zu erwartenden Symptome. Erwähnen Sie bei einem Verdacht, dass Sie bestimmte Leitsymptome erwarten würden und dass Sie ggf. auch erstaunt oder irritiert sind, dass sich ein untypisches Bild darstellt. Das hilft dem Prüfer, Ihnen zu helfen.

Halten Sie nicht starr am Schema fest. Ein Patient hält sich nicht unbedingt an Ihr Anamnese-Schema. Lassen Sie sich dadurch nicht von Ihrem sorgfältigen Hinterfragen abbringen. Notieren Sie ggf. die durcheinander genannten Befunde an verschiedenen Stellen Ihres Notizblattes – entsprechend Ihrer persönlichen Anamnese-Struktur.

Lassen Sie sich nicht mit unklaren Antworten „abspeisen". Sensibilisieren Sie sich für ausweichende oder unklare Aussagen des Patienten bzw. Prüfers. Beispiele: „Weiß ich jetzt nicht.", „Ich glaube, das ist normal.", „Ich erinnere ich mich nicht mehr.", „Ist mir nicht aufgefallen.", „Habe ich nicht gemessen.", „Ist schon immer so." Haken Sie nach, um handfeste Daten zu bekommen: „Was heißt *normal* für sie?", „Wie viel und wie lange haben Sie denn genau geraucht?" Oder: „Wenn Sie kein Fieber gemessen haben, dann tue ich das jetzt."

Entlarven Sie Beschönigungen. Da ein Patient in der Regel nicht krank sein *will*, neigt er dazu, die Situation zu beschönigen.

Beachten Sie versteckte Hinweise am Rande. Oft enthalten die Anmerkungen des Prüfers wichtige Details. Beispiel: Wenn eine Patientin *am Rande* von einem Krankenhausaufenthalt berichtet, so müssen Sie hier detailliert nachfragen. Selbst beim gebrochenen Arm aufgrund eines Bagatellunfalls kann in dieser Information eine wertvolle Hilfe des Prüfers in Richtung eines osteolytischen Prozesses (z. B. Plasmozytom) stecken.

Oder: Der Prüfer beschreibt Ihnen einen Patienten, der wegen Müdigkeit zu Ihnen kommt. Er erwähnt, dass der Patient vielleicht auch müde ist, weil er als Wirt immer erst spät ins Bett kommt. Die Anmerkung, dass der Patient Wirt ist, kann natürlich ein versteckter Hinweis auf Alkoholkonsum sein. Auf jeden Fall müssen Sie hier nachfragen.

Oder: Auf die Frage nach dem Tabakkonsum äußert der Patient, dass er nicht mehr raucht. Entscheidend kann sein, dass er nicht *mehr* raucht. Die Frage nach dem Zeitraum kann ergeben, dass er seit einer Woche nicht mehr raucht, zuvor aber zwanzig Jahre lang starker Raucher war. Fragen Sie noch genauer nach, *warum* er nicht mehr raucht, stellt er Ihnen möglicherweise dar, dass der Raucherhusten nun doch stärker geworden sei und die Entscheidung zum Aufhören mit dem Zeitpunkt getroffen wurde, als erstmals „mehr Blut als sonst mit dabei war". Für derartige Zusammenhänge gibt es zahlreiche Beispiele.

Fragen Sie Symptomenkomplexe „im Set" ab. Beispiel: Erfragen Sie bei dem Symptom „Nachtschweiß" immer auch die anderen B-Symptome oder schließen Sie bei Fragen nach der Verdauung stets die Frage nach der Miktion an. Diese Vorgehensweise kann Ihnen als Strukturhilfe und Gedächtnisstütze dienen (weitere Beispiele ➤ Kapitel 25).

Fragen Sie genau nach. Beispiel: Auf die Frage, ob der Patient durstig ist, antwortet der Prüfer vielleicht mit „ganz normal". Fragen Sie hier nach, was denn für den Patienten normal ist, wie viel er denn und was er trinkt. Diese Genauigkeit ist notwendig, da Ihnen sonst evtl. wichtige Informationen verborgen bleiben. „Normal" kann für den Patienten z. B. auch ein über Jahre bestehender Durchfall sein.

Nicht alle Angaben sind vollständig. Beispiel: Suchtpatienten (z. B. Alkohol, Essstörungen) verschweigen ggf. Symptome und Daten oder antworten ausweichend oder gar unwahr. Der Prüfer kann sich möglicherweise ebenso verhalten – das ist kein böser Wille, sondern ein Zeichen für Praxisnähe, indem er sich um eine recht realitätsnahe Darstellung eines Patienten bemüht. Oft erhalten Sie auch nur auf exakte Nachfrage genaue Angaben – ein gutes Training also auch für die spätere Ausübung des Berufes.

Werten Sie die Antworten des Prüfers aus. Beispiel: Der Prüfer nennt Ihnen den Blutdruck eines Patienten. Ordnen Sie den Wert sofort ein. Dadurch lassen Sie den Prüfer wissen, dass Sie mit den Werten umgehen können. Zudem erkennen Sie selbst sofort, ob es sich um einen pathologischen oder Normalbefund handelt. Nicht ausgesprochen ist man schnell verleitet, über einen solchen Hinweis hinwegzugehen, ohne ihn für die Befundaufnahme zu verwerten.

Denken Sie laut mit. Lassen Sie den Prüfer an Ihren Gedanken teilhaben. Teilen Sie z. B. mit, dass Sie einen bestimmten Verdacht haben und welche Schritte Sie unternehmen, um diesen Verdacht zu verifizieren. Auch ist es sinnvoll zu äußern, wenn z. B. ein vom Prüfer genanntes Symptom nicht zu Ihrer Verdachtsdiagnose passt. Der Prüfer kann dann ggf. helfend eingreifen, indem er seine oder Ihre Gedankengänge korrigiert. Insgesamt ist es angenehmer für den Prüfer, wenn er Ihren Gedankengängen folgen kann.

Schließen Sie eine Anamnese rund ab. Immer wieder erleben wir, dass Prüflinge aufgrund ihrer Angst, sich mit einer Verdachtsdiagnose festzulegen, den Abschluss einer Anamnese quälend hinausziehen. Wir empfehlen jedoch, bei einer klar begründeten Diagnose „den Sack zuzumachen". Stimmt Ihre Diagnose nicht, brechen Sie sich keinen Zacken aus der Krone, solange Sie sorgfältig vorgegangen sind. Die Prüfer kennen wahrscheinlich diese Situation aus der eigenen Praxis.

Es ist gut, wenn Sie am Schluss nochmals alle pathologischen Befunde mit Ihrem Verdacht abgleichen: Passt alles ins Bild oder bleiben Fragen offen? Gegebenenfalls muss man nach einem Nebenbefund oder sogar einer weiteren Erkrankung oder Komplikation fahnden.

Ein gelungener Abschluss könnte beispielsweise so formuliert sein: „Ich habe einen Patienten, der wegen Müdigkeit zu mir kommt. Ich habe folgende weitere Befunde ermittelt [...] und schließe nun auf ein Geschehen im blutbildenden System – wahrscheinlich eine myeloische Leukämie. Meine Untersuchungsbefunde [...] untermauern dies. Ein Blutbild kann weitere Aufschlüsse geben. Ich überweise den Patienten nun zur weiteren Diagnostik und Behandlung zu einem Hämatologen. Begleitend kann ich den Patienten betreuen, indem ich z. B. sein Immunsystem stärke und ihn in der Lebensführung berate."

TIPP

Üben Sie die Anamneseführung in der Arbeitsgruppe oder mit einem Partner. Tauschen Sie hierbei auch die Rollen, denn aus der Sicht der Prüferrolle wird Ihnen möglicherweise selbst deutlicher, worauf Sie bei der Anamneseführung achten müssen.

Kommunikationshinweise

In der Prüfung haben Sie keinen (wirklichen) Patienten vor sich. Es fehlen Ihnen wichtige non-verbale Hinweise, wie z. B. der erste Eindruck des Patienten (Gangbild, Konstitution, Zugewandtheit, Orientierung), das Gefühl beim ersten Händedruck (Zittern, Schwitzen, Kraft), die rasche Inspektion von Haut, Haaren und Augen. Sie können diese Hinweise natürlich in der Prüfung mit der Begründung erfragen, dass Sie dadurch einen besseren Zugang zum virtuellen Patienten bekommen. Bei der verbalen Kommunikation entscheiden Form und Inhalt der Fragen über die Effektivität Ihrer Anamneseführung.

Einstieg

- Lassen Sie den Patienten am Anfang frei sein Anliegen vorbringen.
- Stellen Sie dann aber möglichst klare Fragen.

Inhalt der Fragen

- Konzentrieren Sie sich auf das Wesentliche.
- Fragen Sie möglichst **nicht mehrere Dinge gleichzeitig** („Wie sieht es aus mit Ihrem Schlaf, Ihrem Appetit oder Ihrem Stuhlgang?"). Sie laufen sonst Gefahr, dass Sie auf einen Teil der Aspekte Antwort bekommen und ein anderer Teil unter den Tisch fällt oder die Antworten qualitativ schlechter ausfallen.
- Stellen Sie nur Fragen, die eine **nutzbringende Antwort** erwarten lassen. Fragen Sie nicht nach Aspekten, die Sie mangels Wissen nicht einordnen oder die den Sachverhalt nicht effektiv erhellen können.

Art der Fragen

- Stellen Sie **keine Suggestivfragen** („Kopfschmerzen haben Sie wahrscheinlich auch?"). Das kann zu sehr einengen und wirkt auf viele Menschen eher unangenehm. Dieser Effekt verstärkt sich, wenn Sie negative Suggestionen anwenden („Kopfschmerzen haben Sie wahrscheinlich nicht?!").
- Stellen Sie **offene Fragen,** wenn Sie viele Antworten bekommen möchten („Gibt es Veränderungen in Ihrer Leistungsfähigkeit?").
- Nutzen Sie aber **geschlossene Fragen** – also solche, die eine klare Antwort erfordern –, wenn Sie deutliche Fakten ermitteln, präzisieren oder eingrenzen wollen („Haben Sie Atemnot bei Belastung oder auch spontan ohne Auslöser?" oder „Wann genau wachen Sie nachts auf?").
- Eventuell müssen Sie **offene Fragen durch geschlossene ergänzen,** wenn die Beantwortung unbefriedigend ist (Beispiel: Sie fragen, „wie der Patient aussieht", und möchten Krankheitsanzeichen erfahren. Der Prüfer aber will Ihre Fragetechnik mehr abklopfen und antwortet für Sie unerwartet, aber sachlich vielleicht richtig, „groß und mittelblond". Also müssen Sie konkreter werden: „Wirkt er sehr vital oder eher blass und geschwächt?")

Auswertung der beantworteten Fragen

- Nehmen Sie nur als Fakt, was Sie wirklich ermitteln, und nicht das, was Sie daraus interpretieren. Beispiele: Die Frage nach einem Verheiratet-Sein ermittelt nicht das Sexualverhalten; die Frage nach einer Auslandsreise gibt keinen klaren Aufschluss über eine Infektionserkrankung; die Darstellung eines Patienten, dass er nachts zur Toilette muss, gibt keine Auskunft darüber, ob und wie viel Wasser er dann lässt.
- Vermeiden Sie eine Wortführung, die Unklarheiten lässt. Vermeiden Sie den Konjunktiv („es könnte vielleicht etwas mit dem Herzen nicht stimmen" oder „ich würde jetzt den Thorax untersuchen") und bevorzugen Sie klare Aussagen („die Befunde weisen auf eine Herzbeteiligung hin" oder „ich untersuche jetzt den Thorax"), sonst interpretiert der Prüfer Ihren Sprachduktus möglicherweise als Unsicherheit.

TIPP

- Manche HPA befürchten, durch zu viele Fragen den Lösungsprozess zu schwerfällig zu gestalten. Es kommt jedoch nicht darauf an, wie viele Fragen Sie stellen, sondern ob diese Fragen effektiv sind.
- Üben Sie mit Mitschülern immer wieder, eine Frage zu hinterfragen. Dem Nachhaken eines Prüfers, was Sie mit der Antwort anzufangen hoffen, sollten Sie stets souverän und zielgerichtet begegnen können. Ungünstig: *„Ich frage in der Prüfung erst mal alles runter – da geht wenigstens Zeit vorbei ..."* Günstig: *„Ich frage in der Prüfung z. B. nach Miktionsverhalten, weil ich entweder an Diabetes, eine Nierenerkrankung oder auch eine neurologische Störung denke."*

Kritische Situationen im Anamneseverlauf

Bei der Anamnese gibt es immer wieder Situationen, die Sie als kritisch erleben können – sowohl in der Praxis als auch der Prüfung. Wir möchten immer wieder betonen: Ein Prüfer möchte Sie nicht unbedingt piesacken, wenn er eine geringe Compliance zeigt. Damit möchte er möglicherweise Ihre Praxisreife überprüfen.

Beispiele für kritische Situationen:

- Ein Patient ist wegen „Grippe-Husten" gekommen und möchte von Ihnen ein Mittel, weil das bislang vom Arzt

verschriebene „nicht taugt". Sie vermuten aber nach kurzem Hinterfragen, dass eine Linksherzinsuffizienz hinter dem Geschehen steckt und fragen umfangreicher nach. Der Prüfer spielt den ungeduldigen Patienten und möchte, dass Sie „endlich zu Potte kommen". Sie fühlen sich gedrängt. Erklären Sie freundlich, dass Sie nichts übersehen und andere Gründe als die „Grippe" ausschließen möchten und bald alle wichtigen Fragen gestellt haben werden.
- Sie bekommen den Eindruck, dass der Prüfer als Patient Sie „belügt oder anschwindelt", weil er widersprüchliche, unvollkommene oder zweifelhafte Aussagen macht. Sie fühlen sich provoziert. Stellen Sie sich den realen Patienten vor, dem einige Symptome peinlich sind (z. B. Inkontinenz), der eine Sucht verschweigen oder nicht wahrhaben will, dass er an mehr als einem banalem Husten leidet. Betrachten Sie das positiv und sehen Sie darin ein besonders spitzfindige Anforderung: Wie kommen Sie dennoch zu greifbaren Ergebnissen? Wie entlocken Sie dem Patienten die Fakten, die Sie brauchen?
- Ein Patient ist eher wortkarg und einsilbig. Eventuell wiederholt der Prüfer als Patient immer wieder dieselben Floskeln. Sie fühlen sich als Prüfling mit Ihrem umfangreichen Fragenrepertoire nicht ernst genommen. Gehen Sie zunächst engmaschig auf das Anliegen des Patienten ein. Finden Sie hier keinen aussagekräftigen Befund, können Sie dem Prüfer als Patient freundlich begründen, dass Sie gemeinsam weiter nach effektiven Befunden suchen müssen. Geht gar nichts mehr, verlassen Sie die Anamnesesituation und gehen auf die Meta-Ebene.

Notbremse: Die Tür zur Meta-Ebene

Eine kritische Prüfungssituation kann entstehen, wenn
- der Prüfer ohne jegliche Empathie für Ihre Gedanken und Ihre Situation fragt und antwortet,
- Sie und der Prüfer aneinander vorbei reden oder/und denken,
- Sie einem Black out entgegengehen.

Wenn Sie merken, dass Ihre Anamnese in eine Einbahn-Sackgasse geraten ist, ziehen Sie die Notbremse, anstatt sich und die Prüfer weiter zu verunsichern: Verlassen Sie den düster scheinenden Weg und begeben Sie sich auf die Meta-Ebene, um die Sachlage von außen zu betrachten. Im Klartext: Beenden Sie die Anamnese und erklären Sie dem Prüfungsteam Ihre Einschätzung der aktuellen Situation.

Britta F. aus S.: *„Ich war völlig durcheinander. Ich sah vor lauter Bäumen den Wald nicht mehr und hatte keinen Schimmer mehr von dem, was der Prüfer von mir wollte. Jedes Weitermachen und Stochern im Dunkeln wäre nur quälend gewesen. Ich habe die Fragerei abgebrochen und gesagt, wie es ist."*

So ermöglichen oder erleichtern Sie dem **Prüfer**
- seine Fragen und Antworten zu reflektieren und sich seiner Wirkung bewusst zu werden,
- gezielte Hilfestellung zu geben, Sie wieder auf das rechte Gleis zu setzen.

Sie ermöglichen den anderen Kollegen des **Prüfungsteams** eine Einmischung in den Fall.

Sie ermöglichen **sich**
- eine Atempause einzulegen,
- die Last der unausgesprochenen Bedenken abzulegen.

Britta F. aus S.: *„Die Amtsärztin wirkte fast schon betroffen und gab dann sogar zu, dass Sie selber Probleme hatte, der laufenden Falldiskussion richtig zu folgen. Der Beisitzer, der den Fall gestellt hatte, hat dann noch mal an meine letzte DD angeknüpft und gesagt, dass ich genau da doch noch einmal weitermachen solle. Danach lief es fast wie am Schnürchen."*

26.5 Diagnoserätsel zu Anamnese und Befunderhebung

26.5.1 Diagnoserätsel: Anamnese

Die folgenden Übungen sind so konzipiert, dass Sie Schritt für Schritt eine Anamnese üben können. Decken Sie die Antworten zunächst mit einem Blatt Papier ab, sodass Sie sich nicht selbst „beschummeln" können.

Beispiel 1: Patientin mit Schmerzen hinter dem Brustbein

Bevor Sie weiterlesen, überlegen Sie zunächst, wodurch retrosternale Schmerzen verursacht werden können (Differenzialdiagnosen).

Differenzialdiagnosen

- Myokardinfarkt
- Lungenembolie
- Mesenterialinfarkt
- Ösophagitis
- Angina pectoris

Welche Möglichkeit würden Sie zuerst überprüfen und warum?

Da der Myokardinfarkt und die Lungenembolie am gefährlichsten sind, müssen sie auch als erstes abgeklärt werden.

Welche Fragen stellen Sie, wenn Sie an einen Myokardinfarkt oder eine Lungenembolie denken?

- Seit wann bestehen die Schmerzen?
- Strahlen die Schmerzen aus und wenn ja, wohin?
- Besteht ein Beklemmungsgefühl?
- Ist der Patient kaltschweißig?

Der Patient antwortet, dass die Schmerzen seit etwa zwei Stunden bestehen und zunehmend schlimmer werden. Ob sie ausstrahlen, kann er nicht sagen. Beklemmungsgefühl besteht und ihm stehen auch kalte Schweißtropfen auf der Stirn.

Wie gehen Sie weiter vor?

Blutdruck- und Pulsmessung → RR 90/60 mmHg, Puls 100/Min.

Was tun Sie als nächstes?

Auch wenn jetzt noch nicht klar ist, ob es sich um eine Lungenembolie oder einen Myokardinfarkt handelt, erfordert diese Symptomatik auf jeden Fall, dass Sie Notarzt und Rettungswagen benachrichtigen. Wenn diese unterwegs sind, können Sie den Patienten weiter befragen und untersuchen, um dem Arzt schon eine Verdachtsdiagnose mitteilen zu können.

Wie können Sie nun herausbekommen, ob es sich um einen Myokardinfarkt oder eine Lungenembolie handelt?

Vertiefende Differenzialdiagnostik

- Bei Verdacht auf eine Lungenembolie fragen Sie nach vorausgegangener Thrombose, Varizen oder Immobilität. Da es bei einer Lungenembolie zu einem Rückstau ins rechte Herz kommt, führt diese auch zu einem Halsvenenstau, den Sie bei der körperlichen Untersuchung feststellen können. (Die Halsvenen können allerdings auch bei einem Myokardinfarkt gestaut sein.)
- Die Lungenauskultation ist bei einer Embolie meistens unauffällig. Trotzdem sollten Sie auf jeden Fall die Lungen auskultieren, denn bei einem Myokardinfarkt kann sich ein Lungenödem bilden, das sich dann durch beidseitige basale Rasselgeräusche bemerkbar machen würde. Auch Blutdruck und Puls müssen nochmals gemessen werden.

Vorausgegangene Immobilität oder Thrombose verneint der Patient. Er berichtet dagegen, dass ihm schon den ganzen Vormittag übel war und er sich auch übergeben hat. Bei der Auskultation hören Sie beidseitig über den Lungen Rasselgeräusche. Die Herzauskultation ist o. B., Blutdruck und Puls sind unverändert.

Welche Diagnose ist nun am wahrscheinlichsten? Was tun Sie, bis der Notarzt eintrifft?

- Verdachtsdiagnose: Myokardinfarkt
- Maßnahmen bis zum Eintreffen des Notarztes:
  - Patient mit erhöhtem Oberkörper lagern
  - Enge Kleidung lockern und den Patienten beruhigen
  - Venösen Zugang legen (aber kein Volumen geben)
  - Vitalzeichen kontrollieren

Wenn Sie nun noch wissen, wie im Krankenhaus die Diagnose gesichert und welche Therapie eingeleitet wird, haben Sie den Fall gelöst.

Diagnostik und Therapie

- Diagnostik:
  - EKG
  - Troponin I
  - CK-MB…
- Therapie: Lysetherapie mit Urokinase oder Streptokinase; Stent

Beispiel 2: 32-jährige Patientin mit Abgeschlagenheit

Eine 32-jährige Patientin kommt in Ihre Praxis und beklagt sich darüber, dass sie sich seit einigen Wochen so abgeschlagen und lustlos fühle. Der Winter ist gerade vorüber und die Patientin vermutet selbst, dass ihr wahrscheinlich nur Vitamine fehlen, und bittet Sie um eine Kur mit konzentrierten Vitamininjektionen.

Auf diesen alten Prüfertrick fallen Sie natürlich nicht herein. Auch wenn die Patienten häufig mit einer eigenen Verdachtsdiagnose kommen und auch wenn sie im Praxisalltag damit gar nicht so selten richtig liegen, für die Prüfung gilt natürlich: Sie stellen erst eine fundierte Diagnose, bevor Sie Ihren Patienten Vitaminpräparate verordnen. Also: Abgeschlagenheit und Lustlosigkeit – hier können Sie sich differenzialdiagnostisch richtig austoben, denn dahinter kann sich von der verschleppten Grippe bis zum bösartigen Tumor alles verbergen.

Was fragen Sie die Patientin als erstes?

In diesem Fall kann das Anamneseschema (➤ 26.2.1) hilfreich sein. Um mehr und genauere Informationen zu bekommen, sollten Sie – am besten mit W-Fragen – das Symptom genau beleuchten:

- Seit wann? – Hat die Patientin schon mitgeteilt
- Wann tritt die Abgeschlagenheit auf? Morgentief? Den ganzen Tag? …
- Wie sind die Symptome? Eher müde, körperlich nicht fit, depressiv …?

- Wodurch? Gibt es seitens der Patientin andere Ideen, weshalb sie sich – außer den fehlenden Vitaminen – abgeschlagen fühlt?

Die Patientin berichtet, dass sie es am ehesten als depressive Verstimmung erlebt, dass es aber durchaus Tage gibt, an denen sie sich richtig gut, geradezu euphorisch fühlt.

Welche differenzialdiagnostischen Überlegungen stellen Sie nun an?

Depressive Verstimmung im Wechsel mit **Euphorie** lassen denken an:

- Hormonelle Störung
- Schilddrüsenunterfunktion (wobei hier die Euphorie nicht so recht passt, müsste also ggf. noch genauer hinterfragt werden)
- Psychische Erkrankung (manisch-depressive Erkrankung)
- Multiple Sklerose
- …

Schreiben Sie nun zu den jeweiligen Erkrankungen zwei bis drei Leitsymptome auf, nach denen Sie die Patientin fragen können, um die betreffende Krankheit auszuschließen bzw. die Diagnose festigen zu können.

Vertiefende Differenzialdiagnostik

- Zyklusabhängige Beschwerden?
- Vorausgegangene Schwangerschaft (Schwangerschaftsdepression)?
- Gewichtszunahme? Struma? Kloßgefühl? Frieren? Trockene Haare?
- Dauer der depressiven und euphorischen Phasen? Euphorie verbunden mit mangelndem Schlafbedürfnis, Größenwahn, Distanzlosigkeit, Enthemmtheit (schwer zu erfragen, da manische Patienten selbst darüber eine realitätsferne Wahrnehmung haben)
- Körperliche Symptome wie Gangunsicherheit, Augenprobleme (Doppelbilder), Intentionstremor, unfreiwilliger Harnabgang …

Auf die letzte Frage hin bestätigt die Patientin, dass sie tatsächlich Probleme habe, den Urin zu halten. Auch sei sie in den letzten Wochen ab und zu gestolpert. Ihre Augen tun ihr manchmal weh und dann sieht sie auch unscharf.

Was ist Ihre Verdachtsdiagnose und nach welchen Symptomen müssen Sie nochforschen?

- Verdachtsdiagnose: Multiple Sklerose
- Weitere Symptome:
  - Nystagmus
  - Skandierende Sprache
  - Sensibilitätsstörungen
  - Breitbeinig-steifes Gangbild

Durch welche Untersuchungen können Sie Ihre Diagnose sichern?

- Als Heilpraktiker können wir die Reflexe testen. Diese können bei Multiplen Sklerose sowohl verstärkt als auch abgeschwächt sein, deshalb bringt uns diese Untersuchung nicht viel weiter.
- Manchmal findet sich ein positives Lhermitte-Zeichen, auch „Nackenbeugezeichen" genannt. (Die passive starke Nackenbeugung führt zu Parästhesien oder einem elektrisierten Gefühl in den Armen und entlang der Wirbelsäule.)
- In jedem Fall muss die Patientin zu einem Neurologen überwiesen werden.
- Weitere Diagnostik: Liquoruntersuchung, MRT und CT

Beispiel 3: 35-jährige Patientin mit Kopfschmerzen

Eine Patientin, 35 Jahre, klagt darüber, dass sie seit drei Monaten unter Kopfschmerzen leide. Seit ungefähr dieser Zeit habe sie eine neue Arbeitsstelle, wo sie mehrere Stunden am Computer sitze. Sie habe ihre Kopfschmerzen zunächst mit ihrem Computerarbeitsplatz erklärt. Nun habe sie aber schon seit einer Woche Urlaub und die Kopfschmerzen belästigen sie immer noch.

Da Kopfschmerzen die verschiedensten Ursachen haben können, ist es auch hier ratsam, zunächst etwas mehr über das Symptom bzw. die Patientin herauszubekommen.

Welche Fragen stellen Sie zuerst?

- Seit wann: Diese Frage hat die Patientin bereits beantwortet
- Wodurch: Kann die Patientin sich an eine andere mögliche Ursache erinnern als die Arbeit am Computer? (Trauma, vorausgegangene Erkrankung? …)
- Wann: Bestehen die Schmerzen den ganzen Tag oder treten sie zu bestimmten Zeiten auf (z. B. nur vor dem Computer, nur bei Anstrengung …)?
- Wo: Tritt der Schmerz einseitig auf oder am ganzen Kopf, ist nur der Hinterkopf betroffen, schmerzen vielleicht nur die Augen?
- Wie: Stechend, bohrend, diffus …?

Die Patientin antwortet, dass sie sich an keinen Auslöser erinnern könne. Den Schmerz beschreibt sie als diffus und über den ganzen Kopf verteilt.

Immer noch kommen differenzialdiagnostisch viele Erkrankungen in Frage. Versuchen Sie also, möglichst noch mehr über die Patientin herauszubekommen.

Wie gehen Sie weiter vor?

Hat die Patientin noch weitere Beschwerden? Gegebenenfalls gehen Sie nach dem Kopf-zu-Fuß-Schema vor.

Ab und zu hat sie etwas Rückenschmerzen, wahrscheinlich vom langen Sitzen. Das glaubt der Prüfer ja wohl selbst nicht! – Also: Das Prozedere mit den W-Fragen noch mal zum Thema Rückenschmerzen wiederholen.

- Seit wann: Zeitgleich mit den Kopfschmerzen?
- Wann: Bei der Arbeit? Tagsüber? Nachts?
- Wie: Bewegungsabhängig oder Dauerschmerz? Stechend, ziehend …?
- Wo: HWS, BWS, LWS?

Die Rückenschmerzen seien im Zusammenhang mit den Kopfschmerzen aufgetreten. Die Patientin beschreibt sie als diffus, manchmal würden sie auch nachts bestehen. Sie seien jedoch nicht so stark wie die Kopfschmerzen.

Bevor Sie differenzialdiagnostische Überlegungen zum Thema „Kopfschmerzen" im Zusammenhang mit „Rückenschmerzen" anstellen, können Sie sich die Sache etwas vereinfachen, indem Sie die Patientin nach vegetativen Symptomen fragen.

Vegetative Symptome

- Allgemeinbefinden?
- Leistungsfähigkeit?
- Wie ist der Schlaf?
- Nachtschweiß?
- Appetit?
- Gewichtsveränderungen?
- Stuhl, Urin?

Die Patientin fühlt sich insgesamt in letzter Zeit nicht so leistungsfähig, sie hat wenig Appetit und auch schon drei Kilogramm abgenommen. Nachts schwitzt sie stark, aber nicht so, dass sie das Nachthemd wechseln muss.

Auf jeden Fall zeichnet sich nun ab, dass die Patientin an einer zehrenden Erkrankung leidet.

Verdachtsdiagnosen

- Nierenkarzinom (Hypernephrom, Grawitztumor)
- Knochentumor
- Hirntumor mit Knochenmetastasen
- Plasmozytom

Nun müssen Sie wohl oder übel die Leitsymptome der einzelnen Erkrankungen abfragen. Vielleicht beziehen Sie hier schon gezielt Laborwerte mit ein. Schreiben sie nun Leitsymptome zu den einzelnen Erkrankungen auf und, falls diese für die Diagnose wichtig sind, auch die entsprechenden Laborwerte.

Leitsymptome (vertiefende Differenzialdiagnostik)

- Nierenkarzinom: symptomlose Hämaturie
- Knochentumor: AP und Serumkalzium ↑
- Hirntumor: Persönlichkeitsveränderungen, Hirndruckzeichen
- Plasmozytom: Sturzsenkung

Laborwerte

- Bei dieser Patientin finden Sie einen unauffälligen Urinstix, wenngleich sie berichtet, dass seit einigen Tagen wenig Urin kommt.
- Serumkalzium und AP sind erhöht.
- Die BSG beträgt 100 mm nach einer Stunde.

Äußern Sie Ihre Verdachtsdiagnose und erklären Sie, wie es zu erhöhten Werten von Kalzium und AP und zu der geringen Urinmenge kommt.

Verdachtsdiagnose

Plasmozytom. Die erhöhten Kalzium- und AP-Werte erklären sich durch die Osteolysen, bei denen Kalzium und AP frei werden. Auf Dauer führt der erhöhte Kalziumspiegel zu Nierenschäden (Verkalkung), wodurch sich die geringe Urinmenge erklärt.

Weiterführende Diagnostik: Röntgen, Serumuntersuchung

26.5.2 Diagnoserätsel: Befunderhebung

Die folgenden Übungsfälle sind so gestellt, dass Sie anhand der wenigen genannten Symptome bereits einen Verdacht haben können. Notieren Sie Ihre Verdachtsdiagnose(n) und überlegen Sie, wie Sie diese mit gezielten Fragen und Untersuchungen sichern können. Kopiervorlagen für die folgenden Fälle finden Sie im Anhang (➤ 27.3.7).

Fälle, die von Symptomen ausgehen

- Kind, 4 Jahre, Husten, Fieber, Nasenflügelatmung
- Frau, 62 Jahre, heftige retrosternale Schmerzen, Übelkeit, kaltschweißig
- Junge, 5 Jahre, Halsschmerzen, Fieber 39,5 °C, käsig um den Mund
- Wirt, adipös, Hämorrhoiden, Müdigkeit
- Junge Frau, geschwollene Augenlider, RR 160/100 mmHg
- Kind, nach Sturz aus der Schaukel zweimal erbrochen, Kopfschmerzen
- Junger Mann, Zeuge eines Autounfalls, verwirrt, RR 80/60 mmHg

- Junge, 8 Jahre, seit heute Mittag Bauchschmerzen, liegt mit angezogenen Knien im Bett

Die Auflösungen der Fälle finden Sie in > Tab. 26.3.

Fälle, die von Laborwerten ausgehen

- Serumkalzium ↑, Hb 11 g/dl, Mann, 54 Jahre, Husten, abgeschlagen
- γ-GT isoliert erhöht
- γ-GT ↑, AP ↑, Amylase und Lipase ↑, CRP ↑, BSG ↑, Bilirubin im Urin ↑
- Serumkreatinin ↑, Serumkalzium ↑, BSG ↑ ↑, Rückenschmerzen, Infektanfälligkeit

Die Auflösungen der Fälle finden Sie in > Tab. 26.4.

Fälle, die von Lungenbefunden ausgehen

- Kurzatmig, einseitig hypersonorer Klopfschall
- Kurzatmig, beidseitig basale Rasselgeräusche
- Kurzatmig, Thoraxschmerzen, Auskultation o. B., in der Vorgeschichte Bettlägerigkeit
- Bronchialatmen einseitig über einem Lungenlappen, Fieber, kurzatmig
- Knistern bei der Einatmung, Trommelschlägelfinger, Uhrglasnägel
- Kavernöses (amphorisches) Atmen
- Grobblasige Rasselgeräusche über den Bronchien, dreischichtiges Sputum
- Einseitig aufgehobene Atemgeräusche, Perkussion gedämpft
- Perkutorische Dämpfung über der linken Lungenspitze
- Schneeballknarren

Die Auflösungen der Fälle finden Sie in > Tab. 26.5.

Auflösungen

Tab. 26.3 Auflösung der Diagnoserätsel (ausgehend von Symptomen)

Symptome	Verdachtsdiagnose	Wichtige Fragen zu Anamnese und Inspektion	Wichtige Untersuchungs- und Laborbefunde
Kind, 4 Jahre, Husten, Fieber, Nasenflügelatmung	Lungenentzündung (Nasenflügelatmung ist bei Kindern ein typisches Pneumonie-Symptom v. a. bei bakterieller Pneumonie)	• Fieber wie hoch? • Seit wann? • Auswurf? Aussehen?	• Auskultation: Bronchialatmung über einem Lungenlappen • Evtl. Crepitatio indux bei frühzeitiger Auskultation
Frau, 62 Jahre, heftige retrosternale Schmerzen, Übelkeit, kaltschweißig	Myokardinfarkt	• Ausstrahlung der Schmerzen in linken Arm oder Kiefer? • Sichtbare Einflussstauung oder Husten durch Rückstau in die Lungen? • Schocksymptomatik? • Angst?	• RR, Puls • Lungenauskultation: basale Rasselgeräusche (Lungen-Ödem?) • Herzauskultation (oft o. B.) • Troponin I, CK-MB • EKG
Junge, 5 Jahre, Halsschmerzen, Fieber 39,5 °C, käsig um den Mund	Scharlach	• Plötzlicher Beginn? • Andere Erkrankungen im Kindergarten? • Ausschlag (am 2. Tag) • Belegte Zunge (Himbeerzunge am 3. Tag)	• Rachenabstrich • Cave: Behandlungsverbot
Wirt, adipös, Hämorrhoiden, Müdigkeit	Leberzirrhose	• Müdigkeit? • Leberhautzeichen (z. B. Spider naevi, Palmar-, Plantarerythem, Bauchglatze)? • Alkoholkonsum?	Leberlabor
Junge Frau, geschwollene Augenlider, RR 160/100 mmHg	Glomerulonephritis	• Scharlach o. ä. Infektion vor 2–3 Wochen? • Weitere Ödeme (v. a. Hand- und Fußrücken)?	• Beidseitig klopfschmerzhafte Nierenlager • Stix → Erys, Proteine • Antistreptolysintiter (AST), AntiD-Nase
Kind, nach Sturz aus der Schaukel zweimal erbrochen, Kopfschmerzen	Commotio cerebri (SHT Grad I)	• Bewusstlosigkeit • Anisokorie • Amnesie • Erbrechen schwallartig • Liquoraustritt	• Röntgen • CCT

Tab. 26.3 Auflösung der Diagnoserätsel (ausgehend von Symptomen) (Forts.)

Symptome	Verdachtsdiagnose	Wichtige Fragen zu Anamnese und Inspektion	Wichtige Untersuchungs- und Laborbefunde
Junger Mann, Zeuge eines Autounfalls, verwirrt, RR 80/60 mmHg	Schock	Schocksymptomatik	Pulsmessung (Schockindex)
Junge, 8 Jahre, seit heute Mittag Bauchschmerzen, liegt mit angezogenen Knien im Bett	Akute Appendizitis	• Nahrung • Mögliche Ansteckung (Infektionskrankheit)	• Fieber rektal mehr als 0,8 °C > axillär • McBurney, Lanz, Blumberg • Abwehrspannung

Tab. 26.4 Auflösung der Diagnoserätsel (ausgehend von Laborwerten)

Laborbefunde und Symptome	Verdachtsdiagnose	Wichtige Fragen zu Anamnese und Inspektion	Wichtige Untersuchungs- und Laborbefunde
• Serumkalzium ↑, Hb 11 g/dl • Mann, 54 Jahre, Husten, abgeschlagen	• Bronchialkarzinom mit Knochenmetastasen • Erhöhte Kalziumwerte lassen Knochenbeteiligung vermuten	• Raucher • Husten mit Auswurf • Dauer des Hustens • B-Symptome	• Röntgen • Bronchoskopie
• γ-GT isoliert erhöht	• Hoher Alkoholkonsum • Isoliert erhöhtes γ-GT weist i. d. R. auf Alkoholkonsum hin	• Alkoholkonsum • psychische Verfassung • Hinweise auf Leberschädigung	Leberlabor
• γ-GT ↑, AP ↑, Amylase und Lipase ↑, CRP ↑, BSG ↑, • Bilirubin im Urin ↑	• Akute Pankreatitis (z. B. durch Stein) • γ-GT und AP weisen auf Leberstau hin, Amylase und Lipase auf Bauchspeicheldrüse, BSG zusammen mit CRP auf eine Entzündung	• Ikterus • Gürtelförmiger Bauchschmerz • Ggf. Alkoholkonsum oder Gallensteinleiden	Gummibauch
• Serumkreatinin ↑, Serumkalzium ↑, BSG ↑↑ • Rückenschmerzen, Infektanfälligkeit	• Plasmozytom • Durch Osteolysen erhöht sich Kalziumspiegel, was wiederum die Nieren schädigt (Kreatinin ↑); Sturzsenkung typisch für Plasmozytom	• B-Symptome • Anämiesymptome • Kopfschmerzen • Knochenschmerzen	• Röntgen (Schrotschussschädel, Mottenfraßnekrosen) • Nierendiagnostik

Tab. 26.5 Auflösung der Diagnoserätsel (ausgehend von Lungenbefunden)

Auskultations- und Perkussionsbefund	Verdachtsdiagnose
Kurzatmig, einseitig hypersonorer Klopfschall	Spontan-Pneumothorax
Kurzatmig, beidseitig basale Rasselgeräusche	Lungenödem
Kurzatmig, Thoraxschmerzen, Auskultation o. B., in der Vorgeschichte Bettlägerigkeit	Lungenembolie
Bronchialatmen einseitig über einem Lungenlappen, Fieber, kurzatmig	Lobärpneumonie
Knistern bei der Einatmung, Trommelschlägelfinger, Uhrglasnägel	Lungenfibrose
Kavernöses (amphorisches) Atmen	Tuberkulose
Grobblasige Rasselgeräusche über den Bronchien, dreischichtiges Sputum	Bronchiektasen
Einseitig aufgehobene Atemgeräusche, Perkussion gedämpft	Pleuraerguss
Perkutorische Dämpfung über der linken Lungenspitze	Bronchialkarzinom (Pancoast-Tumor), Metastasen
Schneeballknarren	Pleuritis sicca

KAPITEL

27 Übersichten und Vorlagen

27.1 Irritationen und Verwechslungen

Im Laufe der Arbeit mit vielen HPA haben wir festgestellt, dass bestimmte Themen, Begrifflichkeiten und Zusammenhänge immer wieder verwechselt werden. Interessant dabei ist die Tatsache, dass meistens dieselben Fehler auftreten, auch wenn die Schüler verschiedene Ausbildungsstätten besucht oder autodidaktisch gelernt haben. Das hat uns dazu bewogen, eine Liste mit den beliebtesten Verwechslungen aufzunehmen, um hier Abhilfe zu schaffen (➤ Tab. 27.1).

Tab. 27.1 Übersicht über die beliebtesten Verwechslungen

Verwechselt wird …	Mit …	Kapitel
Azidose: erniedrigter pH-Wert	**Alkalose:** erhöhter pH-Wert	➤ 5.2.2
Borkenflechte: Infektionskrankheit der Haut mit Borkenbildung	**Schuppenflechte:** häufige, meist erblich bedingte Hautkrankheit mit starker Schuppenbildung	➤ 20.3
Charcot-Trias bei Multipler Sklerose: Nystagmus, Intentionstremor, skandierende Sprache	**Charcot-Trias bei Cholangitis:** rechtsseitiger Oberbauchschmerz, Fieber mit Schüttelfrost, passagerer Ikterus	➤ 8.3, ➤ 16.3
Cor pulmonale: durch akute oder chronische Drucksteigerung im Lungenkreislauf verursachte Herzerkrankung	**Asthma cardiale:** anfallsweise, besonders nachts auftretende Atemnot, die durch eine akute Linksherzinsuffizienz ausgelöst wird *Tipp:* Erst steht das Wort für das Symptom, dahinter der Begriff für den Hintergrund.	➤ 12.3, ➤ 14.3
Geschlechtskrankheit: mit diesem inzwischen veralteten Begriff waren v. a. die klassischen Geschlechtskrankheiten gemeint (Lues, Gonorrhö, Ulcus molle, Lymphogranuloma venerum)	**Sexuell übertragbare Krankheit (STD):** hierunter fallen alle Krankheiten, die durch Geschlechtsverkehr übertragen werden können, z. B. AIDS, Pilzinfektionen, Hepatitis B, die aber auch andere Organe befallen können	➤ 19.3
Glykogen: Speicherform der Glukose	**Glukagon:** Hormon, das den Blutzuckerspiegel hebt (Antagonist von Insulin)	➤ 5.1, ➤ 7.1
Hämolyse: pathologische Auflösung von Erythrozyten	**Hämorrhagische Diathese:** Blutungsneigung	
Hagelkorn (Chalazion): bis erbsengroßes, an den Augenlidern lokalisiertes Granulom; Ursache: Sekretstau bei Verschluss der Ausführungsgänge	**Gerstenkorn** (Hordoleum): eitrige Entzündung der unteren Liddrüsen (Abszess). *Tipp:* Hagel kommt von oben, Gerste wächst von unten.	
Lungenembolie: Verschluss der Lungenarterie durch Einschwemmung eines Thrombus	**Lungenödem:** Flüssigkeitsansammlung in den Lungen durch akute oder chronische Linksherzinsuffizienz	➤ 14.3
Meningitis: Entzündung der Hirnhäute	**Meningismus:** Symptomkomplex bei Meningitis und anderen Ursachen einer Hirnhautreizung	➤ 8.2.2
Miosis: Verengung der Pupillen	**Mydriasis:** Pupillenerweiterung. *Tipp:* Das kurze Wort für die kleine, das lange Wort für die große Pupille.	➤ 9.2
Perkussion: Beklopfen	**Palpation:** Betasten	
Phlebothrombose: Entzündung der tiefen Beinvenen	**Thrombophlebitis:** Oberflächliche Venenentzündung. *Tipp:* Das Anhängen der Silbe „-itis" weist auf die *sichtbare* Entzündung hin.	➤ 13.2.2
Plasmozytom: bösartige Erkrankung des Blutes mit Entartung der Plasmazellen	**Phäochromozytom:** seltener, meist gutartiger Tumor des Nebennierenmarks, der Adrenalin und Noradrenalin produziert und zu Bluthochdruckkrisen führt	➤ 6.3, ➤ 7.3

Tab. 27.1 Übersicht über die beliebtesten Verwechslungen (Forts.)

Verwechselt wird …	Mit …	Kapitel
Polyglobulie: gutartige Vermehrung der Erythrozyten	**Polyzythämie:** bösartige Erkrankung des Knochenmarks mit Vermehrung der Erys, Leukos und Thrombos	➤ 6.3
Skleren: Sklera = Lederhaut des Auges	**Konjunktiven:** Konjunktiva = Bindehaut des Auges	➤ 9.1
Stimmfremitus – „99": Lungenuntersuchung, bei der durch Palpation Vibrationsunterschiede beider Lungenseiten ermittelt werden	**Bronchophonie – „66":** Lungenuntersuchung, bei der durch Auskultation infiltriertes Gewebe ermittelt wird. *Tipp:* Das Wort Phonie deutet auf „Hören" hin.	➤ 14.2.1

27.2 Zeichen, Funktionstests, Triaden und Syndrome

27.2.1 Zeichen und Funktionstests (➤ Tab. 27.2)

Tab. 27.2 Übersicht über Zeichen und Funktionstests

Test, Zeichen	Kurzbeschreibung	Anwendung bei V. a. bzw. Befund
Allen-Test I	• Manuelle Kompression der A. ulnaris und A. radialis bei gleichzeitigem Faustschluss bis zum Abblassen der Hand • Messung der Zeit bis zum Eintritt der Wiederdurchblutung nach Loslassen der A. ulnaris • > 15 Sek. (negativer Allen-Test) → Radialispunktion kontraindiziert	Unzureichende Funktion des Arcus palmaris
Allen-Test II	• Manuelle Kompression der A. radialis oder A. ulnaris bei gleichzeitigem Faustschluss • Diffuses Abblassen der Handfläche	Verschluss der A. radialis oder A. ulnaris
Apley-Grinding-Test	• Druck auf Fußsohle bei angewinkeltem Bein in Bauchlage (erzeugt Druck auf Knie) • Schmerz bei Innenrotation → Schädigung des Außenmeniskus • Schmerz bei Außenrotation → Schädigung des Innenmeniskus	Meniskusschaden
Babinski-Reflex	• Bestreichen der Fußsohle von der Ferse im Bogen zur Großzehe • Reflexlosigkeit: nur Seitendifferenz pathologisch • Pathologisch: Dorsalextension der Großzehe und Plantarflexion der Zehen → Fächerphänomen	Pyramidenbahnschädigung
Bauchhautreflex	• Kräftiges Bestreichen des Bauches in drei untereinanderliegenden Linien von der Seite Richtung Mittellinie → Verziehung des Bauchnabels zur bestrichenen Seite hin • Pathologisch: fehlender Reflex	Multiple Sklerose
Blumberg-Zeichen	Loslassschmerz kontralateral zu ➤ Lanz	Appendizitis
Brudzinski-Zeichen	• Passives Anheben des Kopfes beim liegenden Patienten • Schmerzen und reflektorisches Anziehen der Beine	Meningismus
Chaddock-Reflex	• Druck auf Außenknöchel bzw. Bestreichen der Haut am lateralen Fußrand dorsal • Wirkung wie ➤ Babinski	Pyramidenbahnschädigung
Chvostek-Zeichen	• Beklopfen des Fazialisstammes vor dem Kiefergelenk • Pathologisch: Mundzuckungen → Hypokalzämie	z. B. Tetanie
Courvoisier-Zeichen	• Druckschmerzlose, tastbare Gallenblase und Ikterus • Verschluss Ductus choledochus, Karzinom	z. B. Gallen(gang)-, -blasenkarzinom, Pankreaskopfkarzinom
Dreifuß-Zeichen	Unmöglichkeit zu sitzen, ohne dass Arme hinter dem Gesäß dreifußartig aufgestützt werden	Meningismus
Fächer-Phänomen	➤ Babinski, ➤ Chaddoc, ➤ Oppenheim, ➤ Gordon-Scharfer	Pyramidenbahnschädigung

Tab. 27.2 Übersicht über Zeichen und Funktionstests (Forts.)

Test, Zeichen	Kurzbeschreibung	Anwendung bei V. a. bzw. Befund
Faustschlussprobe	• Handgelenkskompression bei hochgehaltenem Arm und dabei 20–30 Faustschlussbewegungen → nach aufgehobener Kompression sofortige Rötung • Pathologisch: verlangsamt (> 5 Sek.), ggf. seitendifferent	pAVK, Perfusionsstörung obere Extremität
Finger-Nase-Versuch, Finger-Finger-Versuch	• Finger im Bogen auf die Nasenspitze führen • Pathologisch: Ataxie (Unfähigkeit, die Nasenspitze zu treffen) und Intentionstremor	Kleinhirnläsion
Finger-Fußboden-Abstand	Fingerspitzen können beim Beugen nach vorne nicht bis zum Fußboden gebracht werden	Morbus Bechterew (v. a. zur Verlaufskontrolle)
Gaenslen-Handgriff	Schmerzauslösung durch Zusammendrücken der Finger- oder Zehengrundgelenke	Rheumatoide Arthritis
Glabella-Reflex	• Beklopfen der Glabellagegend (unbehaarte Stelle zwischen Augenbrauen) • Lidschluss (physiologisch: Erschöpfung bei mehrfacher Wiederholung)	Fehlt bei Fazialislähmung
Glühbirnen-Test (Diadochokinese-Test)	Pathologisch: Patient kann eine „virtuelle" Glühbirne nicht regelrecht herausdrehen, v. a. nicht beidseitig parallel	Kleinhirnläsion
Gordon-Scharfer-Reflex	• Kneten der Wadenmuskulatur • Wirkung wie ➤ Babinski	Pyramidenbahnschädigung
Graefe-Zeichen	Zurückbleiben des oberen Lids bei Bewegung des Auges nach unten, sodass die Sklera sichtbar bleibt	Hyperthyreose
Hirnnerventests	• I: Geruch: seitengetrennt aromatische Stoffe unter die Nasenlöcher halten • II: Buchstabentafel in Leseabstand vor die Augen halten, kleinste und größte erkannte Zeile notieren • III: Patienten in alle Richtungen blicken lassen, auf symmetrische Augenbewegungen achten • IV: Senkung der Augen und Blick Richtung Nase prüfen • V: motorisch → ➤ Masseterreflex, sensibel → spitz-stumpf-Unterscheidung in den drei Versorgungsgebieten, ➤ Kornealreflex • VI: Blick nach außen (Richtung Ohr) prüfen • VII: mimische Muskulatur auf Symmetrie überprüfen • VIII: Hörvermögen überprüfen, Rinne, Weber • IX: Würgereflex auslösen → bei einseitiger Lähmung Abweichung des Zäpfchens • X: Würgereflex auslösen • XI: Versorgung des M. sternocleidomastoideus (Kopf gegen Widerstand zur Seite drehen lassen, Muskel palpieren) und M. trapezius (Schultern hochziehen lassen, Muskel palpieren) überprüfen • XII: Zunge herausstrecken lassen → Symmetrie oder Abweichung zu einer Seite?	Hirnnervenläsionen
Homans-Zeichen	Wadenschmerz bei Dorsalflexion	Phlebothrombose
Kernig-Zeichen	• Beine sind in Leiste und Knie gebeugt → Strecken des Beins führt zu Schmerzen • Sitzender Patient: Unmöglichkeit der aktiven Streckung des Beins im Kniegelenk • Liegender Patient: Unmöglichkeit der aktiven Streckung des Beins mit im Hüftgelenk gebeugtem Bein	Meningitis
Kinn-Brust- bzw. Kopf-Wand-Abstand	Hinterhaupt kann beim Stehen mit dem Rücken an einer Wand nicht angelehnt werden → auch positiver Kinn-Brust-Abstands-Test (ebenso Bewegungseinschränkung)	Morbus Bechterew
Kniekuss-Phänomen	Unvermögen, bei angewinkelten Beinen die Knie mit dem Mund zu berühren	Meningitis
Knie-Hacke-Versuch	• Hacke an das Knie des anderen Beines führen, ggf. dann an der Schienbeinvorderkante nach unten führen • Pathologisch: Ataxie und Intentionstremor	Kleinhirn-Läsion
Kornealreflex	Betupfen der Kornea mit Wattebauch → Lidschluss	Schädigung des N. trigeminus

Tab. 27.2 Übersicht über Zeichen und Funktionstests (Forts.)

Test, Zeichen	Kurzbeschreibung	Anwendung bei V. a. bzw. Befund
Kremaster-Reflex	• Bestreichen der Oberschenkelinnenseite → Hochziehen des ipsilateralen (gleichseitigen) Hodens • Pathologisch: fehlender Reflex	Schädigung bei L2/L3
Lanz-Punkt	Druckschmerz-Punkt: rechtsseitiger Drittelpunkt zwischen den vorderen oberen Darmbeinstacheln	Appendizitis
Lasègue-Zeichen	Dorsalflexion des Fußes bei gestrecktem Bein → Meningenschmerz entlang des Rückenmarks	Meningismus
	Bei Anheben des gestreckten Beins (des liegenden Patienten) → Schmerz durch Dehnung des N. ischiadicus in Gesäß und Oberschenkel der erkrankten Seite	Bandscheibenprolaps, Ischiassyndrom, Ischialgie, Lumbago
Lhermitte-Zeichen	Starke passive Nackenbeugung → Parästhesien und/oder elektrisierendes Gefühl in den Armen und entlang der Wirbelsäule	Multiple Sklerose, Entzündungen im Rückenmark
Mayr-Zeichen	Wadenkompression → Schmerzen	Phlebothrombose
Maschinengang	Robotergang	Morbus Parkinson, spastische Parese
Masseterreflex	Schlag gegen den quer unterhalb der Unterlippe auf dem Kinn liegenden Finger bei leicht geöffnetem Mund und entspanntem Unterkiefer → Kieferschluss	Schädigungen Rückenmark (zervikal)
McBurney-Punkt	Druckschmerz-Punkt: 5 cm vom rechten Darmbeinstachel = Mitte zwischen rechtem vorderen oberen Darmbeinstachel und Nabel	Appendizitis
Mennell-Zeichen	Maximale Beugung des unten liegenden Beins beim Patienten in Seitenlage und Überstreckung des oben liegenden Beins nach hinten oder Druck auf beide Darmbeinschaufeln beim in Seiten- oder Rückenlage befindlichen Patienten → Schmerzen im Bereich des ISG	V. a. entzündliche, degenerative Gelenkveränderungen
Meyer-Druckpunkt	Druck entlang der Tibiakante → Schmerzen	Phlebothrombose
Mirroring	Therapeut bringt verdeckt eine Hand des Patienten in eine bestimmte Gelenkstellung und Patient stellt diese mit der anderen Hand möglichst identisch nach	Störung der Tiefensensibilität (Lageempfindung)
Moebius-Zeichen	• Patient schaut erst zur Decke, dann auf seine Nasenspitze • Pathologisch: nur ein Auge tritt in Konvergenz, das andere weicht nach lateral ab	Hyperthyreose
Murphy-Zeichen	Sistieren der Inspiration bei tiefer Palpation der Gallenregion aufgrund von Schmerzen	Cholezystolithiasis, Cholezystitis
Musset-Zeichen	Pulssynchrones Nicken des Kopfes	Aortenklappeninsuffizienz
Oppenheim	Kräftiges Bestreichen der vorderen Tibiakante → Wirkung wie ➤ Babinski	Pyramidenbahnschädigung
Ott-Zeichen	• Verminderte Beweglichkeit der BWS bei Flexion; Ausgangspunkt: C7 nach kaudal 30 cm • Pathologisch: max. Ausdehnung ab diesem Punkt < 3 cm	Morbus Bechterew
Pankreas-Druckpunkt	Druckpunkt links im Dreieck zwischen unterster Rippe und Wirbelsäule	Pankreatitis
Payr-Zeichen	Medialseitige Schmerzen im Schneidersitz bei Läsion des Innenmeniskus	Meniskusriss
(Denecke)-Payr-Zeichen	Schmerzen bei Druck auf die Innenseite der Fußsohle	Tiefe Beinvenenthrombose
Perthes-Test	• Stau der Venen unterhalb des Knies • Pathologisch: keine Varizenentleerung durch Muskelpumpe bei Bewegung (Gehen)	Insuffizienz der ableitenden und tieferen Venen
Prehn-Zeichen	• Anheben des Skrotums • Schmerz ↓ bei Epididymitis (Prehn-Zeichen positiv) • Schmerz ↑ bei Hodentorsion (Prehn-Zeichen negativ)	DD Hodentorsion und Epididymitis

Tab. 27.2 Übersicht über Zeichen und Funktionstests (Forts.)

Test, Zeichen	Kurzbeschreibung	Anwendung bei V. a. bzw. Befund
Psoas-Zeichen (auch Iliopsoassyndrom)	• Schmerzen im Bereich von M. iliacus und M. psoas major durch reflektorische Muskelanspannung • Schonhaltung: angewinkeltes rechtes Knie, Anheben des Beines schmerzt oder Anheben des Knies (Beugen des rechten Beins) gegen den Handdruck des Untersuchenden schmerzt	Appendizitis
Ratschow-Lagerungsprobe	• Patient kreiselt mit erhobenen Beinen mit den Füßen → nach Absenken Hyperämie • Pathologisch: Verzögerung, diffuse Abblassung	pAVK
Rebound-Phänomen	• Arm abwinkeln bei Gegendruck gegen Gelenk → auf Loslassen Stopp der Bewegung und leichte Reboundbewegung • Pathologisch: ausfahrende Bewegungen	Kleinhirnläsion
Rekapillarisierungszeit (Capillar-Refill-Test)	Durchblutung nach Druck z. B. auf Fingernagel verzögert	pAVK
Rinne-Test	• Stimmgabel wird auf Mastoid gesetzt, bis Ton verklungen ist, anschließend wird sie vor das Ohr des Patienten gehalten → gesunder Patient und Patient mit Innenohrschwerhörigkeit hört Ton über Luftleitung wieder • Pathologisch: Patient mit Schallleitungsschwerhörigkeit hört den Ton länger über Knochenleitung	Schwerhörigkeit; Differenzierung Schallleitungs- und Schallempfindungsstörung (vgl. auch Weber-Zeichen)
Robotergang	„Scherengang", roboterartig	Morbus Parkinson, spastische Parese
Romberg-Stehversuch	• Fußdichtstand bei geschlossenen Augen • Pathologisch: Standataxie	Kleinhirnläsion
Rovsing-Zeichen	• Ausstreichen des Kolons in Richtung Appendix • Pathologisch: Schmerzen im Appendixbereich • Cave → Gefahr der Ruptur	Appendizitis
Rumpel-Leede-Test	• Blutdruckmanschette um den Oberarm anlegen, 5 Min. lang Druck von 10 mmHg > Diastole • Pathologisch: Petechien am Unterarm	Angiopathie (Kapillarresistenz) und/oder Thrombopathie
Schellong-Test I	• Stehbelastung (10 Min.), danach RR- und Pulsmessung → Puls (↑), RR-Systole anfangs (↓) und RR-Diastole anfangs (↑) • Pathologisch: Systole ↓, Puls ↓, Diastole ↑, spätes Einpendeln	Orthostatische Regulationsstörung
Schellong-Test II	• Belastung durch Treppensteigen, Kniebeugen o. Ä., danach RR- und Pulsmessung → Puls um 20–30 Schläge/Min. ↑, RR-Systole um 30–80 mmHg ↑; rückläufig nach ca. 2 Min. Liegen, normal nach 5 Min. • Pathologisch: RR-Diastole (↓)	Orthostatische Regulationsstörung
Scherengang	Robotergang	Morbus Parkinson, spastische Parese
Schirmer-Test	• Test auf verminderte Tränensekretion, Tränengangsverschluss: Einlage eines Filterpapierstreifens an der Unterlidkante → nach 5 Min. sind 10–20 mm des Streifens befeuchtet • Pathologisch: Werte unter 5 mm, Seitendifferenz von mehr als 30 %	Sjögren-Syndrom
Schober-Zeichen	• Verminderte Beweglichkeit der LWS • Ausgangspunkt: S1 nach kranial 10 cm • Pathologisch: bei Flexion max. Ausdehnung ab diesem Punkt < 4 cm	Morbus Bechterew
Schubladenphänomen	Abnorm weite Verschieblichkeit des Unterschenkels gegen den Oberschenkel („Schublade")	Kreuzbandriss
Steinmann-Meniskuszeichen I	• Gebeugtes Kniegelenk • Außenrotation schmerzt → Schädigung des inneren Meniskus • Innenrotation schmerzt → Schädigung des äußeren Meniskus	Meniskusschaden
Steinmann-Meniskuszeichen II	Schmerzwanderung am inneren Gelenkspalt von vorn nach hinten bei zunehmender Kniebeugung	Meniskusschaden
Stemmer-Zeichen	Mit der Pinzette sind Ödeme am Fußrücken bzw. an den Zehen nicht abhebbar	Lymphstau

Tab. 27.2 Übersicht über Zeichen und Funktionstests (Forts.)

Test, Zeichen	Kurzbeschreibung	Anwendung bei V. a. bzw. Befund
Stellwag-Phänomen	Langsamer seltener Lidschlag	Hyperthyreose
Steppergang, Storchengang	Patient muss Knie abnorm hochheben, um das Schleifen des Fußes über den Boden zu verhindern	Fußheber-(Peroneus-)Parese (z. B. bei Polyneuropathie, Multipler Sklerose, alkoholischer Leberzirrhose, Bandscheibenvorfall)
Tanzende Patella	• Erguss wird mit beiden Händen vom Behandler „zusammengeschoben" • Ruckartiges Andrücken der Patella • Hyperbewegliche „tanzende" Patella, palpabler Widerstandsstoß der Patella	Erguss im Kniegelenk
Trendelenburg-Zeichen	• Beim Stehen auf gesundem Bein kann Becken horizontal gehalten werden • Absinken der gesunden Beckenseite beim Stehen auf dem kranken Bein und Anheben des in Hüfte und Knie gebeugten gesunden Beines	Lähmung der Mm. glutei, angeborene Hüftgelenksluxation
Trendelenburg-Versuch I	• Varizen am hochgelagerten Bein ausstreichen, Stau unterhalb der Leiste, Patienten gehen lassen • Pathologisch: Varizenfüllung von proximal → Insuffizienz der ableitenden Venen • Nach Staulösung Venenfüllung nach distal → Insuffizienz der oberflächlichen Venen	Klappeninsuffizienz, venöse Insuffizienz
Trendelenburg-Versuch II	Schlagartige Füllung der Varizen von der dekomprimierten Mündungsstelle → Mündungsklappeninsuffizienz (Test doppelt positiv)	Klappeninsuffizienz, venöse Insuffizienz
Treppensteiggang	Storchengang, Steppergang	Polyneuropathie, Multiple Sklerose, alkoholische Leberzirrhose, Bandscheibenvorfall
Trousseau-Phänomen	• Aufpumpen einer RR-Manschette zwischen systolischem und diastolischem RR • Pfötchenstellung → Hypokalzämie	Tetanie
Unterberger-Tretversuch	• 1 Min auf der Stelle marschieren mit geschlossenen Augen • Pathologisch: Drehung über 45°	Kleinhirnläsion
Weber-Zeichen	• Prüfung der Knochenleitung: Stimmgabel wird auf den Scheitel des Patienten gehalten → Patient hört den Ton auf beiden Seiten gleich laut • Mittelohrschwerhörigkeit: Patient hört den Ton im kranken Ohr • Innenohrschwerhörigkeit: Patient hört den Ton im gesunden Ohr	Schwerhörigkeit; Differenzierung Schallleitungs- und Schallempfindungsstörung (vgl. auch Rinne-Test)
Zweipunktdiskrimination	• In einem Nervensegment werden zwei Punkte berührt • Pathologisch: Patient spürt bei geschlossenen Augen nur einen Punkt	Sensibilitätsstörung, Polyneuropathie

27.2.2 Triaden und Syndrome (➤ Tab. 27.3)

Tab. 27.3 Übersicht über Triaden und Syndrome

Trias, Syndrom, Symptomenkomplex	Vorkommen (Erkrankung)	Symptome, Risikofaktoren
Morbus Bechterew-Trias	Morbus Bechterew	• Tiefsitzender nächtlicher Rückenschmerz • Fersenschmerz • Morgensteifigkeit
Diabetes insipidus-Trias	Mangel an ADH	• Polyurie (5–25 l/24 Std.) • Polydipsie (zwanghafter Durst) • Asthenurie (fehlende Konzentrationsfähigkeit des Harns)
6-F-Regel	Gallen(wegs)erkrankungen	1. Female (weiblich) 2. Fat (beleibt) 3. Fair (hellhäutig, blond) 4. Fecund/fertile (fruchtbar) 5. Fourty (Lebensalter um die 40 Jahre) 6. Family (familiäre Disposition)

Tab. 27.3 Übersicht über Triaden und Syndrome (Forts.)

Trias, Syndrom, Symptomenkomplex	Vorkommen (Erkrankung)	Symptome, Risikofaktoren
Flush-Syndrom, Karzinoid-Syndrom	Karzinoid, Hyperserotonismus	• Flush • Diarrhö • Kardial-pulmonale Symptome
Herxheimer-Trias	Asthma bronchiale	• Bronchospasmus • Schleimhautödem • Dyskrinie/Hyperkrinie (Hypersekretion eines zähen Schleims)
HOPS-Trias	Hirnorganisches Psychosyndrom	• Orientierungsstörung (Zeit, Ort) • Merkfähigkeitsstörung (Kurzzeitgedächtnis) • Denkstörung (v. a. Urteils- und Kritikfähigkeit)
Horner-Trias	• **Läsion** – der zentralen Sympathikusbahn (C7–Th1) – des präganglionären sympathischen Neurons an der Karotisgabel – des postganglionären sympathischen Neurons • **Vorkommen z. B. bei:** – Pancoast-Syndrom – Hirnstamminfarkt – Zervikalen Lymphknotenmetastasen – Zustand nach Stellatumblockade – Ösophaguskarzinom – Schildrüsenkarzinom	• Enophthalmus (Augapfel nach innen) • Miosis (verengte Pupillen) • Ptosis (herunterhängendes Augenlid)
Merseburger-Trias	Morbus Basedow	• Struma • Exophthalmus • Tachykardie
Multiple Sklerose-Trias (Charcot-Trias)	Multiple Sklerose	• Intentionstremor • Nystagmus • Ataxie oder skandierende Sprache
3N-Schmerz (veraltet)	• Ulcus duodeni (Symptome mehr rechts) • Ulcus ventriculi (Symptome mehr links)	• Nüchtern • Nachts • Nach Nahrung
6P-Regel	Akuter Arterienverschluss	• Pain (Schmerz) • Paleness (Blässe) • Paraesthesia (Missempfindungen) • Pulselessness (Pulslosigkeit) • Paralysis (Lähmung) • Prostration (Erschöpfung, Schock)
Parkinson-Trias	• Morbus Parkinson • Parkinson-Syndrom	• Rigor • Ruhetremor • Hypokinese
Rechtsherzinsuffizienz-Trias	Rechtsherzinsuffizienz	• Halsvenenstauung • Leberstauung • Knöchelödeme
Reiter-Trias	• Reiter-Syndrom/reaktive Arthritis • Urethro-okulo-synoviales Syndrom bei Shigellenruhr • Gonorrhö	• Arthritis • Urethritis • Konjunktivitis
RLS-Trias	Restless leg-Syndrom	• Bewegungsdrang • Parästhesien • Verschlechterung/Auftreten in Ruhe
Virchow-Trias	Thrombose	• Strömungsfaktor (Fließgeschwindigkeit ↓) • Gefäßwandschaden • Hyperviskosität/-koagulabilität (Hkt hoch)

27.3 Kopiervorlagen

Die folgenden Kopiervorlagen können Sie als Arbeitsblätter nutzen, um ihr Wissen zu überprüfen. Den Buchkapiteln entsprechend, gibt es folgende Kopiervorlagen (➢ Tab. 27.4).

Selbstverständlich können Sie alle Kopiervorlagen nach Ihren eigenen Vorstellungen abwandeln und für weitere Themen nutzen. Ihrer Kreativität sind keine Grenzen gesetzt. Viel Spaß und frohes Schaffen.

Tab. 27.4 Wegweiser zu den zu nutzenden Kopiervorlagen

Themen mit Verweis auf die Kapitel des Buchs	Kapitel der zu nutzenden Kopiervorlagen
Anatomie, Physiologie und Pathologie ➢ 4.1 bis ➢ 22.2	➢ 27.3.1 und ➢ 27.3.2
Befunderhebung ➢ 26	➢ 27.3.3
Symptomenkomplexe ➢ 25	➢ 27.3.4
Differenzialdiagnosen ➢ 25	➢ 27.3.5, ➢ 27.3.6
Diagnoserätsel: Anamnese ➢ 26.3	➢ 27.3.5
Diagnoserätsel: Befunde ➢ 26.3	➢ 27.3.5

27.3.1 Brainstorming Anatomie und Physiologie

Charakteristik: Kurze Beschreibung des Organs/Organsystems
Aufgaben, Funktion
Topografie: Lage, Größe, Form, Nachbarstrukturen, Blutversorgung
Makroanatomie: Grobstruktur des Organs bzw. Bestandteile des Organsystems
Mikroanatomie: Feinstruktur (Funktionseinheiten, Struktur einzelner Bestandteile etc.)
Wichtige Daten, Schlüsselwörter etc.

27.3.2 Crashkurs Pathologie

Erkrankung	Symptome	Ursachen, Komplikationen, Hinweise	Diagnostik, Befunde

27.3.3 Befunderhebung

Organ	Zu erhebende Befunde
Anamnese (ca. 5 Leitsymptome, die erfragt werden können)	
Inspektion (zu erwartender Inspektionsbefund)	
Untersuchung (Welche Untersuchungen müssen vom HP durchgeführt bzw. veranlasst werden?)	
Labor (Welche Laborwerte erhärten die Diagnose?)	

27.3.4 Beschreibung von Symptomkomplexen

Symptomkomplex	Einzelbefunde	Assoziierte Organsysteme oder/und Erkrankungen

27.3.5 Zuordnung eines Symptoms zu Organsystemen (I)

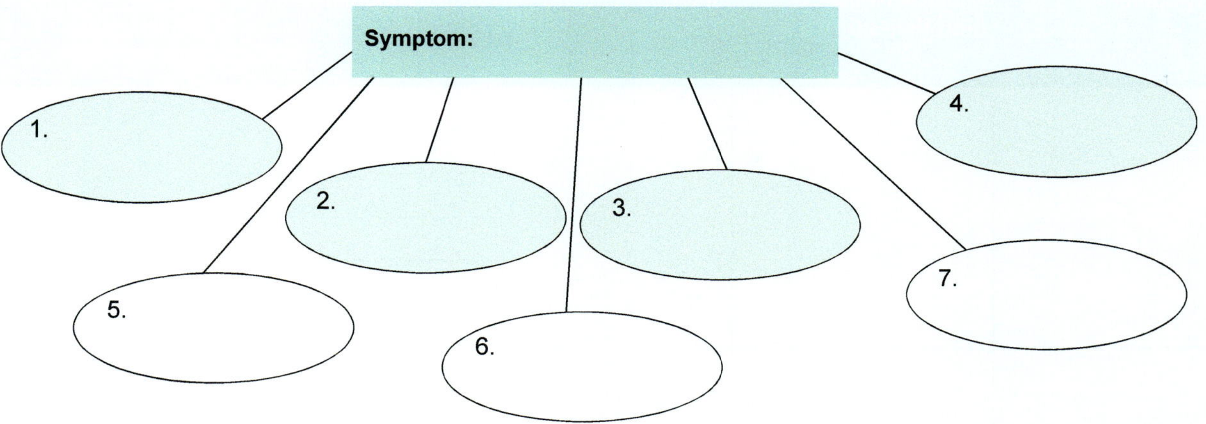

27.3.6 Zuordnung eines Symptoms zu Organsystemen (II)

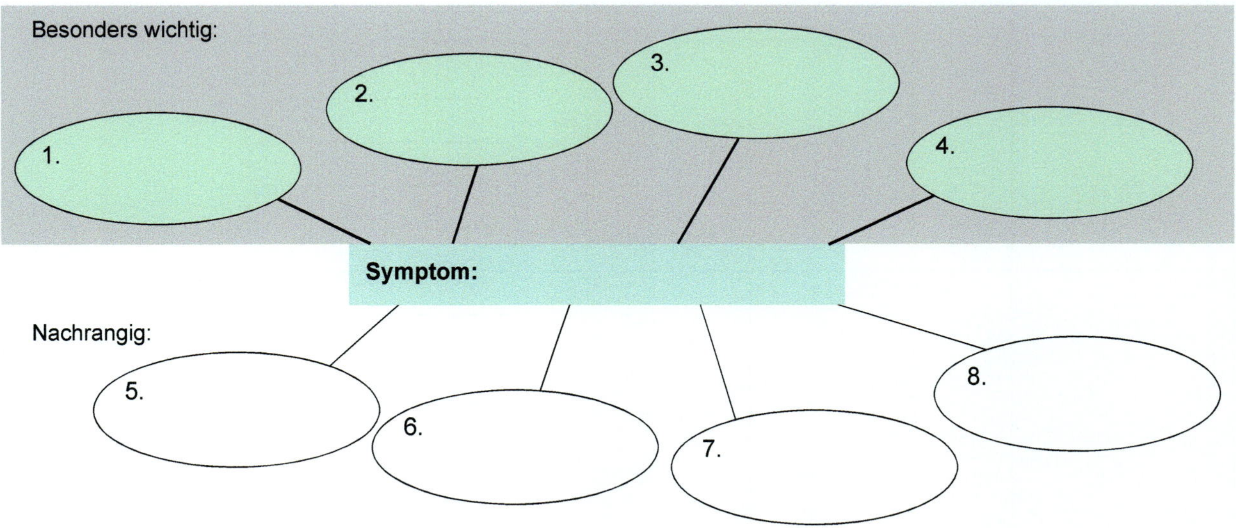

27.3.7 Differenzierung eines Symptoms und Differenzialdiagnosen

Symptom	Möglicherweise betroffenes Organ	Spezifizierung des Symptoms	Begleitsymptome	Mögliche Erkrankung(en), Verdachtsdiagnosen

27.3.8 Diagnoserätsel: Befunderhebung

Erfragt wurden verschiedene Symptomkonstellationen (➤ 26.3.2), Labor- und Lungenbefunde. Selbstverständlich können Sie die Vorlagen auch zur Erstellung eigener Diagnoserätsel verwenden.

Symptome	Verdachtsdiagnose(n)	Wichtige Fragen zu Anamnese und Inspektion	Wichtige Untersuchungs- und Laborbefunde

Register

Laborwerte I

Stoffwechsel, allgemeine Werte

Tab. A1 Referenzbereiche allgemeine Laborparameter

Parameter	Konventionelle Einheiten	SI-Einheiten
Kalzium	Serum: 8,4–10,4 mg/dl	2,2–2,6 mmol/l
Natrium	Serum	135–150 mmol/l
Kalium	Serum	3,5–5,5 mmol/l
Magnesium	Serum: 2–3 mg/dl	0,7–1,2 mmol/l
Phosphat	2,6–4,5 mg/dl	
Cholesterin, gesamt	Serum: < 230 mg/dl	< 5,2 mmol/l
HDL-Cholesterin	Serum: ♀ > 45 mg/dl, ♂ > 35 mg/dl	♀ > 1,2 mmol/l, ♂ < 0,9 mmol/l
LDL-Cholesterin	Serum: < 150 mg/dl	< 4,2 mmol/l
Quotient LDL/HDL	< 3	
Quotient Gesamtcholesterin/HDL	< 3	
Triglyzeride	100–172 mg/dl	
Lipoprotein a	< 30 mg/dl	
Glukose	• Serum (Venenblut, nüchtern): 70–110 mg/dl • Urin: < 15 mg/dl	3,8–6,4 mmol/l
HbA_{1c}	4,3–6,0 %	
pH	7,35–7,45	
Eisen	Serum: 50–160 µg/dl	7–29 µmol/l
Ferritin	15–220 µg/dl	
Transferrin	200–400 mg/dl	2,0–3,6 g/l
Eiweiß gesamt	6,6–8,3 g/dl	

Blut

Tab. A2 Referenzbereiche Differenzialblutbild und Gerinnung

Parameter	Konventionelle Einheiten	SI-Einheiten
BSG (nach 1 Stunde)	♀ ≤ 20 mm, ♂ ≤ 15 mm	(Steigende Werte im Alter)
CRP	> 5 mg/l	
Erythrozyten	♀ 3,8–5,2 Mio/µl, ♂ 4,3–5,9 Mio/µl	
Erythrozytenindizes	• MCV: 80–95 fl • MCH (HbE): 27–34 pg • MCHC: 32–36 g/dl	• – • 1,7–2,0 fmol/Zelle • 20–22 mmol/l
Retikulozyten	0,7–1,5 % der Erys	
Hämoglobin (Hb)	♀ 12,3–15,3 g/dl, ♂ 14,0–17,5 g/dl	♀ 7,4–9,9 mmol/l, ♂ 8,4–10,9 mmol/l
Hämatokrit (Hkt)	♀ 35–47 %, ♂ 40–52 %	
Leukozyten	4.000–10.000/µl	1,6–7,2 Gpt/l
Granulozyten	60 % der Leukozyten (den Hauptteil davon bilden neutrophile Granuolzyten)	
Lymphozyten	15–50 % der Leukozyten	
Monozyten	2–10 % der Leukozyten	
Thrombozyten	140.000–400.000/µl	
Plasmothrombinzeit, Thrombinzeit (PTZ, TZ)	17–24 Sek.	
Thromboplastinzeit (PTT)	25–33 Sek.	
Prothrombinzeit (Quickwert, TPZ)	70–100 %	
INR	Um 1	
Fibrinogen	1,3–3,5 g/l	4,4–10,3 µmol/l